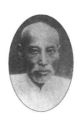

内经讲义 伤寒论讲义

恽铁樵 著

周鸿飞 吕桂敏 点校

河南科学技术出版社

·郑州·

图书在版编目（CIP）数据

内经讲义、伤寒论讲义 / 恽铁樵著；周鸿飞，吕桂敏点校. —郑州：
河南科学技术出版社，2017.9

ISBN 978-7-5349-8786-1

Ⅰ.①内… Ⅱ.①恽… ②周… ③吕… Ⅲ.①《内经》–研究
②《伤寒论》–研究 Ⅳ.①R221.09②R222.29

中国版本图书馆CIP数据核字（2017）第142010号

出版发行：河南科学技术出版社

地址：郑州市经五路66号 邮编：450002

电话：（0371）65788613 65788629

网址：www.hnstp.cn

策划编辑：邓 为

责任编辑：邓 为 王俪燕

责任校对：张艳华

封面设计：薛 莲

责任印制：朱 飞

印 刷：郑州环发印务有限公司

经 销：全国新华书店

幅面尺寸：170 mm×240 mm 印张：33.25 字数：536千字

版 次：2017年9月第1版 2017年9月第1次印刷

总 定 价：79.00元

如发现印、装质量问题，影响阅读，请与出版社联系并调换。

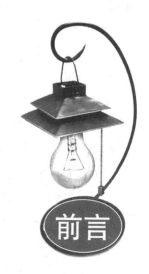

前言

20世纪初叶，是我国社会与意识形态嬗变的一个特殊时期。中国传统学术受西洋新知的全面冲击，面临着数千年未有之大变局，中医也未能置身事外。思潮激荡之中，中医学界仁人许多真知卓行，不但引导了当时中医学术之变革，开启了今日中医学术格局之端倪，而且其所达到的学术境界、认知深度，至今让我辈叹为观止，仍具有极强的学术生命力。

恽铁樵（1878—1935），名树珏，江苏武进人，早年毕业于南洋公学，曾在商务印书馆主编《小说月报》，有文名。后因长子病故，发愤学医，精研经典，又问业于伤寒名家汪莲石先生，深通《内经》《伤寒》之旨，以医名闻于当时。面对勇猛精进的西方科学，如何看待中国传统医学，当时社会思潮出现了两个极端：一是盲目崇洋，彻底否定中医；一是顽固保守，拒不接受现代科学。铁樵先生以其渊博的医学知识、丰富的临床经验，主张"西方科学不是唯一之途径，东方医学自有立脚点"，"医术之精粗在能辨证，辨证之真确在能明理，能明理，然后古书所言知所别择，是今日中医之立脚点也"，应在继承传统的基础上，吸收新知识，以提高中医学术，使之发展进步。

尽管当时政府已将中医摒弃于国家教育体系之外，铁樵先生还是于1925年创办了"铁樵中医函授学校"，申明其衷曰："吾今为函授，非复如寻常人所为，以谋得数千金利益为目的。吾盖

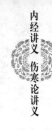

有大愿望，在使吾中国医学能维持于不敝。""志在使中国医学日有进步，国粹学术不致凌替，并使铁樵苦心研求所得，普及全国，广传世人，以造就中医专门人才为宗旨。"铁樵先生教授学生应当具有古文学之眼光、新世纪的常识、临证之经验，实乃有自："凡吾所言，皆古人所未言，今人所不晓，得此以治伤寒，可以破竹而下；得此以临床治病，可以见垣一方。吾所以能知此者，十之四五得之《内经》，十之二三得之西国医籍，其余则由诊病阅历悉心体会而来。"其断续办学共9年时间，全国各地通函授业者近千人，授业学生40余人，其荦荦大者如章巨膺、徐衡之、顾雨时、何公度、陆渊雷、庄时俊等，日后均为中医学界骨干力量，对中医学术界影响深远。

为方便函授教学，铁樵先生前后编写讲义教材共计14种，包括《内经讲义》《伤寒论讲义》《温病明理》《热病讲义》《霍乱新论》《金匮翼方选按》《验方新按》等中医教材，以及《新生理讲义》《病理概论》《病理各论》等西医教材，内容丰富，资料翔实，通俗易懂，切于实用。学员黄坚白曾言："恽师著述讲义，示人以入门途径、规矩权衡，于是学者可以由是循序以进，而登堂入室。"金寿山先生回顾从医生涯时亦言："真正在学医上给我开了窍的，是当时有人借给我全部'铁樵医学函授学校讲义'。讲义上讲的，我当时是见所未见，闻所未闻，爱不忍释，就把它全部抄下来。就是这部讲义，引导着我踏进医学之门。"

铁樵先生一生学术功力尽在《内经》《伤寒》，其针对《内经》《伤寒》的学术研究，不再拘泥于传统的训诂考证与依经解义，而是更注重整理其科学内涵、学术价值与临床意义，开创了民国时期中医学术研究新视野。体现在具体著作上，其理论建树首推《群经见智录》，其临床应用指归即在《伤寒论讲义》。

1917年余云岫先生著《灵素商兑》一书，意在揭批《灵枢》《素问》的谬误之处，认为作为中医学术根基的《内经》"无有一节可以为信"，由此彻底否定中医。此书一出，在中医界掀起轩然大波。针对余云岫先生对《内经》的发难，铁樵先生认为当务之急不该是逞一时口舌之快，而应当深入探求中医根柢之所在。铁樵先生对《内经》进行了更为仔细详尽的研究之后，于1922年出版《群经见智录》一书，对《内经》发源、成书、读法的论述，突破了长期以来盲目尊经的痼习，开拓了新的审视角度和研究方法；对易理、太极、五行的研究，落实在四时阴阳变化上，使一直以来玄妙费解的理论变得通俗易懂。在1925年创办函授学校之后，铁樵先生即以《群经见智录》的主体内容充作《内经讲义》，并在日后的函授教学过程中不断修订完善，由此形成多个版本，其关于《内经》的学术见解得以充分彰显。

《伤寒论讲义》是铁樵中医函授学校当时所用伤寒教材，脱胎于日本丹波元简《伤寒论辑义》（以下简称《辑义》）。《辑义》采辑从成无己以下数十家注释，加以折衷归纳，逐条阐析《伤寒论》原文，考证精详，论理妥帖。在此基础之上，铁樵先生结合当时西洋医学新知、个人临床经验心得，对各家注释进行品评，深入阐述伤寒医理，为《辑义》再加按语，不做模糊影响之论，是其是而非其非，扬其长而避其短，而成《伤寒论讲义》。虽然其中某些观点尚可商榷，而其严谨治学、探寻真知之学术精神，已然斑斑可见。与"民国"时期诸多伤寒类论著作一横向比较，《伤寒论讲义》注重临床实践，立论平实真确；在发皇古义方面，最能融会百家之精华（当然，此乃丹波元简之功业）；在融会新知方面，最能正确把握西医知识并为我所用。

铁樵先生在阐述函授学校办学宗旨时，开篇即云："读吾书者，第一当知中国医学是平正的，非玄妙的，是近情著理、人人可解的，非艰深难晓、不可思议的。""当知学术乃天下之公器，无所谓秘密，又当知凡学有必具之条件，条件云何？即可以自喻，可以喻人，可以著书，可以传后，既如此，无所谓'可以意会，不可以言传'。"铁樵先生认为，欲使中医学进步演进，必须"发皇古义""融会新知"，"吸取西医之长与之合化以新生中医"。这种学术主张在《内经讲义》《伤寒论讲义》中得以充分彰显。捧读讲义，对铁樵先生愈发景仰之情；反观世事，心中亦升废书而叹之慨。吾等中医同仁，是当日日精进，直道而行，为中国医学谋进步，以不负铁樵先生所望。

编者
2017年1月

目　录
Contents

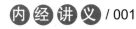
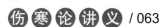

铁樵函授医学开学辞

读吾书者，第一当知中国医学是平正的，非玄妙的，是近情著理、人人可解的，非艰深难晓、不可思议的。何以言之？将健体与病躯比较，见病躯种种异状而知其为病，从种种不同之病推究致病原因，而知病之来路；从种种病状观察其将来，而知病之结果；从病因、病状以求免祸之道，而产生治法；以治法之有效者能愈甲病，更能用同样之法愈乙病，愈丙病，推而至于十、百、千、万，皆能愈者，著为定法，即医术也。然而健体与健体相较，不能无几微之差异。遗传，其一也；环境，其二也；年龄，其三也；男女，其四也。病状不同之中求其同，同样之病亦不能无几微之差异。山泽平陆，地之异也；春夏秋冬，时之异也；阴晴旱涝，气候之异也；剧劳、盛怒、嗜好，乃至大兵荒年、太平盛世，人事之异也。种种异点既极复杂，而各异点又复交互错综而生变化，则歧途之中又有歧途。从此诸多复杂异点之中求得其公例，消息其治法，治甲、乙、丙、丁而效，治十、百、千、万人而皆效，然后著为定例，而为之说明；太繁冗也，为之术语；难辨析也，为之证例，夫是之谓医理。理与术相合，见病能知起源，循因能测结果；望颜色，听声音，诊脉搏，候权衡规矩，可知痛苦，可知寿夭，能预定可治与不可治；返躬可以自信，语人可以了解，著书可以传后，夫是之谓医学。

吾闻国人之学西医者述其师德人某之言曰："中国殆无医之国。"（此语见北京某医学杂志）吾国现在之医生，诚不少笑话，然以卫生行政与泰西较，良有逊色；若以平均人民之寿夭言之，以人民之死亡数、增殖数言之，虽无精密之统计，要亦相去不远；若以中、德医生治病之功过言之，更不能指出确证可以轩轾。若谓中医不能出国门一步，此则有国力关系，况现在情形是暂时的，统千百年计之，将来固未可知；又况现在科学能力非无限的，即让一步说，亦五十步之于百步。然则有则皆有，无则皆无，中国果可谓是无医之国，德国亦

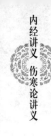

不可谓是有医之国。若云中国无医学，则更不然。夫执果可以溯因，循因可以测果，预言可以征验，语人可以了解，著书可以传后，若此者不足当"学"，吾不知"学"字之范围当如何而后可也。若云中国治医者不能知藏府之真相、体工之变化，以故不足当"学"，此尤更不然。藏府、血肉、骨脉，躯体之内景也；喜怒、动作、痛苦，躯体所标著也。躯体，物质也，其所标著，物质所发生之势力也。凡物质皆有势力，凡势力皆附物质。物质消灭，势力消灭；物质变化，势力变化。就势力之变化，欲明其所以然之故，而研究物质之内景，两两对勘，然后知内景若何变化，斯势力若何变化，此即西方人士所自负之二十世纪新医学。见势力之变化，心知是物质内景之变化，然无术研求内景，仅仅就势力变化之不同，以推测内景而为之说，见某种势力有变化，悬拟必其所附之物质内景有若何变化，结果其所悬拟不能与真实相符，此即今日为人诟病之中国旧医学。新旧之争，千言万语，只此数言，已题无剩义。夫所悬拟不能与真实相符，旧医学之劣，已无从为之辩护。天演公例，优胜劣败。既确知其为劣，摧残之可也，废弃之可也，尚安足以言"学"？然此种见解可以判断他种事物，不足以判断医学，尤不足以判断中国医学，何以故？曰：此其理由有三。

　　凡理论，欲结果不误，必先前提不误；若前提有疑义，则结果鲜有能真确者。今问："西国医学之优点，在能知躯体内景。西国治医者，何故欲知躯体内景？"夫亦曰："躯体为物质，疾病为势力，欲知势力之所以发生，必先明物质之若何变化。"此语良是。然动物之躯体内景，与其动作所标著之关系，确有不可思议之秘密，人为尤甚。如云"物质消灭，势力消灭"，而动物之死，躯体绝不消灭，即是一可怪之事，以故近顷学者颇注力于生命之研究。夫躯体机能完全存在，而有死时之动作忽然息灭，然则躯体为物质，疾病痛苦为此物质所发生之势力，其然而不尽然也。抑不仅生命，即睡眠亦一绝大神秘。西国人谓睡眠是脑筋休息，或谓是仅仅官能休息。但何故睡中有梦，而又不定有梦？于是又有梦的研究，至今莫能揭破其秘密。而西医遇失眠症，辄用安眠药。吾曾值三人，其二皆用安眠药不效，竟至数星期之久目不交睫，后延不佞诊治，用珍珠母丸应手而效，其一为同乡张琴耜之妹，其一为南市富豪沈某也。至于第三人，则为合肥李少川之老太太，因失眠，西医予以多量之安眠药，竟长眠不醒。延不佞诊治，时已在大渐之顷，口唇、目珠均呈筋挛如中风状，是似瘵而实非瘵也。据此，是人类之动作与躯体，其关系尤为不可思议，但就解剖以研究体工，对于治病果能胜任愉快无遗憾乎？此其一也。

中国古医书之荒谬者，无过于《难经》。《难经》号称秦越人著，而《汉书·艺文志》不见其目，《隋书·经籍志》亦无之，《新唐书》始列之，此必后出之书，当在东汉之后。夫躯体内景决非肉眼可见者，能于治疗有所辅益，以故古书皆不言。而《难经》独言之，肝何故沉，肺何故浮，胃重几斤，肠长几丈，粗劣荒谬，至为可笑。至于今日，乃劳时贤之习西医者为汉医之剪辟。岂知一为考校"肝沉肺浮"之说出《白虎通》，"肠长胃重"之说出王莽时，是必不通医者拾汉人唾余，讬名伪撰之书，本无些微价值，何劳剪辟？然即此可见吾汉医对于躯体内景，的确茫然无所知，此亦时代为之，无可讳言者。然汉医对于外面可见之病状，所为之条例，创立之治法，则精确无误，往往神行意会，超乎象外，得其环中。例如，呕血、面红而脚冷，血液奔迫上溢，此时之有效治法为热酒熨脚，则血可立止；又用生附子、麝香帖涌泉穴，则血可以不复上行。又如妇人难产，肠随胎下，以艾火灸头顶百会穴，则已出之肠可以立收，是故《内经》云："病在上者，取之于下；病在下者，取之于上。"此有"铜山西崩，洛钟东应"之妙，后世不知其妙，妄自造作，惯作神话，羌无理由。社会普通人以为中医之治病无非"医者，意也"，而中医之不肖者亦云"医者，意也"，几何不令人齿冷？再就西医言之，例如，遇呕血之病，谓是肺藏血管破裂，此于内景诚不啻见垣一方；因血管破裂，血出如决堤溃防，无法可止，则用冷罩，口中、胸部均以冰冰之，于是血立止；然血虽立止，病人因去血过多，则呈心房衰弱症，于是注射强心药以为挽救；而病人则又发热，热甚则喘，肺张叶举，经脉贲兴，所谓支气管毛细管炎症者继续发生，则于肺部加重冷罩，而以喷雾器助其呼吸，更打盐水针以补血，一面仍用强心剂维持现状。设备可谓周矣，而病者喘之不已，热之不已，不但肺炎，又见筋挛抽搐之脑症，于是更用冰枕后脑，俾延髓不得发炎，于是病者之体温不能及于脑部，更不能及于肺部，四肢、肠胃诸大小脉管，因失血过多起反应而变硬，心房因注射药之力暂时局部兴奋，兴奋过当，全体不能得其平均，体工之作用全隳，至于不胜压迫而死。今日西医学可谓神速进步时代，以吾所见，西医治血症大都如此法，吾曾见十人以上，无一幸免者。此种知内景、讲解剖之治法，较之汉医不知内景者之治法，一相比较，其相去之悬绝，恐不止百里、千里；

又孰者当剪辟，孰者不当剪辟也？此其二也。

我国之医学，亘二千年无进步者也。日本汉医丹波元坚谓中国之医自宋以后即渐渐退化，自鄙见言之，直是唐以后已无医书。第观王叔和之《脉经》，岂复有些微切于实用者？而自汉以前，文字既极简古，且又无书非残编断简，不佞所以疲精劳神治医学者，不过在此残编断简中于无字处悟得数条精义。假使向者不能于此残编断简中有所领悟，则吾亦将谓中国无医。须知学问为内美，膏粱文绣为外美。世固不乏处膏粱文绣之中，负有绝大学问之人，亦不乏用其学问猎取膏粱文绣之人，然内美、外美毕竟是两件事。而世人往往误认，以为有外美者必有内美，以故劬学穷儒，言虽是，不为世所重；缙绅阀阅，言虽非，不为世所轻。此亦目光之视差，识阅之幻觉。此种视差、幻觉，振古如斯，于今为烈，而西洋人为尤甚。吾国习惯，他种学问，内美、外美尚不甚相远，惟医学则极端相反。例如，章太炎、蔡鹤卿、康长素、梁卓如诸先生，皆负一时盛名，皆有名实相副之学问，假如有西国学者向以上四人扣中国中古哲学，吾知其答语必有价值，耐人寻味，不为中国羞也。而医学则愈负盛名者愈无所有，怀抱绝学者往往仅为乡医。如《诊余集》中之孟河贾先生，艺术之精如神工鬼斧，而衣食不能自给。又，东国三十年前亦有草鞋医生，其人常挈草鞋备阴雨，而能愈西医不能愈之病。吾曾目击有西人，挈洋行中买办为翻译，至某君处即问中国医学，事在壬寅、癸卯间。当时上海西医仅寥寥数人，某个中医中收入丰而交游广者，然其医学仅《汤头歌诀》《验方新编》。西人甚热心，问中医治病以脉，脉学之究竟如何，又问五行真意若何，某既答非所问，而买办复以意译之，结果乃怏怏以去。度彼西人日记中必有一条极可笑之文字，而某则扬言于人，谓西医来访中医学，其营业乃愈盛。世事阳差阴错，大都如斯，安有如玉盒子底盖相遇而吻合者？而此种视差幻觉，遂演成东方医学史之笑柄。又，近顷治医者方奉叶天士为第二仲景，又谁则能知《难经》《脉经》皆谬妄者？此中最高手方且死守其太阴湿土、阳明燥金之学说，自命为抱残守缺，抵死不服从西国新医学，亦抵死不能为有条理之论议以自申其意，故中国医学为尤不易判断，此其三也。

现在西医无有不蔑视中医者，然就吾以上三个理由观之，蔑视果正当否？恐正多商量余地。鄙人此篇之作，初不欲向西医饶舌，但世有学习西医之人，对于中国国粹毫不爱惜，甚至谓轩岐杀人已四千年于兹，如此者，其人神经实太躁急，得吾说而存之，亦一剂安脑药也。第二，当知学术乃天下之公器，无所谓秘密，又当知凡学有必具之条件，条件云何？即可以自喻，可以喻人，可以著书，可以传后，既如此，无所谓"可以意会，不可以言传"。

中国医学所以如此破碎，皆"秘"之一字为之历阶，详秘之来由，仍因于无学。譬如，吾有验方数十，持此方以治病，可以糊口致富，若公开之则不复能得钱，因所有者仅仅此方，安得不秘？若医学，则如吾上文所言，有学理，学理至细密，辨别至不易，若小有讹误，毫厘千里，如此苟不欲传人则已，如欲传人，耳提面命之不暇，又安所用秘？又，凡学术之真际皆演进的，其假象则退化的，拙著《伤寒研究·导言》中已详言之。是故一种学术，吾受之于师，治之十年、二十年，必有所损益，既有损益，必有变化，其所受学苟不误，则所损益变化必为演进的，如此则其学当成片段，既成片段，则其人必思于学术史上占一位置，既有此思想，则必设法使吾学能传而后已。此与传种思想同一天性，虽孔颜孟荀之贤圣，浑敦穷奇之凶恶，胥不能外此轨道，则又安有所谓秘密？《千金》云："昔江南诸师，得仲景方，秘不示人，历年既久，遂使《伤寒论》破碎不完。"所谓江南诸师，皆俗医不能读仲景书者。吾尝以此自验学力，一两年前尚未能免俗，偶有心得，辄思秘而不宣，今则不然，乃知"秘"之一字未尽涤除者，学力限之也。

客或难曰：君之不辞疲精劳神以讲医学，无非于古书中悟得数条精义，今既不秘，直捷宣布此数条精义可矣，安用函授？曰：此却不然。所谓精义，当于无字处求之，是有本源，非可一蹴几者。况吾历无数艰苦，迄今凡十三年，乃仅得之，今兹所定课程仅两年耳，安有两年书不读，而能得所谓精义者？读者又虑脉学不能了解，必须临诊，此亦不然。若如王叔和、李濒湖之脉学，虽耳提面命，亦不能了解；若吾所言者，苟一悉心探讨，无有不彻底明白者。实习固必不可少，然亦不必有师，第最初当于家人、父子、亲戚、朋友之有病者，潜心研求其脉，以观其究竟，既确有把握，然后可为人处方耳。凡医谓"脉学仅可意会，不可言传"，皆自文之辞、不通之论也。

内经讲义

内经讲义自序

　　凡治中医者，无不知《素问》《灵枢》《伤寒》《金匮》之可贵。卒之治医者，或不读以上四书，或虽读之而茫无所得，不敢用其方；即用之，亦不能尽其变，则且功过不相当。若是者，亦安在其可贵哉？自世风不古，浅者忌人能而炫其能，炫者愈多，其说愈枝，去真愈远。有真能者，偶发一言，则众谨乱之，必使缄口结舌然后已。彼能者，自度口给不足御人，袖手而退，甘心抱残守缺，思得其人以传之。卒之不得其人，则其所能者渐就湮没。盖学术不见重于世也，久矣。晚近欧亚媾通，我黄农之胄，在在相形见绌，几无一长可录。推究因果，岂不以此？固不独医学为然。然紫色夺朱，郑声乱雅，其最难辨识者，必其最精深者。故百凡艺术之衰歇，医为尤甚。

　　鄙人治医才十年耳，其始知并世医家之技能，其后知宋元以下医家之著述，就各家著述得略知《伤寒论》之方药，以之治病多验，然总未奠确立不拔之基。偶读西医余云岫《灵素商兑》一书，未尝不废然思返也。

　　是时应亲友之招，日不暇给，间有西医谢不敏，不佞治之竟愈者。治病之方，则出自《伤寒》。而仲圣《伤寒》"自序"则谓：撰用《素问》。其始因《素问》难读而畏之，因《素问》满纸"五行""甲子"而愈畏之，然因仲圣之序而读《难经》，因而罗列《千金方》、巢氏《病源》、《甲乙经》诸书，复从诸书以证仲圣之书，稍有所得，则益信《素问》。

　　间尝思之，医书浩瀚，必通《素问》，然后得其纲领；《素问》难读，必

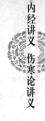

通甲子、五行，然后破竹而下。偶阅张介宾《图翼》，而悟《易经》所谓四象八卦，从四象八卦而悟《内经》所谓气运，因而得甲子之说，得五行之说。于是知《易经》无所谓神秘，《内经》无所谓神秘。王冰、张隐庵注疏可商处甚多，其所以然，总以《内经》有神秘，故不能涣然冰释。而明清诸家，因一王叔和纷争聚讼，真众谵耳。

不佞已确知《内经》之可贵，若云治病，功过相掩，则尚有志未逮。世有继我而起者，庶是编比之五夜鸡声，去大明出地为不远矣，以故不敢自秘。九原不作，其书常存。见仁见智，在人自择。我不能见其全，此《见智录》所以名也。

壬戌七月既望，武进恽铁樵自识

《内经》发源第一

春秋时当有别本《内经》

《内经》托始于黄帝，尽人知其不确，然其发源则甚远。今本《内经》为王冰修改之书，王冰之前，必更经多次集合与删节，今本去原本甚远，不能以文字推测也。今就《左传》秦和之言一探讨之，颇有可推想《内经》发源之远者。

秦和诊晋侯之言曰："天有六气，降生五味，发为五色，征为五声，淫生六疾。六气，曰阴阳风雨晦明也。分为四时，序为五节，过则为灾。阴淫寒疾，阳淫热疾，风淫末疾，雨淫腹疾，晦淫惑疾，明淫心疾。女，阳物而晦时，淫则生内热惑蛊之疾。"赵孟曰："何为蛊？"曰："淫溺惑乱之所生也。于文，皿虫为蛊，谷之飞亦为蛊；在《周易》，'女惑男，风落山，谓之蛊'，皆同物也。"

《内经》以气属天，以味属地，以五色、五声配五藏，与"天有六气"数语尽合。惟《素问》之六气，为风寒暑湿燥火，此云"阴阳风雨晦明"；《内经》云"风胜则动，热胜则肿，燥胜则干，寒胜则浮，湿胜则濡泻"，与此处"阴淫寒疾，阳淫热疾"六句亦不同。晋侯淫溺惑乱而病蛊，意当与《玉机真藏论》"少腹冤热而痛，出白"之病同。

秦和引文字为说，引谷飞为说，引《周易》为说，独不及《内经》，何也？《汉书·艺文志》有《黄帝内经》《黄帝外经》，又有《扁鹊内外经》《白氏内外经》，其书皆无可考证。意扁鹊之著《内经》者，当是轩岐时人；战国时卢医治扁鹊之书，因号扁鹊，亦未可知。果尔，春秋时当有数种《内经》，且其书必为医师所秘藏，故不见于他种载籍。秦和所以独不及《内经》，又或者秦和博学，文学亦长，因"风寒暑湿燥火"为医家术语，语之不知医者，不易索解，不如"阴阳风雨晦明"为普通语言，不烦疏证，因而变其文以说。二者均未可知。仅据秦和之说，已可想见医学在春秋以前至少有千数百年历史，且可知春秋以前早已有《内经》之书。藉非医者秘不示人，《内经》之书名断无不见于他种古籍之理。《汉书·艺文志》所以有《内经》之名，则因汉朝求遗书也。

《内经》成书第二

内外经

　　《内经》之名，始见于《汉书·艺文志》。汉文帝时，淳于意奏对，犹言"黄帝扁鹊脉书"，不名"内经"。观意奏对各医案，是所谓《黄帝扁鹊脉书》者，当即今本《内经》（说详下章）。第观仓公医案，以脉色为主，则公乘阳庆所有者，当仅为今《内经》之一部分，故不言"内经"而言"脉书"。内者，对于外之辞。有"内经"，自必有"外经"。《外经》今不传，以《庄子·内外篇》例之，犹可得其想象。《庄子》成序云："内以待外立名，内则谈于理本，外则语其事迹。事虽彰著，非理不通；理既幽微，非事莫显。"又，《内经》有"上经下经""揆度奇恒"之语，《病能篇》曰"上经者，言气之通天；下经者，言病之变化"亦是一例。准此，《内经》当为论患病原理之书，《外经》当为论治病方法之书。

汉以前无《内经》

　　然无论内外经，当非汉以前所有，其缘因无他，简策本不便，学问以记诵。战国时，学者竞言著述，医师则秘其真者，宣布其伪者；或传授子弟，秘其一部分，宣布一部分。医学在当时遂不能露头角于学界，而和、缓、越人仅仅以名医见称。推究所以致此之由，厥有二端：其一为自私自利而秘，孙真人谓"江南诸师秘仲景要方不传"，以后例前，当相去不远；其二为珍惜学术而秘，故《内经》常言"非其人勿教，非其真勿传"，以故公乘阳庆谓仓

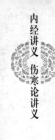

公"尽去而所学,非是也"。《内经》言脉者,仅《脉要精微》《平人气象》等数篇。仓公所得,似不止此数;《仓公传》中所用方名,亦为今《内经》所无,殆无不因于"秘"之一字。《内经》之名不见于汉以前之书,是不得谓汉以前有《内经》也。

《内经》有三种文字

《汉书·艺文志》云:"汉兴,改秦之败,大收篇籍,广开献书之路。孝武时,建藏书之策,置写书之官。"又,河间献王、淮南王亦竞求遗书。意《内经》必于此时出世,以献书可以得上赏也。夫既人守其师说,秘不示人,必多讹误,此时之《内经》必不易读,故仲景《伤寒》序云"观今之医,不念思求经旨",即因难读,故读者少也。

献书为求赏,自多多益善,故一时内外经并出,至三家之多。且既人守师说,必彼此互异,或此有彼无,又必曾就所得数十种校勘一过,则必曾经侍医李柱国之手,有所增损删润。然则今日《内经》中,有春秋以前文字,有战国时人文字,有西汉人文字也。故其古者甚古,如《太始天元册》文"太虚寥廓,肇基化元"等十四句,绝似太公《阴符经》、老子《道德经》。《内经》中凡类此之文字,皆饶有古意,所当深思潜玩者。劣者甚劣,如岐伯对黄帝云"此所谓圣人易语,良马易驭",此岂古代臣下对君主所宜有?较之《尚书》中都俞吁咈,宁不有雅郑之辨?凡若此者,恐皆识字不多之医生所为,而为李柱国、王冰修改时淘汰未尽者。其平易通顺,类《礼记》中《坊记》《乐记》诸篇者,疑皆西汉人手笔也。宋儒谓《素问》为战国时人所为,盖未深考,想当然耳。

《内经》读法第三

当以怀疑的眼光读《内经》

居今日而欲知《内经》，当先研究《内经》读法。读法奈何？曰：就《内经》读《内经》，不易通也。《内经》之成书，既如上章所述，则不但文字复杂，理论亦必不能首尾贯通。观今《内经》篇次，气运七篇之外，余篇全不衔接，可知非原书体例；而六气、五藏、五声、五色、五味，全书一律，无"阴阳风雨晦明"等字样错杂其间，必曾经修改故也。

《汉书》以前不见"内经"之名，而《汉书》之"内经"多至六种。考《汉书》撰成之日至仲景之世，才及百年，而所谓"黄帝外经""扁鹊、白氏内外经"五种之名，均不见于著述，嗣后亦遂无可考者。忽然而有，忽然而无，殊不可解。如谓经董卓之乱，乘舆播迁，图书散轶，则后世必有得之者。今考仲景以下，王叔和、皇甫谧、孙思邈均不言，是仲景之前已无此书。岂西汉时献书者惟利是图，多立名目，其实所谓"扁鹊""白氏"者，仍不过《黄帝内经》，后遂废去两种，仅存《黄帝内经》欤？

又，所谓"扁鹊内经"者，岂即今之《难经》欤？《难经》之名，仅见于《新唐书·艺文志》，他无可考。即以文论，亦决非仲景以前文字。然则仲景以前，别有《难经》欤？仲景所根据之《难经》，若即《扁鹊内经》，又以何时改名乎？

各种古书，当以医籍为最不可究诘，其所以然之故，业医者私心多而通人少也。总之，无论是否如此，吾侪今日读《内经》，当以怀疑的眼光读之，不当盲无别择，一味信仰，遇不可解之处，曲为之说。甚且原文不误，注释反误，如张志聪之注《内经》，则流弊无穷矣。

错简举例

《内经》之章节，错简甚多。例如，《六节藏象论》云：“未至而至，此为太过，则薄所不胜，而乘所胜也，命曰气淫。不分邪僻内生工不能禁。”王冰注云：“此上十字，文义不伦，应古人错简。次后‘五治’下，乃其义也。今朱书之。”此是王注朱书之有迹可寻者。

错简误注举例

其次，书本错简，王注曲为之说者，亦复不少。例如，《刺热论篇》第一节：“肝热病者，小便先黄，腹痛，多卧，身热。”第三节云：“脾热病者，先头重，颊痛，烦心，颜青，欲呕，身热。”此两节明明当互易。凡病黄者，小便无不黄。《内经》以五行、五色分隶五藏。黄，脾之色也；青，肝之色也。如云“脾病而色青，为木乘土；肝病而溲黄，为肝虚，脾无所制，因薄所不胜而见黄色”，然则第二节“心热病者，……面赤无汗”，何以不云“面白”或“面黑”？一章之中不能自乱其例，此又可以反证吾说者也。

惟《甲乙经》于此两节不认为错简，而去“颜青”二字。王冰因《甲乙经》在前，遂亦不复更正。注第一节云：“肝之脉，循阴器，抵少腹而上，故小便先黄，腹痛，多卧也。”按：多卧为脾病，脾为湿困则嗜卧；肝虚者多惊，肝郁者善怒，恒苦不能成寐。王注如此解释，则于“多卧”两字，囫囵吞枣矣。其注第三节云：“胃之脉，起于鼻，交额中，下循鼻外，入上齿中，还出挟口，环唇，下交承浆，却循颐后下廉，出大迎，循颊车，上耳前，过客主人，循发际，至额颅，故先头重，颊痛，颜青也。”按：此处不当引胃脉，而当引足厥阴之脉。足厥阴脉环阴器，抵少腹，挟胃，属肝，络胆，上贯膈，布胁肋，循喉咙之后，上入颃颡，连目系，上出额，与督脉会于颠。文中“颊痛”字，当是少阳之兼见者。且如王注，“颜青”两字亦只滑过，是不可为训也。

经文不误，注家误释举例

其次，各家误解经文，致文理不顺，病理亦舛。遇此等处，觉理论不圆满，即当多方思考，务使底面平服，洽心贵当而后已。例如，《生气通天论》云："风客淫气，精乃亡，邪伤肝也。因而饱食，筋脉横解，肠澼脉痔；因而大饮，则气逆；因而强力，肾气乃伤，高骨乃坏。"王冰注云："风气通于肝，风薄则热盛水干，肾气不营，精乃无。亡，无也。"《新校正》引全元起注云："淫气者，阴阳之乱气。"张隐庵释"精乃亡"为"出精"。今按：各家于三个"因而"，全无理会。不佞疑此节文字为西汉人手笔，故文从字顺，转折分明，本绝无难解之处，不知何因，各家尽误。今试申鄙意，释之如下。

"风客淫气"，谓风客于人身，而浸淫于气分。"精乃亡"者，精气于是日以消亡。乃，始也。"邪伤肝也"句，是自下注脚，即：何以精气日以消亡？因为邪伤肝也。精气既日以消亡，应当如何珍摄？却又因而饱食，因而大饮，因而强力，则当见痔与气逆与骨坏之病。"因而饱食"三句，是说不知摄生。三个"因而"，跟着上文"乃"字来。"因而"字意义，等于《孟子》"牛羊又从而牧之"句之"又从而"三字。须知"风客淫气"，"风"为主词，"客"为动词，"气"为宾词，"淫"为副词。"精乃亡"句，"乃"字亦副词。"淫"言风之若何客，"乃"谓精之逐渐亡。不得将"淫气"字释为一个名词，亦不得将"乃"字取消，释为"无精"或"出精"。

全书类此者虽不多，然即不佞所发见者，已不止一二处也。

讹字举例

其次，为字之错误。例如，"肺移寒于肾，为涌水。涌水者，按其腹不坚，水气客于大肠，疾行，肠鸣濯濯，如囊裹浆，水之病也"。《甲乙经》"水之病也"四字作"治主肺者"。似此之类，多不胜举。不能认为《甲乙经》与《素问》之不同为偶然，为无关系，当推究其何由而异？二书之说孰长？当何去何从？凡此皆极难，须于读书时用简记，积年累月，虽仅得数条，亦不为少。不佞尚病未能，第能贡其法于吾同业。倘仿而行之，数年之后，必有异也。

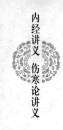

宜博考唐以前名家之说

其次，当博考唐以前医家之学说，以推求《内经》之旨趣。为此者，有两种意义。

其一，可以分析《内经》之真伪。

吾侪居数千年之下，读数千年以上之书，已为极难。而《内经》之成书，既如吾以上所言，即文字论，已有三种，其中背于经旨而无迹象可求者，当不在少数。讹误处既无迹象可求，以意会之，相去弥远，必当有证据，有比例。既得证与例，然后有系统，有范围。既定系统与范围，然后不合此系统，不在此范围之内者，乃知其非真矣。吾闻欧洲文艺复兴时代，学者研究柏拉图之学说，以其弟子亚里士多德之书为标准。凡亚里士多德书中所称引者，定为真柏拉图之书；所未称引者，定为非柏拉图之书。吾侪若采此法以读《内经》，用唐以前诸名家之书以证《内经》，彼等去古未远，总较后人所见为真。彼等所言，有显然与《内经》之某节相背者，则此一节《内经》即在可疑之列。若此，虽不必尽中肯綮，已相去不远。更进一层，将诸名家学说交互印证，则当能得其统系，得其范围。

前此诸注家，往往据《内经》以驳正诸名家之说，其事适相反。夫据《内经》以驳后贤，乍视之，若甚正当；细按之，乃不合理论。此为学问之出发点，此点既误，人各见其一偏，于是纠纷并起，甚至门户水火，甚嚣尘上。时至今日，《内经》之残缺不完，依然如故，掷光阴于虚牝，无谓已甚，则此误点之关系，殊非细故也。

其二，可以实地应用，用《内经》学理以诊病。

须知书与病恒不相谋，往往有读书虽多，临病榻则茫然无措者。以故人之病，病病多；医之病，病方少。盖书有定而病无定，以有定之书应无定之病，其道必穷。譬之伤寒麻、桂两方，《伤寒论》之定例：风伤卫，有汗、恶风；寒伤荣，无汗、恶寒。有汗用桂枝，无汗用麻黄。释之者曰："恶风者，见风则恶；恶寒者，虽无风亦自恶寒也。"然则今有病人处深房密室重闱之中，而发热、有汗、恶寒，则医当穷于应付，谓是寒伤荣，则不当有汗；谓是风伤卫，则不当无风而亦恶寒。因之用麻黄或桂枝，不能有真知灼见，用之不当，祸不旋踵，则归咎《伤寒论》。故时医有恒言曰："十年读书，天下无可治之病。"凡若此者，皆为不善读书之人。医不读书，若何为医？岂真行医者不必多识字乎？仲景序《伤寒》云："观今之医，不念思求经旨，以演其所知，各承家技，始终顺旧。"此数语，朴实忠厚，耐人寻味。

推究所以不善读书，皆因中国学术不能循序渐进，必待一旦豁然贯通之故。不佞常谓：中国人治学，为太极式的；西国人治学，为宝塔式的。西人治学，由浅入深，愈深则人数愈少，至于峰极，全国或仅得一人。而其学则有阶级可循，持之以恒，尽人可以造就，大有"奋发为雄，安在无土不王"之雅。中国人治学，如宋人所谓无极，混混沌沌，不知经几何年月，忽然判分两仪，从此两仪而四象，而八卦，千头万绪，包举万有，故鄙谚有曰："一法通，万法通。"其所成就，视其所积，积厚者厚，薄者薄。既成之后，锲而不舍，则亦可以渐扩充其范围，惟不必尽人皆可造就，故诗有"别肠"，文曰"慧业"。若改此太极式，用宝塔式，辄扞格不入，此亦事理之最奇特者。是故，苟非性之所近而治医，总不免事倍功半。"十年读书，无可治之病"，亦深知甘苦之言也。

虽然，读有方之书，施之实用，在性与医近，而能读书者，原不甚难；读无方之书如《内经》者，而欲施诸实用，恐非有十倍常人智慧之人而又苦学，不能为工。仓公之脉色，仲景之汤药，皆运用无方之书而施诸实用者，诚不得不推为医中圣人也。

宜集中精力，勿讲外观

所谓施诸实用者，非于方案中引一二句《内经》以壮门面之谓。吾观《古今医案》案中引证《内经》各条，皆不免意在装点门面。王冰注《内经》，可商处尚多；若隐庵之注，实功不掩过，而陈修园推崇备至。此可见历来医家之不求甚解。然则彼引证《内经》者，非装点门面而何？仲景《伤寒》撰用《素问》，乃全书不见引证《内经》，仅序例中《阴阳应象论》数语，其余无迹象可寻，此真能读《内经》者。吾愿今后医家以能真实运用《内经》为目的，不必讲外观，精神有所专注，然后收效可宏。专讲门面，荒其真实功力矣。

《内经》之总提纲第四

神转不回，回则不转

　　吾欲就《内经》全书觅一总提纲，以为吾书发端之语，意者其惟"神转不回"乎？《玉版论要篇》曰："揆度奇恒，道在于一。神转不回，回则不转，乃失其机。"此数语之各家注释，自一孔之见言之，殊未能满意。而此数语为《内经》全书关键，倘此处不能了了，即全书不能了了。生此吃紧关头，不容小有含糊，兹为讨论如下。

张注之商榷

　　张隐庵释此曰："此篇论脉因度数出入。五藏之气，相生而传，一以贯通，外内环转，如逆回，则为病矣。与《脉要精微》《平人气象》诸论之脉病不同，故曰奇病也。一者，神也。神者，五藏血脉之神气。盖脾为中央土，以灌溉四旁，五藏受气，转而不回者也。如逆传其所胜，是回则不转，失其相生旋转之机，故曰'五藏相通，移皆有次'。"

　　本文曰"道在于一"，张释"一以贯通"，不知何指？"奇恒"释为"奇病"，然经文并无奇病。相克而传之病为奇病，则病之不奇者又当何如？一既为神，又若何一贯？是否五藏血脉一贯？若云五藏血脉之神一贯，血脉之神与血脉界说若何？曰与《脉要精微》诸篇之脉不同，是否诸篇之脉，或回或转，均无关系？是否诸篇之脉，与五脉不一以贯通？然则奇病是否即一以贯通之产物？又，"脉因度数"，"因"字何解？是否"因"为介词？是否"脉因"是一名词？如是名词，"脉因"究是何物？如是介词，脉若何因度数而出入五藏？隐庵为清初人，其文字支离如此，且当时负盛名，而解释《内经》费解如此，宜乎《内经》一书至今日而在若有若无之间也。

王注之商榷

王冰注曰："血气者，神气也。《八正神明论》曰：'血气者，人之神，不可不谨养也。'夫血气顺四时，递迁囚王，循环五气，无相夺伦，是则神转不回也。回，谓却行也。然血气随王，不合却行，却行则反常，反常则回而不转也，回而不转，乃失生气之机矣。夫木衰则火旺，火衰则土旺，土衰则金旺，金衰则水旺，水衰则木旺，终而复始，循环不已，此之谓神转不回也。若木衰水旺，水衰金旺，金衰土旺，土衰火旺，火衰木旺，此之谓回而不转也。然反天常轨，生之何有也？"

"血气者，人之神"，盖谓血气旺则神旺，血气衰则神衰，是血气之标著者为神，在理可通。云递迁囚王者，盖谓血气之在五藏者，有顺序变化之常轨；循环五气者，依五行相生之气而行，环转不已；无相夺伦者，谓次序不得凌乱，如是谓之神转不回，逆则为回而不转。譬之四序，成功者退。母气既传于子，则母气当衰，子气当旺，故木衰火王，火衰土王，为转不回；母气不传于子，则为回不转。此其解释，甚为圆满。其释"行所不胜曰逆"，曰"木见金脉，金见火脉，火见水脉，水见土脉，土见木脉"，例如脾病而见肝脉，则为回而不转之脉象，即其病为逆。释"行所胜曰从"，曰"木见水火土脉，火见金土木脉，土见金水火脉，金见土木水脉，水见金火木脉，如是者皆可胜之脉"。此令人于临诊时但除去克贼之脉，即晓然于从逆之理，其道易从。隐庵谓相生而传为顺，相克而传为逆，毕竟囫囵颟顸。试问，从隐庵之说，临证时若何辨其为相生而传、相克而传？隐庵注不明了者，几于满纸皆是，较之王冰、张介宾，相去甚远。凡议论不能证之事实者，皆纸上谈兵也，况又不能自圆其说乎？

王注是矣。然"揆度奇恒，道在于一"，一者何也？如云一为神，神为血气之所标著之神气，此神气若何转而不回？如云转而不回者即是血气，是血气递迁、血气循环，则经文何以不说血气转不回，而曰神转不回？且血气

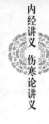

明明是二物，何以言道在于一？又，血气"递迁囚王，循环五气"，意谓人身五藏之气血，随五行相生之常轨，以次传行，循环不息。如此解释，已毫无疑义。然试问：五藏之气与五行有何相干？五行又是何物？何故相生，又何故相克？假使王冰复活，则其答语当为："《内经》者，综贯三才。风寒暑湿燥火，天之气；五行，地之气；三阴三阳，人之气。人生一小天地，生之本，本于阴阳。天为阳，地为阴；日为阳，月为阴。大小三百六十日成一岁，人亦应之。"凡此皆《内经》中所集见，尽人能言者也。五藏与五行之关系，五行生克之理由，仅仅得此答语，不能谓圆满也。不佞所知者则异于是，今试将奇恒、揆度、回、转、道、一之理，解释如下。

释 义

岐伯曰："奇恒者，言奇病也。"此即隐庵释为"奇病"之根据，岂知经文意义不如此也。"奇"对"恒"言，恒，常也；奇，非常也。不病，人之常也；病，人之非常也。即奇，病也；恒，不病也。揆度奇恒，审察其人病不病也。岐伯曰"奇恒者，言奇病也"，盖谓奇恒之法乃揆度不循常轨而病之法，固不言循常轨而不病者。深一层言之，其人虽有病，苟循常轨，病无害也；其人虽无病，苟不循常轨，大病且来，预测之而不爽也。何以知其循常轨或不循常轨？曰：此所谓奇恒也，当有事于揆度，故曰"奇恒事也，揆度事也"。揆度奇恒，其道奈何？曰：道在于一。一者何？天也。故曰"善言人者，必有验于天"。天之意义若何？曰：远矣，大矣。虽然，亦即《内经》全书之所言也，不佞求之于《易》，然后知之。

《内经》者，言病者也。病为奇，不病为恒，奇从恒比较而出，故《平人气象论》曰："常以不病调病人，医不病，故为病人平息以调之为法。"准此以谈，是《内经》全书皆言奇病也，故隐庵释"奇病"为"奇异之病"，相去何止万里！王冰释"奇"为"反常"，固自不误，然循绎其所注释，实不足以尽经文之意义也。转为恒，回为奇，故"奇恒回转"可为《内经》之总提纲。奇恒之道在于一，则"一"又为总纲之总纲。不明了此"一"字，千言万语，均无当也。欲明白此"一"字，非求之《易经》不可。

《易经》第五

《易经》无神秘

自来言《易》者，辄有一种心理，以为此书参天地，通神明，阐幽显微，彰往察来，有不可思议、不可知能之神秘。《四库提要》注《易》者九十余家，其书汗牛充栋。不佞谫陋，未尝学问，然可以间接测知，此九十余家皆有上述之心理，不然不至易理至今不明，仅仅用之卜筮。自来医家皆言医通于《易》，而无明白晓亮之理论，亦上述之心理囿之。自一孔之见言之，《易经》简直无神秘，其有稍深之处，亦非不可以言语说明，而此书与《内经》则有密切之关系。今以数百字短简言之，或者不至取厌读者。

《易》之基础在四时

《内经》常言"少壮老病已，生长化收藏"，此十字即《易》之精义。含生之伦，无论动植，莫不有少壮老病已，生长化收藏。而尤妙者，在生则必长，少则必壮，壮则必老，老则必已，已者自已，生者自生，万汇纷纭，绝无一刻停息。毕竟孰为之？孰令致此？则时序为之也。夏暑秋必凉，冬寒春必温。假使无温凉寒暑之变化，则无生老病死之变化。自今日言之，南北极终年冰雪，动植不生，殆近于无变化者。古人虽不知有南北极，然早已洞明此理，故《内经》全书言四时，其著者如"彼春之暖，为夏之暑；秋之愤，为冬之怒"，如敷和、升明、备化、审平、静顺各纪之类。《易经》则曰："法象莫大乎天地，变通莫大乎四时。"知万事万物无不变易，故书名曰"易"。

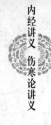

知万事万物之变化由于四时寒暑，四时寒暑之变化由于日月运行。欲万物不变，非四时不行不可；欲四时不行，非日月不运不可。故曰"易不可见，则乾坤或几乎息矣"，"乾坤毁，则易不可见矣"。四时为基础，《内经》与《易经》同建筑于此基础之上者也。

万物愈变愈繁

然尚有一义，为《易经》六十四卦之所由来，即万物愈变愈繁是也。盖仅言变化，变有常经；愈变愈繁，则变化莫测。《易》从一画而三，三而六，而六十四，所以象万物由简趋繁也。由简趋繁，有原动力，两性是也。含生之伦有雌雄，时序有昼夜寒暑，人事有善恶动静，皆相反而相成。两性不显，变化不见，《易经》谥之曰阴阳，象之以奇偶，故奇——以象阳，偶——以象阴。——从——变化而来，——为太极，——为两仪，——从——生，是阴生于阳也，故《内经》有"同出异名"之语（详见下文"七损八益"）。阴生于阳，阳能生阴，则两仪当然更生变化，故曰"两仪生四象，四象生八卦"。然易数何以尽于六十四？此则有精深之理，盖所谓法象莫大乎天地也。

物竞天择

四时为一周天，得三百六十五昼夜而强，过此以往，为另一周天，其数有尽者也。质言之，地球之大，可以测量计算，其数有尽；万物之由简趋繁，繁而更繁，生生不已，其数无尽。无尽之物，即生于有尽之四时，亦犹之——生于——，亦即无尽数之物生于有尽数之地。以无尽者托生于有尽者，则无尽者有时而穷，穷则变，变则通，故有损、益、剥、复，即"物竞天择，适者生存"之理也。

然此足以说明天地之数有尽，不足以说明《易经》之尽于六十四。太极生两仪，何不以两为尽数？两仪生四象，何不以四为尽数？四象生八卦，何不以八为尽数？曰：是必尽于六十四也。

余之太极第六

始于八，终于六十四

《易经》之图象，——以象阳，——以象阴。《说卦传》云："立天之道，曰阴与阳；立地之道，曰柔与刚；立人之道，曰仁与义。"此言圣人本天、地、人以画卦，故卦有三画；天、地、人之道，皆秉两性，兼三才而两之，故《易》六画而成卦；六画之变，尽于六十四，故《易》止六十四卦。今不必言三才，不必变六画，第就太极、两仪、四象、八卦绘为圆图，其数亦适尽于六十四，此则大可寻味者也。

周邵之太极图

宋周茂叔著太极图，明天理之根源，究万物之终始，以阴阳动静为说。不佞仅根据《宋史》，周之太极图何状，实未之见，其即世俗所传者乎？邵尧夫亦有太极图，景岳采入《类经》，其拙劣乃不可名状。

周邵所创者，是否即此两图？余固未深考，然亦不必深考，以余所欲知者非太极图之历史也。《宋元学案》黄晦木"太极图辨"一节，录之如下："考河上公本，图名无极图，魏伯阳得之以著《参同契》，钟离权得之以授吕洞宾，后与陈图南，隐于华山，陈刻之华山石壁。陈又得先天图于麻衣道者，皆以授种放，种放以授穆修，修以先天图授李挺之，挺之以授天叟，天叟以授子尧夫。修以无极图授周子，周子又得先天图于寿涯。"是邵康节之图为先天图，周茂叔之图本名无极也。

凡含生之伦，皆有两性，两性凝合而后生化，此为第一步，阳之中有阴，阴之中有阳也。则两半之中，各复含有阴阳。阴中之阳，不能独阳也，为之配者为阴；阳中之阴，不能独阴也，为之配者为阳，则分而为四，此为第二步，即四象也。四象既判，阴阳既分，则阴之中复有阳焉，阳之中复有阴焉，此为第三步。第三步之阴阳判为两，则其数为八，是为八卦。八卦之中复各含有小点，此小点为何物？吾意以此为太极，何以故？因此一点不复可分，故老子曰："有物混成，先天地生。"天地者，为既判之阴阳；混成者，为未判阴阳者也。证之近顷胎生学，凡动物结胎最初期，其形状，人胎与兽胎无别，遑论其为男女、牝牡。是未判阴阳之先，已有此混成之一物，则老子所言，竟非空想，乃视之可见、触之有质者。植物之种，羽虫之卵，皆是此物。推之人事，则现在几何学上之起点，亦是此物。

太极当以渐扩大

或谓：如汝所言，则何必止于八？继此而第四步，第五步，安见最小一点不可分？

应之曰：此非易理也。易理以有尽之数与无尽之生对勘而生变化，所以卦止于八者，为八之自乘为六十四。六十四，数之终也。试申言之。万物之变迁，皆时间为之。时间者，虽有万钧之力，不能止其一秒，则此图当活看。譬如几何学上之一点，必引而长之，然后成线；不引而长之，则终为一点而已。今图中未判阴阳之点，不终为一点也。彼必受时间之鞭策，循由简趋繁之公例，渐扩渐大，而判阴阳，而生两仪、四象、八卦。上图共含有八点，八点皆扩大，皆含有八卦，是六十四卦也。然则合一圆象中所含之八分而言，则为八卦；若就八分所含之一点分别言之，则一点为一太极。从太极起，至八卦止，生生不已，得六十四为一段落；其后之太极，再生两仪、四象、八卦者，当为另一段落。故易数尽六十四也。

六十四之意义

或问：——生于——，是由一而二，二所以象天地；天地之中有人，因于二之中加一以成三；奇偶变化，三之变尽于八，因有八卦。是一与二，与三，与八，皆为有意义的，六十四之数何来？如谓八与八自乘而得，则何故自乘？且又何故不六十四自乘而为四千零九十六？

鄙意以为此问题不烦解释。《系辞》谓"生生之谓易"，何以能生？由于能变。何以能变？由于阴阳。故奇偶以象阴阳，八卦以象变化，八数自乘以象生生，至六十四截然而止，以示数之有尽、变之有穷。《易》卦终以未济，正如画龙点睛，揭出此层意义。此所以八必自乘，而六十四不再自乘也。

新陈代谢

更有一义，一圆象之中含有八卦，即八个太极，生生不已，至太极各复有八卦为止。其数起于八，尽于六十四。新者既生，旧者当谢。至六十四，而旧有之圆象不可见矣。则可以悟《系辞》所谓"精气为物，游魂为变"之理。先时有其物，今不可见，是游魂也；现在无其物，将来必有，是精气也。精气远在太极未生以前，游魂远在数尽已谢之后。准此以谈，是《南北史》中创《神灭论》之范缜，为能知鬼神之情状，而近顷欧洲之鬼学为无当也。又惟其因有尽而生无穷，则争竞以起，故《系辞》曰："作《易》者，其有忧患乎？"而西方"物竞天择"之学说，亦殊途同归矣。

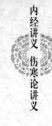

《内经》与《易经》第七

《易经》与《内经》吻合之处

吾言《易经》，欲以明《内经》也。易理不明，《内经》总不了了；易理既明，则《内经》所有，《易经》所无者，可以知其所以然之故。既知其所以然之故，则《内经》所谓"揆度奇恒，道在于一"者，乃明白如话，不复有疑似者在矣。

例如，易理，剥之极，则一阳来复，即《内经》所谓"寒极生热，热极生寒；阳胜阴复，阴胜阳复"者也。《易》之坎为水，中一画为阳；离为火，中一画为阴，即《内经》标本中气之理。《内经》标本中气，凡阳经必以阴经为中见，阴经必以阳经为中见，例如少阴之中见为太阳，厥阴之中见为少阳，所谓"阳中有阴，阴中有阳"者也。《易》乾之"初九，潜龙勿用"，为阳气潜藏；"上九，亢龙有悔"，则其道穷，即《内经》"亢则害，承乃制，制则生化"之理也。此《内经》与《易经》吻合之处，非附会之谈，明眼人自能辨之。

然两书有一节相同，或一部分相同，亦事所恒有。若《内经》与《易经》，则其源同也。欲知两书之同源，不当于两书同处求之，当于两书不同处求之。

《内经》言质

王冰不知"素问"之义，《新校正》引《乾凿度》之言曰："有太易，有太始，有太素。素者，质之始也。"此说精当不易。然《内经》言质之界说若何？不先明易理，殆不能有精确之答语。须知精气远在太极之前，游魂远在太极之后，皆《内经》所不言。精气、游魂不可见，《内经》则言其可见者。故《易·系辞》曰"能知鬼神之情状"，而《内经》则不问鬼神之情状，此为《内经》言质之明白界说。质为素，《内经》为黄帝君臣问答之辞，则"素问"之名，可以无疑义矣。

六十四为人生寿命之数

《易经》始于八，终于六十四，吾虽详释于前，然尚有待于《内经》而其义益显者。盖两书交互为证，则两书之不明者皆明。《内经·上古天真论》：一八，肾气实；二八，肾气盛；八八，天癸尽。《内经》何以以八为言？盖即《易》之始于八，终于六十四。《易经》何以以六十四为止？盖即《内经》之《天真论》六十四，人之寿数也，天癸尽，人道毕，过此不死者为例外。两书皆演天人之理，所谓"善言天者，必有验于人"也。

《内经》有五行甲子之所以然

《内经》言五行甲子，《易经》不言五行甲子。盖《易经》在说明阴阳消长、吉凶治乱之道，虽云"变通莫大乎四时"，明其变化可矣，无取乎计日；《内经》本四时以言病，则年月日皆所当详。故《易经》仅言天动地静，不言天地作何状，盖其所必要者，只在动静两字；《内经》则确凿言天地之状况，以所必要者在司天在泉之气化。不明天地之状况，气化之说不能言之成理也。

"大气举之"之真诠

兹录《内经·五运行大论》一节而讨论之。

帝曰：论言"天地者，万物之上下；左右者，阴阳之道路"，未知其所谓也。岐伯曰：所谓上下者，岁上下见，阴阳之所在也。……帝曰：何谓下？岐伯曰：厥阴在上，则少阳在下，左阳明，右太阴；太阴在上，则阳明在下，左太阳，右少阴。……帝曰：气相得而病者，何也？岐伯曰：以下临上，不当位也。帝曰：动静何如？岐伯曰：上者右行，下者左行，左右周天，余而复会也。……帝曰：地之为下否乎？岐伯曰：地为人之下，太虚之中者也。帝曰：冯乎？岐伯曰：大气举之也。

尽人皆知《内经》言地圆，为我国古书中一大特色，然不能知《内经》何以言地圆。又惜其既知地圆，不知地动，为未达一间，致使力学不明，亚东物质文明遂迟至今日西人之后。然由今思之，《内经》所以言地在太虚之中，四无凭依者，正因司天在泉之气化。盖古人创此学说，即因体会得大地无凭之故，然实未能知其所以然之理，仅知有不齐之气候绕地而行，故岐伯曰："天地动静，五行迁复，虽鬼臾区其上，候而已，犹不能遍明。"司天在泉之说，仅知大地空凌无凭，即已足用，故亦不复深求，所以《内经》仅有此"大气举之"一语，此外更无一字论及地在太虚中作若何状况也。然则学术之发明，皆有一定程序，虽有圣智，不能无因而得。所谓因，即时机成熟之谓。吾侪若因《内经》知地圆沾沾自喜，以为亚洲人智慧不居人后，则未免感情用事，而失古代学术之真相矣。吾为此语，非贬《内经》，求其真耳。

气运学说有研究之价值

《内经》虽不知地动，然地之动与人俱。人为土著（二字借用），则地静之说，在知觉上诚有讹误，在测验气候事实上实无差别。《内经》治病能有功效者，亦正以此，故不佞认为此学说有研究之价值也。以上所言，骤视之若于医学无甚关系，其实为内藏癥结，故不辞辞费如此。

释疑当研究五行甲子

惟《内经》言病，与《易经》泛说阴阳消长者不同，故有"不知年之所临、气之所加，不可为工"之语。五行甲子，即所以明年之所加、气之所临者也。五行甲子最为现在通人所诟病，吾将因其为人所诟病，遂亦从而附和之乎？抑从而研究之，以祛此疑团也？

五行之研究第八

五行为近人诟病

五行之说，殆起于古之史官。上古史官辄兼巫祝之职，一切学术皆出焉。《汉书·艺文志》所载阴阳家言不啻数十种，后世因之，其流不可胜竭。其书之古者，多不传，若沿流以溯之，类皆带术数迷信气味。独《内经》不然。第《内经》亦言之不详，致使后人以《内经》之五行侪于阴阳家之五行。近世之排击五行者，求五行之理不可得，则以古代印度、欧西有四行之说，以反证五行说之不成立；又以近世化学八十原质，证明五行之当为八十行。凡此种种，不胜证引。一言以蔽之，五行者，迷信，腐败，不通，无价值而已。

夫在今世，排击五行，夫岂不易？譬之二十许少年，握拳振臂，向一九十许之就木老朽较腕力，彼老朽者宁有抵抗之勇气？顾为彼少年计之，亦复胜之不武。且不佞今兹不惮辞费，为五行之研究者，初非有爱于彼老朽而为之袒护，特欲平心静气以判决此老朽之后嗣是否当斩焉否耳。不佞谫陋，不能多所引证，今兹所言者，仅就其一己思想之所得，公诸当世，愿与当世贤达平心一讨论之。

五行为四时之代名词

《内经》言五行配以五藏，其来源本于天之四时。藏有五，而时仅四，故以六月为长夏，以配脾。何以言之？

五行，木生火，非谓榆、柳、枣、杏可以钻燧取火也。如谓木生火是钻燧取火之意，则石亦能生火，是不仅木生火矣。金生水，亦非谓金能生水也。金类，手触之而润，乃空气凝结。古人虽愚，不至认此为金生之水。火生土，亦非谓灰烬。土生金，亦非谓矿质。水生木，亦非木得水而荣之谓。盖如此解释，均属牵强。

《内经》认定人类生老病死皆受四时寒暑之支配，故以四时为全书之总骨干。四时有风寒暑湿之变化，则立六气之说以属之于天；四时有生长收藏之变化，则立五行之说以属之于地。五行、六气，皆所以说明四时者也。今姑置六气而言五行。春为发陈，乃万物向荣之候，此时植物之生意最著，则用"木"字以代表春季。夏日溽暑，骄阳若火，则以"火"字代表夏季。秋时草木黄落，有肃杀之气，比之兵革，则以"金"字代表秋季。金，兵也。冬令冱寒，惟水亦寒，冬为夏之对，水为火之对，故以"水"字代表冬季。夏至一阴生，其时为一岁之中央，其气候多湿，故以"土"字代表长夏。

五行相生之理

其云木生火者，谓春既尽，夏当来，夏从春生也。火生土者，谓夏之季月为长夏，长夏从夏生也。土生金者，谓长夏尽为秋，秋从长夏来也。金生水者，秋尽为冬日也。水生木者，冬尽则为春也。春主生，所以能成生之功者，实拜冬日秘藏之赐。夏主长，所以能成长之功者，拜春日发陈之赐。秋主收，所以能成收之功，拜夏日长养之赐。冬主藏，所以能成藏之功，拜秋日成实之赐，故曰相生也。

五行相克之理

春行秋令，勾萌乍达，肃杀之气加之，春之功用败矣。夏行冬令，严寒折盛热，闭不得发，长养之功隳矣。秋行夏令，收束不得，发泄无余，秀不实矣。冬见长夏郁蒸之气，寒水不冰，当收反泄，盖藏竭矣。长夏为夏至阴生之候，行春令，则阳亢不和矣，故曰克也。其春行冬令，为至而未至，谓春气当至而不至也；春行夏令，为未至而至，谓夏气未当至而先至也。夏、秋、冬三时同。未至而至为有余，至而不至为不足，虽能病人，犹贤于克贼，

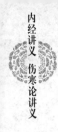

不为克也。顾虽不克，其气则有偏胜；胜之甚者，必有反应。偏胜为胜，反应为复，故言胜复。敷和、升明、备化、审平、静顺，为平气；委和、伏明、卑监、从革、涸流，为不足；发生、赫曦、敦阜、坚成、流衍，为有余。有余、不足，皆能为病，遇所不胜之气则甚，病甚复遇克贼则死。《天元纪》以下七篇，皆言此也。是故五行相克云者，换言之，即春行秋令，即当生长之时见肃杀之气，以本气当受克耳。余三时同。五行之在术数巫祝口中，诚不免荒诞，然古代亦必有说，特吾侪不知耳。其在《内经》，当如此解释为长也。

五行六气为宾，四时为主

《内经》言：在天为六气，在地为五行，在人为五藏六府，在药为五味，见之于面者五色，证之以耳者五声，其在食物有五谷、五畜、五臭，在地有五方，在天有五星，在时有五声、六律。凡此种种，自当以天、地、人为主，其他各种皆伴色撝称以为配合，由四时推论而得者。然若据此以攻击《内经》，如谓"水何以生咸？咸何能生肾？"则未为知言，以此非《内经》之破绽也。声、色、五味、谷、畜等为宾，六气、五藏、五行为主。若进而求六气、五行之所从来，则四时为主，六气、五行、五藏犹是宾也。以故《天元纪》以下七篇，皆以甲子为言，是即四时为全书总骨干之证据。今试证之病证。

四时为主第九

气血运行以四时为法则

春风、夏热、长夏湿、秋燥、冬寒，此不难索解也；肝风、心热、脾湿、肺燥、肾寒，此无从索解者也。何则？心肝脾肺肾，同是血肉，何得有寒热燥湿之分？而《内经》所以言此者，则以人之五藏配合四时之五气，故五藏之燥湿寒热，直谓之假定的可也。《内经》盖认定人为四时之产物，而又赖四时以生活者。大地苟无四时寒暑之变化，则动植不生；有四时寒暑，然后有生物，是人为四时之产物，乃确实之真理，放诸四海而准者也。天食人以五气，地食人以五味，气与味皆四时为之，是人资四时以生，乃确实之真理，放诸四海而准者也。惟其如此，则人与四时自然息息相通，人身气血之运行，自然以四时为法则，而莫或违背。此为《内经》之基础，无丝毫含糊假借者。基础既正确，然后本此推论，则委曲悉当。

四时的五藏

是故春生物，授之夏；夏长物，授之秋；秋成物，授之冬；冬藏物，以待春之再生。故四时之序，成功者退，母气既衰，子气代王。《内经》以肝属之春，以心属之夏，脾属之长夏，肺属之秋，肾属之冬，则肝当授气于心，心当授气于脾，脾当授气于肺，肺当授气于肾，肾当授气于肝。故《内经》之五藏，非血肉的五藏，乃四时的五藏。不明此理，则触处荆棘，《内经》无一语

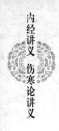

可通矣。然此事甚费解，不辞辞费，再述病情以明之。

中西病理之不同

有人于此，初病腹满、浮肿，已而四肢皆肿，以手按之，肿处陷下，须臾复起。此为何病？何以故？则得两种答语如下。

其一，病名水肿。原因静脉血归流障碍，小血管内血压增加，或因管壁之渗漏机过盛。凡有以上原因，液体集于皮之蜂窝织内部，故肿。其远因，凡患心脏瓣膜病者，最易罹此证。

其二，病名水肿，肾病也。肾何以能聚水而生病？肾者，胃之关，关门不利，故聚水而从其类也，上下溢于皮肤，故肤肿。肤肿者，聚水而生病也。水之始起也，目窝上微肿如新卧起之状，阴股间寒，腹乃大，其水已成矣。其原因在湿土太过，阳光不治，而大寒在下，肾气伤也。故《气交变大论》曰："岁水不及，湿乃盛行。长气反用，民病腹满、身重、濡泄、寒疡、流水腰股、痛发腘腨、股膝不便、烦冤、足痿、清厥、脚下痛，甚则跗肿，寒疾于下，甚则腹满、浮肿。"

上第一答语为西国医学，第二答语为《内经》。以两说一相比较，则所同者为水肿之病名，至病理则完全不同。西说从血肉之躯研究而得，《内经》则从四时运行推考而得。若据西说以研究《内经》，则有最不可解之两点：其一，血管壁之渗漏机过盛，液质集于皮之蜂窝织内部，究与肾脏有何关系，而《内经》指为肾病？其二，所谓心脏瓣膜病者，谓心房回血管有三尖瓣、僧帽瓣，血行时此瓣司启闭，启闭不密，则脉搏不均而心跳，此则《内经》所谓"宗气泄，左乳下跳动应衣"者也。患瓣膜病者，易患水肿，与手少阴心有关系，与足少阴肾无关，谓之肾病何也？而《内经》之意义，则谓"水不及，土太过，无阳则大寒在下，故肿"？且《内经》于此病独有方，云："治以鸡矢醴，一剂知，二剂已。"鸡矢醴，治脾者也。病源、病理既与实地考验者不同，何以治脾而效？于是可知《内经》之所谓肾，非即实地考验之肾。其物是，其名是，其用则非。《内经》谓"十一、十二月冰复，人气在肾"，又云"肾者主蛰，其华在发，其充在骨，为阴中之少阴，通于冬气"（其他不备举），凡此皆非解剖所能明了，亦非由解剖而得，乃由四时推考而得者也。

不知五行生克之理即本四时之生长化收藏而来，则求五行之说不可得；不知五藏气化亦由四时之生长化收藏而来，则求五藏之说不可得。五行、五藏不明了，则《内经》全书皆不明了。刻苦好学之士，只知其然，不知其所以然。凡不知所以然，勉强说法，必多误解，张隐庵之注释是也。下焉者不耐探讨，妄拾程明道之言，谓："气运之说，除非尧舜时五风十雨始验。"明道非医家，不料此语竟为后人口实。须知，将气运之说抹去，则《内经》且无一字。不知彼一面口中尊《内经》，一面谓气运之说不可从者，对于《内经》之见解何如也？至于今日欧风东渐，则多一重障碍。西医谓中国之药庸有可采取者，其说则谬。在西医云然，又何足怪？而为中医者，与之哗辩，谓"吾国医学，流传已四千年"云云，是欲以中国医学与西国医学争齿德也。

道在于一

是故《内经》之理论，即《易经》之理论。《内经》是否根据《易经》而作，无可考证；自古医卜并称，或者两书同时发生，亦未可知。《内经》所以言五行甲子者，即根据四时以论病之故。《内经》所根据者既在四时，其所言藏府皆以四时为法则，顺四时者不病，逆四时者病。四时气候有不齐之时，不齐能病人；饮食男女亦自有顺四时之道，违之则病；喜怒哀乐亦有乱藏府循四时之顺序者，乱其序亦病；不幸犯克贼之时序，则病甚，正气不支，至于不胜之时日则死矣。圣人知之，故为无为，乐恬憺，顺时以养生。顺时云者，谓不犯不乱，使吾身藏府之气与天地运行之气合而为一也。能一者不病，不能一则病，故曰："揆度奇恒，道在于一。"《脉要精微篇》"补泻勿失，与天地如一。得一之情，以知生死"，是"道在于一"之注脚也。《难经》《脉经》《甲乙经》皆有言天人合一之处，惜言之不详。仔细探讨，总不如《内经》明了，故仅就《内经》言之。

甲子之研究第十

甲子纪数之说

《内经》最重要者为五行甲子，最费解者亦五行甲子；今人攻击《内经》，最是五行甲子为其目标。五行既如我以上所言，甲子究何理乎？

或谓甲子，上古用以纪时日者，一甲子六十日，六甲子得一年，如此而已。谓甲子有生克，最荒诞。周天分三百六十度，《内经》六气为一时，四时为一岁，是每时得九十度。今测量家以水平至天顶为九十度，此九十度为三百六十度四分之一，犹之四时为一年四分之一。今云某干支与某干支相生克，犹之指测量用之圆仪中四十度与四十五度相生克，诞孰甚焉！

虽然，古人为此，岂遂毫无意识乎？因为如上之推想，虽未能尽当，甲子之不为计数，昭然可见也。

甲子所以齐不齐

地球绕日一周，得三百六十五日又四分日之一；月球绕地一周，得二十九日又二分日之一。物候每五日一变化，初五日东风解冻，次五日蛰虫始振，后五日鱼上冰是也；节气每十五日一更换，立春阅十五日雨水，又十五日惊蛰，又十五日春分是也。故五日为一候，三候为一气，积六气为一时，得九十日；积四时成一岁，得三百六十日为一年。此非实际一年，可命之为一气候年。气候年比之地绕日一周，少五日强；比之月绕地十二次，多六日。即地绕日一周，较气候年多五日强；月绕地十二次，较气候年少六日。

有此参差，气候因而不齐，故三年一闰，五年再闰。然虽置闰月，气候之不齐，总无术以齐之。

甲子者，所以齐不齐也。故《天元纪大论》云："所以欲知天地之阴阳者，应天之气，动而不息，五岁而右迁；应地之气，静而守位，六期而环会。"岁，即年；期，亦年也。"五岁而右迁"，"五"字句；"六期而环会"，"六"字句。天地之阴阳，谓日月也。"五，岁而右迁"，谓日行（古人为日行）每岁右迁者五日，盖上者右行，下者左行，为每一岁，日在子午线之右多行五日也。"六，期而环会"，谓月每年在子午线之左少行六日，是月左迁六日也。日每年多五日，月每年少六日，如此者，年复一年，两相会合，故曰环会。日五而月六，总不得齐。五六之积数为三十，是必统三十年纪之，两数方无参差。今试画一圆圈，中央直径画子午线，分圆圈为两半，再分圈之四围为六十度，是每半得三十度。右半个三十度以五分之，得六个五；左半个三十度以六分之，得五个六也。三十年，共三百六十个月，七百二十个节气。月行每年少六日，积三十年，共少一百八十日，是仅得气候年之半，不齐之数犹未尽也，故必重之，合两个三十年，其数乃尽，故经言："七百二十气为一纪，千四百四十气，凡六十年为一周，不及、太过，斯皆见矣。"此即一甲子必须六十年之理由。然经文"千四百四十气，凡六十年"云者，亦仅举其成数。因月行每年少六度，积六十年，适少三百六十；而日行每年多五日强，积六十年，实多三百日零三百六十点钟，即三百十五日。此三百十五日，皆以闰月匀摊之，计一甲子凡置闰月二十二个，又减去小建三百五十一日，然后日月运行之数相等。总之，必六十年，然后太过、不及之数皆可见耳。故《内经》有"日行一度，月行十三度有奇"之文，月球绕地之精密计算，为二十七日七时四十三分强，惟月旋转时，地之自身亦在旋转，两数之差为十三度有奇也。此其大略。

凡以上所言，皆各家注释所未言。不佞既未习天算，又未习术数谶纬之学，故研求颇苦，不知古人亦曾有言此者否？盖一甲子何故六十日，最难得真确之答语，得此，为之释然。然则甲子非为计数而设，当了然矣。

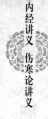

天干地支数之由来

甲子之数六十，既如上文所言。天干之数十，地支之数十二，又何自来乎？曰：此即从五六产生者也。日，年多五日，故曰天数五；月，年少六日，故曰地数六。月绕地而行，地绕日而行。以绕日之数属天，绕地之数属地，本极相当。古人初不知之，以为日月是敌体的，特以阳配天，阴配地耳。五六之和数三十年，其差度仅及周天之半，必重三十为六十，然后数尽，则五必重为十，六必重为十二，势有必然者矣。是故天干之数十，地支之数十二。

干支只是五六

犹有一义。《易经》《内经》皆以阴阳为说，可谓之两元的学术。一数而重之，亦阴阳之义也。故虽天干十，地支十二，而《内经》之旨所重者，只在五与六。故《天元纪》云："甲己之岁，土运统之；乙庚之岁，金运统之；丙辛之岁，水运统之；丁壬之岁，木运统之；戊癸之岁，火运统之。"又曰："子午之岁，上见少阴；丑未之岁，上见太阴；寅申之岁，上见少阳；卯酉之岁，上见阳明；辰戌之岁，上见太阳；巳亥之岁，上见厥阴"，皆两元之故。故五行有阴阳，如甲为阳土，己为阴土之类；故六气有正对，如子为正化，午为对化之类。又复交互言之，以地应天，以天应地，故天以六为节，地以五为制。

"天不足西北"释义

《内经》最不可解者，为"天不足西北，地不足东南"，又复申之曰："故西北方阴也，而人右耳目不如左明也；东南方阳也，而人左手足不如右强也。""手足、耳目"数语，无甚深意，或者出于附会，今姑置之。但"天不足西北，地不满东南"何解？一孔之见，以为即由日余五日、月欠六日而来。《内经》以地始于东南震位，上者右行，下者左行。月既常不足，是不足在东南方；以斗宿为天顶，以候日之有余，则有余在西北。然古人误认天动，以为日逆天而行，日之有余正是天之不足，故有"天不足西北，地不足东南"之说。

此原无关医理，吾所以言此者，一者见《内经》中此等为无关紧要文字，吾侪不必语语据为典实；一者所以正后人注疏谬误。盖不知此理，愈说愈歧也。其尤可笑者，以为天之西北、地之东南皆有大窟窿，宜乎西学东渐而后，视古说无丝毫价值矣。

甲子合五行宜有更圆满解释

审甲子之用，天干虽从日行多五日而来，在甲子之测气候，天干殆用以代表气候年者，故曰："天有十日，日六复而周甲，甲六复而终岁，三百六十日法也。"所以六复而周甲，六复而终岁，即因地支之十二与天干参差之故。地支从月行欠六日来，惟其欠六日，所以有参差不齐之气候；亦惟欠六日，方有气运之学说。然有一疑问如下。

古人以甲子纪日，其纪年者，则另有岁阳、岁阴之名，如甲曰阏逢、乙曰旃蒙、丙曰柔兆等为岁阳；子曰困敦、丑曰赤奋若、寅曰摄提格等为岁阴，见于《尔雅》《史记》，司马光《通鉴》年表犹用之。今按：岁阳为天干，岁阴即地支，无他意义，故不备录。今《内经》岁运甲子，在古代当是岁阳、岁阴，此亦无须探讨者。

惟甲子合五行，殆不得其解。一岁之中，四时之序，合于五行，已如前章所述。一甲子之六十年，每年亦合五行，固知从主时之五行推演而来者。然五行既主时，又用以主岁，是四时有生长化收藏之作用，不齐之气候亦有生长化收藏之作用也。鬼臾区曰："五气运行，各终期日，非独主时。"其下文引《太始天元册》之文曰："万物资始，五运终天。"鬼臾区之所本者即此。不佞反复思之，不得其解。注家皆不能为根本之解释。吾言五行为四时之代名词，四时之变化由于天运，各年不齐之气候亦由天运，不过与四时大同小异。盖一昼夜之子午，比一年之二至；黎明、薄暮，比一年之二分。故《伤寒论》每经之衰王有时，是一年有寒暑之变化，一昼夜亦有阴阳昏晓之变化。一甲子既各年气候不齐，安得无阴阳乘除之变化？是以甲子合五行不为无理。五行既可为四时的代名词，似亦可为年岁的代名词。然此答语不甚圆满，不

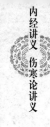
知有更圆满之答语否？

鄙意气运之说，本属难知，复无精密之测验，仅凭空洞之理想，此学总无发达之时。吾之所为，为读《内经》者释疑辨惑，却非教人向此中讨生活。吾侪当从有凭有据处切实探讨，以期寡过，斯得之矣。

世之自命能知五行甲子者，聆其理论，类皆星命术数家言，此乃熊宗立以人之生年月日说《内经》之类。不佞于星命家言固未尝学问，然恐一落此等臼窠，不免堕入魔道也。

扁鹊医案第十一

　　《内经》自仲景、皇甫士安而后，已为定本；自王冰改后，遂为今本。观今坊本，与宋版林亿、高保衡等校正者，已有出入，则可知林、高等校本，视王冰本必有出入，此皆有迹象可求者。欲知今本之误，求宋版者可矣；欲知林、高等校本与王本之出入，非博考唐以前医书不可；欲知仲景时之《内经》真相若何，自非研求《伤寒》《金匮》，更求之古医案之见于古史者不可。不佞谫陋，固不足任此，惟无征不信，仅取《史记·扁鹊仓公传》及仲景《伤寒论》一讨论之，虽言之不详，亦可以见当日《内经》之一斑，且可以观古人如何运用《内经》也。

《史记·扁鹊传》第一案

　　扁鹊过齐，桓侯客之。入朝见，曰："君有疾在腠理，不治将深。"桓侯曰："寡人无疾。"扁鹊出，桓侯谓左右曰："医之好利也，欲以不疾者为功。"复见，曰："君疾在血脉，不治恐深。"桓侯曰："寡人无疾。"扁鹊出，桓侯不悦。后五日，复见，曰："君有疾在肠胃，不治将深。"桓侯不应。扁鹊出，桓侯不悦。后五日，扁鹊复见，望见桓侯而退走。桓侯使人问其故，扁鹊曰："疾之居腠理也，汤熨之所及也；在血脉，针石之所及也；其在肠胃，酒醪之所及也；其在骨髓，虽司命无奈之何。今在骨髓，臣是以无请也。"后五日，桓侯病，使人召扁鹊，扁鹊已逃去。桓侯遂死。

　　此节仅望色，未治病，亦未言齐侯面色何似，似无讨论之必要，然扁鹊

035

扁鹊医案第十一

实运用《内经》，颇有迹象可求。《内经·阴阳应象论》云："邪风之至，疾如风雨，故善治者治皮毛，其次治肌肤，其次治筋脉，其次治六府，其次治五藏。治五藏者，半死半生也。"又曰："邪之客于形也，先舍于皮肤；留而不去，入舍于孙络；留而不去，入舍于脉络；留而不去，入舍于经脉，内连五藏，散于六府肠胃。"此两节经文大同小异。扁鹊所谓腠理，即经所谓肌肤；所谓血脉，即经脉；所谓肠胃，即六府；所谓骨髓，与经文五藏虽异，均言病之极深而已。其云汤熨、针石、酒醪，亦与《内经》相合。《血气形志篇》云："病生于肉，治以针石；病生于筋，治以熨引；病生于咽，治以甘药；病生于不仁，治以按摩、醪药。"又《玉版论要》云："其色见浅者，汤液主治；见深者，必齐主治；大深者，醪酒主治；色夭面脱，不治。"至其所以知齐侯之病者，亦与今《内经》合。《内经》屡言"上工治未病"，"上古使僦贷季理色脉而通神明，合之五行八风，变化相移，以观其妙，以知其要"，曰"善诊者，察色按脉，先别阴阳。审清浊，而知部分；视喘息，听音声，而知所苦；观权衡规矩，而知病所主"。观此，则知扁鹊所以知齐侯之病，初无其他巧妙，全是今《内经》所有者。

按《内经》言病理虽主四时，而病之所由得不外三因，即五志为内因，六淫为外因，饮食男女为不内外因。凡病由腠理而肠胃，而血脉，而骨髓，皆为天之六淫，无论其为风寒暑湿燥火，当其在腠理，在血脉，在肠胃之时，病人当无不自知之理。今齐侯不自知而扁鹊知之，宁非不中于理？然惟不中理，斯为神奇。

间尝思之，仅有外因，无内因者，不病。是故大疫盛行之岁，死者枕藉，而不病者自若，西医谓之免疫性。譬如患喉痧猩红热者，一次病愈，则不复传染也。虽如此，苟其人起居无常，嗜欲不节，本体之正气不足抵抗外邪，则免疫者亦必不免。至于望色，尤有证据。例如颜枯黑者，知其肾病；傍晚颧赤者，知其阴虚；妇人目眶黑者，知其腰酸带下；咳声如在瓮中者，知其中湿。此较之扁鹊之望色知病，有浅深之辨耳，其理一也。且扁鹊必有佐证。凡治一艺而名家者，其心思必灵活，当时之气候、齐国之土宜、齐侯之嗜好，之意志，之环境，必曾一一注意。常人用意不能如此，扁鹊之言遂神。是故国家虽有敌国外患，苟内政修明，谗间不行，总不亡国；见披发于伊川，知百年而为戎，此则事理通于医理者矣。

《扁鹊传》第二案

其诊虢太子尸厥之证曰："闻病之阳,论得其阴;闻病之阴,论得其阳。试入诊太子,当闻其耳鸣而鼻张,循其两股以至于阴,当尚温也。"……扁鹊曰："若太子病,所谓尸厥者也。夫以阳入阴中,动胃缠缘,中经维络,别下于三焦、膀胱,是以阳脉下遂,阴脉上争,会气闭而不通,阴上而阳内行下,内鼓而不起,上外绝而不为使,上有绝阳之络,下有破阴之纽,破阴绝阳之色已废,脉乱,故形静如死状。太子未死也。夫以阳入阴,支兰藏者生;以阴入阳,支兰藏者死。凡此数事,皆五藏蹶中之时暴作也。良工取之,拙者疑殆。"乃使弟子子阳厉针砥石,以取三阳五会。

其云"闻病之阳,论得其阴",与《内经》"知阴者知阳,知阳者知阴"及"从阳引阴,从阴引阳"合。《内经·缪刺论》云:"邪客于手足少阴、太阴、足阳明之络,此五络皆会于耳中,上络左角,五络俱竭,令人身脉皆动,而形无知也,其状若尸,名曰尸厥。"此尸厥之名见于今《内经》者。《伤寒论》云:"少阴脉不至,肾气微少,精血奔,气迫,上入胸膈,宗气反聚,血结心下,阳气退下,热归阴股,与阴相动,令身不仁,此为尸厥,当刺期门、巨阙。"观《内经》《伤寒》之尸厥,皆与《扁鹊传》之尸厥相同。《内经·缪刺》言络,《扁鹊传》亦言络。《内经》"手足少阴、太阴之络皆会于耳中",即扁鹊所谓"当闻其耳鸣"。《内经》"身脉皆动",即扁鹊所谓"脉乱"。《伤寒论》所谓"热归阴股,与阴相动",即扁鹊所谓"阳入阴中,阳脉下遂"及"循其两股至于阴,当尚温也"。夫既有三个相似之点,固不能谓为偶然相合。然谓扁鹊所根据者即为今本《内经》,却又可疑。

扁鹊所谓"阳入阴中,动胃缠缘,中经维络,别下于三焦、膀胱,是以阳脉下遂,阴脉上争,阴上而阳内行下"者,固与《内经》"邪客于手足少阴、太阴、足阳明之络"者迥然不同,与《伤寒论》"少阴脉不至,肾气微少,精血奔,气迫,上入胸膈,宗气反紧,血结心下,阳气退下,热归阴股"者亦复殊异。然此犹可为说。三焦为厥阴之府,膀胱为少阴之府,胃为足阳明,原与《内经》大同小异;"阴上阳下",亦与《伤寒论》吻合。然所刺各不同何也?

《史记·扁鹊传》云："刺三阳五会。"《正义》云："三阳，《素问》手三阳、足三阳；五会，百会、胸会、听会、气会、臑会。"

《伤寒论》云："当刺期门、巨阙。"

《内经》云："刺阳足大指内侧爪甲上去端如韭叶，后刺足心，后刺足中指爪甲上，各一痏；后刺手大指内侧去端如韭叶，后刺手心主少阴锐骨之端，各一痏。"

今按：三阳之络为飞扬穴，属足太阳膀胱经，在外踝骨上七寸。又，三阳络穴属手少阳三焦经，在臂上大交脉支沟上一寸。扁鹊云："中经维络，别下于三焦、膀胱。"则"三阳五会"之三阳，当属飞扬穴或三阳络穴。《正义》注以"三阳三阴"为说，非是。五会：百会在颠顶，属督脉；臑会在肩前廉，去肩三寸宛宛中，为手少阳与阳维之会；听会在耳前微陷中，上关下一寸，动脉宛宛中，张口得之，属足少阳胆经；气会在两乳下，属三焦；胸会去结喉三寸，为手足六经交会之点。扁鹊谓"会气闭而不通"，当是指胸会。阳入阴中，阳脉下遂，阴脉上争，致胃气不通而厥。督脉，阳络之总纲，取百会引清阳上升，取胸会开已闭之气，闭开阳升，浊阴自下，所谓"从阳引阴，从阴引阳"也；因阳气下行，别下于三焦、膀胱，故取膀胱之飞扬穴、三焦之三阳络穴，其理可通，则《史记》所言不误。

再按：《伤寒论》云"刺期门、巨阙"，期门穴在直乳下二肋端，乃足厥阴、太阴、阴维之会；巨阙穴在鸠尾下一寸，脐上六寸半，属肾脉，为心之募。因宗气反聚，血结心下，故取巨阙以散其结；因其病在络，而气迫血逆且厥，故取期门。

再按：《内经》足大指内侧，足太阴隐白穴也；足心，足少阴涌泉穴也；足中指，阳明厉兑穴也；手大指，太阴少商穴也；手心主，少阴之神门穴也，所谓手足少阴、太阴、足阳明也。夫病在手足少阴、太阴、足阳明，即刺手足少阴、太阴、足阳明，与"从阴引阳，从阳引阴"之说不合，此则当质之有经验者。所可异者，尸厥之为病，病状略同，病理亦略同，而治法则三书皆不同。《伤寒》异于《内经》，或者其病本殊异，以伤寒专为猝病之热病说法？若《内经》与扁鹊不同，将病异邪？《内经》误邪？抑扁鹊所受于长桑者，《内经》之别本邪？吾欲据《史记》以改《内经》，不知深于《内经》之学者谓何如也？

仓公医案第十二

《仓公传》凡二十五医案，仅节取其关系较显，可以了解者录之，以见一斑。

齐中御府长信案

齐中御府长信病，臣意入诊其脉，告曰："热病气也。然暑汗，脉少衰，不死。此病得之当浴流水而寒甚，已则热。"信曰："惟，然！往冬时，为王使于楚，至莒县，阳周水，而莒桥梁颇坏，信则揽车辕，未欲渡也。马惊，即堕信身入水中，衣尽濡，有间而身寒，已热如火。至今不可以见寒。"臣意即为之液汤火齐逐热，一饮汗尽，再饮热去，三饮病已，即使服药出入二十日，身无病者。所以知信之病者，切其脉时，并阴。脉法曰："热病，阴阳交者死。"切之不交，并阴。并阴者，脉顺，清而愈。其热虽未尽，犹活也。肾气有时间浊，在太阴脉口而希，是水气也。肾固主水，故以此治之。失治一时，即转为寒热。

此条骤视之，病情若不甚重，其实因有仲景之《伤寒论》，故医法为我辈所习知。在当时，庸工不辨寒热，类皆视为不治之死证。《伤寒论》中救逆诸法，皆为误下、误汗、误温而设。自非能手，孰能解此？故仓公奏对及之。其云"病得之当浴流水而寒甚，已则热"，则《内经·热病篇》"人之伤于寒也，则为病热"，亦即《伤寒论》"病反其本，得标之病"。云"汗出，脉衰，不死"，曰"脉并"，曰"阴阳不交"，皆与今《内经·评热病篇》吻合，"汗出而脉尚躁盛者，为阴阳交。病不为汗衰，脉不为病衰，复不能食，其寿可立而倾也。"此病非阴阳交，而仓公言阴阳不交不死，可见仓公所畏者即为阴阳交。可知《内经》断为必死者，直无不死之理。"肾气有时间浊"句，"浊"，一作"鼀"。鼀，猛也。此医案未言何时，观"暑汗，脉少衰"句，当在夏日。《内经·脉要精微论》云："夏胃微钩曰平，""胃而有石曰冬病。"石，肾脉也。肾脉见于太阴脉口，是为肺之部。肺肾同源，皆为水藏。热病汗出，脉已衰，而肾脉仍时见于太阴之部，故知其病为冬时感寒而为水气也。以病理度之，其人目下必有横纹，或卧而微喘，或呼吸微有音。横纹、喘、有音，皆水气之客。据《逆调论篇》，所谓察色听声，声色合脉，病无遁形，仓公虽未言，其理可推也。

齐王后弟宋建案

齐王黄姬兄黄长卿家，有酒召客，召臣意。诸客坐，未上食，臣意望见王后弟宋建，告曰："君有病。往四五日，君腰胁痛，不可俯仰，又不得小溲。不亟治，病即入濡肾，此所谓肾痹也。"宋建曰："然，建故有腰脊痛。往四五日，天雨，黄氏诸倩见建家京下方石，即弄之。建亦欲效之，效之不能起，即复置之。暮，腰脊痛，不得溺。至今不愈。"建病得之好持重，所以知建病者，臣意见其色，太阳色干，肾部上及界腰以下者枯四分所，故以往四五日知其发也。臣意即为柔汤，使服之，十八日所而病愈。

按《刺腰痛篇》筋脉之令人腰痛者，不胜缕指，惟云："衡络之脉令人腰痛，不可以俯仰，仰则恐仆，得之举重伤腰，横络绝，恶血归之。"言腰痛得之举重伤腰者，仅见此条。又，《气穴论篇》："大寒流于谿谷，卷肉缩筋，肋肘不得伸，内为骨痹。"又，《四时刺逆从论》云："太阳有余，病骨痹；不足，病肾痹。"据此，可知仓公知此病之故。

衡络之脉，令人腰痛，不可以俯仰。衡络，带脉也。《灵枢·经别篇》："足少阴之正，至腘中，别走太阳而合，上至肾，当十四椎出，属带脉。"带脉之来源为少阴，其别支之来源为太阳。少阴病，则腰强痛，不得俯仰，其病必从寒化、湿化。所谓风恒中身半以上，湿恒中身半以下。其病而痛，痛而著，所以知其必为寒湿也。此节有"天雨"字，中湿尤显。凡阳邪从下上行，阴邪从上下行。带脉病，膀胱、小肠亦病。寒湿本下行，寒胜痛，湿胜重，痛则气不举，气不举则气血皆坠。膀胱气化则溲出，寒湿胜则阳微，阳微则气不化，可以断定其不得小溲也。五色之诊，肾主黑。凡肾阳不足者，其颜必黑，故《五藏生成篇》曰："黑脉之至也，上坚而大，有积气在小腹与阴，名曰肾痹。"此与仓公所谓"肾痹"者相合，与"太阳色干，肾部上及界腰以下者枯"皆合。惟云"四分所"，云"往四五日知其发"，则《内经》所无，当为仓公之经验。

然有可疑之处。考之《内经·痹论篇》："痹之所由生，曰风寒湿。筋、脉、肌、骨、皮，各以其时受病，则痹有五。筋、脉、肌、骨、皮，五藏之合也。久而弗去，即由合入藏。居处失常者，风寒外客；饮食不节者，肠胃内伤。如此，则邪客于六府，故十二经皆有痹。"其肾痹之见证为遗溺，为胀，为尻以代踵、脊以代头。仓公曰"不亟治，病即入濡肾"，是即由合入藏之谓。其得之举重，仓公本不之知，乃宋建自言者。举重腰痛，由于横络之伤。力生于膂，横络附著于背膂。横络绝，则恶血归之；横络伤，则外邪从而客之。其所感者为寒湿，则为阴邪，阴胜阳微，肾病之色乃见于面，或者兼见卷肉缩筋，筋肘不得伸，不得俯仰。而黑色之外，又必见不足之色，故一望而知之。然《痹论篇》肾痹之证为遗溺何也？仓公谓肾痹之病不得小溲，与《内经》相反，颇不得其解。

《金匮·五藏风寒积聚病篇》："肾著之病，其人身体重，腰中冷，如坐水中，反不渴，小便自利，饮食如故，病属下焦。身劳汗出，衣里冷湿，久久得之。腰以下冷痛，腹重如带五千钱。"此实言带脉为病。病名虽异，病源、病状实同。云"腰冷痛，腹重如带五千钱"，其不可俯仰，不言可知；得之劳汗，与得之举重亦同；"饮食如故"，宋建能赴黄长卿家宴会，故当饮食如故。然而《金匮》则言"小便自利"，若云"仅仅风寒湿三气由合传藏者则遗溺，得之举重则不得溲"，则《金匮》明言身劳汗出，因劳伤带脉，汗出受湿，实与天雨举重无异；若云遗溺仅指"传变之先，邪在合未入藏"者而言，则仓公固言"不亟治，将入濡肾"，此实一可疑之点。各家注释均未及。鄙意宋建之不得小溲，并非点滴俱无之癃闭。假使点滴不通四五日，在理不当能赴宴。然则所谓不得小便者，不过如淋病，小便不禁，涩痛不利。自其涩痛言之，

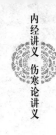

是不得小便；自其不能自禁言之，可谓遗溺。是当活看。

齐王侍医遂案

齐王侍医遂病，自炼五石服之。意过之，遂曰："不肖有病，幸诊遂也。"臣意诊曰："公病中热。论曰：'中热不泄者，不可服五石。'石药精悍，公服之，不得数溲，亟勿服，色将发病。"遂曰："扁鹊曰：'阴石以治阴病，阳石以治阳病。'夫药石有阴阳水火之齐，故中热即为阴石柔齐治之，中寒即为阳石刚齐治之。"臣意曰："公之所论远矣。扁鹊虽言如是，然必审病诊，起度量，立规矩，称权衡，合色脉、表里、有余不足、顺逆之法，参其人动静与息相应，乃可以论。论曰：'阳疾处内，阴形应外者，不加悍药及针石。'夫悍药入中，则邪气辟矣，宛气愈深。诊法曰：'二阴应外，一阳接内者，不可以刚药。'刚药入则动阳，阴病益衰，阳病益著，邪气流行，为重困于俞，忿发为疽。"后百余日，果为疽发乳上，入缺盆，死。

此案，前言五石，后言诊法。五石与《内经》无关，不佞别有专篇考之，兹仅言其大略，亦可见《史记》足补医经之缺。按：《巢氏病源》所载五石散，《千金》所载寒食散，《金匮》侯氏黑散，三方从一方化出，皆有痕迹可寻。《病源·寒食散发候篇》："寒食药者，世莫知焉（盖谓世莫知其所起），或言华佗，或曰仲景。考之于实，华佗之精微，方类单省；而仲景经有侯氏黑散、紫石英方，皆数种相出入，节度略同。然则寒食、草食二方出自仲景，非佗也。"巢氏之言，亦仅想当然耳。仓公之世，去仲景已三百五六十年，齐王侍医更引扁鹊，则五石方发源之远，几于不可究极。藉非《史记》，亦何从窥见古代医学之盛况哉？

其言诊法，《内经》虽无吻合之文字可证，然方法则不甚相远。《生气通天论》曰："阴者，藏精而起亟也；阳者，卫外而为固也。"准此，则阴在内，阳在外也。故《金匮真言论》曰："夫言人之阴阳，则外为阳，内为阴。"《阴阳应象论》曰："阴在内，阳之守也；阳在外，阴之使也。"《玉版论要》篇则云："阴阳反他，治在权衡相夺。"又云："揆度者，度病之浅深也。奇恒者，言奇病也，""揆度奇恒，道在于一。神转不回，回则不转。"仓公曰："阳疾处内，阴形应外者，不加悍药及针石。"夫云"阳疾处中，阴形应外"，是阳在内，阴在外；阳当在外，反在内，为逆，亦即阴阳反他之意。《内经》以转为顺，以回为逆，逆即回而不转之意。病人是否转而不回，抑系回而不转，此在诊病之医，当衡权揆度，故又云："奇恒事也，揆度事也。"仓公谓遂曰："公所论远矣。扁鹊虽言若是，然必审病诊，起度量，立规矩，称权衡，合色脉。"此可谓与《内经》吻合。其云："阳气既在内，刚药入，动阳，阴病益衰，阳病益著，邪气流行，为重困于俞，忿发为疽。"此与《内经·阴阳别论篇》"是故刚与刚遇，阳气破散，阴气乃消亡"及"开阖不得，荣气不从，逆于肉理，乃生痈肿"，又，"阳气有余，荣气不从，乃发为痈；阴阳不通，两热相搏，乃化为脓"等亦皆吻合。据此，即谓公乘阳庆所谓古先遗传之黄帝扁鹊脉书五色诊病者，即为今本《内经》，亦不为过。

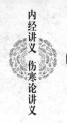
仲景《伤寒论》第十三

《内经》治法与《伤寒》互证之一斑

仲景《伤寒论》撰用《素问》，全无迹象可求，苟非仲景自言，直不知《伤寒论》从《素问》而出。此如九方皋相马，在牝牡骊黄之外。盖其所采取于《素问》者，纯系《素问》之里面，而非《素问》之表面。今不辞老生常谈，一讨论之，亦本书所当有事也。

《内经·至真要大论》云："微者逆之，甚者从之。"又曰："逆者正治，从者反治，从多从少，观其事也。"又曰："塞因塞用，通因通用，必伏其所主，而先其所因。"又曰："诸寒之而热者取诸阴，诸热之而寒者取诸阳。"《阴阳应象论》曰："不治王气。"又曰："其盛也，可待衰而已。"又曰："血实宜决之，气虚宜掣引之。"凡此所引，试为诠释。

逆，谓正治也；从，谓反治也。病热治以寒，病寒治以热，药与病相逆。热药所以祛寒，寒药所以清热，于理为正当，故曰正治。病寒治以寒，病热治以热，药与病相从。热药岂不助热？寒药岂不增寒？于理为反，故曰反治。今观《伤寒论》三阳证中，麻、桂解表，青龙愈烦，无汗者以麻黄发汗，里热者以石膏清热，药与病反，皆"微者逆之"之类；少阴病发热辄用附子，药与病相类，乃"甚者从之"之类也。以寒药治热病，以热药治寒病，有迎头痛击之势，故曰逆；以寒治寒，以热治热，药之寒热从病之寒热，故曰从。何故如此？则以病有真假也。病浅者，见证多属真象；病深者，见证多属假象，故微者当逆，甚者当从。附子汤之附子二枚，麻黄附子细辛汤之附子一枚（此据明版赵开美本），真武汤术、附为主而兼白芍阴药，四逆、白通不兼阴药，则所谓"从多从少，观其事也"。热结旁流而反下之，通因通用也；气满腹胀而反补之，塞因塞用也。

"伏其所主"，《新校正》释"伏"为"制"，谓制病之本；"先其所因"，为求病之源。既得其本，而以真治真、以假治假也。《伤寒论》云："下利清谷，身体疼痛，急当救里；身体疼痛，清便自调，急当救表。"同是身痛、清便自调者，身痛是主病，所以身痛，为表寒，故表寒病之本也；下利清谷，清谷是主病，所以清谷，为里寒，里寒是病之本也。桂枝以救表，四逆以救里，伏其所主也。太阳证，发热、恶寒，宜发汗也。然热多寒少，其脉微弱不可汗，尺脉迟者不可汗。热多寒少，脉微弱为无阳，无阳者不可发汗，宜桂枝二越婢一汤；尺脉迟者血少，宜小建中加黄芪汤以养其血。发热、恶寒为病之主，所以热多、汗少、脉微弱，因于无阳；所以尺脉迟，因于血少。有此二因，虽当伏其所主，其因之关系甚大，不可不先事斟酌，故曰"必伏其所主，而先其所因"。抑"主""因"云者，当活看。每一方无不有两种以上用意，无非是"主""因"之故，例如大承气之朴、枳、硝、黄，病在燥矢不下，以大黄攻之，必协芒硝软坚；桃花汤之赤石脂、干姜，病在下利、便脓血，用石脂涩止散结，必用干姜以祛寒，皆有"伏主""先因"之意在。

至如"诸寒之而热者取诸阴"，天冬、玉竹、阿胶、鸡子黄，是其例也；"诸热之而寒者取诸阳"，萸、附、姜、桂，皆其例也。盖热之而寒者，阳虚之寒；寒之而热者，阴虚之热。故《伤寒论》有"身大热，反欲得衣，热在皮肤，寒在骨髓；身大寒，反不欲近衣，寒在皮肤，热在骨髓"之文，《内经》则曰"阳胜则热，阴胜则寒，阴虚则热，阳虚则寒"，其理皆相通也。"不治王气""盛可待衰"，柴胡愈疟，必以迎送，是其例也；血实宜决，抵当之类；气虚宜掣引，诸柴胡救逆皆其例也。

是故《内经》之治法为法律，则《伤寒》之用方即其例案，此仲景运用《内经》之最易见者也。

《内经·标本病传论》云：病有标本，刺有逆从，奈何？岐伯曰：凡刺之方，必别阴阳，前后相应，逆从得施，标本相移，故曰：有其在标而求之于标，有其在本而求之于本，有其在本而求之于标，有其在标而求之于本。故治有取标而得者，有取本而得者，有逆取而得者，有从取而得者。……先病而

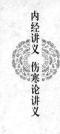

后逆者治其本，先逆而后病者治其本，先寒而后生病者治其本，先病而后生寒者治其本，先热而后生病者治其本，先热而后中满者治其标，先病而后泄者治其本，先泄而后生他病者治其本。必且调之，乃治其他病。先病而后生中满者治其标，先中满而后烦心者治其本。……病发而有余，本而标之，先治其本，后治其标；病发而不足，标而本之，先治其标，后治其本。谨察间甚，以意调之，间者并行，甚者独行。

此所言乃先后传变之标本也。先后传变之标本，先病者为本，后病者为标。所谓刺有逆从者，即下文治反为逆，治得为从；即正治与病相反者为逆，从治与病相得者为从。

"有其在标求之标，有其在本求之本"，如《热病论》云："人之伤于寒也，则为病热。"寒乃病之所从生，本也；热乃病之传化，标也。其在《伤寒论》风寒伤荣卫，恶寒恶风。恶寒恶风，病也，所以有此病者，以感受外寒也。外寒即为病之本，以麻、桂祛其外寒则病愈，此"有其在本而求之本"也。迨寒既传变而化热，则但恶热，不恶寒，甚且汗出烦躁、大渴引饮。病本伤寒，而见如此热证，此由传变而来，寒为本，热为标也，治以石膏、芩、连，此"有其在标而求之标"也。

"有其在本而求之标"者，例如太阳证，外未解，医反下之，遂为结胸。太阳证其本，结胸证其标，治法主陷胸，但治其标，不治其本也。

"有其在标而求之本"者，阴病阳越，而热，而燥，而叉手自冒，此里寒为本，见于外者为标，治用真武、四逆、白通、通脉等者，但治其本，不问其标也，故曰："先病而后逆者治其本，先逆而后病者治其本，先病而后生寒者治其本，先热而后生病者治其本。"此所谓本，即指所先者而言。

其曰"病发而有余，本而标之，先治其本，后治其标；病发而不足，标而本之，先治其标，后治其本"者，则以病气强弱为言。例如"阳胜则热，阴胜则寒"，此有余为病也。一藏有余，则害及他藏；一经有余，则害及他经。阳本卫外，阴本内守。阳独胜，则侵犯阴之地位，渐渐从外内传，卒之阳反在内，即仓公所谓"阳病于中，阴应于外"，其在《伤寒》即太阳为病，从标阳而化热。病气有余，热则大炽，太阳未罢，阳明已病。如此者，则先解其太阳之邪。此在《内经》有公例，所谓"由外而之内者，先治其外；由外之内而甚于内者，先治其外，后调其内”。彼粗工凶凶，以为可攻，卒致结胸胸痞，或自利不止，甚且脏厥者，皆背《内经》之公例。惟仲景能研求《内经》而心知其意也。此"本而标之"之说也。

其"标而本之"者，可以隅反。盖病而不足，则不但不能侵他藏、他经，而他藏、他经反从而乘之，故当先治其标，后治其本。例如竹叶石膏为阴虚而热者设，新加汤为阳虚而寒者设。竹叶石膏之胃虚热而呕，胃阴虚也；新加汤之邪尽而痛，阳虚而痛也，为"阳虚则寒，阴虚则热"之病，是不啻《内经》"病发而不足"之注脚。

其曰"间者并行，甚者独行"，谓病浅者可以兼治，病甚者治当专力。观于四逆汤、大承气汤药力之单纯，可知"甚者独行"之谓何也。

"即病、不即病"存疑

《伤寒例》云：《阴阳大论》云：春气温和，夏气暑热，秋气清凉，冬气冰冽。此四时正气之序也。冬时严寒，……触冒之者，乃名伤寒耳。其伤于四时之气，皆能为病，以伤寒为毒者，以其最成杀厉之气也。中而即病者，名曰伤寒；不即病者，寒毒藏于肌肤，至春变为温病，至夏变为暑病。暑病者，热极重于温也。

按：此节病温、病暑，即《内经·热论篇》"凡病伤寒而成温者，先夏至日者为病温，后夏至日者为病暑。暑当与汗皆出，勿止"之文也。然《内经》并无"不即病者，寒毒藏于肌肤"之文。大是可疑。兹申鄙意如下。

其一，《经》云："阴胜则阳病，阳胜则阴病""阳胜则热，阴胜则寒""重寒必热，重热必寒"，又曰："阳胜则阴复，阴胜则阳复。"冬令天寒，人应以太阳，伤于寒则阴胜，阴胜例无不复，复则阳胜，阳胜者其病温，此所以春必病温也。凡阴阳偏胜，不能复则死；凡未至于死者，无有不复。复之迟早，则有种种关系。天之寒，寒至若何度数？人之抵抗力强弱何如？及伤寒在冬初或在冬梢？皆是《经》所以不言者，活法在人耳。惟冬伤寒而冬病，春伤寒而春病，其治不同，故别名之曰温病。凡胜而复，断无隔一季之久者。

其二，《内经》言"冬伤于寒，春必病温；春伤于风，夏生飧泄；夏伤于暑，秋必疟疾；秋伤于湿，冬生咳嗽"，盖就四时推论，自当如此。若云"冬伤于寒，寒邪伏于肌肤，至春不病，至夏至而病暑温"，则春伤于风，夏伤于暑，亦有隔季而病者乎？无或有，皆当有迹象可寻。如"冬伤于寒，春必病温"，而春之病温有不仅由于伤寒者，故又有"冬不藏精，春必病温"之文。今春伤风，夏伤暑，隔季而病者，无有也。即伤寒，隔季而病者，《内经》亦无有也。

其三，今日西医实地考验，伤寒潜伏期不过十余日，多至二十日。西医所言病理，固迥然不同，谓伤寒之原因由于棒椎形之微菌。此层当于续刊《伤寒》时继续论之，今非本文范围内事，不复深说。惟此潜伏期则确实可据，今谓隔季而病，究何理乎？

鄙意以为，冬季伤寒，阴胜而寒；春季病热，阳胜而热，胜之病也。冬伤于寒而春病温，非寒之伏，乃阳之复；春伤于风，夏生飧泄，非风之伏，乃阴之复也。经文寒温对待言之，似当从胜复之说为长，且经文可如下解释之。

"凡热病者，皆伤寒之类也"，其下文云："人之伤于寒也，则为病热。"此不限于冬令。人身非如兽类有天然御寒物，劳而汗出，或衣薄，或入冷水，皆能伤寒，伤于寒则病热。冬伤寒病热，春伤寒亦病热，夏伤寒亦病热，故曰"凡"。惟冬病热名伤寒，春病热名温病，夏病热名暑温，所以然之故，主时之经气不同也。主冬令之太阳、少阴，非即主夏令之太阳、少阴。四时皆如此，独不言秋者，省文也。观夏名暑温，则知秋必名湿温，而春之温病可名为风温。《热病篇》末节曰"凡病伤寒而成温者"句，似泛指四时之伤于寒者言，故曰"凡"。曰"先夏至为病温，后夏至为病暑"者，诏人以热病当从时令命名，此有深意，盖从时令命名，则从时令治疗也。然则《伤寒例》"寒毒藏于肌肤，至春不即病"两语，岂不有商榷余地？且从《伤寒例》之说，枝节横生，并《内经》亦不可解，以故纷呶聚讼，不可究诘。

所谓《序例》"此则时行之气也"句以上，皆仲景原文，引《外台秘要》为证，以《外台》"时行之气"句下有"王叔和曰"四字。然则苟非《伤寒论》在唐之前已有讹误，即不佞之解释《内经》为未当耳。姑存疑以待明者。

标本中气之研究第十四

从各家注释，则有三个疑问

《六微旨篇》云：少阴、太阳从标从本，少阳、太阴从本，阳明、厥阴从中。释之者曰：少阴本热，太阳本寒，标本不同气，故或从标，或从本；少阳标阳本火，太阴标阴本湿，标本同气，故从本。阳明燥金，太阴湿土为之中，则燥从湿化；厥阴风木，少阳相火为之中，则木从火化，故不从标本而从中气。问：何为中气？曰：一藏一府互相联络者为中气。

如此解说，则有三个疑问：（一）藏府互相联者何物？神经乎？血管乎？官能乎？可得闻欤？（二）本篇经文云"本之下，中之见也；见之下，气之标也"，此"下"字何解？若云"太阴之上，湿气治之；阳明之上，燥气治之"，经既云"上"，"下"者对"上"而言，则"上"字何解？若曰"天有六气，谓之六元，人之三阴三阳上奉之"，则"中"字何解？（三）注《伤寒》者每以《六微旨》此节为言，毕竟《内经》之标本中见是否只说足经？抑《伤寒》亦言手经乎？如云《伤寒》亦言手经，其证据何在？如云《伤寒》只说足经，其理由何在？此亦聚讼不决之一问题，请申鄙意如下。

六气标本从天运来

《内经》全书皆言天，本篇言天者尤多，则标本中气自当从天运来。天运者，阴阳四时也。从阴阳四时说，则三个疑问均不难解释。六府与五藏相联络，非神经、血管、官能相联络，乃病状有相联络者，如心移热于小肠，肺移热于大肠，是其例也。因藏与府有如此显著关系，故一藏配一府，五藏配四时，十二经亦配四时，于是有标本气化。天有六气，三阴三阳上奉之；六气在天，十二经在人。天上，人下，故有上下；因是二元学说，故有中气。《伤寒》言足经者，因太阳、少阴主时之故。试申言以明之。

配肝藏之府，胆也，肝主春，胆亦主春；配心藏之府，小肠也，心主夏，小肠亦主夏；配肺之府为大肠，肺主秋，大肠亦主秋；配肾之府为膀胱，肾主冬，膀胱亦主冬。然试问：肾与膀胱，于冬有何关系？肝与胆，于春有何关系？则不能得其关系之迹象。今命肝为厥阴，胆为少阳，肾为少阴，膀胱为太阳，则与春，与冬有关系。故肝之为厥阴，肾之为少阴，非"肝是厥阴，肾是少阴"，乃命之为厥阴，命之为少阴。名也，非实也。肝与春，肾与冬，非肝肾之实与春冬有关系，乃肝肾之名与春冬有关系。此所以言《内经》非解剖的藏府，乃气化的藏府，质言之，时序的藏府耳。何以如此？则因人身生老病死之变化，以天地之生长化收藏为法则也。生老病死，言其大者耳，其实无时不变化，无刻不变化。此种变化，虽是血肉，却不能谓之血肉，无以名之，名之曰气，故言经气。经气者，气之有常经者也。天有六元，故人有六经。

厥阴、少阳释义

厥阴者，阴将尽也。阴尽则阳生，故与厥阴配者少阳，以此为六经之始，故曰：初之起，一日四分之，则厥阴之气司鸡鸣至平旦；一年四分之，则厥阴之气司小寒至春分。因是两元学说，其阴阳为交互的，同出异名的，故阴中有阳，所以少阳为中气，然此一时期主生长。凡百动植，所以能生长，皆赖有初生之阳气，决不赖垂尽之阴气。此所以厥阴之治，当从中见之少阳也。所谓从者，谓厥阴而病，当问其中见之少阳盛衰何如，从而消息用药，并非凡百厥阴之病只须治胆火也。

夏季之少阴、太阳

心主夏，在一日为平旦至日中，在一年为清明至夏至。在生长化收藏之五运，此居第二；比易卦之六画，此为五爻。故以君火当之，此一时期无祁寒盛暑，少阴主其上半，太阳主其下半，因寒暑相等，故少阴、太阳或从标，或从本。夏为长养，承受春之发陈。春时之有生气，为一阳来复之故，所谓阴中之少阳；夏日之有长气，即此少阳渐为壮火之故，而君火实为阳中之少阴。立夏而后，为一年阳气最盛之时，故主此时者为太阳，虽云从标从本，毕竟从阳化者顺，从阴化者逆，故曰"君火以明"，又曰"天明则日月不明"也。

太阴、阳明

肺主秋，为之配者阳明。岁半以前为阳，岁半以下为阴，而太阴与阳明合主秋季者，阳明之主秋，犹之厥阴之主春。厥阴，阴之尽；阳明，阳之尽也。经言"少火之气壮，壮火之气衰"，即是阳明为阳尽之证据。秋初，长夏之暑湿犹在，故太阴从本湿；深秋，阴气至盛，故阳明从中见之太阴。

冬季之少阴、太阳

肾为少阴，冬为寒水，肾主冬，则为重阴，故《经》又言少阴为阴中之阴。人之生不能纯阴，凡外寒者里必热，故少阴本热，寒热各走极端，故少阴或从标，或从本。又，人身三阴三阳，上奉天之六气，三阴三阳即经气，经气每与天之六元相反，故天热，人应以阴；天寒，人应以阳。太阳标阳而本寒者，本寒，天气也；标阳，人身之阳上应之也。阳与阴亦各走极端，故太阳或从标，或从本。是故主夏季之太阳、少阴从标从本者，为天与人相去不远也；主冬季之少阴、太阳从标从本者，为天与人各走极端也。知其各走极端也，则治有从逆，药有正反。知其不甚相远也，则刺宜浅，药宜轻，治法多宜和解清透。刘守真治温病称圣手者，实偶合此意。故曰：知与标本，用之不穷。

《伤寒》仅言足经之故

冬时天气寒，人应以在表之太阳。有时太阳不胜天气，则病，是为伤寒，

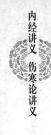

此"阴胜则寒"之病，太阳从本化者也；人之伤于寒也，则为病热，此"阳复而热"之病，太阳从标化也。主夏季之少阴、太阳，手经也；主冬季之少阴、太阳，足经也。伤寒从"冬伤于寒"说起，其所论皆冬伤于寒之变化，故不言手经也。《温病条辨》谓温病传手不传足，可谓谈言微中，然是幸中，故用药多谬，远不如守真。守真亦只知其然，不知其所以然，故标本中气之说，迄未明了。

七损八益第十五

各家注释之矛盾

吾以"转而不回，回则不转"为《内经》之总提纲，盖不病者转，病则回，辨其回或转，可以知人之病与不病，此《内经》之第一步。若在全书中觅一语足以当《内经》理论之结穴者，则惟《阴阳应象大论》中之"七损八益"一语。岐伯论阴阳更胜之变，"帝曰：调此二者奈何？岐伯曰：能知七损八益，则二者可调；不知用此，则早衰之节也。"欲知七损八益为何物，当先罗列各家注解，然后以鄙意说明之，读者可以了然无疑。

王冰注云：用，谓房色也。女子以七七为天癸之终，丈夫以八八为天癸之极，然知八可益，知七可损，则各随气分，修养天真，终其天年，以度百岁。《上古天真论》曰：女子二七天癸至，月事以时下；丈夫二八天癸至，精气溢泻。然阴七可损，则海满而血自下；阳八宜益，交会而泄精。由此则七损八益，理可知矣。

按：王冰此注，只"阴七可损，海满而血自下"四句，然下两句不可解。既精泄，云何是益？且《经》言七损八益所以调阴阳，王注以房色当之，可谓失言。马氏因有采取之说，是直以左道为医也。《内经》全书何尝有一字涉及采取？凭空诬蔑，荒谬绝伦。隐庵则循文敷衍，谓："阳常有余，阴常不足。然阳气生于阴精，知阴精之不足，无使亏损，则二者可调。"是王冰主张"阴可损"，隐庵主张"阴不可损"，与马氏"采阴补阳"之说鼎足而三，各不相

053

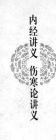
同。然则《内经》之真意究何如也？景岳注此最详，谓七损八益为生死之本原，是景岳亦认此为《内经》重要语。今节录其注释如下。

此言生死之本原也。七为少阳之数，八为少阴之数。七损者，言阳消之渐；八益者，言阴长之由也。生从乎阳，阳不宜消；死从乎阴，阴不宜长。阳长阴消，阳退阴进；阳来物生，阳去物死。所以阴邪之进退，由于阳气之盛衰，故《周易》三百八十四爻皆卷卷于扶阳抑阴，盖恐其自消而剥，自剥而尽，而生道不几乎息矣。（此颇有删节，惟原意已尽此。）

景岳认七为阳、八为阴，与王、张两家不同；又别出"扶阳抑阴"四字，与马氏之"采阴补阳"同而不同。似此，人异其说，将令学者何所适从乎？且如景岳之说，阴邪之进退由于阳气之盛衰，岂只阴能病人，阳不能病人邪？鄙意此处不能引《易经》为证。《易》以阳为君子，阴为小人，当然以阳为美，以阴为恶。若治病，则不许以意左右。况易道剥而必复，正与《内经》胜复之理相通，岂有自剥而尽之理？人病固有不能复而死、复甚而死者，转是《易经》无剥极而消之事。然则"七损八益"之真意如何？鄙意以为只循绎本文前后，便可涣然冰释，一切聚讼不能淆也。

七损八益为自然的

本节经文"岐伯曰：阴胜则身寒汗出，身常清，数慄而寒，寒则厥，厥则腹满死，能夏不能冬；阳胜则身热，腠理闭，喘粗为之俯仰，汗不出而热，齿干，以烦冤、腹满死，能冬不能夏。帝曰：调此二者奈何？岐伯曰：能知七损八益，则二者可调；不知用此，则早衰之节也"。是"七损八益"云者，调阴阳也，当注重"调"字，不当注重"用"字。如各家所言，则与"调"字不合。何以不合？仅循绎下文，便能知之。下文云："年四十而阴气自半也，起居衰矣；年五十，体重，耳目不聪明矣；年六十，阴痿，气大衰，九窍不利，下虚上实，涕泣俱出矣。故曰'知之则强，不知则老'，故同出而名异耳。智者察同，愚者察异。愚者不足，智者有余，有余则耳目聪明，身体轻强，老者复壮，壮者益治。是以圣人为无为之事，乐恬憺之能，从欲快志于虚无之守，故寿命无穷，与天地终，此圣人之治身也。""为无为之事，乐恬憺之能"，是圣人之治身。圣人治身，当然可以为法，以其能调阴阳也，然则调阴阳则在无为恬憺。无为恬憺，即后人所谓黄老学之精义，自今日学者言之，即自然主义。扶阳抑阴，采阴补阳，皆非无为恬憺。岂有抱自然主义之人，而无事自扰者哉？

释"同出异名"

"同出而异名"，各家均不得其解，兹不复赘述各注，逐申鄙意。

《上古天真论》男得八数，女得七数，是八为阳，七为阴也。此处七、八并言，自当与《天真论》同。所谓损益者，谓：阳亢，阴能损之；阴竭，阳能益之。阳亢，得阴则伏，是七之损八；阴涸，得阳则生，是八之益七。在男女如此，在个体亦如此。试以病证言之。少阴病，阳衰于外，阴争于内，则舌干而津液枯涸，以甘凉药润之，虽大剂连服不效，且胸痞愈甚，烦躁愈甚；得辛温大剂，则舌色反润，是阳能益阴之明证。煎厥之证，骨蒸潮热，当壮水以制火，水能制火，是阴能损阳之明证。火，阳也，得阴而伏；津液，阴也，得阳而生。阴生于阳，阳涵于阴，不能离而为二，故阳亢则阴竭，阴竭者阳必破；阴盛则阳微，阳绝者阴亦消。阳破者死，阴消者亦死。至阳既破，阴既消，则死局已定，非人力所可挽回。凡经文言死证者，皆此类也。其未至于消，未至于破者，则为偏胜，审其何者偏胜，从而补救之，则医工之事也，故曰"调"。《内经》全书所言者，无非救济阴阳之偏胜。然此处七损八益之调阴阳，则有"治未病"意，故下文言圣人之治身。

阴生于阳，阳出于阴，此天然者也，不能以人力左右。惟感于风寒暑湿燥火而病，则当以药力救济。风寒暑湿燥火之能病人者，命之曰六淫。淫，不正当也。时序有不正当之六淫，中于人生之六经。六经应六气，本有定位，以不正当之气中于人身，则不当其位，阴阳之序乱，而偏胜之害见矣。若此者，当察其阴阳二气孰胜、孰不胜，是为察异，此言人身既病之后。当其未病之先，未尝无阴阳，而不见有胜、不胜者，为阴能涵阳，阳能生阴，二气本由一气而化，即前篇所谓"——生于——"，故曰同出异名。上工治未病，能知七损八益之理，故曰智者察同；粗工必待偏胜已见之时，然后衡量二者多寡而调之，故曰愚者察异。察异于已病，譬之渴而穿井，斗而铸兵，故尝苦不足；察同于未病，则葆其天真，故常处有余。四十起居衰，五十体重，六十阴痿，言其常也。尚有不及此者，皆因不知七损八益。老而聪强者，无他谬巧，在能知七损八益。然须知七损八益是天然的，非可以人力左右，惟乐天知命为得之，故曰无为恬憺，从欲快志于虚无之守。若此者必能尽其天年，其曰"寿命无穷，与天地终"，谓能尽其天年，非谓长生久视也。质言之，智者察同，是治未病；愚者察异，是治已病。

不佞诠释此节，虽无佐证，颇自信其无误。譬之玉盒子底盖，四面合缝，则知盖是此底之盖，底是此盖之底。若王、马、二张之注，皆不能四面合缝者也。

附　篇

旧著《见智录》订为讲义，仅得三册。壬申在苏，温习《内经》，偶然有见到处，加以眉评。现在仍录为讲义，以补不足。惟与前三卷不相顺接，且亦不多，读者分别观之可也。

《上古天真论》：以欲竭其精，以耗散其真。《新校正》云：《甲乙经》"耗"作"好"。按："好"字甚妙，读去声好，读上声亦好，读去声是"嗜好"，读上声是"好坏"之"好"。凡好皆能散真气，玩物丧志故也。

黄老之道，知白守黑，此正与西方文明极端相反处。

此虽有子，男不过尽八八，女不过尽七七，而天地之精气皆竭矣。王注：子寿，亦不能过天癸之数。按：此说殊凿。经文当是，此虽有子，只是例外。

《四气调神大论》：逆之则伤肝，夏为寒变，奉长者少。按：寒变，即是洞泄寒中。霍乱之病，从寒化者，亡阳四逆，当用大温剂急救，是其症也。云"奉长者少"，实有至理。春生夏长，秋收冬藏，是天之循环。地球所以有生物，即因有循环之故。而凡旧有肝郁者，当春必剧；夏日之病，多关系心房；肺弱者，秋无不咳；冬伤于寒，则其病在肾。此为一个公例。冬不藏精者，春病温；春逆肝气者，夏为寒变；盛夏引冷过当者，伤心气，秋必病疟；肺气受伤，积久则肾无不病。此为第二个公例。故经又云：春之生，为夏之长；秋之愤，为冬之怒（"愤""怒"字，指气候言）。此种皆极有价值。但有不可不知者，原理是如此，至于治病，则仍须根据生理病理形能，然后有真确之标准。

"逆之则伤肝，夏为寒变"，此四节中，均有类似之语，粗读之，不甚可解；细按之，天人交互关系，甚为明显。肝为藏血之器，其调节血行以神经。肝逆则神经变性，是全体之神经皆统于肝。外界寒则体工应之以热，外界热则体工应之以疏泄，热是体温从血中酸素来，疏泄是神经末梢所主。肝气衰，则二者皆坏，首当其冲者为脾胃，消化不易，则上逆而呕；新陈代谢失职，则下脱而泄泻。以故古书谓霍乱之症，是中宫阴阳脱离。就今日经验观之，胃肠之消化，与汗空之启闭，关系甚密。欲胃肠不失职，先须汗空不失职。以故霍乱之症，吐泻之后，无不继以亡阳；亡阳之后，无不继以转筋，神经病也。此皆体工显然与人以可见者。

其云"逆之则伤心，秋为痎疟，奉收者少"，此亦极有研究之价值。夏日病热，除香薷症外，类皆多汗而脉弱，热不高而阵发，如此者谓之暑温。多汗、热不高、阵发、脉弱，可谓暑温之标准。此汗实因心弱而出，非因热盛而疏泄也。云"奉收者少"，则不啻告吾人：心气强则汗敛。心主收，为他种医书所未言者。此亦形能上公例之一。

其云"冬至重病"，因痎疟又逆秋气故也。

其云"逆之则伤肺，冬为飧泄"。按：飧泄，即是完谷。冬为飧泄，则其病当为漏底伤寒之类。肺与大肠相表里，得此说，是多一佐证。

云"逆之则伤肾，春为痿厥"。按：痿厥是运动神经病，就《内经》本文言之，可以明肝肾之关系；就西医生理学言之，可以知神经之养，有赖乎肾腺之内分泌。

道者，圣人行之，愚者佩之。"佩"，当作"背"。王注误。《内经》文字，观其文气，与《礼记》《乐记》各篇颇相近，当是汉人手笔，文字甚顺，偶有与今人不同处，都是通假，故就字义凿说，无有是处。

《生气通天论》：自古通天者，生之本，本于阴阳。当"者"字断句，若"生"字断句，则不可通。

其生五，其气三，数犯此者。按：三、五指节候言。犯，谓不遵时养生，故云"数犯"。王注非是。

"因于湿，首如裹"一节，当"裹"字断句，"湿"字属下，则于"拘""痿"义融。且首二句，论文气，亦当同为三字成句。王注不通。

"阳气者，烦劳则张，辟积于夏"句，丹波元简《素问识》谓"辟，同襞，谓盛暑尚拥厚衣"，当是；"溃溃乎若坏都。都，潴也"，亦是。

"血菀于上"句，"菀"，同"郁"。《诗经》："经菀彼柳斯。"

"有伤于筋"句，"纵"字一字句。

"足生大丁"，"足"当如字义，王注是，《新校正》非。

故病久则传化……粗乃败之。按："上下并"，"并"字当是统盘筹划之意。头痛医头，是上下不并。"正治"，即是讲形能；"粗乃败之"，即是专治病灶。

阴者，藏精而起亟也；阳者，卫外而为固也。"起亟"字不必凿解，两句对勘，其义自明。起亟，盖疾速与外相应之义。

"九窍不通"句，"不通"字亦不可泥，例为溺频，即是不通。

故阳强不能密……发为痿厥。按：阳强不密，如自汗、盗汗，因分泌神经木强，启闭失职，故云"强"；阴液耗，故云"绝"。洞泄是阴阳不相顺接，痎疟是藏气失其平衡，痿厥是大筋软短，小筋弛长，咳是湿邪入肺。

味过于苦，脾气不濡，胃气乃厚。或问：胃气厚为何是病？答：胃气过厚是病，例如糖尿。

《金匮真言论篇》"八风发邪"，当是当时术语，疑即讲四时胜克。否则，"所谓"以下，与上文不接。

"东风生于春"以下五节，言近地层气流与藏府四时相应，有如此者。就现在经验言之，所见之病，都与此合。天地中神秘，真有科学所不能了解者。学者汇全讲义观之，自能得其梗概。

《金匮真言论篇》：藏者为阴，府者为阳。按：藏，谓藏而不泻；府，谓泻而不藏。然自实际言之，无藏不泻，亦无泻非藏，故云"阳中有阴，阴中有阳"。

本篇五星，疑是支干所根据，观各星周天日程可知大略，其不能吻合者，所谓岁差也。

《阴阳别论》：壮火之气衰，少火之气壮。蒸蒸发汗则退热，爇爇汗出则热壮，可为"壮火食气"注脚。大剂附子、黑锡丹，反头汗、面肿，辛温不过当，则能回阳，亦可为"散火生气"注脚。

热胜则肿，燥胜则干。此五句皆言初步变化，其继一步，则不如是简单。

天有四时五行，以生长收藏。王注"四时"断句，"五行"字属下文，亦是凿解。当"天有四时五行"六字为一句。

五味、五声、五色，配五藏、五志，其说不确。古人意在执简御繁，故创是说。后人欲准此施之实用，则去题正远。

东方生风。是说近地层气流。

风生木。犹言"春生木"。

肝生筋。照形能说，当是指神经纤维。筋、心之关系，谓脉管壁纤维调节血行。

肝主目。就形能说，勉强可通。善怒则血蒗于上，目多赤脉。病痉则目上视或歧视。然痉病，目有异征，已不能谓是痉之重心。

春主生，生生之谓道，故云"在人为道"。

"在天为玄，玄生神"，则有神秘色彩。

在音为角。五音六律与无线电同理，虽不可知，未许妄议。

"握"，训"拘挛"。"在变动为握"句，最是有力证据，然只说得紧张方面；其弛缓方面，当属之肾。此解剖与形能显异之处。

怒则血上行而蒗，怒则气行于四旁。

"风伤筋"四句，不甚可解。

热生苦。热病口苦，用黄芩消炎良。少阳症从火化则口苦，他无可证。

血生脾。就生理言之，是脾生血，不但脾造白血球，乳糜汁输入血管，即生血之确证。

在形能上，舌与胃有密切关系。惟温病见血皮苔，用犀角良，却是"心主舌"之证据。

此"脉"字，自今日言之，是血中之体温。

喜则意志发舒，恐则气下。

咸胜苦。无论可解、不可解，在脾病竟用不着。

脾生肉。自来医家皆宗其说，然实地经验，肌肉是腺所生。

肉生肺。于形能上亦无可征验。

哕与思，亦都与生理不合。脑满肠肥者，思想多钝，饮啖则健，是脾不能思。

皮毛生肾。自不可解。皮毛与肾之关系，则极显著。天癸竭而须发白，可以经解经也。皮脂腺、毛囊于生理属一个系统，则其说亦非不可通。

在地为金。金，秋也。他藏准此。

忧则短气，故忧伤肺。

在窍为耳。甚确。然其途径曲折甚多。今人见耳鸣则补肾，方书亦多如此，是则去题万里，故不效。

岐伯曰：能知七损八益，则二者可调。"七损八益"句极费解，从上下仔细玩索，其义当如下。精神以用而出，谓之损；从欲快志于虚无之守，谓之益。生年以四十为中线，四十以前为阳盛，四十以后则衰。七指阳，八指阴，即四十以前当自强不息，四十以后当恬淡无为，此之谓"七损八益"，故曰"年四十而阴气自半"。经仅言下半，故极难索解。各注皆非，马注尤谬，《见智录》所言亦非是。

按尺寸，观浮沉滑涩，而知病所生。以治，无过。以诊，则不失矣。按：当"所生"断句，"以治"读，"无过"句，"以诊"读，"则不失矣"句。此节通体皆文从字顺，以句断句，显见割裂。

故曰：病之始起也，可刺而已……气虚宜掣引之。此节所言，皆顺自然以为治，最是可以为法。注太简单。详加解释，于初学最是有益。兹以鄙见释之如下。其未能尽善处，限于学力，得寸则寸，读者毋求全责备可也。

病之始起也，可刺而已。谓抉去其病源，虽不能尽除，亦减衰其病势。

"其盛，可待衰而已"句最妙。疟疾之服药以迎送，是其最著之例。

因其轻而扬之。葛根、薄荷，诸透发剂是也。

因其重而减之。古之砭法，即是"减之"之意。现在治薄厥吐血，用花蕊石，亦是。（此条病理，详《病理各论》）

因其衰而彰之。凡外疡已溃，用生芪托毒，如阴症痈疽用阳和汤，是其显著之一例。

如形不足者，温之以气。东垣所谓甘温除大热者是也。

精不足者，补之以味。古法用羊肉、老鸭补虚诸方是也。

其高者，因而越之。吐剂是也。

其下者，引而竭之。如脚气不当外治逼向里，反宜砭去其血是也。

中满者，泻之于内。如陷胸、泻心诸汤。

其有邪者，渍形以为汗。古时有蒸汗法，故云然。

其在皮者，汗而发之。"皮"字指肌里膜外。汗而发之，如麻、桂诸汤是也。

其标悍者，按而收之。如肺气不敛之用干姜、五味是也。（本条详《病理各论·肺虚咳嗽节》）

其实者，散而泻之。此"泻"字指攻下。云"散而泻之"，例如大柴胡。血实宜决之。例如诸破血剂。

气虚宜掣引之。此"虚"字，当是指"不通"说。"掣引"同"掣引"，例如按摩。

《阴阳离合论篇》本篇主要在开合枢。开合枢者，言无病之时，如此谓之一阴，谓之一阳，言无病时不可见也。是故形寒发热，开病也；化燥躁烦，合病也；寒热往来，枢病也。洞泄、腹满，开病也；颠厥、自冒，合病也；踡卧、脉沉，枢病也。至其言部位经穴，不合解剖，刻舟求之，又不合于实用，宁从盖阙，无取凿解也。

古文用字多通假，《内经》为阴阳家言，在九流之列，注家又不深明六书，故所说多凿解。鄙人于此事亦不内行。孙君永祚虽学医于余，其国学则渊源于余杭章太炎先生，精究小学。同学诸君如于字义有疑，质之孙君，当能胜任愉快也。

铁樵附识。

伤寒论讲义

伤寒论讲义自序

恽铁樵曰：本讲义中所列古人注释，凡二十五家，非铁樵自辑，乃东国先哲丹波元简之《伤寒辑义》实为蓝本，吾曾得伤寒数十种，均无此本完善者。东国喜多村著《伤寒疏义》，初见觉视《来苏集》为善，然而较之此本，犹觉逊色。自余诸家，更无有能与抗行者。箧中所藏，更有相州片仓、惟忠子文两家，皆能深入显出，言下有物者，吾皆取而镕入本讲义中。凡此，皆欲使读者于仲景之书能彻底了解而已，然而犹未尽善也。

凡东方学问，初入手，类懵懵懂懂，至于成熟之顷，然后豁然贯通，不仅医学为然，而医为尤甚，竟有终身由之而莫名其妙者。尝谓《内经》一书有重重锁钥，虽鸿儒硕学，苟非苦心研索，而又有猝然触机领悟之机缘，则此重重锁钥直无由启发，以故中国医学终竟与科学异趣。既与科学异趣，则凡有志学医者，能否将来有所成就，须视其人缘法何如矣，是故名医当旷代遇之。

吾今为函授，非复如寻常人所为，以谋得数千金利益为目的。吾盖有大愿望，在使吾中国医学能维持于不敝。维持之方法甚多，第一要义在使真正之医学能普及，假使重重锁钥必待缘法，若何能达吾希望？故非使中国医学入科学之轨道不可。此却非易事。然使欲将中医学编为教科书，固当谨谢不敏；若解说医理，使具科学精神，尚非不可能之事。故学者于本讲义集注若苦捍格，第观篇末鄙人所赘按语，当能涣然冰释也。

伤寒论仲景自序

丹波元简注释

论曰：程本删"论曰"二字，锡、志、柯同。余每览越人入虢之诊，望齐侯之色，二事见《史记·扁鹊传》。未尝不慨然叹其才秀也。"慨""嘅"通，《说文》：嘅，叹也。《诗·王风》：嘅其叹矣。又，《曹风》：忾我寤叹。"忾"即"慨"字。按：晋·潘岳《闲居赋·序》：岳尝读《汲黯传》，至司马安四至九卿，而良史书之以巧宦之目，未尝不慨然废书而叹。文法略同，并原于《史记·孟轲列传》。怪当今居世之士，曾不留神医药，精究方术，《史记·秦始皇纪》：召文学方术之士。《汉·平帝纪》：方术本草。上以疗君亲之疾，下以救贫贱之厄，中以保身长全，以养其生，但竞逐荣势，企踵权豪，《汉·萧望之传》：天下之士，延颈企踵，争愿自效。孜孜汲汲，《博雅》：孜孜汲汲，剧也。唯名利是务。崇饰其末，忽弃其本，华其外而悴其内。皮之不存，毛将安附焉？《左传·僖十四年》文。卒然遭邪风之气，婴非常之疾，婴疾，文见《后汉·李膺传》。患及祸至，而方震栗，降志屈节，《论语》：微子不降其志，不辱其身。《家语》：宰予进于孔子曰："夫子之于司寇也，日少而屈节数矣，不可以已乎？"钦望巫祝，《尔雅》：钦，敬也。《楚语》：在男曰觋，在女曰巫。《说文》：祝，祭主赞词者也。告穷归天，束手受败，束手，见《后汉·光武纪》。赍百年之寿命，"赍"，当作"齐"。《千金方》作"齐"。齐亦持也。《左传·僖三十二年》注：上寿，百有二十岁；中寿，百岁；下寿，八十。《庄子·盗跖篇》：人上寿百岁，中寿八十，下寿六十。持至贵之重器，委付凡医，恣其所措，咄嗟呜呼！何休《公羊注》曰：噫，咄嗟也。厥身已毙，神明消灭，变为异物，贾谊《鹏鸟赋》：化为异物兮，又何足患？幽潜重泉，江淹《述哀诗》：美人归重泉。李善注引潘岳《悼亡诗》：之子归穷泉，重壤永幽隔。徒为啼泣，痛夫！举世昏迷，莫能觉悟，不惜其命，若是轻生，彼何荣势之云哉？按：从"当今居世之士"至此，《千金方》序论引仲景曰文，与此少异。而进不能爱人知人，退不能爱身知己，遇灾值祸，身居厄地，"厄"，柯本作"死"。蒙蒙昧昧，惷若游魂，"惷"，《千金》作"戆"，柯本作"蠢"。《礼记》哀公问：寡人惷愚冥烦。《易·系辞》：游魂为变。皇甫谧《甲乙经》序曰：夫受先人之体，有八尺之躯，而不知医事，此所谓游魂耳。盖此义也。哀乎！趋世之士，驰竞浮华，不固根本，忘躯徇物，《庄子·让王篇》：今世俗之君子，危身弃生以徇物。危若冰谷，潘岳《寡妇赋》：若履冰而临谷。李善注《毛诗》曰：惴惴小心，如临于谷。又曰：战战兢兢，如履薄冰。《北史·周武帝纪》诏曰：每一念及，若临冰谷。至于是也！

余宗族素多，向余二百，建安纪年按：纪年，纪元之年也。《汉书·武帝纪》：元狩元年冬十月，祠五畤，获一角兽以燎，始以天瑞纪元。以来，犹未十稔，《左传·襄二十七年》：不及五稔。注：稔，年也，熟也，谷一熟为一年。其死亡者三分有二，按：此乃当今居世之士，委付凡医，故如是尔。伤寒十居其七。感往昔之沦丧，《书·微子篇》：今殷其沦丧，博雅沦没也。伤横夭之莫救，乃勤求古训，《书·毕命》：不由古训，于何其训。博采众方，撰用《素问》《九卷》《八十一难》志云：《素问》《九卷》者，《素问》八十一篇，内有遗阙，故举其卷；《灵枢》君臣问答八十一篇，毫无遗阙，故举其篇。按：《九卷》即《灵枢》，《八十一难》即《难经》也。志聪注太谬妄。《阴阳大论》按：林亿等以《素问》运气七篇为《阴阳大论》，然无明据焉。《胎胪药录》，志云：《胎胪药录》者，如《神农本经》《长桑阳庆禁方》之类。胎胪者，罗列之谓。按：此说未有所据。并平脉辨证，柯云：仲景言"平脉辨证，为《伤寒杂病论》"，是脉与证未尝两分也。按："平脉辨证"，亦似书名，然史志未著录，今无所考。为《伤寒杂病论》合十六卷，虽未能尽愈诸病，庶可以见病知源，若寻余所集，思过半矣。《易·下·系辞》：知者观其象辞，则思过半矣。王弼云：过半之益，不亦宜乎。孔颖达云：聪明知达之士，观象辞则能思虑有益，以过半矣。

夫天布五行，以运万类；人禀五常，以有五藏，《白虎通》曰：五

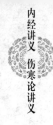

常者，何谓？仁、义、礼、知、信也。五藏：肝，仁，肺，义，心，礼，肾，知，脾，信也。经络府俞，气府，俞穴。阴阳会通，《易·下·系辞》：观其会通，以行其典礼。玄冥幽微，变化难极，自非才高识妙，岂能探其理致哉？按："才高"与首段"才秀"应。上古有神农、黄帝、岐伯、伯高、雷公、少俞、少师、仲文，按：仲文，史书医传等无考。中世有长桑、扁鹊，汉有公乘阳庆及仓公，下此以往，未之闻也。观今之医，即前段所谓凡医。不念思求经旨，以演其所知，各承家技，终始顺旧，省疾问病，务在口给，《论语》：御人以口给。何晏注：佞人口辞捷给。相对斯须，"斯须"，犹"须臾"。《礼记·乐记》：礼乐不可斯须去身。便处汤药，按寸不及尺，寸谓寸口，尺谓尺肤。握手不及足，人迎、趺阳、三部不参，《十便良方》引王贶《脉诀》曰：说脉之法，其要有三：一曰人迎，在结喉两旁，法天；二曰三部，谓寸关尺，在于腕上侧，法人；三曰趺阳，在足面系鞋之所，法地。三者皆气之出入要会，所以能决吉凶死生。凡三处大小迟速相应齐等，则为无病之人。故曰：人迎、趺阳、三部不参，动数发息不满五十，未知生死。所以三者，决生死之要也。动数发息不满五十，《灵枢·根结篇》曰：脉不满五十动而一止者，一藏无气。故须候五十动。短期陆机《欢游赋》：嗟人生之短期。李善注：《素问》雷公问曰：请问短期。未知决诊，九候见《素问·三部九候论》。曾无仿佛，《说文》：仿，相似也；佛，见不审也。明堂阙庭，尽不见察，《灵枢·五色篇》：明堂，鼻也；阙者，眉间也；庭也，颜也。所谓窥管而已，《庄子》：魏牟谓公孙龙曰：乃规规而求之以察，索之以辨，是直用管窥天，用锥指地，不亦小乎？夫欲视死别生，实为难矣。按：齐侯犹生而视其死，虢太子已死而别其生，首以越人之才秀起，故结以此二句，夫天之下止难矣。《千金方》载"治病略例"首文，与此少异。

孔子云：生而知之者上，学则亚之，多闻博识，知之次也。《论语·季氏篇》曰：孔子曰：生而知之者，上也；学而知之者，次也；困而学之，又其次也。文异义近。余宿尚方术，请事斯语。《论语·颜渊篇》：雍虽不敏，请事斯语。按：生而知之者，乃前段所谓其才之秀者也；学与多闻博识，乃前段所谓"勤求古训，博采众方"之类是也。盖生而知之者，天之所赋，不可企而及；学与多闻博识，人之所能，皆可勤而至矣。当今居世之士，不留神医药，精究方术，独仲景宿尚之，然无越人之才之秀，唯欲多闻博识以精究之，故诵孔子语以服膺之而已。此盖仲景之谦辞。

汉长沙守南阳张机著

补《后汉书·张机传》

元和陆九芝撰

张机，字仲景，南郡涅阳人也。灵帝时，举孝廉，在家仁孝，以廉能称。建安中，官至长沙太守，在郡亦有治迹。博通群书，潜乐道术，学医于同郡张伯祖，尽得其传。总角时，同郡何永称之，许为良医，果精经方，有《寒食散论解》。寒食散、寒食药者，世莫知焉，或言华佗，或曰仲景。考之于实，佗之精微，方类单省，而仲景有侯氏黑散、紫石英方，皆数种相出入，节度略同，然则寒食、草石二方出自仲景，非佗也。且佗之为治，或刳断肠胃，涤洗五藏，不纯任方也；仲景虽精不及于佗，至于审方物之候，论草木之宜，亦妙绝众医。昔神农尝草而作《本经》，为开天明道之圣人，仲景、元化起而述之，故仲景黄素、元化绿帙并有名称，而仲景论广伊尹《汤液》，为数十卷，用之多验。

既至京师，为名医，于当时称上手。见侍中王仲宣，时年二十余，曰："君有病，四十当眉落，半年而死。"令服五石汤可免。仲宣嫌其言忤，受汤勿服。居三日，见仲宣，谓曰："服汤否？"仲宣曰："已服。"仲景曰："色候固非服汤之诊，何轻命也？"仲宣犹不信。后二十年，果眉落，一百八十七日而死，终如其言。美哉乎，仲景之能候色验眉也！

居尝慷慨叹曰："凡欲和汤、合药、针灸之法，宜应精思，必通十二经脉，知三百六十孔穴荣卫气行，知病所在，宜治之法，不可不通。古者上医相色，色脉与形不得相失，黑乘赤者死，赤乘青者生。中医听声，声合五音。火闻水声，烦闷干惊；木闻金声，恐畏相刑。脾者土也，生育万物，回动四傍，太过则四肢不举，不及则九窍不通，六识闭塞，犹如醉人。四季运转，终而复始。下医诊脉，知病原由，流转移动，四时逆顺，相害相生，审知藏府之微，此乃为妙也。"

又曰："欲疗诸病，当先以汤荡涤五藏六府，开通诸脉，治道阴阳，破散邪气，润泽枯朽，悦人皮肤，益人气血，水能净万物，故用汤也。若四肢病久，风冷发动，次当用散，散能逐邪，风气湿痹，表里移走，居无常处者，散当平之。次当用丸，丸药者，能逐风冷，破积聚，消诸坚癖，进饮食，调和荣卫。能参合而行之者，可为上工，故曰：医者，意也。"

又曰："不须汗而强汗之者，出其津液，枯竭而死；须汗而不与汗之者，使诸毛孔闭塞，令人闷绝而死。勿须下而强下之者，令人开肠，洞泄不禁而死；须下而不与下之者，令人心内懊恼，胀满烦乱，浮肿而死。不须灸而强与灸之者，令人火邪入腹，干错五藏，重加其烦而死；须灸而不与灸之者，令人冷结重凝，久而深固，气上冲心，无地消散，病笃而死。"

以宗族二百余口，死者三之二，伤寒居其七，乃引《阴阳大论》云："春气温和，夏气暑热，秋气清凉，冬气凛冽，此则四时正气之序也。冬时严寒，万类深藏，君子固密，则不伤于寒，触冒之者，乃名伤寒耳。其伤于四时之气者，皆能为病，以伤寒为毒者，以其最成杀厉之气也。中而即病者，名曰伤寒；不即病者，寒毒藏于肌肤，至春变为温病，至夏变为暑病。暑病者，热极重于温病也。是以辛苦之人，春夏多温热病，皆由冬时触冒寒冷所致，非时行之气也。凡时行者，春时应暖而反大寒，夏时应热而反大凉，秋时应凉而反大热，冬时应寒而反大温，此非其时而有其气，是以一岁之中长幼之病多相似者，此则时行之气也。"又引《素问》"黄帝曰：夫热病者，皆伤寒之类"及"人之伤于寒也，则为病热"五百余言，为伤寒日数，著论二十二篇，证外合三百九十七法、一百一十三方，自序之其辞曰：(文见前，从略)。其文辞简古奥雅，凡治伤寒，未有能出其右者。其书推本《素问》之旨，为诸方之祖。华佗读而善之曰："此真活人书也！"

灵献之间，俗儒末学，醒醉不分，而稽论当世，疑误视听，名贤睿哲，多所防御。至于仲景，特有神功，乡里有忧患者，疾之易而愈之速，虽扁鹊、仓公无以加之，时人为之语曰："医中圣人张仲景。"

江南诸师秘仲景要方不传，所传之世者，《伤寒杂病论》十卷，或称《方十五卷》，或又称《黄素药方二十五卷》《辨伤寒十卷》《评病要方一卷》《疗妇人方二卷》《五藏论一卷》《口齿论一卷》。弟子卫汎，有才识。

论曰：凡言成事者，以功著易显；谋几初者，以理晦难昭。汉自中世以下，太官大医，异端纷纭，泥滞旧方，互相诡驳。张机取诸理化，以别草木之性，高志确然，独拔群俗，言者虽诚，而闻者未譬，其为雷同者所排，固其宜也。岂几虑自有明惑，将期数使之然欤？夫利不在身，以之谋事则智；虑不私己，以之断义必厉。诚能释利以循道，使生以理全，死与义合也，不亦君子之为乎？孔子曰："危而不持，颠而不扶，则将焉用彼相矣！"左邱明有曰："仁人之言，其利博哉！"此盖道术所以有补于世，后人皆当取鉴者也。机撰著篇籍，辞甚典美，文多故不载，原其大略，蠲去重复，亦足以信意而感物矣。《传》称"盛德必百世祀"，《语》云"活千人者，子孙必封"，信哉！

铁樵按：读者观一序一传，可以知《伤寒论》为何如书，仲景为何如人矣。五石散，余另有考证一篇，详《千金方论略》中。仲景预知仲宣眉落，必非虚语，此病为内风，凡内风皆望色可知。其云四十眉落，亦非不可解，经云："年四十，阴气自半。"凡伏病皆于此时发作，所以然之故，四十乃由盛入衰之转换处。现在实验所得，大都三十五至四十为伏病发作之期。例如患中风者，其先必有风信。所谓风信者，或遍身一块死肌，或指头麻木，或某处筋肉忽然眴动。此种风信，三十五以前必不见，至四十则无有不见者。《千金》云："大风有七十二种，落眉乃七十二种之一种。"凡须眉、毛发皆藏气之见于外者。藏气先坏，然后毛发脱落，故眉落，病不在眉而在藏，藏坏至于眉落，是已不可救药，故知半年当死。五石散，即寒食散，与《金匮》侯氏黑散仅数味出入，详《千金方》及巢氏《病源》两书中。所谓世莫能知，非谓世人不知五石散药味，谓世人不知五石散所由起也。观《金匮》侯氏黑散为治中风第一方，即可知五石散能治风病。又，凡病伏根于襁褓，发作于中年，惟大风为然，因此推知，仲宣之病必风病。其云四十，云半年，举其大略，固不必恰恰一百八十日，后人故神其说，则云一百八十日。大份重病必发于二分、二至，死于二分、二至，此仲景"半年"说之所由来也。人情好奇，凡神话皆喜附和，不复深思，因之亘千数百年莫名其妙，医学安得有进步哉？

伤寒论讲义第一期

辨太阳病脉证并治（上）

太阳之为病，脉浮，头项强痛而恶寒。

方中行云：太阳者，六经之首，主皮肤而统荣卫，所以为受病之始。《难经》曰："浮脉在肉上行也。"滑氏曰："脉在肉上行，主表也。"表即皮肤，荣卫丽焉。故脉见尺寸俱浮，知病在太阳证也。项，颈后也。强痛者，皮肤荣卫一有感受，经络随感而应，邪正争扰也。恶寒者，该风而言也。风寒初袭表而郁于表，故不胜复被风寒外迕，畏而恶之，及其过表入里，则不复恶。此揭太阳之总病，乃三篇之大纲，以下凡首称太阳病者，皆指此而言之也。

程应旄云：凡云太阳，便知为皮肤受邪，病在腠理荣卫之间，而未涉于府藏也。太阳之见证，莫确于头痛恶寒，故首揭之，使后人一遇卒病，不问何气之交，而但兼此脉此证，便可作太阳病处治；亦必兼此脉此证，方可作太阳病处治；虽病已多日，不问其过经已未，但尚见此脉此证，仍可作太阳病处治。

柯韵伯云：凡言太阳病者，必据此条脉症。如脉反沉，头不痛，项不强，不恶寒，是太阳之变局矣。仲景立六经总纲法，与《内经·热论》不同，太阳只重在表证表脉，不重在经络主病。看诸总纲，各立门户，其意可知。

丹波元简云：太阳者，以太阳经所主之部属皮肤言也。皮肤为人一身之表，表之为言外也。风寒本天之二气，于人身为外物，故其中伤于人，必自外而内，人之中伤之，必皮肤先受起。以病方在皮肤，皮肤属太阳，故曰太阳病。盖举大纲而言，始以见周身皮肤俱病。后人不察，以经络之一线而嚣讼，岂不大谬？此说出于痉书，以其论太阳之大纲，故附此。柯氏"凡例"云："太阳病，'脉浮头项强痛'六字，当作六句读，言脉气来，尺寸俱浮，头与项强而痛。若'脉'与'浮'两字连读，'头项强痛而恶寒'作一句读，疏略无味；字字读断，大义先明矣。"

铁樵按：诸家解释不为不明了，然初学读此总不免捍格，第一句先有几微模糊影响在内，势必愈读愈不明了。吾今以意释之。

凡医经"阴阳"字，含有寒热、虚实、内外意义，热为阳，寒为阴，此一种也；实为阳，虚为阴，二种也；外为阳，内为阴，三种也。此三种意义，随处而异，并非同时包含三种。此处"太阳"之"阳"字，即是"内外"之"外"字；"太"字简直是"最"字；"太阳"两字，即"最外"两字。然则何不曰"最外"，而曰"太阳"？此所谓术语也，因"最外"二字不能定界限，究竟何物之最外，不明了也。若"太阳"二字，则有界限，即指躯体之最外层。是故论字义可云"太阳"二字等于"最外"二字，论其所包孕之内容，则"太阳"两字乃言躯体之最外层。仅仅"最外"两字，不过为最内之对待，次外之等差而已。凡术语，皆如此。

其次，此为伤寒第一节，欲知第一节何故如此说，则当先明古人所谓"伤寒"之意义。《难经》所谓"伤寒有五"之说，虽不的确，观仲景书有"伤寒、中风、风温、温病"诸名目，则知"伤寒有五"乃古来如此传说，否则仲景既以"伤寒"名书，不当复有与中风对待之伤寒。可知在宋以后，异说纷纭，视为难解者，在仲景之世，固不烦解释也。仲景之书名《伤寒卒病论》，后人解释"卒病"字，或以为"卒"字乃"杂"字之讹，"伤寒""卒病"乃两书，其一即今之《伤寒论》，其《杂病论》即《金匮》；或谓卒病即指热病，凡病之卒然而来者皆是，犹之今日西医所谓急性传染病，其《金匮》中各病皆慢性也，此说亦通。鄙意古人"伤寒"一名词有广、狭两义，广义包括一切热病而言，狭义即指脉浮紧、无汗、恶寒者而言，是广义的"伤寒"二字，犹之今人"外感"二字。

复次，须知"寒暖"二字是躯体之感觉，犹之甜苦是舌面之感觉，绚素是眼光之感觉。夏葛冬裘，所以适寒暖，若冬葛夏裘，则不适矣。惟是冬裘

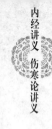

止能御寒，夏葛须不能生凉，故谓裘葛本身有寒暖，其说不通。谓冬寒夏暖乃气候为之，此说是矣，然有冬日欲裸体入泥淖中者，有夏日御重裘、战栗无人色者，此又何故？又，有道之士，冬不知寒，夏不知热，盛年体强，寒暖皆不甚措意；老年体弱，寒暖均非所能堪，此又何故？因知寒暖云者，虽属气候，当以人身感觉为主，而感觉之差等，又视本体之抵抗力为进退。因体察本身抵抗力之所在与其变化，而名之曰卫气，为之界说曰："卫气者，卫外者也。"是故卫气强，则外界之寒暑不能侵侮；卫气弱，则外界之寒暑均容易侵侮。

若外寒侵入，卫气扰乱，则寒暖之感觉反常，如是者，谓之卫气不能卫外，是为卫气不和，卫不和者其人当病。凡如是之病，非本体发生剧变而有病，乃因卫气不能抵抗外界之寒暑，外界之寒暑侵入躯体，卫气不和而为病，如此之病纯由外铄，谓之外感。古人不谓之外感，谓之伤寒，是即广义的伤寒。此种外铄之病，其最初一步皆在躯体最外层。躯体最外层，名之曰太阳；躯体最外层之病，名之曰太阳病。大约古人之治医者，此等皆是应具之常识，皆不待烦言而了解，故仲景《伤寒论》第一语曰"太阳之为病"。

余第一次办函授为民国十四年，夏历岁乙丑，今九年矣，篇首演辞，为当时信笔直书者。今阅时虽久，仍无以自易其说，只觉砚枯笔秃，更不能如当日笔锋之恣肆。文字退化，与年龄衰老为正比例，故虽旧稿，未忍割弃，结尾一段已删去。此文于医术治病无甚关系，略存旧面目，为吾曾办函授之纪念而已。

仲景自序、丹氏注释，皆绝妙文章，陆九芝补《后汉书·张机传》亦渊然大雅之作，凡此皆可见古人本领。医学晦涩，乃时代限人之故。古人用力之勤，绝非吾侪后生小子所能望其项背者。《补传》拙按，谓侯氏黑散、五石散能治风病，并非经验语。九年之中，此两方亦未曾用过，而所见风病似都非此两方所能治者，语详《金匮方论》。医学以实验为主，文章考据皆非可以治病者，故此事仍当存疑。

伤寒者，冬日之热病也。《内经》以肝配春，以心配夏，以肺配秋，以肾配冬。寒气袭人，凛然恶寒，体温反应，灼然而热，从时定名，谓之伤寒，故伤寒是肾病。肾之府为膀胱，膀胱之经气为太阳，太阳是一身之外层，古人谓之皮毛。凡热病，由浅入深，由外之内，治法先浅后深，治其浅处，使病不能深，即是古人所谓治未病，故云："善治者治皮毛，其次治六府，其次治五藏。"太阳为膀胱之经气，少阴为肾藏之经气，故又云："太阳之底面即是少阴。"

民国廿二年五月，岁癸酉，铁樵自注

太阳病，发热、汗出、恶风、脉缓者，名为中风。

《玉函》《千金翼》"出"下有"而"字，"脉缓者"作"其脉缓"，无"名"字。

方云：太阳病，上条所揭云云者是也，后皆仿此。发热，风邪干于肌肤而郁蒸也。汗出，腠理疏，玄府开而不固也。此以风邪郁卫，故卫逆而主于恶风。缓，即下文阳浮而阴弱之谓。中，当也。凡首称太阳中风者，则又皆指此而言也。

喻嘉言曰："中"字与"伤"字无别，即谓之"伤风"亦可。

汪琥《伤寒辨注》云：脉缓，当作"浮缓"，浮是太阳病脉，缓是中风脉。

钱潢《伤寒溯源》云：缓者，紧之对称，非迟脉之谓也。风为阳邪，非劲急之性，故其脉缓也。

丹云：中风，又称伤风，《活人书》云："伤风之候，头痛、发热、脉缓、汗出、恶风。"《三因方》叙伤风论："寒泣血，无汗、恶寒；风散气，有汗、恶风，为不同。"《本事方》："今伤风，古谓之中风。"

太阳病，或已发热，或未发热，必恶寒、体痛、呕逆、脉阴阳俱紧者，名为伤寒。

"逆"，成本作"嘔"，"为"作"曰"。《玉函》"脉"上有"其"字，无"者""名"二字。

方云：或，未定之辞。寒为阴，阴不热，以其著人而客于人之阳经，郁而与阳争，争则蒸而为热。已发热者，时之反至，郁争而蒸也；未发热者，始初之时，郁而未争也。必，定然之辞，言发热早晚不一，而恶寒则必定即见也。

钱潢云：体痛者，寒伤营分也。营者，血中精专之气也，血在脉中，随营气而流贯，滋养夫一身者也。此因寒邪入于血脉之分，营气涩而不快于流

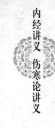

行，故身体骨节皆痛也。

《医宗金鉴》云：胃中之气，被寒外束，不能发越，故呕逆也。寒性劲急，故脉阴阳俱紧也。此承首条，言太阳病又兼此脉此证者，名曰伤寒，以为伤寒病之提纲。后凡称伤寒者，皆指此脉此证而言也。

喻云：仲景恐见恶寒、体痛、呕逆，又未发热，认为直中阴经之证，早于辨证之先揭此一语，虑何周邪！

丹云：一语，乃"或未发热"。

柯琴云：阴阳，指浮沉而言，不专指尺寸也。

魏荔彤《伤寒论本义》云：伤寒中风，同一浮脉，而彼为浮缓，此为浮紧，阳邪舒散故缓，阴邪劲急故紧，同为在表之浮，而一缓一紧，风寒迥异矣。

丹云：验之病者，有其未发热则脉沉紧，而其已发热则浮紧者，诊视之际，宜仔细辨认也。张介宾《脉神章》有说，当考。《脉神章》附后。

《明理论》云：恶风则比之恶寒而轻也，恶寒者，啬啬涩涩然增寒也，虽不当风而自然寒矣。恶风者，谓常居密室之中、帏帐之内，则舒缓而无所畏也；一或用扇，一或当风，淅淅然而恶者，此为恶风者也。

丹又云：风寒二证，譬如人之呵与吹，呵之风属阳，吹之寒属阴；阳主泄，阴主闭，故人之感邪气，其表虚泄而汗出者名为中风，其表实闭而无汗者名为伤寒。其实受邪之风寒，不知果何如，只就其表虚表实、无汗有汗而立其目，以为处疗之方耳。故不曰"此伤寒也"，"此中风也"，而下"名为"二字，其意可自知也。

铁樵按：丹波氏"其实受邪之风寒，不知果何如"以下共十句，为从来未经人道之言，亦为各注家不能见到之言。此人若生于现代，必能昌明中国医学，以其用力勤而头脑清明也。若方有执之解释，真是第一等颠顸头脑。试问："发热，风邪干于肌肤而郁蒸也"数语，究竟若何意义？风邪是否干肌肤，已是无凭证之谈；风邪干肌肤而郁蒸，是否肌肤郁蒸，更是不明不白。"干"是"干犯"，详其语意，干犯的原动力是风邪，被干犯的是肌肤，郁蒸即是因干犯产生的，然则是风寒与肌肤合并而郁蒸。"风邪干肌肤而郁蒸"八个字是解释"发热"两个字的，然则郁蒸即是发热，换句话说，就是风邪干肌肤而发热。以此句例下句，自然是腠理疏、玄府开而出汗了。

但上句肌肤不会自己郁蒸，因风邪干而郁蒸；下句腠理何故疏，玄府何故开，却未有着落。如云疏与开即因郁蒸之故，是则简言之出汗即是发热之故，但发热固明明有不出汗者。此语已属不妥，乃更申之曰"此以风邪郁卫"，试问：卫与肌肤关系若何？风邪干肌肤而郁蒸，何时从肌肤之中跑到卫里去了？下文更接一句"故卫逆而恶风"，更不成文理。其释"名为伤寒"节云："寒为阴邪，客于人之阳经，郁而与阳争，争则蒸而为热。"然则所以蒸由于争，不知风邪干肌肤之郁蒸亦争否？如云"风为阳邪，客于阳经"，是不争的，不争如何亦会蒸？况且相争而蒸，与不争而蒸，是两样蒸法，还是一样的呢？且阳经又是何物？如此解释，真是寸寸烂断，随意捏造，信口开河，愈说愈不明白，那得不太息于医界之无人？

此两节为《伤寒·太阳篇》之眼目，下文麻黄、桂枝两方即从此出，且《太阳篇》中各方均从麻、桂二方变化而出，此两节须不得含糊放过。吾尝反复推求，知古人确能知中风、伤寒之真相，第其理稍赜，试为推演如下。

太阳病，发热、汗出、恶风，释之者曰：风伤卫也；其无汗、脉紧、恶寒者，寒伤营也。此为最简单明了之说，治医者无不宗之。然使问卫是何物，营又是何物，则其答语必为"卫是气，营是血；气为阳，血为阴；风为阳邪，寒为阴邪，物从其类，故风伤卫而寒伤营"。问"风伤卫，何故有汗、脉缓？寒伤营，何故脉紧、无汗？"则不能置答，其有据类似方氏说之颠顸医理为答，吾亦认为不满意。须知此乃"中医理"之精髓，此处懂得，全部《伤寒》可以破竹而下；此处不懂，终竟成为门外汉。晋唐以后的古人，无有能言此者，吾敢大胆说，晋唐以后的古人皆门外汉也。

欲为门内汉，须先明白营卫是何物，更须明白何故脉紧、无汗，何故脉缓、有汗。

"卫"之一字，如吾第一次讲义所释，为躯体对于寒暖之抵抗力，此抵抗力所以保卫躯体，故名之曰卫；卫不可见，故曰卫气。卫气何所附丽？曰：附于营血。血之所至，气亦至焉。苟血少，即卫气弱；血无，即卫气亦无，故不得血则无卫。此就卫气一方言也。若就营血一方言之，血之所以遇寒而不凝，遇热而不沸，全赖有卫为之调节，故"营卫"二字常并举。《内经》"阳者卫外者也，阴者内守而起亟者也"，正是说的这个。又，"荣行脉中，卫行脉外"，亦是说的这个。血是在脉管中行的，故曰荣行脉中。卫是血中生出来

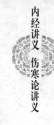

的热气，就是现在人所谓体温，体温确是在脉管之外的，血赖卫气以保护调节，而此所倚赖的东西，就是他自身所产生的，倒用得着一句韩文来诠释，叫做"其所凭依，乃其所自为也"。此是"营卫"两字真确解释。至于《内经》"卫外，内守"两句，不言营卫而言阴阳，那是就他行文之便，并无深意。

若要明白何故发热，何故出汗，何故不出汗，何故恶寒，何故不恶寒而恶风，何故脉缓，何故脉紧，这就道理深奥了。我如今将他逐层剖析出来，使得大家明白。第一要知道，凡是动物的躯体都有反射作用；第二须知道，卫气不是专在躯体最外一层的。

何以叫做反射作用呢？譬如有一座破屋，我们走这破屋檐下过，突然有一块瓦掉下来打在头上，在这当儿，我们就会两手疾速向上举，捧牢自己的头。须知事先并不知道有瓦要打在头上，等到瓦片打在头上时节，还不知道是什么东西，只知道头部着了一下罢了。头部方才着了一下，那手已同时举起，瓦着头与手举起，中间间不容发。这个全不关系知识问题，通才硕学是如此，小孩子亦是如此，就下至猴类亦是如此。原来这样的举手，并非不是意志命令两手举起，是生理天然的组织此呼彼应，所以用为保护的。凡是这样的动作，名为反射的动作。故可以下一定义曰：反射动作者，不由意志命令之自然动作也。

不由意志命令之反射动作，不但肢体官能有之，即筋肉神经亦有之。例如伤寒病欲知有燥矢与否，可按其腹部，若拒按者，即是有燥矢之一证。所谓拒按者，按之作痛，不愿人之按之，故有病人当被按时，其两手不期而作掩护之势，是为肢体之反射动作。若其人已病至不能动，则两手不能作掩护之势，当其被按之顷，惟见蹙额攒眉之忍痛状况。盖不能掩护，惟有忍痛，其攒眉蹙额非由意志命令而然，乃筋肉之反射动作也。又如平人遇极可惊怖之事，则心房异常震动，旧小说有形容语曰"如十五支吊桶，七上八下"，当此之顷，竟不能用意志制止，是神经之反射动作也。

肢体官能有反射动作，肌肉神经有反射动作，荣卫亦有反射动作。欲知荣卫之反射动作，说明殊不易，然苟验之于物理，证之于《内经》，则其理甚显。吾今先言荣血之反射，凡肌肤受仆挞则肿，为火灼则红，冻则瘃，何以故？曰：因血聚。血何故聚？所以为挽救也。假如血不聚，奈何？曰：

受挞仆，肌肤当因剧烈之压迫而低陷，不当反隆起；为火灼，当焦，不当反红；冻则当冰，不当反热而瘃。此为急性的。车夫之腿、铁工之臂，异常发达，何以故？曰：因血聚。血何故聚？曰：所以供给工作。假令血不聚，奈何？曰：岂但不能任剧劳，将手足皆废，故《内经》曰："掌得血而能握，足得血而能步。"此为慢性的。慢则习惯成自然，使体健而发育；剧急变化，体工不及，应付则痛苦而为病，皆营血反射之作用。此与伤寒关系犹浅，若卫气反射之作用，则纯粹是伤寒原理。

卫气既即是体温，体温者，内而藏府，外而肌腠，无乎不在者也。遇刺激，则其作用显；不遇刺激，则其作用不显。《内经》谓阴阳是"同出异名"，又曰"揆度奇恒，道在于一"，以及"阴阳者，数之可千，推之可万，其要一也"等语，都是说的这个。健体本无阴阳，可见是一，是同；病则偏胜，病状万变，故阴阳可千可万。诊病之法，用健体的同与一，以衡量病体的不同、不一，故曰"揆度奇恒，道在于一"。此有寻常与非常两种，天寒则体温集于表层以为抵抗，所以保护脉管中之血，使能运行而不凝泣，故冬令人之体温常高于外界之空气；天热则体温低落，其低落之方法，以出汗使体温外散而减少，使血行不至过当疾速，故夏日之体温恒低于外界空气。卫气者，所以保护荣血，其目的在能维持血行之平均，故无论冬夏，健体之温度常不过九十八度，此其常也。

严冬冱寒，以手搏雪，掌与指骤遇寒，本有之体温不胜压迫而骤缩，而手掌与指均奇冷．当此之时，两手之肤色均白，十指皆痛。何故冷？冰雪之冷外袭，取固有之体温而代之，固有之体温退避而却行，故冷。何故肤色白？当体温却行之先，血已先退其处，无血，故色白。何故痛？痛有两个意义？其一，凡肢体一部分不得血，则神经当痹而肌肉当死，痛者，痹与死肌之渐也。其二，四肢之末比于国家之边陲，痛乃神经报告中央政府之大脑，若曰"此处骤被外侮侵占，其速调大兵来援，驱此侵占之外侮"，须臾之间，神经之报告已发生效力，全身体温奔集于两手，冷者转热；卫气所至，荣血随之，皮肤转红；神经得血，自然痛止；惟此时反觉两手火热，肌肤如炙，则因向者遇冷太暴之故。物理，原动力强者，反动力亦强。以卫气营血奔集于两手者，其分量逾于适当之数，故觉火热如炙也。此其非常也。言躯体之一部分，其理如此；若推而至于全体，亦若是而已矣。

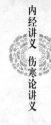

　　然犹未也，欲明伤寒之真相，当明白何故有汗，何故无汗。汗之功用，所以调节体温；汗之机能，在末梢神经；汗从汗腺出，汗腺即所谓玄府；司汗腺之启闭者，为末梢神经，其启闭视外界空气冷暖与体内温度为衡，此种启闭亦是反射动作。须知反射动作不由意志命令，其好处在不待意志命令，其坏处在不听意志命令。冬月空气冷，因一方须抵抗外来之寒，一方须保存本体之热，而玄府闭；夏月空气热，因对于外界无取乎抵抗，对于体内且疏泄体温，保持血行程序，则玄府开。然而假使冬月有剧劳，因劳动，血行疾，体热骤增，此时有疏泄之必要，则玄府亦开，乃至饮酒、房室皆然，故剧劳、饮酒、房室皆出汗。当汗出之顷，外寒袭之，玄府因疏泄而开，因抵抗而闭，人虽不觉，末梢神经自不失职，所谓其好处在不待意志命令也。当其疏泄未已，外寒骤袭，玄府急闭，然寒则已入，因寒入而洒淅恶寒，于是荣血与卫气均起反射作用，奔集外层，驱逐外寒使出。此时已入之寒，因荣卫格拒于里不得深入，复因玄府固闭于外不得逸出，遂成相持之局；而营卫因驱此外寒不得，则全身所有者继续奔集于外层，遂成壮热。在理，体内热高，玄府当开，以尽其疏泄之职，然因有洒淅恶寒之故，而闭拒愈甚，不复可以理喻，于是既壮热而又恶寒。此所以说神经末梢之反射作用，其坏处在不听意志命令也。全身体温均奔集表层，则成一外重内轻之局势，动脉自与气血故相应，故见浮脉。《内经》"寒胜则浮"正是指此。筋脉愤兴，自当有紧张之象，故脉浮且紧。

伤寒论讲义第二期

　　中风与伤寒异者，不但恶寒、恶风之不同，其根源时不同也。《内经》之法，风寒暑湿燥火配春夏秋冬，其病之命名亦准此，故冬曰伤寒，春曰温病，夏曰飧泄，秋曰咳嗽；若以六气命名者，在春曰风，在夏曰暑，在秋曰湿，在冬曰寒，详解在《内经讲义》中。就吾第一期《伤寒讲义》所释者言之，则中风之意义自有确诂，未许望文生义。

　　冬日沍寒，玄府常闭；夏日暑热，玄府常开；若春秋二时，人体温度与空气温度不甚相远，则玄府启闭之作用乃在不甚重要之列，而此时汗腺中司启闭之神经，因无外寒之压迫，其感觉亦不如冬时之敏活，故在此时期中，倘有感冒而发热，通常以有汗者为多。是即冬日之热病，大多数无汗，春日之热病大多数有汗。就大多数而定名，在最初之时，必名冬日之热病为伤寒，名春日之热病为中风。然热病之种类甚繁，第就初病时病状剖别，既有有汗、无汗之异，又有恶寒、不恶寒之异，于是以有汗之恶寒者与无汗之恶寒者为同类，为之立对待之名词，曰伤寒，曰中风；而别名有汗不恶寒者为温病，故曰："身热而渴、不恶寒者，为温病。"然同是身热而渴、不恶寒之病，有发汗而即愈者，有发汗而热反炽者，初一步虽同，继一步则异，是明明为另一种病，不得指发汗为误而列入坏病之中。而此病亦以春时为多，从时定名，别于温病，而曰风温，故又有"若发汗已，身灼热者，名曰风温"之文。凡名称与其所定大纲（指《内经》）不符，而且不甚整齐者，必曾经多次之沿革。后人不解此意，横说不妥，竖说不妥，纷纷聚讼，致分门户，费尽无数笔墨，著书汗牛充栋，历唐、宋、金、元、明、清，至于今日，终竟不曾明白，天下可叹之事，无有过于此者。

　　中风之病，所以有汗者，因玄府不闭之故；玄府所以不闭者，因春时

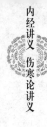

空气热度与体温不甚相远，无取抵抗之故。审是，可以知《内经》"东方生木，木生风"定义之精。其中风之外，另有风温名目者，则因前此必曾经甚久之时间，有沿革，故而中风之为病，独与伤寒相提并论，不言春时者，则因冬有非时之暖及居处衣被之异。所谓四时皆有伤寒，言其最初名从时定，至于后来沿革，已多不能泥于名称，望文生义也。中风之病，外感透过卫气，留于肌腠，体温虽起反射作用以事驱逐，然外感不遽出，即与表闭者同，一方因玄府开而瑟瑟恶风，一方因体温集而翕翕发热。体温集表，故脉亦浮；汗出即发泄，筋脉不致甚兴奋，故脉浮而缓。

吾言至此，对于何故发热，何故有汗、恶风、脉缓，何故无汗、脉紧、恶寒，已题无剩义，且于温病、风温两条，亦已涣然冰释。凡吾所言，皆古人所未言，今人所不晓，得此以治伤寒，可以破竹而下，得此以临床治病，可以见垣一方。吾所以能知此者，十之四五得之《内经》，十之二三得之西国医籍，其余则由诊病阅历悉心体会而来。吾所以公布之者，一则恨江湖医之谬妄，二则痛国粹之将亡，三则鉴于社会之懵懂，直道之不行，愿牺牲个人利益，结合一大团体，为人民谋幸福，为医学谋进步。吾愿得吾书者，刻意珍惜，本《内经》之旨，非其人勿教，非其真勿授也。

伤寒一日，太阳受之，脉若静者，为不传；颇欲吐，若躁烦，脉数急者，为传也。

"躁"，成本、方本作"燥"。《玉函》无下"若"字，"为传也"作"乃为传"。

钱云：伤寒一日，太阳受之者，即《内经·热论》所谓"一日巨阳受之，二日阳明受之"之义也，因太阳主表，总统荣卫，故先受邪也。然寒伤营之证，其脉阴阳俱紧，或见浮紧之脉，若一日之后，脉安静恬退，则邪轻而自解，不至传入他经矣；倘见证颇觉欲吐，则伤寒呕逆之证犹未除也。况吐则邪入犯胃，乃内入之机。若口燥而烦热、脉数急者，为邪气已郁为热，其气正盛，势未欲解，故为传经之候也。

方云：一日、二日、三日、四、五、六日者，犹言第一、第二、第三、四、五、六之次序也，大要譬如计程如此，立个前程期式约模耳，非计日以限病之谓。

丹云："燥烦"，即"躁烦"之讹，以为口燥、烦热者，误矣。诸注并以"烦燥"为解。

张锡驹云："数急"，对"静"而言。

柯云："欲"字、"若"字，是审其将然；脉之数急，是诊其已然，此因脉定证之法也。

伤寒二三日，阳明、少阴证不见者，为不传也。

《鉴》云：伤寒二日，阳明受之；三日，少阳受之，此其常也。若二三日，阳明证之不恶寒，反恶热、身热、心烦、口渴、不眠等证，与少阳证之寒热往来、胸胁满、喜呕、口苦、耳聋等证不见者，此为太阳邪轻热微，不传阳明、少阳也。

方云：不传有二，一则不传而遂自愈，一则不传而犹或不解。若阳明、少阳虽不见，太阳亦不解，则始终太阳者有之。余经同推，要皆以脉证所见为准，若只拘拘日数以论经，则去道远矣。

太阳病，发热而渴，不恶寒者，为温病。

《玉函》无"者"字。

《鉴》云：发热、不渴、恶寒者，太阳证也；发热而渴、不恶寒者，阳明证也。今太阳病始得之，不俟寒邪变热转属阳明，而即热、渴、不恶寒者，知非太阳伤寒，乃太阳温病也。由于膏粱之人冬不藏精，辛苦之人冬伤于寒，内阴已亏，外阳被郁，周身经络早成温化，所以至春一遇外邪，即从内应，感寒邪者，则名曰温病。

程应旄曰：太阳初得之一日，即发热而渴、不恶寒者，因邪气早已内蓄，其外感于太阳，特其发端耳，其内蓄之热，固非一朝一夕矣。盖自冬不藏精而伤于寒时，肾阴已亏，一交春阳发动，即病未发动，而周身经络已莫非阳盛阴虚之气所布护，所云至春发为温病者，盖从其胚胎受之也。此证初治可用辛凉治标，一经汗下后，芩、连、栀、膏只增其热，王冰云："寒之不寒，责其无水"，须大剂六味地黄汤，重加生地、天冬，救肾水为主。若干呕、烦热者，加山楂、贝母，折其冲势；金水两亏者，宜二地、二冬，加人参为固本汤，滋水之上源；若见斑、衄等证，此为上竭，宜四物汤倍生地、赤芍，加山楂、丹皮，复营分之亏，以生阴气。煎法，俱用童便，或加金汁和服。盖病源

内经讲义 伤寒论讲义

得之冬不藏精，故滋阴可以退火，而凉血即能清热。余以此活人多矣，因附志于此。

钱云： 其见证之初，以大青龙汤之凉解为治病首剂，而作一大柱石也，然无汗者宜之耳；其有发热而渴、不恶寒而汗自出者，不宜更汗，则有桂枝二越婢一汤之法也；其无表证，但热而渴、不恶寒者，为已入阳明，又有白虎汤可用也。

丹云： 《活人书》温病渴而不恶寒者，主以竹叶石膏汤，盖其方清凉、润补相兼也。又按：钱氏主用石膏，程氏主用地黄，不知孰是，尝验温病，亦不能无虚实之分，虚者宜从程法，实者当依钱法。学者要须参诸脉证，勿令误也。

铁樵按： 伤寒之外，有中风，又有温病、风温，而温病、风温两条，仲景又不出方；求之《内经》，又因此中风、温病、风温三个名目不甚整齐，无可比拟，又不肯阙疑，则除却牵强附会，更无他法，见《内经》"冬不藏精""冬伤于寒"两语，以为温病之来源不外此二者。然何以仲景不说？于是以为伤寒自伤寒，温病自温病，仲景之书乃专言伤寒者；不然，仲景必更有"温病论"，年久书佚耳。此其蔽在未通《内经》。后来又有仲景白虎、栀豉、芩连必是治温病之方，则温病又似乎包括伤寒之内，于是有对仲景而怀疑者，浸乃有蔑视者，渐渐变更古法，畏辛温而用苦寒，变苦寒而为腻补。河间、丹溪之学，盛行于世者数百年。至方、喻则大放厥词，尊仲景，辟叔和，改定伤寒章节。后来陆九芝复攻方、喻，袒叔和。自今视之，诸家所得者实少，而于所争之点，终竟不能明了，此其蔽在好上人。就吾解释者观之，凡哆口谈温病者，皆妄也。此当本之《内经》，参用西说，证之实验，然后能为比较真切之谈。今且不暇多说，他日《内经讲义》中当详言之。读者但当知理论未明，用药必多妄，现在当注意医理，勿轻谈用药，则可以寡过矣。

若发汗已，身灼热者，名曰风温。风温为病，脉阴阳俱浮，自汗出、身重、多眠、鼻息必鼾、语言难出。若被下者，小便不利，直视失溲。若被火者，微发黄色，剧则如惊痫，时瘛疭若火熏之。一逆尚引日，再逆促命期。

成本"名"上有"曰"字，张卿子本无"鼻"字。《玉函》"被下者"，作"下之"，无"火者"之"者"及"色"字，"瘛疭"作"掣纵"，下有"发作"字，"若以火熏之"作"复以火熏之"。

成无己云：伤寒发汗已则身凉，若发汗已身灼热者，非伤寒，为风温也。风伤于上，而阳受风气，风与温相合则伤卫。脉阴阳俱浮，自汗出者，卫受邪也。卫者，气也，风则伤卫，温则伤气。身重、多眠者，卫受风温而气昏也。鼻息必鼾、语言难出者，风温外甚而气壅不利也。若被下者，则伤藏气，太阳膀胱经也，《内经》曰："膀胱不利为癃，不约为遗溺。"癃者，小便不利也。太阳之脉起目内眦，《内经》曰："瞳子高者太阳不足，戴眼者太阳已绝。"小便不利、直视失溲，为下后竭津液，损藏气，风温外胜，经气欲绝也，为难治。若被火者，则火助风温成热，微者热瘀而发黄，剧者热甚生风，如惊痫而时瘛疭也。

方云：灼热，谓热转加甚也。风温，谓触犯于温而有风也。

程云：冬时伤肾则寒水被亏，是温病源头；误治温病而辛温发散，是风温源头。风温即温病之坏病，非温病外又有风温也。一逆者，若汗、若下、若火也。再逆者，汗而或下、下而或火也。温乃阳盛阴虚之病，一逆已令阴竭，况再逆乎？甚矣，温热病不同于风寒治也。

钱云：阴阳脉俱浮，则以寸口为阳，尺中为阴，即关前为阳，关后为阴之法也。阳脉浮则风邪伤胃，毛孔不闭故汗自出；阴脉浮则热伤阴分，温邪熏灼，郁冒神昏，故身重、多眠，而昏睡中之鼻息必鼾齁也。其语言难出者，非舌强、失音、瘖哑之病，乃神昏不语也。温病得火，内外充斥，浸淫于藏府、肌肉、筋骨之间，所以时时瘛疭也。瘛疭者，筋骨瞤动，十指抽掣，臂腨坚劲转折而不自知也。

丹云：诸家以温病、风温为二证，特程注以风温为温病之坏证，今考宋版及《玉函》，温病、风温连接为一条，且据"若发汗已"之"若"字，则程注为得矣。庞安时《总病论》云："病人素伤于风，又复伤于热，风热相搏，则发风温。四肢不收，头痛身热，常自汗出不解，治在厥阴、少阴。不可发汗，汗出则谵语、内烦扰，不得卧、善惊、目光无精。治之复发其汗，如此者，医杀之耳。风温之为病，脉阴阳俱浮，汗出体重，其息必喘，默默但欲眠。下之则小便难，发汗则谵语，加温针则耳聋难言，但吐下之则遗

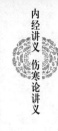

尿，宜萎蕤汤。"按：诸家以风温为别证，昉出于斯。

汪琥云： "小便不利"四字，当在"若被下者"四字之上，否则，既云"不利"，又曰"失溲"，悖矣。

铁樵按： 诸家以风温为别证，以风温为温病之坏证，均未能彻底明了。须知"风温为病"以下共十六句，只言汗、下、火熏之非，未言风温若何证状。"脉阴阳俱浮"一句，非风温所独有，温病亦有之。上文云"太阳病，发热而渴，不恶寒者，为温病"，是有"脉浮"在内，是风温若何证状，仲景简直未言；既未言，即可知风温治法包括本书之内。何以知之？以本节之首冠以"太阳病"三字知之。因凡太阳病，皆属外感，皆由外之内之病，本论即是外感论，断无更向书外求治之理。仲景所以不言者，以读者苟能明白《太阳篇》理论，治法不言自喻也。此处所以独提下与火熏不可者，明热病有此一种，即是古来相传之风温，汗后当清，不可攻下与火熏也。所以未言其他者，因当日时师惯用泻药与艾火之故。第观本论中救逆法，强半是救误下，即可推知巴豆小圆子及温针等于今日最时髦之石斛保赤散也。各注家之所以误，在崇古思想太过，而疏于医理。何以知之？诸家以为仲景为医圣，治病当如《史记·扁鹊传》所云"见垣一方"，岂有必待汗后身灼热方始知为风温之理？即程注明明指出汗后始见，又以为必非仲景自用汗药，故有"坏病"二字。岂知即此已自误误人不浅。

以今日实验所得，凡发热之病，细别之可分为十数种，如西医籍所谓急性传染病者，其初起强半皆相同，无从辨别其为何种。如小儿出痧子，有风痧，有白面痧，风痧虽重无危险，白面痧却有危险。而当其第一步疹点未见之时，能断定出疹，即是高手，谁又能预知是风痧、是白面痧者？夫所谓坏病者，必经误治之后，外邪深入，病型悉乱，不可条理之病，今乃以"若发汗已"一句竟武断名之，岂非疏之甚者？且上文"脉若静者，为不传""阳明、少阳证不见者，为不传"两条，仲景非明明自言有第一日即可知其传、不传，有必待二三日之后观其证状，然后可定传否乎？仲景之圣，固不能一例于病之初起逆料其将来，乃于前条不怀疑，于风温独加以凿说，何邪？

（四）伤寒一日，太阳受之。（五）伤寒二三日，阳明、少阳不见者，为不传。此两条，解释如下。颇欲吐，与躁烦、脉躁急是两件事，即下条阳明、少阳证，钱说理由不充足。凡伤寒为外感，但外感不得深入，必有内因应之，然后得深入，其在胃则有食积，在少阳则有胆火，皆所谓内因也。胃因外感，消化不良益甚，积复为梗，胃气因上逆欲迫而去之，故呕吐。感寒，体温集表以为救济，其救济之物是热，热者上行，本有胆火则头痛、躁烦，脉安得复静？颇欲吐、躁烦、脉数，即所谓阳明、少阳证也。抑经文甚简，其训人处皆仅示端倪，读者须知隅反。例如本文仅举阳明、少阳，其实少阴、厥阴亦有之，初得病时胫痠者，即有直传少阴、厥阴之倾向。后文所谓肢厥、踡卧，即胫痠之较甚者，胫痠乃肢厥、踡卧之轻浅者，胫痠乃神经痠也。然则躁烦亦不限定少阳，果初病虚而躁烦，脉躁疾即可知其必传少阴，实而脉数、躁烦乃是少阳。假使单纯感冒，体工本足以自救济，不能为病，故不传。

（六）太阳病，发热而渴，不恶寒者，为温病。（七）若发汗已，身灼热者，名为风温。以上六、七两条，第七条本文有讹误，已详前按，兹不复赘；所谓温病、风温，前此所释，义尚未莹，兹再补之。按：伤寒是冬病，温病是春夏病；冬病属肾，夏病属心，此本《内经》以时名病之义。属心之温病，与伤寒异治，其病汗多而不可发汗，后人所谓温病，如《温热经纬》《温病条辨》所说之温病皆是。此不过王孟英、吴鞠通言之未能彻底，故添许多缴绕，而界限不清楚。此处（指《伤寒》本文）所谓温病，乃伤寒之从热化者，拙按所谓"伤寒系之温病"者是；其病乃属肾，其治法悉在本论中，即葛根芩连、白虎诸汤之无热性药者是；属心之温病绝对不可发汗，葛根只处副药地位。读者可参观《病理概论篇》。

岁癸酉，铁樵自注

病有发热恶寒者，发于阳也；无热恶寒者，发于阴也。发于阳者七日愈，发于阴者六日愈，以阳数七、阴数六故也。

《玉函》《千金翼》"病"上有"夫"字，"热"下并有"而"字，"无热"作"不热"，"七""六"上并有"者"字。成本亦有。

成云：阳为热也，阴为寒也。发热而恶寒，寒伤阳也；无热而恶寒，寒伤阴也。阳法火，阴法水；火成数七，水成数六。阳病七日愈，火数足也；阴病六日愈，水数足也。

程云：经虽有六，阴阳定之矣；阴阳之理虽深，寒热见之矣。在发热恶寒者，阳神被郁之病，寒在表而里无寒，是从三阳经为来路也；在无热恶寒

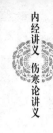

者，阴邪独治之病，寒入里而表无热，是从三阴藏为来路也。同一证而所发之源自异，七与六不过"奇偶"二字解，特举之为例，以配定阴阳耳。日子上宜活看，重在阳数、阴数之数字上。

张璐云：此条以有热、无热，证阳病、阴病之大端，言阳经受病则恶寒发热，阴经受病则无热恶寒，《尚论》以风伤卫气为阳，寒伤营血为阴，亦属偏见。

钱潢《伤寒溯源》云：此一节提纲挈领，统论阴阳，当冠于六经之首。自叔和、无己诸家错简于太阳脉证之后，致喻氏以"未热"注"无热"，悖于立言之旨矣。盖仲景以外邪之感受本难知，发则可辨，因发知受有阴经、阳经之不同，故分发热、无热之各异，以定阳奇、阴偶之愈期也。发于阳者，邪入阳经而发也；发于阴者，邪入阴经而发也，即《阴阳应象论》所谓"阳胜则身热，阴胜则身寒"，阴阳更胜之变也。

丹云：《外台》云："王叔和曰：夫病发热而恶寒者发于阳，无热而恶寒者发于阴；发于阳者可攻其外，发于阴者宜温其内；发表以桂枝，温里以四逆。"庞安时《总病论》亦同。叶文林《医学统旨》云："愚谓发于阳而发热者，头必疼；发于阴而发热者，头不疼。"黄炫《活人大全》云："或问：发热恶寒发于阳，无热恶寒发于阴，且如伤寒，或发热，或未发热，必恶寒、体痛，二说皆曰恶寒，如何辨之？曰：伤寒，或发热，或未发热，必恶寒、体痛、呕逆、头痛、项强、脉浮紧，此在阳，可发汗。若阴证，则无头痛，无项强，但恶寒而踡、脉沉细，此在阴可温里也。"

铁樵按：自"太阳之为病"起，至"病人身大热，反欲得衣"节止，十二节，皆概论太阳之为病，不当此时阑入"踡卧，脉沉细"之少阴证，是《活人大全》说可商。又，详本节似承上节温病、风温说，仍是概论太阳之为病，若曰惟温病发热而渴、不恶寒，若伤寒则无有不恶寒者，惟在太阳时有发热，有不发热，其不发热，非终竟不发热，乃未热耳。所以有此差异者，因病之发作有阴阳之别，人体有肥瘠，时间有昼夜，皆所谓阴阳也。如此解释，似较为中肯。此无关新生理，不知何故各家皆误。首句"太阳之为病"自是开卷第一语语气，继出伤寒、中风两条为全篇主脑，以下两条明若何是不传，接温病、风温明其为例外，再接此下三条，言治之不误，则其愈期大略如此，共十一条，为《太阳篇》之首段。自十三节起乃言治法，条理极明白，惟第十二节"病人身大热"数语，疑有错简，然亦无充足之理由可以断言，何得以无热恶寒武断释为阴证而用四逆？《太阳篇》首段即著三阴病，已万无此理；谓是直中阴经之病，更不当列于此；谓是错简，又无理由；且病之当用姜附者，果能六日愈乎？桂枝证七日愈，四逆证反六日，将四逆证较桂枝为轻乎？是真勿思之甚矣！"阳数七，阴数六"二语颇不可晓，注家以成数为言，然不佞有未达者在，恐一宗此说，便入魔道，是当阙疑。

太阳病，头痛至七日以上自愈者，以行其经尽故也。若欲作再经者，针足阳明，使经不传则愈。

《玉函》《千金翼》无"以行"二字，"尽"作"竟"。

方云：太阳头痛，首条已具言之，此又独言者，举大意也。七日已上，该六日而言也；行，亦传也；经尽，谓传遍也；欲作再经，谓病加进也；针足阳明，夺其传路而遏之也。"传"与《阳明篇》"转"互音义，犹古之驿传，今之过所云也。

周扬俊《伤寒三注》云："七日"而云"已上自愈"者，明明邪留太阳，至七日则正气复而邪气退也。所谓经尽，盖六日之间营卫流行，复至七日而行受邪之经耳，岂诚一日太阳、二日阳明、六日间六经证见，至七日乃又显太阳经证也邪？针足阳明者，谓太阳将传阳明，故于跗阳脉穴针之，以泄其邪，则邪散而自愈矣。

柯云：旧说伤寒一日传一经，六日至厥阴，七日再传太阳，八日再传阳明，谓之再经。自此说行，而仲景之堂无门可入矣。夫仲景未尝有"一日传一经"之说，亦未有传至三阴而尚头痛者。曰头痛，是未离太阳可知。曰行，则与传不同。曰其经，是指本经，而非他经矣。发于阳者七日愈，是七日乃太阳一经行尽之期，不是六经传变之日，岐伯曰"七日太阳病衰，头痛稍愈"，有明证也。故不曰传足阳明，而曰欲再作经，是太阳过经不解，复病阳明而为并病也。针足阳明之交，截其传路，使邪气不得再入阳明之经，则太阳之余邪亦散，非归并阳明，使不犯少阳之谓也。

丹云：成、喻、程、钱、《金鉴》，均以六日传经之说为注解，皆不可从。

铁樵按：此节，诸家解释均可取。然学者欲得心下了彻，仅谨守各注仍不免隔膜，当于"传经"两字真个领悟，方能扫除翳障。欲明传经，当先明经是何物。今固明知古人非能知躯体内景而定所谓六经也，不知内景，则其所根据者舍病状莫属。例如伤寒自始病即不服药，听其自然变化，则第一步恶寒、头痛、体痛、呕逆，第二步恶热、汗出、多寐、口渴，第三步腹痛、谵语、神昏，继此以往，即两目直视、烦躁刻不得宁，以至于死。积多年经验，知此种病大都如此。而所谓第二步、第三步，以时间计之，大都每换一种病状，约相距七日，于是从病状定名，第一步曰太阳，第二步曰阳明。何以谓之太阳？为其在躯体之最外层也。何以谓之阳明？阳明者，阳之极盛，谓病之属阳者，至此为极，不能复加也。然自但恶热、不恶寒，至于神昏、谵语，其大多数亦七日，于是定前者为阳明经，后者为阳明府。所谓经者，因病状每七日一变化，古人知"揆度奇恒，道在于一"之理，从病人之不一以推测健体之一，于是知病状七日一变，必根于人体之变化而来。特不病时则变化不可见，古人名此不可见之变化曰经气。所谓府，不烦多解释，因燥矢在肠，宿积在胃，府指肠胃言耳。而太阳与阳明相续之间，往往见一种病状，其寒热有起落，起落有定时，于是别名此一时期，谓之少阳。凡病见太阳之后，无有不继见少阳或阳明者，太阳在外，是以次深入也。走而不守，故谓之传病。又不止如上所言躯体外层之寒热、汗否，肠胃宿积之燥矢、腹痛而已，凡太阳辄见头痛、项强，凡少阳辄见口苦、咽干，凡阳明辄见鼻干、目痛，于是名是种种谓之证。凡治伤寒，当明白此等，否则总不免模糊影响。读者既知此，然后可以明白何者是太阳病，何故说七日以上自愈，行其经尽云云究何所指。

然古人所知者犹不止此，分病之经，观经之证，以证之所见定经之径路，然后能事毕矣。例如阳明之证有鼻干、龈痛、发颐、头痛、喉痛、胃中停食、腹痛诸证，故云："阳明之脉起于鼻之交頞中，下循鼻外，入上齿中，……却循颐后下廉，……循发际，至额颅；其支者，……循喉咙，入缺盆，下膈，属胃，络脾；其直者，从缺盆下乳内廉，下挟脐，入气街中。"又，伤寒之经往往兼见，例如阳明证已见，太阳证未罢，此为极寻常事，故足阳明脉有"旁纳太阳脉"之语。凡胃病者必兼见肠病，古人以腹部属太阴，故云阳明之脉"下膈，属胃，络脾"，此其大较也。经络之来由，决非由于解剖，解剖亦不能寻出特殊路径，况古人不知藏府内景乎？故浅者以为古人经络之说有神秘，而新医学家则一笔抹煞，以为其说皆妄，是两失之。

太阳病欲解时，从巳至未上。

《玉函》《千金翼》"至"作"尽"，无"上"字。

成云：巳为正阳，则阳气得以复也。始于太阳，终于厥阴，六经各以三时为解，而太阳从巳至未，阳明从申至戌，少阳从寅至辰，至于太阴，从亥至丑，少阴从子至寅，厥阴从丑至卯者，以阳行也速，阴行也缓；阳主于昼，阴主于夜。阳三经解时从寅至戌，以阳道常饶也；阴三经解时从亥至卯，以阴道常乏也。《内经》曰："阳中之太阳，通于夏气。"则巳午未，太阳乘王也。

风家，表解而不了了者，十二日愈。

方云：风家，谓中风之病也。表，外证也。解，罢也。了了，犹惺惺也，言中风之病，外证俱罢，大势已除，余邪未净，犹未复初也。十二日，经尽之时也，言至此时，则余邪当悉去，而初当复也。盖晓人当静养以待，勿多事反扰之意。

柯云：七日表解后，复过一候，而五藏元气如充，故十二日精神慧爽而愈。此虽举风家，伤寒概之矣。

《鉴》云：不了了者，不清楚也。

吴仪洛《伤寒分经》云：经中凡"勿药，俟其自愈"之条甚多，今人凡有诊视，无不予药，致自愈之证，反多不愈矣。

庞氏《总病论》：《方言》曰：南楚疾愈，或谓之差，或谓之了。

铁樵按：一年最与病有关者，为二分、二至；一日夜与病有关者，为黎明、薄暮、日中、夜半，此乃一日之二分、二至也，故以六经配十二时，其说甚有理，惟不必能恰如分际，大分固不甚相远也。

病人身大热，反欲得衣者，热在皮肤，寒在骨髓也；身大寒，反不欲近衣者，寒在皮肤，热在骨髓也。

成本"得衣"间有"近"字。

成云：皮肤言浅，骨髓言深；皮肤言外，骨髓言内。身热欲得衣者，表热里寒也；身寒不欲得衣者，表寒里热也。

汪云：或言此条非仲景论，系叔和所增入者。详其文义，与"阳盛阴虚，汗之则死"云云，又"桂枝下咽，阳盛则毙"云云同。构此危疑之词，以惊惑人耳，例宜从删。

铁樵按：汪说甚是。不但语气类叔和，抑亦无其深意，且自第一节至此为太阳概论，性质略如导言，独此节不类，故当存疑。

太阳中风，阳浮而阴弱，阳浮者热自发，阴弱者汗自出，啬啬恶寒，淅淅恶风，翕翕发热，鼻鸣、干呕者，桂枝汤主之。

"阴弱"，《玉函》《脉经》《千金翼》作"阴濡弱"。《千金》"啬"作"涩"，"翕"作"噏"。

方云：太阳中风，乃掇上条所揭攒名以指称之，犹上条掇首条所揭，而以太阳病为首称，同一意也。阳浮而阴弱，乃言脉状以释缓义也，《难经》曰"中风之脉，阳浮而滑，阴濡而弱"是也。阳浮者热自发，阴弱者汗自出，言外为阳，卫亦阳也，风邪中于卫则卫实，实则太过，太过则强，然卫本行脉外，又得阳邪而助之，强于外则其气愈外浮，脉所以阳浮；阳主郁，气郁则蒸热，阳之性本热，风善行而数变，所以变热亦快捷，不待闭郁而即自蒸热，故曰阳浮者热自发也。内为阴，荣亦阴也，荣无故，则荣比之卫为不及，不及则不足，不足则弱；然荣本行脉内，又无所助，而但自不足于内，则其气愈内弱，脉所以阴弱；阴主血，汗者血之液，阴弱不能内守，阳强不为外固，所以致汗亦易，不待覆盖而即自出泄，故曰阴弱者汗自出也。啬啬恶寒，淅淅恶风，乃双关之句。啬啬，言恶寒由于内气馁，不足以耽当其渗逼而恶之甚之意；淅淅，言恶风由于外体疏，犹惊恨雨水卒然淅沥其身而恶之切之意。盖风动则寒生，寒生则肤栗，恶则皆恶，未有恶寒而不恶风，恶风而不恶寒者，所以经皆互文而互言之也。翕翕发热，乃形容热候之轻微。翕，火炙也，翕为温热，而不蒸蒸大热也。鼻鸣者，气息不利也。干呕者，气逆不顺也。盖阳主气而上升，气通息于鼻，阳热壅盛，故鼻窒塞而息鸣，气上逆而干呕也。主，主当也，言以是为主当，而损益则存乎人。盖脉证无有不相兼而见者，所以经但活泼泼，不欲人拘执之意也。

程云：阴阳以浮沉言，非以尺寸言。观伤寒条只曰脉阴阳俱紧，并不著"浮"字，可见唯阳浮同于伤寒，故发热同于伤寒，唯阴弱异于伤寒，故汗自出异于伤寒，虚实之辨在此。热自表发，故浮以候之；汗自里出，故沉以候之。得其同与异之源，而历历诸证，自可不爽。

柯云：两"自"字，便见风邪之迅发。

喻云：风寒互言，后人相传谓伤风、恶风、伤寒、恶寒，苟简率易，误人多矣。翕翕发热，乃气蒸湿润之热，比之伤寒之干热不同。

方氏《或问》云：啬，悭吝也。恶寒者，譬如悭吝、啬细、惧事之人，恁的常常怯怯然畏恶也。淅淅，米也，《孟子》"接淅而行"是也。恶风者，譬如裸体之人，被人卒然以水洒淅于身，蓦地惊恐，恨恨然而畏恶也。然特迎风动扇则如此，闲静坐卧则不恶，此二者所以有大同小异之分也。

顾氏《溯源集》云：翕翕者，热在表也，如鸟翼之附外也。《方言》：翕，炙也。又曰：翕，炽也。

《伤寒选录》云：张氏曰："对病施治，乃依方疗疾也，事理平正，无曲折可否之责，止对证而用药，即无疑难，故曰主之。假如此条，理明而言简，曰主之者当然。其他虽有病证冗杂者，而理终归一途，别无差失相反。方内凡言主之，理同一体也。"

黄炫《活人大全》云：或问：经言用药，有言"可与某汤"，或言"不可与"，又有言"宜某汤"及"某汤主之"，凡此数节，旨意不同，敢问。曰：《伤寒论》中一字不苟，观是书片言只字之间，当求古人之用意处，轻重是非，得其至理，而始可言医矣。所问有言"可与某汤"，有言"不可与"者，此设法御病也；又言"宜某汤"者，此临证审决也；其言"某汤主之"者，乃对病施药也，此三者即万法之条目也。

铁樵按：方氏注释，往往在可解不可解之间，疑是文学关系。吾辈以阐明医理为的，古人文字不当求疵索瘢。惟其说脉之浮沉，与发热之有汗、无汗，实多未达。读者苟以吾第一期讲义中所言者一相比拟，得失自判。吾故曰：苟能明白何故发热，何故有汗，何故无汗，《伤寒论》全书可以破竹而下也。方氏医学知识不过尔尔，乃敢改定《伤寒论》章节，喻嘉言《尚论篇》更尤而效之，二人皆可谓无忌惮者。吾所以不加删节，俾读者一聆此等人绪论，庶知吾中医不进步之所由。当谓治医学当明死活，如处处从根本解决，热病须推求何故发热，有汗、无汗，须推求何故有汗、无汗，是即活医学；仅向故纸堆中求医学，不明所以然之故，便是死医学。活的有进步，死的无进步，诸君当知所以致力之道矣。

伤寒论讲义第三期

桂枝汤方

桂枝三两，去皮　芍药三两　甘草三两，炙　生姜三两，切　大枣十二枚，擘

上五味，㕮咀，以水七升，微火煮取三升，去滓，适寒温，服一升。服已须臾，歠热稀粥一升余，以助药力；温覆令一时许，遍身漐漐微似有汗者益佳，不可令如水流漓，病必不除。若一服汗出病瘥，停后服，不必尽剂；若不汗，更服依前法；又不汗，后服小促其间，半日许令三服尽；若病重者，一日一夜服，周时观之，服一剂尽，病证犹在者，更作服；若汗不出，乃服至二三剂。禁生冷、黏滑、肉面、五辛、酒酪、臭恶等物。

《鉴》云：名曰桂枝汤者，君以桂枝也。桂枝辛温，辛能发散，温通卫阳；芍药酸寒，酸能收敛，寒走阴营。桂枝君芍药，是于发汗中寓敛汗之旨；芍药臣桂枝，是于和营中有调卫之功。生姜之辛，佐佳枝以解表；大枣之甘，佐芍药以和中。甘草甘平，有安内攘外之能，用以和中气，即以调和表里，且以调和诸药。以桂芍之相须，姜枣之相得，藉甘草之调和，阳表阴里，气卫血营，并行而不悖，是刚柔相济以相和也。而精义在服后须臾啜稀粥以助药力，盖谷气内充，不但易为酿汗，更使已入之邪不能稍留，将来之邪不得复入也。又妙在温覆令一时许，漐漐微似汗，是授人以微汗之法也。不可令如水流漓，病必不除，是禁人以不可过汗之意也。此方为仲景群方之冠，乃解肌发汗、调和营卫之第一方也，凡中风、伤寒，脉浮弱、汗自出而表不解者，皆得而主之，其他但见一二证即是，不必悉具也。此汤倍芍药、生姜，加人参，名桂

枝新加汤，用以治营表虚寒，肢体疼痛；倍芍药，加饴糖，名小建中汤，用以治里虚心悸、腹中急痛；再加黄芪，名黄芪建中汤，用以治虚损虚热、自汗、盗汗，因知仲景之方可通治百病也。若一服汗出病瘥，谓病轻者初服一升，病即解也。停后服，不必尽剂，谓不可再服第二升，恐其过也。若不汗，更服依前法，谓初服不汗出，未解，再服一升，依前法也。又不汗，后服，谓病仍不解，后服第三升也。小促其间，半日许令三服尽，谓服此第三升，当小促其服，亦不可太缓，以半日三时许为度，令三服尽，始适中其服之宜也。若病重者，初服一剂三升尽，病不解，再服一剂，病犹不解，乃更服三剂，以一日一夜周十二时为度，务期汗出病解而后已。后凡有曰"依服桂枝汤法"者，即此之谓也。《玉函》方药炮制云：生姜皆薄切之，大枣擘去核，桂削去皮，用里黑润有味者佳。陶隐居云：凡用桂心、厚朴、杜仲、秦皮、木兰之辈，皆削去上虚软甲错处，取里有味者秤之。《总病论》云：桂，刮去粗皮。《直格》云：削去皴皮，官桂是也。《元戎》云：去浮皮。

丹云：方氏谓桂去皮而用枝，张志聪谓用梢尖嫩枝，内外如一，而去皮骨；钱潢、《金鉴》删"去皮"二字，并失考耳。

陶氏《本草序例》云：㕮咀者，谓秤毕，捣之如大豆。

《楞严经》五种辛菜注：五辛者，谓大蒜、茖葱、慈葱、兰葱、兴渠。《本草纲目》：大蒜、小蒜、韭、胡荽、芸薹。

《伤寒附翼》云：此为仲景群方之魁，乃滋阴和阳、调和营卫、解肌发汗之总方也。凡头痛、发热、恶风、恶寒，其脉浮而弱，汗自出者，不拘何经，不论中风、伤寒、杂病，咸得用此，惟以脉弱、自汗为主耳。愚常以此汤治自汗、盗汗、虚疟、虚痢，随手而愈，因知仲景之方可通治百病。后人分门证类，使人无下手处者，可同年语邪？

《总病论》云：凡桂枝汤证，病者常自汗出，小便不数，手足温和，或手足指梢露之则微冷，覆之则温浑，身热微烦，而又憎寒，始可行之。若病者身无汗，小便数，或手足逆冷，不恶寒反恶热，或饮酒后，慎不可行桂枝汤也。

铁樵按：桂枝汤功用为汤药之冠，亦为自有汤药以来之第一方，学者须于古人所说用法非常注意。古人经验多，于病理往往多谬误，其论用药，则语皆后进师资。吾侪所以能治病者以此，即后此有所发明，亦藉此为基础，其功不可没也。仲圣自云"桂枝本为解肌"，方后说明则继进与否，当以有汗与否

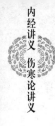

为衡，于以知本论所谓可发汗、不可发汗皆指麻黄而言。凡伤寒禁汗之病，荆、防在所不禁，柴胡、桂枝亦非所忌，此不可不知者也。

又，柯韵伯云："用桂枝汤，以脉弱自汗为主。"其语甚精。此外更有一紧要关键，凡热病舌干者，桂枝不可用。所以然之故，热病津液少者，即是阴虚热化之证，桂枝虽解肌，其性则温，凡热病治以热药，例不得汗；况津液已干，更以温化之品予之，阴液如何能作汗？不得汗则热无出路，是益之热也。故误用往往劫津难救，王叔和谓"阴虚阳盛，桂枝下咽即亡"，正是指此，此言其浅者；伤寒末传，少阴危证，津液枯涸，宁用附子，不用桂枝，此言其深者，语详后附子证中。然无论深浅，凡热病舌干者，不得用石斛。古人著书，恒用极简之文字，无论如何，不肯破例，以故恒言之不详。后之业医者，苦于无学。如喻嘉言者，又粗豪自喜，且不能无私心，遂不能细心体会；如陈修园者，拘牵文义，更不能领会，致古书无人懂得。桂枝之用既不明了，于是石斛起而代之，今则遍地皆是石斛，镇日杀人而不自知，则因彼等入手时皆死医学，非活医学，故无进步如此，此不可不知者二也。

《千金》云：古秤惟有铢两，而无分名，今则以十黍为一铢，六铢为一分，四分为一两，六十两为一斤，此神农之称也。陆九芝《世补斋医书》考定，古量一两，合今量七分六厘。准此，则桂枝三两，合今称二钱余；分三次服，则每次不过七分六厘。今有用桂枝、麻黄至两许者，自以为较仲景尚少一半，不知其较仲景已多至十四倍。吾曾见过五六次，有误药之后，已临危不可救药者；有尚能至敝寓门诊者，然形与神离，亦终必死。门人有以不遽死为疑者，其理诚不可晓，然亦有说。须知药当与病相得。药与病相得，药中病则病愈，药反病则病危。故有服药少许，下咽竟死者，非药杀之，病杀之也。若多服至于非常，则药不与病相得。药不与病相得，病不当药，而正气当药。正气当药，则全身气脉、筋肉均起反射作用，故其人神志斗呈异状，反得不即死者，以五藏中毒均也。吾曾见误服大山人参数两，其人肌肤腴润，气色不变，惟双目失明，头不得动，中西医皆穷于应付，呻吟床褥，至八月之久乃死者。可知用药逾量，虽人参，有大毒，何论《本经》中中下品哉！此不可不知者三也。

又，药苟中病，无有不应手立效者，若一服不效，至于再服；一剂不效，至用第二剂，此非可以贸然学步者。须知药既中病，而又不效，乃绝对例外之事。须有真知灼见，所谓捏得稳，算得定，然后可以再进、三进，否则无有不败事者。吾治陶希丈之女公子，生才四个月，连用麻黄，一夜尽五剂，然后汗出得瘥。当时从各方考虑，煞费脑力，故能言之亲切如此。此又初学者不可不知者也。

太阳病，头痛、发热、汗出、恶风，桂枝汤主之。

"风"下，《脉经》有"若恶寒"字，成本有"者"字。

方云：此与前条文虽差互详略，而证治则一。前条有脉，无头痛，以揭病名；此有头痛，无脉，以言治，互相详略耳，无异殊也。

柯云：此条似桂枝本证，辨证为主，合此证即用此汤，不必问其为伤寒、中风、杂病也。今人凿分风寒，不知辨证，故仲景佳方，置之疑窟。四证中，头痛是太阳本证，头痛、发热、恶风与麻黄证同。本方重在汗出，汗不出者，便非桂枝证。

丹云：《金鉴》以此条为重出衍文，误。

铁樵按：柯氏"辨证为主"四字，是初学从入之门。

太阳病，项背强几几，反汗出、恶风者，桂枝加葛根汤主之。

几几，程本作"几几"，误。《玉函》云："桂枝汤主之。论云：桂枝加葛根汤主之。"《千金翼》同，"论云"作"本论云"。

成云：几几，伸颈貌，动则伸颈摇身而行。项背强者，动则如之。

张志聪云：此承上文头痛，而及于项背，以见太阳循经，自上而下之义也。太阳经脉循于脊背之间，今风邪涉于分部而经气不舒，故项背强而几几然也。是当无汗，反汗出者，肌腠不密也。肌腠虚，故恶风。用桂枝汤以解太阳肌中之邪，加葛根，宣通经脉之气，而治太阳经脉之邪。

《明理论》云："几"，音"殊"，引颈之貌。几，短羽鸟也。短羽之鸟不能飞腾，动则先伸引其头尔。项背强者，动亦如之。

《金匮直解》云：案《说文》"几"字无钩挑，有钩挑者，乃"几案"之"几"字也。"几"乃鸟之短羽，像小鸟毛羽未盛之形，飞几几也，故"凫"字从"几"，盖形容其颈项强急之意。

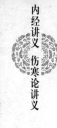

桂枝加葛根汤方

葛根四两　麻黄三两，去节。成本、《玉函》无"去节"字　芍药二两《可发汗篇》作"三两"　生姜三两，切　甘草二两，炙　大枣十二枚，擘　桂枝二两，去皮。《玉函》作"三两"

上七味，以水一斗，先煮麻黄、葛根，减二升，去上沫，内诸药，煮取三升，去滓，温服一升，覆取微似汗。不须啜粥，余如桂枝法将息及禁忌。

原注： 臣亿等谨按：仲景本论，太阳中风自汗用桂枝，伤寒无汗用麻黄。今证云"汗出"也，第三卷有葛根汤，恶风而方中有麻黄，恐非本意。证云"无汗，恶风"，正与此方同，是合用麻黄也。此云桂枝加葛根汤，恐是桂枝中但加葛根耳。

《玉函》无"麻黄"二字，"一斗"作"九升"，无"将息及禁忌"五字，成本亦无五字。方本不载本方，但云：于桂枝汤内加葛根三两，余依桂枝汤法。

《活人书》云： 伊尹《汤液论》桂枝汤中加葛根，今监本用麻黄，误矣。

丹云： 方氏以降，均以此方为太阳、阳明合病之的方，只张志聪、张锡驹之解为太阳病项背强者之主剂，其说似长矣。盖以葛根为阳明之药者，昉乎张洁古，诸家未察耳。仲景用葛根者，取之于其解表生津，痉病亦用葛根，其意可见也。《本草经》云"葛主治消渴、身大热"，《名医别录》云"疗伤寒、中风、头痛，解肌发表，出汗，开腠理"，亦可以为佐证也。《圣济总录》桂心汤，治四时伤寒初觉，即桂枝加葛根汤。

铁樵按： 桂枝汤加葛根，谓是太阳、阳明合病之的方，未尝不可通，其意盖以桂枝属太阳，葛根属阳明；太阳从寒化，桂枝性温；阳明从热化，葛根性凉故也。伤寒之法，以"恶寒已罢"为传入阳明之候，是阳明但恶热，不恶寒也。三阳之病皆正治，正治者，治寒以热，治热以寒。不化热，不名为阳明，故洁古以凉性之葛根为阳明主药。病固有已传阳明而太阳未罢者，斯各家以桂枝、葛根并用之方，为太阳、阳明合病之主方矣。然按之经文，则殊不尔。《伤寒论》之法，有一证，则有一药。背几几者加葛根，等于呕者加半夏，喘者加厚朴、杏仁，足踡者加附子，故谓桂枝加葛根汤为项背强几几之主剂，其说较正确。两阳合病，必自下利，葛根汤主之，是葛根第二个作用。盖下陷则为利，陷者举之，葛根性升，所以举陷也。后人有疑葛根是阳明药，深恐病在太阳时，用之引邪入里，其实那有此事？凡读书无真知灼见，故当一步不可行。

太阳病，下之后，其气上冲者，可与桂枝汤，方用前法。若不上冲者，不得与之。

《玉函》《千金翼》无"后"字及"方用前法"四字，"得"作"可"。

成云： 太阳病属表，而反下之，则虚其里，邪欲乘虚传里，若气上冲者，里不受邪，而气逆上与邪争也，则邪仍在表，故当复予桂枝汤解外；其气不上冲者，里虚不能与邪争，邪气已传里也，故不可更予桂枝汤攻表。

钱云： 太阳中风，外证未解之时而误下之，则胃气虚损，邪气乘之，当内陷而为痞、为结，下陷而成协热下利矣。以下后而其气上冲，则知外邪未陷，胸未痞结，当仍从外解，可与桂枝汤，不须加减，悉照前方服法可也。若其气不上冲者，恐下后邪或内入，胃气已伤，将有逆变，尚未可知，桂枝汤不可与也，姑待其变，然后随证治之可耳。

张志聪云： 气上冲者，谓太阳之气从下而上，其气盛，不因下后内陷，故上冲也，可与桂枝汤以解肌中之邪。若不上冲者，太阳之气下陷，邪亦从之内入，无庸桂枝以解肌，故曰不得与之。

丹云： "上冲"字，诸家未有明解，盖此谓太阳经气上冲，为头项强痛等证，必非谓气上冲心也。

铁樵按： 此条甚可疑。太阳病误下，仅商量于桂枝汤之可与、不可与，就本节论，语气殊不完；与他节比较，文字亦不类，以故丹波氏疑之，舒氏亦疑之。舒语甚武断，谓："误下无他变，正可用桂枝解表，何论其气上冲与不上冲，仲景必无此法。"东国喜多村亦疑之，其言较为缜密。喜云："此释太阳误下之证治，太阳病外证未解而误下之，则胃气虚损，邪气乘之，当内陷而为痞、为结胸，下陷而成协热下利矣。以下后而其气上冲，则里气尚持，与邪冲争，如外邪未陷，胸未痞结当从外解，可与桂枝汤。所谓上冲者，上冲于心胸也。《金匮·痓病篇》葛根汤证曰：'气上冲胸。'又，《腹满篇》曰：'夫瘦人绕脐痛云云，反下之，其气必冲；不冲者，心下即痞。'又，《咳嗽病篇》：'气从少腹上冲胸咽。'又云：'与茯苓桂枝甘草汤，治其

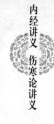

气冲。'其次条云：'冲气即低云云，前方去桂。'《外台》引深师木防己汤，即《金匮》防己黄芪汤方，复云：'气上冲者，加桂心。'本经《不可发汗篇》云：'气上冲，正在心端。'并可以见也。前辈或谓经气上冲，为头痛、项强等证，非是。若不上冲，则里气虚馁，其邪已下陷，变病不一，当随宜施治。论中误治诸法，详观自明，桂枝汤不可与之也。"

鄙意虽喜多村所说如此，而此节经文总是不完不类，如其上一条云"太阳汗下之后，桂枝证仍在者，宜桂枝汤"，则接此一条不为无根，今无故忽著一气上冲，则气上冲当有气冲治法，何得遽作商量之辞？例如前一条云"反汗出，恶风者，桂枝加葛根汤主之"，若易作"汗出，恶风者，可与桂枝加葛根汤；不汗出、恶风者，不可与之"，亦复成何话说？故云语气不完。他如"太阳病，医反下之，遂利不止，脉促者，表未解"节，又如"太阳病，下之后，脉促、胸满"节，凡言太阳误下，任举一节，皆含有要义，耐人寻绎。若此节只说得可与不可与，且未言何故，宁非不类？又，每一节文字必有其重心，诸家虽释"不上冲"为"下陷"，奈与原文重心完全不符，盖此节文字重心只在可、不可，不在冲、不冲。更求其他类此之文，如"桂枝本为解肌"节，发热、汗不出者不可与，是桂枝禁，与作商量口吻者迥然不同。故吾疑此节乃《可与不可与篇》中错简在此，乃叔和文字，非仲景文字也。

太阳病三日，已发汗，若吐，若下，若温针，仍不解者，此为坏病，桂枝不中与也，观其脉证，知犯何逆，随证治之。

《玉函》《千金翼》"仍"作"而"，"不中与之"作"不复中与也"。

方云： 坏，言历遍诸治而犹不愈，则反复杂误之余，血气已惫坏，难以正名名也。不中，犹言不当也。末三句，言所以治之之法，盖既不可名以正名，则亦难以出其正治，故但示人以随机应变之微旨。

程云： 如汗后亡阳动经，渴、躁、谵语，下后虚烦、结胸、痞气，吐后内烦、腹胀满，温针后吐、衄、惊狂之类，纷纭错出者俱是，为前治所坏。

王宇泰云： 逆者，谓不当汗而汗，不当下而下，或汗下过甚，皆不顺于理，故云逆也。

张志聪云： 太阳病至三日，而已发汗，则肌表之邪已去，假使里证未除，若吐之而治其中膈，若下之而清其肠胃，若温针而理其筋脉，里证仍不解者，此为坏病。夫自败曰坏，言里气自虚而自败也。

柯云：坏病者，即变证也。若误汗则有遂漏不止、心下悸、脐下悸等证，妄吐则有饥不能食、朝食暮吐、不欲近衣等证，妄下则有结胸、痞硬、协热下利、胀满、清谷等症，火热则有发黄、圊血、亡阳、奔豚等证，是桂枝证已罢，故不可更行桂枝汤也。桂枝以五味成方，减一、增一便非桂枝汤，非谓桂枝竟不可用。

钱云：论中凡属误汗吐下之变，皆坏病也，故治之之法，即下文误汗、误吐、误下、误烧针诸条是也。

丹云："坏"，成氏注为"古坏切"，云为医所坏病也，似于义不稳。有太阳病为医所坏，转为少阳，为阳明者，则不得谓之为坏病也。巢氏《病源》云：或已发汗吐下，而病证不解，邪热留于府藏，致令病候多变，故曰坏伤寒。《外台秘要》引文仲云：伤寒八九日不瘥，名为败伤寒，诸药不能消。又引《古今录验》云：伤寒五六日以上不解，热在胸中，口噤不能言，唯欲饮水，为败伤寒，医所不疗。《千金方》作"坏伤寒"。所谓败伤寒，盖是败坏之义，即坏病耳，当互证也。

又云：温针，诸注欠详。王纶《明医杂著》云："问：近有为温针者，乃楚人法，其法针于穴，以香白芷作圆饼套针上，以艾蒸温之，多取效。答：古者针则不灸，灸则不针，未有针而加灸者，此后人俗法也。此法行于山野贫贱之人，经络受风寒致病者或有效，只是温经通气而已。仲景，楚人，此岂古温针之遗法邪？"

又云："不中"，方氏解为"不当"，恐不尔。萧参《希通录》云：俚谈以"不可用"为"不中用"，自晋时已有此语。《左传·成二年》郤子曰：克于先大夫，无能为役。杜预注云：不中为之役使。王充耘《读书管见》云：中士见事之当其可者谓之中，其不可者谓之不中。

简按：（简，丹氏自谓）"不中用"，见《始皇本记》《韩延寿传》等。

《名医类案》云：一人伤寒坏证垂死，手足俱冷，气息将绝，口张不能言，张致和以人参一两去芦，加附子一钱，于石铫内煎至一碗，以新汲水浸之若冰冷，一服而尽，少顷，病人汗从鼻梁上涓涓如水，此其验也。盖鼻梁上应脾，若鼻端有汗者可救，以土在身中周遍故也。世谓伤寒汗吐下三法差谬，名

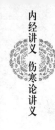

曰坏证。孙真人云：人参汤须得长流水煎服，若用井水则不验，盖长流水取其性之通达耳。

铁樵按： 近日西医籍有所谓病型，谓各病之进行皆有一定程序。伤寒（西籍所谓伤寒，与仲景《伤寒论》不同。拙著《伤寒研究》中曾言，他日《新生理讲义》中当更详之。）之病型，为三期，以逐日之热度列之成表，千百人伤寒之热度表如出一型，故谓之病型。此因西国对于伤寒治法无特效药，仅有对证治疗法，无根本治疗法，常听病毒循自然进行之轨道，故有病型。苟用仲景法治之，病在太阳即愈于太阳；若用《温病条辨》法，清宫、增液，热不得退，则出白㾦，是又一病型。病型，即巢氏《病源》所谓病候。凡治医稍久，经验稍多者，对于伤寒，但问日期，可以知病证；但睹病状，可以知起病日数及所感苦痛，无他，以病有型。故各家于"坏病"字解释颇歧异，吾以为凡病候不循常轨，无型可言者，即是坏病。因不经误药，或误药不甚，病型必不乱。病型不乱，则各经皆有定法；乱则不能泥于常理，起病日期虽尚在桂枝证时期，亦不得遽与桂枝汤，故曰桂枝不中与也。（温病病型与伤寒不同，详《热病讲义》）

桂枝本为解肌，若其人脉浮紧，发热，汗不出者，不可与之也。常须识此，勿令误也。

《玉函》《千金翼》"桂枝"下有"汤"字，"汗不出"作"无汗"，无"之"字，成本亦无。

成云： 脉浮、发热、汗出、恶风者，中风也，可与桂枝汤解肌；脉浮紧、发热、不汗出者，伤寒也，可与麻黄汤，常须识此，勿妄治也。

丹云： "肌"，《说文》："肉也。折骨分经，白为肌，赤为肉。"而"肌"有两义，有"肌肉"之"肌"，有"肌肤"之"肌"，《注证发微》详辨之。方氏因注云：肌，肤肉也，盖分肌肉之肌也。

丹又云： 解肌，解散肌表邪气也，言桂枝虽为解肌之剂，若其人脉浮紧、发汗、汗不出者，不可与桂枝汤，当以麻黄汤解散其肌表之邪也。"解肌"二字，不专属于桂枝，《外台秘要》有麻黄解肌汤、桂枝解肌汤，《名医别录》麻黄主疗云"解肌"，可以见耳。古人于定名不甚讲究，故费解如此，著之于篇，以见读中医籍之不宜凿解。

若酒客病，不可与桂枝汤，得之则呕，以酒客不喜甘故也。

《玉函》《千金翼》无"若"字、"病"字、"以"字。成本"得之"作"得汤"。

成云：酒客内热，喜辛而恶甘。桂枝汤甘，酒客得之，则中满而呕。

柯云：仲景用方，慎重如此，言外当知有葛根芩连以解肌之法矣。

丹云：程氏谓"酒客脉浮、汗自出似风伤卫"，《金鉴》云"酒客病，谓过饮而病也"，并非是。

喘家，作桂枝汤，加厚朴杏子佳。

方云："佳"，一本作"杏子仁"。

成云：太阳病为诸阳主气，风甚气壅则生喘也，与桂枝汤以散风，加厚朴、杏仁以降气。

魏荔彤云：凡病人素有喘症，每感外邪，势必作喘，谓之喘家，亦如酒客等，有一定治法，不同泛常人一例也。

钱云：气逆、喘急，皆邪壅上焦也。胃为水谷之海，肺乃呼吸之门，其气不利，则不能流通宣布，故必加入厚朴、杏仁乃佳。杏子，即杏仁也。前人有以"佳"字为"仁"字之讹者，非也。

凡服桂枝汤吐者，其后必吐脓血也。

《玉函》《千金翼》无"凡"字、"也"字。

钱云："其后必吐脓血"句，乃未至而逆料之词也，言桂枝性本甘温，设太阳中风，投之以桂枝汤而吐者，知其人本阳邪独盛于上，因热壅上焦，以热拒热，故吐出而不能容受；若邪久不衰，熏灼肺胃，必作痈脓，故曰：其后必吐脓血也。此以不受桂枝而知之，非误用桂枝而致之也。乃各注家俱言胃家湿热素盛，更服桂枝则两热相搏，中满不行，势必上逆而吐，热愈淫溢，蒸为败浊，必吐脓血，此一大禁也。方、喻均云尔。不知桂枝随已吐出，何曾留着于胸中，岂可云"更服桂枝，两热相搏"乎？前人遂以此条列为桂枝四禁，岂不谬乎？

魏云：桂枝既不可用，将坐以候之乎？此处俱无一语救正，不几令主治者茫然邪？湿热家之中风，于用桂枝之内必佐以五苓之治法，或易桂枝为葛根，即葛根芩连汤之义也。

汪云：此条仲景无治法。《补亡论》常器之云：可服《类要》芍药地黄汤。郭白云云：见脓血而后可服。

丹云：舒氏云：酒客得桂枝则呕，其后果吐脓血乎？盖积饮素盛之人，误服表药以耗其阳而动其饮，上逆而吐，亦常有之；若吐脓血者，从未之见也。定知叔和有错。此说似有理。

铁樵按：吐脓血，当求其理，体工之变化原多不可思议之事，然不能言其理，当求之经验，若二者皆无，当阙疑耳。纵曲为之说，宁有当乎？如云熏灼肺胃，必作痈脓；蒸为败浊，必吐脓血，此等只算信口开河，不值识者一哂。(此连以上两条皆属误用桂枝，酒客不过得之而呕，若阳盛得桂枝，胃不能受而呕，则其后当见血。可疑处在"脓"字，当是讹字。本条是承接上条说。)

太阳病，发汗，遂漏不止，其人恶风、小便难、四肢微急，难以屈伸者，桂枝加附子汤主之。

《玉函》《脉经》《千金翼》"汗"上有"其"字，"漏"下有"而"字。

成云：太阳病，因发汗，遂漏不止而恶风者，为阳气不足，因发汗，阳气益虚，而皮腠不固也。《内经》云："膀胱者，州都之官，津液藏焉，气化则出。"小便难者，汗出亡津液，阳气虚弱，不能施化。四肢者，诸阳之本也。四肢微急，难以屈伸者，亡阳而脱液也。《针经》曰："脱液者，骨属屈伸不利，与桂枝加附子汤，以温经复阳。"

柯云：太阳固当汗，若不取微似有汗，而发之太过，阳气无所止息，而汗出不止矣。

方云：恶风者，太阳中风本自汗出，腠理疏而恶风，既漏不止，则腠理愈疏而恶愈甚也。

徐大椿《伤寒类方》云：此发汗太过，如水流漓，或药不对证之故。中风本恶风，汗后当愈，今仍恶风，则表邪未尽也。

丹云：喻氏以恶风为外风复入所致，恐不然也。

铁樵按：自此节以下，一节一法，一证一药，语语金科玉律。汗牛充栋之医书，只是从此中拾得一二剩义。仲景书之可贵者在此，各注不过供参考，备浏览。凡治学，当胸中先有线索，然后能将所得连成一串，积久自然有成，研求自有意味。否则旧注虽多，异说纷纭，徒乱人意。不但治伤寒如此，学者知之。又，成注引《针经》脱液为言，乍读之必不能明了，兹为说明如下。"脱液者，骨属屈伸不利"，此两语若随便读过，两句本不相连，脱液与骨不利亦无何等连带关系，脱液、骨不利更与附子不生关涉。若于临床治病之顷，欲寻一脱液、骨不利之病证，恐终竟不可得，附子亦终竟不能用也。须知脱液是津液干枯，凡汗多亡阳者，固津液干枯；即下之过当，亦津液干枯。今人遇此，皆用石斛，皆是不明古书真义，无有不杀人者。

一、须知少阴与阳明，皆有津液干枯。阳明当正治，所以津液干枯，由于发热化燥，热也，以药清之则愈。所谓清药，黄芩、黄连、知母、石膏、大黄、芒硝皆是，随热之轻重，有积、无积而用之，不必石斛，石斛亦不效。少阴当从治，少阴之津液干枯，为下焦之肾阳不能上蒸，气化失职所致，虚也，从治当以热治热，舍附子莫属。

二、欲知津液干枯之究属阳明，抑是少阴，当问来路与兼证。例如下后而津液干枯，汗后而津液干枯，即与单纯发热化燥之津液干枯有别。东国喜多村《伤寒疏义》云："实则太阳，虚则少阴；实则阳明，虚则太阴；实则少阳，虚则厥阴。"此最明显，三阳皆实，三阴皆虚。太阳有一汗之不足而再汗者，阳明有一下之不足而再下者，再汗、再下以何物为标准？须视其舌色与脉，脉不虚，舌不干，皆阳证；若下后、汗后而干，即是脱液。此特为初学说法，若治医稍久，一望即能辨识。同是干枯之舌，阳明、少阴固迥然不同，且阳明府证，舌苔纵黄厚，不干；即干，亦不枯。故"脱液"字当专属少阴，阳明无脱液。虚实寒热之辨，以此为标准，生死从此而分界，非可以模糊影响之谈、偏执武断之见，以为应付而胜任愉快者。

故又当注意兼证，本条之汗漏不止，其人恶风、小便难、四肢微急，难以屈伸。皆是也。汗漏不止、恶风是桂枝证，小便难、四肢微急，难以屈伸，是加附子证。何以言之？《内经》云："阳扰于外，阴争于内，九窍不通。"盖阴阳为交互的，为相辅的，阴病，阳无不病；阳病，阴无不病。其云"九窍不通"，目无泪，鼻无涕，口无津液，耳聋，二便难也。阴阳病相似处最多，少阳耳聋，少阴亦耳聋；阳明口干，少阴亦口干；阳病溲短赤，阴病溲亦短赤。前代医集，往往于此等处言之不能详析。今云"小便难"，即九窍不通之渐；本论以欲卧、但欲寐为少阴证，四肢微急，难以屈伸即踡卧之渐也。（四肢

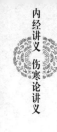

微急是神经急，即踡卧之前一步事，属厥阴范围；汗漏不止是亡阳，属少阴范围，所以当用附子。前文第五条“阳明、少阳症不见者，为不传”，余谓其全文当云“阳明、少阳、少阴、厥阴、太阴症不见者，为不传”，所谓少阴、厥阴症，即是此种。)

桂枝加附子汤

桂枝三两，去皮　芍药三两　甘草三两，炙　生姜三两，切　大枣十二枚　附子一枚，炮，去皮，破八片

徐灵胎云：此阳气与阴津两亡，更加风气缠绵。若用四逆，则不宜干姜之燥；若用真武，则不宜苓术之渗湿。故用桂枝汤加附子，以固表祛风，而复阳敛液也。

周扬俊《伤寒三注》云：仲景何遽用附子？观本文云“遂漏不止”，知其漏正未有止期也，人身津液有几，堪漏而无已邪？故以附子入桂枝汤中，即为固表回阳上剂。

钱云：此方于桂枝全汤内加附子，故多一“加”字。“伤寒八九日，风湿相搏”条下之桂枝附子汤，芍药已去，非桂枝全汤，乃另是一方，故无“加”字。

《伤寒类方》云：四肢为诸阳之本，急难屈伸，乃津脱阳虚之象，但不至亡阳耳；若更甚而厥冷、恶寒，则有阳脱之虞，当用四逆汤矣。又云：桂枝同附子服，则能止汗回阳。成本第十卷，此方后附术附汤方，《全书》乃移载本条之后。

丹云：《千金方》治产后风虚，汗出不止，小便难，四肢微急，难以屈伸者，桂枝附子汤即是此方，正见孙公运用之妙矣。叶氏《录验方》救汗汤，治阳虚自汗，即此方，出“虚劳门”。

《本事方》云：有一士人得太阳病，因发汗，汗不止、恶风、小便涩、足挛曲而不伸，予诊其脉浮而大。浮为风，大为虚。予曰：在仲景方中有两证，大同而小异，一则小便难，一则小便数，用药稍差，有千里之失。仲景第七证云：“太阳病，发汗，遂漏不止，其人恶风、小便难、四肢微急，难以屈伸者，桂枝加附子汤。”十六证云：“伤寒，脉浮、自汗出、小便数、心烦、微恶寒、脚挛，反与桂枝，欲攻其表，此误也，得之便厥，咽中干、

烦躁、吐逆。"一则漏风、小便难，一则自汗、小便数，或恶风，或恶寒，病各不同也。予用第七证桂枝加附子汤，三啜而汗止，佐以甘草芍药汤，足便得伸。

太阳病，下之后，脉促、胸满者，桂枝去芍药汤主之。

《玉函》《千金翼》《脉经》"后"均作"其"。成本与下条连为一节。

成云：太阳病，下之，其脉促，不结胸者，此为欲解。一百四十一条此下后脉促而复胸满，则不得为欲解，由下后阳虚，表邪渐入而客于胸中也。

《鉴》云：太阳病未解而下之，胸实邪陷，则为胸满、气上冲、咽喉不得息，瓜蒂散证也。胸虚邪陷，则为气上冲，桂枝汤证也。今下之后，邪陷胸中，胸满、脉促，似乎胸实，而无冲喉不得息之证；似乎胸虚，又见胸满之证。故不用瓜蒂散以治实，亦不用桂枝汤以治虚。惟用桂枝之甘辛，以和太阳之表；去芍药之酸收，以避胸中之满。

张路玉云：脉促，虽表邪未尽，然胸满不结，则以误下而损其胸中之阳也。

钱云：脉促者，非"脉来数，时一止复来"之促也，即急促亦可谓之促也。

顾宪章《伤寒溯源集》云：促，有短促之义。

铁樵按：下后脉促是事实，钱、顾二说恐非是，不但下后有促脉，汗后、温后均有之，所谓促，即"脉来数，时一止复来"之促也。大约藏气骤变，脉无有不促者，欲明所以然之故，须先明平人脉何故不促。其说甚长，《脉学讲义》中当详论之。

桂枝去芍药汤方

桂枝三两，去皮　甘草二两，炙　生姜三两，切　大枣十二枚，擘

若微恶寒者，桂枝去芍药加附子汤主之。（此条与上条连，故用"若"字冠首。）

丹云：原本无"恶"字，今据成本、《玉函》补。

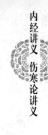

沈明宗云： 若脉促、胸满而微恶寒，乃虚而踢跷，阳气欲脱，又非阳实之比，所以加附子固护阳气也。

张志聪、张锡驹 皆以"微恶寒"为"脉微而恶寒"之义，丹氏以为非是。

张令韶曰： 上节言太阳汗后亡阳，此节言不但汗可以亡阳，即下亦可以亡阳也。

东国喜多村云： 此论太阳误下，胸中阳虚之证治。脉促者，表未尽之证也。葛根黄芩黄连汤条曰：太阳病，桂枝证，医反下之，利遂不止，脉促者，表未解也。促，短促也，与"一止复来"之促不同。（**铁樵按：** 此本钱说，然非是。短促、急促均非表不解，且钱氏何所根据？仲景既未自言，非时一止之促，注家何由知之？余另有说。）胸满，病人自觉之证，非医者可抑按以得之也。此误下以损胸中之阳，邪气乘客，以为胸满，故去芍药以避胸中之满；然表邪仍在，故用桂枝散表，并亦扶其阳；若更增微恶寒，则阳气大亏，致不能卫外而生外寒矣，乃阳虚稍甚者，是所以加附子救护其阳也。

日医刘莒庭云：（刘氏即丹波元坚，疑与丹波元简是父子。）芍药，腹满用之，胸满忌之者，岂以其味酸腻膈欤？

《续易简方》云： 芍药一味，独不利于失血虚寒之人，反足增剧，古人云"减芍药以避中寒"，诚不诬也。

伤寒论讲义第四期

太阳病，得之八九日，如疟状，发热恶寒，热多寒少，其人不呕，清便欲自可，一日二三度发，脉微缓者，为欲愈也。脉微而恶寒者，此阴阳俱虚，不可更发汗、更吐、更下也。面色反有热色者，未欲解也。以其不能得小汗出，身必痒，宜桂枝麻黄各半汤。

《玉函》《千金翼》"欲自可"作"自调"，"必"下有"当"字。

成云：发热恶寒，热多寒少，为阳气进而邪气退也。里不和者，呕而利；今不呕，清便自调者，里和也。寒热日二三发者，邪气微也。今日数多而脉微缓者，是邪气微缓也，故云欲愈。脉微而恶寒者，表里俱虚也。阳，表也；阴，里也。脉微为里虚，恶寒为表虚，以表里俱虚，故不可更汗、更吐。阴阳俱虚，则面色青白，反有热色者，表未解也。热色为赤色也，得小汗则和；不得汗，则不得和。邪气外散皮肤而为痒也，与桂枝麻黄各半汤，小发其汗，以除表邪。

方云：八九日，约言久也。如疟状，谓有往来寒热而无作辍之常也。更，再也。不可汗，已过表也。不可吐下，未见有里也。

钱云：邪既浮浅，脉又微缓。微者，非微细之微，言较前略觉和缓也。脉微恶寒之微，乃轻微细小之微，非微缓之微也。

魏云：小汗出，"小"字亦须留意，意见正邪俱微，大汗流离，必在所禁也。

张璐云：首节颇似小柴胡证，故以不呕、清便自调证之。次节虽脉微恶寒，止宜小建中加黄芪，以温分肉，司开合，原非温经之谓。后节面色反有热色，言表邪未尽，故宜各半，不可与面合赤色比类而观也。

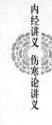

《伤寒琐言》云：赵嗣真《活人释疑》曰：仲景之意，盖"得之八九日，如疟状，发热恶寒，热多寒少"十六字，为自初至今之证，下文乃是以后拟病防变之辞，当分作三截看。"若其人不呕，清便欲自可，一日二三度发，脉浮缓，为欲愈"，此一节乃表和无病而脉微者，邪气数缓也。阴阳同等，脉证皆向安之兆，可不待汗而欲自愈。"脉微而恶寒者，此阴阳俱虚，不可更汗、更下、更吐之"，此一节宜温之。"若面色反有赤色，未欲解也。以其不能得少汗出，其身必痒，宜桂枝麻黄各半汤"，此一节必待汗而愈也。

刘茞庭云：面反有热色，成氏以为赤色。考面赤证，参"二阳并病，面色缘缘正赤"，及"阳明病，面合赤色"，当是表郁兼里热者所致。今但表郁而有之，故下一"反"字，是知以病来未曾小小发汗，故邪郁而身痒也。盖邪迫筋骨则痛，郁肌肉则痒，此当发汗；然本是中风表疏，故不宜麻葛之发。今则郁甚，桂枝之力，殆有不及，是以酌量麻、桂二汤之间，立此方以主之也。

铁樵按：刘氏此说最允当，其释"反"字、"痒"字，均有意味。不能小汗出，因而身痒，桂枝本不中与，以无汗也。桂麻并用，即为无汗而设。斟酌于桂麻各半，即是欲其小汗出。"清"同"圊"，丹氏引刘熙名云：圊，至秽之处，宜常修治，使洁清也。颜师古《急就篇》注云：清，言其处特异常所，当加洁清也。《太阳篇》中，清谷、清血，"清"字皆与"圊"同。又诫不可更汗、更吐、更下，因是阴阳俱虚之故。阴阳指表里，何以知之？以上文脉微恶寒也。脉微为里虚，恶寒为表虚，治表以桂枝，治里以附子。张路玉之小建中加黄芪，非法。

桂枝麻黄各半汤方

桂枝一两十六铢，去皮　芍药　生姜切　甘草炙　麻黄各一两，去节　大枣四枚，擘　杏仁二十四枚，汤浸，去皮、尖及两仁者

上七味，以水五升，先煮麻黄一二沸，去上沫，内诸药，煮取一升八合，去滓，温服六合。

本云： 桂枝汤三合，麻黄汤三合，并为六合，顿服。将息如上法。

原注： 臣亿等谨案：桂枝汤方，桂枝、芍药、生姜各三两，甘草二两，

大枣十二枚。麻黄汤方，麻黄三两，桂枝二两，甘草一两，杏仁七十个。今以算法约之，二汤各取三分之一，即得桂枝一两十六铢，芍药、生姜、甘草各一两，大枣四枚，杏仁十三个另三分枚之一，收之得二十四个。合方，详此方乃三分之一，非各半也，宜云"合半汤"。

《玉函》"七味"下有"咬咀"字，"顿服"下有"今裁为一方"五字。

柯云：桂枝汤三合，麻黄汤三合，并为六合。后人算其分量，合作一方，大失仲景制方之意。

徐云：是风虽外薄，为寒所持，而不能散，所以面显怫郁之热色，必宜总风寒两解之，故桂麻合用。

《伤寒类方》云：此方分量甚轻，计共约六两，合今之秤，仅一两三四钱。分三服，只服四钱零，乃治邪退后至轻之剂，犹勿来也。

太阳病，初服桂枝汤，反烦不解者，先刺风池、风府，却与桂枝汤则愈。

《玉函》《千金翼》"先"上有"当"字，《脉经》有"法当"二字。

柯云：此条治中风之变，桂枝汤煮取三升，初服者，先服一升也；却与者，尽其二升也。热郁于心胸者，谓之烦；发于皮肉者，谓之热。麻黄证发热无汗，热全在表。桂枝证发热汗出，便见内烦，服汤反烦，而外热不解，非桂枝汤不当用也，以外感之风邪重，内之阳气亦重耳。风邪本自项入，必刺风池、风府，疏通来路，以出其邪，仍与桂枝汤之和营卫。《内经》曰"表里刺之，服之饮汤"，此法是矣。

《伤寒类方》云：此非误治，因风邪凝结于太阳之要路，则药力不能流通，故刺以解其结。盖邪气太甚，不仅在营而在经，刺之以泄经气。《素问·骨空论》云：风从外入，令人振寒汗出，头痛身重恶寒，治在风府。大风颈项痛，刺风府，风府在上椎。《甲乙经》云：风池二穴，在颞颥后发际陷中，足少阳、阳维之会。风府一穴，在项发际上一寸，大筋宛宛中，督脉、阳维之会。

丹云：《针灸资生经》曰：岐伯对黄帝之问曰："巨阳者，诸阳之属也，其脉连于风府，故为诸阳主气也。"然则风府者，固伤寒所自起也，北人皆以毛裹之，南人怯弱者亦以帛护其项，俗谓之三角是也。柯氏之说，盖本于斯。

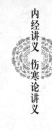

喜多村《伤寒疏义》云：杨上善曰：风为百病之源，风初入身，凡有五种，一者寒，二者汗出，三者头痛，四者身重，五者恶风寒。观其虚实，取之风府。风府者，受风要处也。

服桂枝汤，大汗出，脉洪大者，与桂枝汤如前法。若形似疟，一日再发者，汗出必解，宜桂枝二麻黄一汤主之。

成本"似"作"如"，"脉洪大者"，作"若脉但洪大者"。《脉经》"再"下有"三"字。

张隐庵云：大汗出，脉洪大者，肌腠之气而外合于肤表。标阳气盛，故脉洪大而汗出也。如前啜粥之法，以助药力。

柯云：服桂枝汤后，而恶寒发热如疟者，是本当用麻黄汤发汗，而用桂枝则汗出不彻故也。凡太阳发汗太过，则转属阳明，不及则转属少阳。此虽寒热往来，而头项强痛未罢，是太阳之表尚在。因风邪泊营卫，动静无常，故一日再发，或三度发耳。

《鉴》云：服桂枝汤，大汗出，病不解，脉洪大，若烦渴者，则为表邪已入阳明，是白虎汤证也。今脉虽洪大而不烦渴，则为表邪仍在太阳也。

丹云：《玉函》有"但"字，可见其无他证也。

铁樵按：此条是救大汗出之法。服桂枝汤，当令微似汗，不可如水淋漓。今云大汗出，是服桂枝汤未如前法之故。是桂枝汤不误，大汗出误也。惟其误在大汗出，所以见洪大之脉。桂枝证本脉缓，今一服桂枝汤，大汗淋漓，脉反洪大，病之不解，已在言外。须知脉洪大，则热必壮也。前云服桂枝汤，当令微似汗，不可如水淋漓，未言如水淋漓有若何坏处。此条正是前条注脚。如水淋漓，则当见洪大之脉，热不解而反壮也。如此则奈何？曰：不须疑虑，再与桂枝汤，取微似汗即得，故曰"与桂枝汤如前法"。伤寒定法，有汗用桂枝，无汗用麻黄。今上文云大汗出，下文云宜桂枝二麻黄一汤，何以故？曰：以其无汗也。何以知之？曰：观"汗出必解"四字，可见得桂枝二麻黄一汤则汗出，汗出则热解。是热之不解，正因汗之不出，以是知其因无汗而用桂二麻一汤，非因大汗而用桂二麻一汤也。末二句本是倒装文法，"汗出必解"四字，当在"宜桂枝二麻黄一汤"之下，是则然矣。

何解于"大汗"与"汗出必解"两语之前后矛盾？曰：《玉函》《脉经》均作"若脉但洪大者"，各家注释均注意于"但"字，却不注意"大汗出"之"大"字。须知下文之"汗出必解"四字，正因"大汗出"之"大"字，何以故？本阳证，汗之过当，则成阴证，如振振欲擗地及汗漏不止、汗多成痓诸条皆是，是误汗也。本桂枝证，与桂枝汤，是不误也；但服桂枝汤，当令微似汗，不可如水淋漓。今服汤后，大汗出，是桂枝汤虽不误，而服桂枝汤之法则误。不误则不入阴，法误则救其法。救其法之误，须如前法，故曰"如前法"。此为一段。"若"字以下为另一段文字。"若"字下，"形"字上，当有"汗闭"两字省去，此古时文法如此。盖必如此，然后简，否则仲景之《伤寒论》岂不如鄙人之讲义一般拖沓乎？

然所以知其省却"汗闭"两字，不但因文法，更因病理。凡用药，当使药与病相得，与病相得，则病当药；病当药，药力发而病去。药与病不相得，则病不当药，而正气当药。病不当药，则药力发而病不去；正气当药，则药力发而正愈伤。正气衰一分，病乃进一分，故病与药不相得则病进。今服桂枝汤后大汗出，即是病与药不相得，汗虽出，病不去。汗出则正衰，正衰则病盛，病盛则传里，传里则表虚，表虚斯形寒，形寒斯汗闭。此所以知"汗出必解"句，正从"大汗出"句来也。桂枝证，服桂枝汤不为误，不误不至遽变阴证，充其量转属阳明而止。然邪之进亦常以渐，若其势太暴，则正气必起反射作用，而格拒于内，病邪欲传阳明不得，则退却；因表闭，不得与汗俱出，重复入里。此时邪正格拒，互为低昂，故寒热如疟状，一日二三度发。欲救正此失，奈何？曰：当助正气，驱邪外达，不当戕正气，使邪内陷。医有喜用泻药者，皆戕正助邪之手笔也。助正驱邪，莫如桂枝汤，以有芍药、甘草护阴，姜枣和营卫，桂枝解肌达表之故。邪之所以不出，因表闭不能与汗俱出。欲令出汗，莫如麻黄汤。尤宜注意者，此病之来路，由于大汗出，今须救正大汗出之失，俾但小汗出乃得。欲令小汗出，莫如桂枝二麻黄一汤。（观前桂麻各半与本条，则知伤寒汗后闭汗，外邪未净，热必弛张，一日辄二三度发。）

桂枝二麻黄一汤方

桂枝一两十七铢，去皮　芍药一两六铢　麻黄十六铢，去节　生姜一两六铢，切　杏仁十六个，去皮、尖　甘草一两二铢，炙　大枣五枚，擘

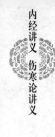

上七味，以水五升，先煮麻黄一二沸，去上沫，内诸药，煮取一升，去滓，温服一升，日再服。

本云：桂枝汤二分，麻黄汤一分，各为二升，分再服，今合为一方，将息如前法。此下有林亿等原注，说明药方分量，因无甚关系，从略。大约仲景原意，桂枝汤原方取三之二，麻黄汤原方取三之一。林亿等将其分量折算，合为一方，故柯氏有"背理"之语。

柯云：邪气稽留于皮毛肌肉之间，固非桂枝可解，已经汗过，又不宜麻黄之峻攻，故取桂枝汤三分之二、麻黄汤三分之一，合而服之，再解其肌，微开其表，寓发汗于不发之中，又用桂枝后更用麻黄法也。后人合为一方，是大背仲景比较二方之轻重，偶中出奇之妙理矣。

张璐云：详此方与各半药品不殊，惟铢分稍异，而证治攸分，可见仲景于差多差少之间，分毫不苟也。

服桂枝汤，大汗出后，大烦渴不解，脉洪大者，白虎加人参汤主之。

《玉函》《脉经》"脉"上有"若"字。《千金翼》作"白虎汤"。

成云：大汗出、脉洪大而不渴，邪气犹在表也，可更与桂枝汤。若大汗出、脉洪大而烦渴不解者，表里有热，不可更与桂枝汤，可与白虎人参汤，生津止渴，和表散热。

钱云：此因大汗出后，遂致胃中津液耗竭，阳邪乘虚入里，至大烦渴而不解。上篇之大汗出、脉浮而微热消者，及中篇之发汗后脉浮数、烦渴之证，皆以误汗亡阳，下焦无火，膀胱之气化不行，失其蒸腾之用，故气液不得上升而渴也。然脉浮，则其邪仍在太阳，故以五苓散主之；今大烦渴而脉见洪大，则邪不在太阳，而已传入阳明矣，即《阳明篇》所谓阳明脉大者是也，故以白虎汤解胃中之烦热，加人参以补其大汗之虚，救其津液之枯渴也。

铁樵按：白虎汤或人参白虎，皆须大热而渴，烦躁汗出，脉洪大或滑者，方可用。若太阳病误用此方，则胸闷、泛恶、干呕、面青、肢冷，有如干霍乱。今之病家与医生皆喜凉畏热，岂知用之不当，其祸惟均，附桂、膏黄，杀人则一。吾所以言此，惧吾同学有中时毒者，习医未成，反自误误人也。

白虎加人参汤方

知母六两　石膏一斤，碎，绵裹　甘草二两，炙　粳米六合　人参三两

上五味，以水一斗，煮米熟汤成，去滓，温服一升，日三服。

《外台秘要》作"上五味，切，以水一斗二升，煮米熟，去米，内诸药，煮取六升，去滓，温服一升，日三"。成本云：于白虎汤内加人参三两，余依白虎汤法。

丹云：《外台》所载，当是仲景旧法。

《活人辨疑》化斑汤，亦治赤斑口燥，烦渴中喝。

《保命集》人参石膏汤，治膈消，上焦烦渴，不欲多食，于本方去粳米。东垣加黄芩、杏仁。

徐同知方，人参白虎汤，治伏暑发渴，呕吐身热，脉虚自汗；如伏暑作寒热未解，宜和五苓散同煎服。

《疹科纂要》人参白虎汤，治麻疹化斑，发疹止渴如神，于本方去粳米，加桔梗、竹叶。

《医史》云：吕沧洲治赵氏子，病伤寒十余日，身热而人静，两手脉尽伏。俚医以为死也，弗与药。翁诊之，三部举按皆无，其舌苔滑，而两颧赤如火，语言不乱，因告之曰："此子必大发赤斑，周身如锦纹。夫脉，血之波澜也，今血为邪热所搏，淖而为斑，外见于皮肤；呼吸之气，无形可依，犹沟隧之无水，虽有风，不能成波澜，斑消则脉出矣。"及揭其衾，而赤斑烂然，即用白虎人参汤，化其斑，脉乃复常，继投承气下之愈。发斑无脉，长沙所未论，翁盖以意消息耳。

铁樵按：此医案不甚中肯，因其议论全属臆说，与事实不合。斑为痧疹外之一种，伤寒温病往往有此一种传变。自来传说，谓是血分中郁热，其说可信，因用犀角地黄，往往取效。犀角地黄，血分药也，然有发有不发，大多数是伤寒温病之后起证，亦有开始即烂如锦纹者，谓为误药之坏病，未为确论。然伤寒温病治之得法，传变见发斑者，千不得一，究不能明何故有斑。西医籍亦谓病源不明了，然实无有脉伏不可见者。不佞治吴甄士女公子之病，口不能言、耳不能闻者七日夜，两手无脉，以大承气下之，隔一日再下之，然后有脉。然则所以无脉，胃气窒耳。何得妄谓"血之波澜，因斑未出，故脉不见"

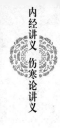

邪？吴小姐医案，详《药盒医案》中。

太阳病，发热恶寒，热多寒少，脉微弱者，此无阳也，不可发汗，宜桂枝二越婢一汤。

《千金翼》"者"作"则"。《玉函》"发汗"上有"复"字。

柯云：本论无越婢证，亦无越婢方，不知何所取义，窃谓其二字必误也。此热多是指发热，不是内热，无阳是阳已虚而阴不虚，不烦不躁，何得妄用石膏？观麻黄桂枝合半、桂枝二麻黄一二方，皆当汗之证，此言不可发汗，何得妄用麻黄？凡读古人书，须传信阙疑，不可文饰，况为性命所关者乎！且此等脉证，最多无阳，不可发汗，便是仲景法旨。柴胡桂枝汤，乃是仲景佳方，若不头项强痛，并不须合桂枝矣。读书无目，至于病人无命。愚故表而出之。

舒云："热多寒少"四字，是条中关键。必其人平素热盛津衰，故方中用石膏，以保其津液也。但"无阳"二字有误。如果无阳，则必寒多热少，当用附子，石膏又在所禁矣。

丹云：无阳，方氏亦尝疑之，然犹释为疾在阴而无在阳之义，张志聪、张锡驹从其说为解；喻氏、周氏、张璐则曰无津液之谓，《金鉴》亦云无太阳表脉，皆强解也。程云正阳虚，钱云命门真阳之虚，果然，则安有用石膏之理乎？其他魏氏、汪氏辈，皆属附会。只成氏，于此一条，不下注解，盖有所见也。至于柯氏，断然阙疑，可谓卓越之识矣。

铁樵按：此条经文实不误，诸家自不懂耳。东国喜多村直宽氏解释最妙，今录其全文如下。

喜云：此亦中风证，经日失汗，以致邪郁伤正者，与前桂麻各半汤及桂二麻一汤互意。而麻一汤省"寒热"字，但言"如疟状"；此段言"寒热"而省"如疟状"字，其人不呕、清便自可，亦此条所同。且前段言日再发者，则其邪稍轻；此节不言发几次，则其热为重，于是设此汤以发越郁阳，殆犹麻黄之有大青龙也。其"脉微弱者，不可发汗"两语，盖是示此方不可轻用之意。与各半汤之脉微而恶寒、大青龙之脉微弱同例，乃系倒笔法。"无阳"与"亡阳"同，只是阳虚之谓。成氏云："无阳者，亡津液也。"但本文甚约，故不易察。诸注扭捏，总说不去矣。

又云："婢"与"脾"，古字通用。《外台秘要》越婢汤，一云"起脾汤"；《玉函经》方后煎法，二"婢"字均作"脾"，可证。成氏曰"发越脾气，通行津液"，乃此义也。此方较之桂麻各半汤，及桂二麻一汤，其力尤峻。盖石膏与麻黄同用，则有走表驱热，以发越郁阳之功也。

喜氏此说，可谓圆满。"宜桂枝二越婢一汤"句，自当在"热多寒少"句下，与桂枝二麻黄一条，同一倒装文法。又，"寒热"字，皆与"阴阳"字互用，读者不可死煞句下。此处"热多寒少"四字，实与"阳多阴少"无异，亦与"热多阴少"无异。发热恶寒是太阳病，热多阴少却是阳明病，惟其发热恶寒，故当用麻黄；惟其热多阴少，故当用石膏。"脉微弱者，此无阳也"，"无阳"释作"亡阳"，亦误。须知"阴阳"二字，往往交互言之，无阳即是无阴。脉微弱者禁汗，所以禁汗，惟恐阴液不能作汗，强汗之必变，故云不可发汗。既不可发汗，自不宜桂枝二越婢一汤。发热恶寒，自当发汗，阳多阴少，自当兼顾救阴，发汗用麻桂，救阴用石膏，自是宜桂枝二越婢一汤，故知末句宜在"寒多热少"之下。

《伤寒论》为中医学根本，但就此节而论，十余家注释均误，东医当日以丹波元简为弁冕，亦复不能解此。喜多村自是不凡，惜乎薛居州只此一人。然则东国中医渐归淘汰，我国中医黯然无色，正非无因。吾侪及今努力，不难在迈越古人，却难在兴废继绝。此吾所以欲结大团体，以学术进行为目的，而终不愿以一知半解自秘惜也。

桂枝二越婢一汤方

桂枝去皮 芍药 麻黄 甘草各十八铢，炙 大枣四枚，擘 生姜一两二铢，切 石膏二十四铢，碎，绵裹

上七味，以水五升，煮麻黄一二沸，去上沫，内诸药，煮取二升，去滓，温服一升。

本云：当裁为越婢汤、桂枝汤，合之，饮一升。今合为一方，桂枝汤二分，越婢汤一分。

原注：臣亿等谨案：桂枝汤方，桂枝、芍药、生姜各三两，甘草二两，大枣十二枚。越婢汤方，麻黄二两，生姜三两，甘草二两，石膏半斤，大枣

115

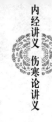
十五枚。今以算法约之，桂枝汤取四分之一，即得桂枝、芍药、生姜各十八铢，甘草十二铢，大枣三枚。越婢汤取八分之一，即得麻黄十八铢、生姜九铢、甘草六铢、石膏二十四铢、大枣一枚，八分之七弃之。二汤所取相合，即共得桂枝、芍药、甘草、麻黄各十八铢，生姜一两三铢，石膏二十四铢，大枣四枚。合方，旧云枝桂三，今取四分之一，即当云桂枝二也。越婢汤方，见仲景杂方中。《外台秘要》一云"起脾汤"。

柯云：此大青龙无杏仁，有芍药，与麻杏石甘汤，同为凉解表里之剂。不用杏仁之苦，而用姜枣之辛甘，可以治太阳、阳明合病，热多寒少而无汗者。犹白虎汤证背微恶寒之类，而不可以治脉弱无阳之证也。

服桂枝汤，或下之，仍头项强痛，翕翕发热，无汗，心下满微痛，小便不利者，桂枝去桂加茯苓白术汤主之。

《脉经》《千金翼》无"或"字、"仍"字。《玉函》"满"下有"而"字。《脉经》无"白"字。

成云：头项强痛，翕翕发热，虽经汗下，为邪气仍在表也。心下满微痛，小便利者，则欲成结胸。今外证未罢，无汗，小便不利，则心下满微痛为停饮也，与桂枝汤以解外，加茯苓、白术，利小便，行留饮也。

钱云：头项强痛，中风、伤寒均有之证也。翕翕发热，是热在皮毛，中风证也。无汗，则又伤寒之本证矣。就此诸证，为风寒兼有无疑矣。而但服桂枝汤，是治风而未治寒也，故仍头项强痛，翕翕发热，无汗而不解也。又或误下之，所以有心下满微痛之证，乃下后邪气陷入，而欲结也。小便不利，太阳之热邪，内犯膀胱，气化不行也。治之以桂枝去桂加茯苓白术汤，未详其义，恐是后人传写之误，亦未可知也。即或用之，恐亦未必能效也。仲景立法，岂方不对证而能为后世训乎？余窃疑之。大约是历年久远，后人舛误所致，非仲景本来所系原方。近代名家，悉遵成氏所训，俱强解以合其说，谓用之而诸证悉愈，吾不信也。

丹云：成注不及"去桂"之义，但云"桂枝汤以解外"，则成所注本无"去桂"二字乎？若不去桂，而用此方于此证，或有效验。王肯堂以降，多谓是水饮所致，然无的据。《金鉴》则依桂枝去芍药之例，谓去芍药之误，其说亦难从矣。

喜多村云：此条为汗下后，表不解而里有水者立治法也。服桂枝汤或下之，均失其治矣，而仍头痛项强，翕翕发热，则为邪气仍在表也。无汗，成氏以为水饮不行，津液内渗之所致是也。心下满微痛，小便不利者，皆停饮之证。盖宿饮为邪所动，而令然也。故予桂枝汤以驱表邪，加茯苓、术以行水饮也。按此证与五苓散证近似，然无烦渴，即里无热之证，况头项强痛，翕翕发热，则里水轻而表证重，故予此汤，以专解表邪为主，兼利水也。

铁樵按：此条可疑之点颇多。第一是"去桂"二字，此二字不妥当，有数点：（甲）桂枝既去，药不对证，必然不效，诚如钱氏所云；（乙）桂枝汤以桂枝为主，今云"去桂"，不词实甚，且无类似之文，可为佐证。全部《伤寒论》，有麻黄汤去麻黄，附子汤去附子，芍药甘草汤去芍药甘草者乎？

第二是"无汗"二字，此二字之可疑，亦有数点：（甲）经文第十八条云：桂枝本为解肌，若其人脉浮紧，发热，汗不出者，不可与之。治《伤寒论》者，目此为桂枝禁。据此，是"去桂"两字既误，则"无汗"两字亦误。（乙）自实验言之，凡无汗者溲必长，凡溲少者汗必多，盖躯体内之液汁，苟未至于大病，常能保其平均，故汗出多者口必渴，口不渴者汗则少。今病在太阳，不为深也，下之纵误，表证仍在，亦未为大坏，何得体工起非常之变化？既无汗而又溲难乎？（丙）《伤寒》之例，文字彼此交互而见意，往往举证可以知治者，则省其方；举方可以知证者，则省其证。例如第二十七条之"形似疟"，实省去"发热恶寒"字；第二十九条又只言"发热恶寒"，省去"形似疟"字，是其例也。今云"翕翕发热"，是即第十三条之翕翕发热，虽仅举"翕翕发热"四字，其实省去"阳浮热自发，阴弱汗自出，啬啬恶寒，淅淅恶风"四句。否则，仅举"发热"两字已足，不必翕翕也。（准前二十二、二十三条，则心下满当去芍，不当去桂；无汗当加麻黄，如桂二麻一例。）

桂枝去桂加茯苓白术汤方

本云：桂枝去桂。方中无桂枝。

桂枝三两　芍药三两　甘草二两，炙　生姜三两　大枣十二枚　白术三两　茯苓三两

上六味，以水八升，煮取三升，去滓，温服一升，小便利

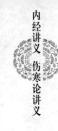

则愈。

本云：桂枝汤，今去桂枝，加茯苓、白术。

《玉函》"六味"下有"咬咀"字，"八升"作"七升"，"云"作"方"。成本不载本方。

《伤寒类方》云：凡方中有加减法，皆佐使之药，若去其君药，则另立方名。今去桂枝，而仍以桂枝为名，所不可解也。

《伤寒疏义》云：术分赤、白，昉见陶弘景《本草经集注》。所谓赤术，即苍术也。盖仲景之时，未曾有苍、白之分。《素问·病能论》云"泽泻、术各十分"，《本草经》亦只称术，不分苍、白。此后人所加，明矣！又，苏颂云："古方云术者，皆白术也。"

伤寒脉浮，自汗出，小便数，心烦，微恶寒，脚挛急，反与桂枝，欲攻其表，此误也。得之便厥，咽中干，烦躁，吐逆者，作甘草干姜汤与之，以复其阳。若厥愈足温者，更作芍药甘草汤与之，其脚即伸。若胃气不和，谵语者，少与调胃承气汤。若重发汗，复加烧针者，四逆汤主之。

《脉经》"心烦"作"颇复"。成本"桂枝"下有"汤"字。《玉函》"脚"上有"两"字。《脉经》无"调胃"字。

成云：脉浮，自汗出，小便数而恶寒者，阳气不足也。心烦，脚挛急者，阴气不足也。阴阳血气俱虚，则不可发汗。若与桂枝汤攻表，则又损阳气，故为误也。得之便厥，咽中干，烦躁，吐逆者，先作干姜甘草汤，复其阳气，得厥愈足温，乃与芍药甘草汤，益其阴血，则脚胫得伸。阴阳虽复，其有胃燥谵语，少与调胃承气汤，微溏，以和其胃。重发汗为亡阳，加烧针则损阴。《内经》曰："荣气微者，加烧针则血不流行。"重发汗，复烧针，是阴阳之气大虚，四逆汤以复阴阳之气。

《鉴》云：是当与桂枝增桂加附子汤，以温经止汗，今反与桂枝汤攻发其表，此大误也。

汪云：脉浮，自汗出，小便数者，阳虚气不收摄也。心烦者，真阳虚脱，其气浮游而上走也。咽中干，烦躁者，误汗损阳，津液耗竭，阳虚烦躁，作假热之象也。吐逆者，阴寒气盛而拒膈也。

喜多村云： 此揭中风证血气俱乏者之证治。伤寒脉浮，自汗出，微恶寒者，为在表，乃桂枝汤证也。然小便数而少，心烦闷，脚挛急，则不啻表疏阴津素歉。经曰"伤寒二三日，心中悸而烦"，与此同情，则是建中新加之属所主也。而反与桂枝本汤，欲攻其表，非误而何？得之便厥者，厥为亡阳，不能与阴相顺接。咽中干为津液寡，烦躁吐逆为寒格于上也。于是作甘草干姜汤，散寒温里，以回其阳，阳回则厥自愈，足自伸。更有其脚未伸者，重与芍药甘草汤，以滋阴养血，舒其筋而缓其拘急，胫乃得伸矣。若其脚得伸后，或谵语者，由自汗小便数，胃家先自津液干少，又服干姜性燥之药，以致阳明内结谵语。然非邪实大满之比，故有但调胃承气以调之，仍少少与之，则胃中和润，而内结自解。乃干姜之燥热，固足以长阳气而不足为患矣。盖阳气内有所主，则虽胃燥谵语，不过仅润滑之耳。若夫正气之脱，虽和、扁复生，无所下手。仲景宁惧正气之虚，不嫌干姜之燥也。若前此重发汗，或加烧针，劫取其汗，以致亡阳证具，则又非甘草干姜所能治，故当于四逆汤急救其阳也。

柯氏云： 两"若"字，有不必然意。

铁樵按： 此下一节"证象阳旦"云云，各家佥以为非仲景原文，然两节实有相似处，或者后人因此节意义不明，将他书类是之文移入此条之后，亦未可知。今已无可稽考，但就此节而论，如各注家所言，总未能洽心贵当。成氏、柯氏、丹波、喜多而外，注释尚多，兹不备征引，仅就鄙意释之如下。窃谓此节包孕头绪颇多，不当一直说下，自首句至"得之便厥"是一段文字，是全节之总纲，以下凡四节，是四个救逆法，中间省文甚多，试演为浅文以明之。

伤寒脉浮、自汗出、小便数、心烦、微恶寒、脚挛急，此是桂枝加附子汤证，何以呢？因为此处"微恶寒"三字与第二十四节"若微恶寒"同，"小便数、脚挛急"与第二十二节"小便难、四肢微急，难以屈伸"同，这是亡阳的证据。此句从下文"以复其阳"四字生出。虽然有表证，然而是里证为急，若不顾里证，反与桂枝汤，欲攻其表，此误也。桂枝所以能解肌，毕竟要纯表证，里面无病才行。若是阴扰于内，阳争于外的局面，要安内方可以攘外。徒治其外，岂但不解，表阳受攻，内阴不继，自然阴阳不相顺接，所以得之便厥。自第一句"伤寒脉浮"起，至此为第一段，在这第一段之内，先有许多商量，要悉数明白，然后可以讲到下面的。

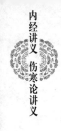

伤寒所重是证，证有诊法。脉浮是太阳证，前面说过了，所谓"寒胜则浮"，这个脉浮，是指下诊得出的；自汗出、小便数是看护人可以知道的；心烦、恶寒、脚挛急，可是病者自觉证，看护人细心的可以体会得出，然而总不的确，不能据以为准的。病人自己告诉医生，当然较为真确，然而病人神智清楚还好，若是神识不清，就不能告诉你；况且患病不是可喜的事，谁又不烦？病人口里说"烦"，毕竟是否仲景所说的"烦"呢？照此说来，岂不是病人的话亦靠不住么？然则如何可以知道呢？倒也不难，只要留心病人的指头冷不冷，若是不冷就是不恶寒，手很冷就是很恶寒，指尖微冷就是微恶寒。其次，要留心脉气躁疾不躁疾，（并非迟数之谓，详《脉学讲义》）不躁疾决不烦，躁疾的就定然烦了。又其次要留心汗是遍身有的，还是但腰以上有汗、腰以下无汗的，或齐颈以上有汗、以下无汗的，若是汗出只齐腰，就可以知道他只四肢微急；若汗出齐颈而还，就定然脚挛急了。

若问我如何知道的，也不过统全部《伤寒论》反复研究，无他谬巧。须知《伤寒》省文很多，有看得出的省文，有看不出的省文。看得出的省文，能知道的已经很少；看不出的省文，要能悟彻，就要看机缘宿慧了。如今要我引证数条，倒也说不出来，好在区区不作欺人之谈，将来诸同学实地试验自然知道。

如今闲话少说，言归正传。以上各证辨之既确，就可以知道不是桂枝证，是桂枝加附子证。可巧遇着一位伤寒大家的医生，误认做桂枝证，用了一剂桂枝汤，病人厥了，病家慌了，来请到我，这便如何办法？那就要看第二层证据用药。若是咽中干、（"咽中干"之上，经文省却一"若"字，故用"者"字。）烦躁、吐逆并见的，那是用着舒驰远的话："胸中一段阴霾之气，须用甘草干姜汤，以复其阳。"这是一个办法。

"厥"字怎讲呢？共有三种意义。在《伤寒论》中，指头冷名为厥，故有"指尖微厥"之文。《内经》中"下厥上冒谓之厥"，是下面脚冷，上焦却很烦躁的意思。此外，猝然不省人事，须臾复苏，谓之厥，故通常有"肝厥""痰厥"之名，最厉害的是《史记·扁鹊传》里的"尸厥"。凡是厥，都是发作一些时，自己会回复过来的；若是一往不复，那就脚冷的是痹，肝厥痰厥是死，不名之为"厥"了。所以本论《厥阴篇》有"厥五日，热亦五日"之文。本节中"厥"字的意义，既有"烦躁"和"足温"字样，当然是"下厥上冒"的"厥"。厥虽能自回，大约用药回得快一些，不服药回得慢一些，也有很厉害非药不复的。若是因误药而厥，大份药性过后自己会回复的。所以仲景说：若是厥愈足温者，不须甘草干姜汤，只要芍药甘草汤，他的脚就不挛急了。这是第二个办法。（经文"更"字，疑是衍文。）

若是病人有神昏、谵语，就又当别论。从各方面诊察，确是胃不和而然，那就自汗、心烦、脚挛都是阳证，可以将调胃承气汤予服，只要少，不要多。服汤之后，自然会有更确的证据出来。这是第三个办法。

自古良医少，庸医多，我们遇着较重的病证，照例要问他前此服过何药，若是经过汗而再汗，和曾经用过烧针的，就可以知道恶寒是因为发汗亡阳的缘故，烦躁是因为烧针劫津的缘故，现在病状虽不过如此，然而既经过这两层大误，趋势决然不良。用我们的医学知识，详细考察，若是确有用四逆汤的证据，简直要用四逆汤的。这是第四个办法。本节虽白话，下字极斟酌，学者须悉心研读。铁樵自注。（此段文字，实是诊病不传之秘。）

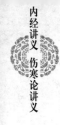
伤寒论讲义第五期

甘草干姜汤方

甘草四两，炙　干姜二两

上二味，以水三升，煮取一升五合，去滓，分温再服。

《玉函》：甘草二两。成本"干姜"下有"炮"字。

芍药甘草汤方

白芍药《玉函》无"白"字　甘草各四两，炙

上二味，以水三升，煮取一升五合，去滓，分温再服。

柯云：仲景回阳，每用附子，此用干姜、甘草者，正以见阳明之治法。夫太阳、少阴所谓亡阳者，先天之元阳也，故必用附子之下行者回之，从阴引阳也；阳明所谓亡阳者，后天胃脘之阳也，取甘草、干姜以回之，从乎中也。盖桂枝之性辛散，走而不守，即佐以芍药，尚能亡阳；干姜之味苦辛，守而不走，故君以甘草，便能回阳。然先天太、少之阳不易回，回则诸证悉解；后天阳明之阳虽易回，既回而前证仍在，变证又起，故更作芍药甘草汤继之。盖脾主四肢，胃主津液，阳盛阴虚，脾不能为胃行津液以灌四旁，故足挛急，用甘草以生阳明之津，芍药和太阳之液，其脚即伸，此亦用阴和阳法也。甘草干姜汤得理中之半，取其守中，不须其补中；芍药甘草汤减桂枝之半，用其和里，不取其攻表。

吴遵程方注云：甘草干姜汤，即四逆汤去附子也，辛甘合用，专复胸中之阳气。其夹食、夹阴，面赤、足冷、发热、喘咳、腹痛、便滑，外内合

邪，难于发散，或寒药伤胃，合用理中，不便参术者，并宜服之，真胃虚挟寒之圣剂也。若夫脉沉、畏冷、呕吐、自利，虽无厥逆，仍属四逆汤。芍药甘草汤，即桂枝汤去桂枝、姜、枣也，甘酸合用，专治营中之虚热。其阴虚阳乘，至夜发热，血虚筋挛，头面赤热，过汗伤阴，发热不止，或误用辛热，扰其营血，不受补益者，并宜用之，真血虚挟热之神方也。

《外台·备急》疗吐逆，水米不下，干姜甘草汤。《直指方》干姜甘草治脾中冷痛，呕吐不食，于本方加大枣一枚。又，甘草干姜汤治男女诸虚出血，胃寒不能引气归元，无以收约其血。朱氏《集验方》二神汤，治吐血极妙，治男子、妇人吐红之疾，盖是久病，或作急劳，损其荣卫，壅滞气上，血之妄行所致。若投以藕节、生地等凉剂治之，必求其死矣。每遇患者，用药甚简，（即甘草干姜汤）每服二钱，水一中盏，煎至五七沸，带热呷，空心日午进之，和其气血，荣卫自然安痊，不可不知。《证治准绳》曹氏必用方，吐血，须煎干姜甘草作汤与服，或四物理中汤亦可，如此无不愈者。若取生地黄、竹茹、藕汁，去生便远。朱氏《旧验方》去杖汤，治脚弱无力、行步艰难，友人戴明远用之奇验。（即芍药甘草汤）《活人事证方》神功散，治消渴。（即芍药甘草汤）《医学心悟》芍药甘草汤，止腹痛如神，脉迟为寒，加干姜；脉洪为热，加黄连。

调胃承气汤

大黄四两，去皮，酒洗　甘草二两，炙　芒硝半升

上三味，以水三升，煮取一升，去滓，内芒硝，更上火微煮令沸，少少温服之。

汪云：误与桂枝汤，复与甘草干姜汤，耗胃中津液，因而谵语。方后云"少少温服"，此不过暂假之以和胃气，而止谵语也。

徐云：仲景用此汤，凡七见，或因吐下津干，或因烦满气逆，总为胃中燥热不和，而非大实满者比，故不欲其速下，而去枳、朴；欲其恋膈而生津，特加甘草以调和之，故曰调胃。

柯云：不用气药，而立名"承气"者，调胃所以承气也。经云：平人胃满则肠虚，肠满则胃虚，更虚更实，故气得上下。今气之不承，由胃家之热

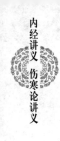

实，必用硝黄，以濡胃家之糟粕，而气得以下；同甘草以生胃家之津液，而气得以上，推陈之中便寓致新之义，一攻一补，调胃之法备矣。

《千金》本方加枳实五枚，单名承气汤。《外台·集验》生地黄汤，疗伤寒有热，虚羸少气，心下满，胃中有噎食，大便不利，于本方加生地黄三斤、大枣二十枚。《卫生宝鉴》治胃热，以本方七钱，加黄连二钱、犀角一钱。

张氏《医通》云：饮食不节则胃病，胃病则气短、精神少而生大热，有时火上行而独燎其面，《针经》云"面热者，是阳明病"，调胃承气汤加犀角、川连。

四逆汤方

甘草二两，炙　干姜一两半　附子一枚，去皮，生用

上三味，以水三升，煮取一升二合，去滓，分温再服。强人可大附子一枚、干姜三两。

钱云：四逆汤者，所以治四肢厥逆而名之也。《素问·阳明脉解》云：四肢者，诸阳之本也。阳盛则四肢实，即《阴阳应象论》之"清阳实四肢"也。《灵枢·终始篇》云：阳受气于四末，阴受气于五藏。盖以谷入于胃，气之清者为营，行于脉中，浊者降于下焦，为命门真阳之所蒸腾，其气直达皮肤而为卫气，先充满于四末，然后还而温肌肉、密腠理，行于阴阳各二十五度，故四肢为诸阳之本。此以真阳虚衰，阴邪肆逆，阳气不充于四肢，阴阳不相顺接，故手足厥冷而为厥逆、咽中干也。若重发其汗，更加烧针取汗，则孤阳将绝矣。仲景急以温经复阳为治，故立四逆汤，其以甘草为君者，以甘草甘和而性缓，可缓阴气之上逆；干姜温中，可以救胃阳而温脾气，即所谓"四肢皆禀气于胃，而不得至经，必因于脾，乃得禀焉"，此所以脾主四肢也；附子辛热，直走下焦，大补命门之真阳，故能治下焦逆上之寒邪，助清阳之升发，而腾达于四肢，则阳回气暖，而四肢无厥逆之患矣，是以名之曰四逆汤也。

顾宪章《伤寒溯源集》云：案言"四"者，"四肢"之省文也。四肢，自指至肘、自足至膝是也，其病为深；凡言手足者，自指至腕、足至踝而

已，其病尚浅。仲景下字不苟，其轻重、浅深，一览了然矣。

丹云："四逆"字见于《灵》《素》，亦是四肢厥逆之义。柯氏谓本方脱人参，乃以"四物救逆"名之，误也。

吴遵程方注云：从前附子皆野生，大者极难得，重半两者即少，不若今时之种附子重一两外也。近世用二三钱一剂，即与仲景时二三枚分三剂相等耳。

《医经会解》云：阴毒，脉硬、肢冷，加麝香、皂荚，俱用少许；呕吐涎沫，或小腹痛，加盐炒吴茱萸、半夏、生姜；呕吐不止，加半夏、生姜汁；泻不止，加白术、人参、黄芪、茯苓、升麻。

《名医类案》云：郭雍治一人，盛年恃健，不善养，因极饮冷酒食，内外有所感，初得疾，即便身凉、自利、手足厥、额上冷汗不止、遍身痛、呻吟不绝、偃卧不能转侧，心神颇宁，不昏愦恍惚。医皆敷衍，郭曰："此证甚重，而病人甚静，神清、身重不能起、自汗、自利、四肢厥，此阴证无疑也；又，遍身痛不知处所，行则身如被杖，阴毒证也。当急治之，医言悠谬不可听。"郭令服四逆汤，灸关元及三阴交，未知，加服九炼金液丹，利、厥、汗证稍止，稍缓药艾，则诸证复出，再急灸治，如此进退者三，凡三日两夜，灸艾千余壮，服金液丹千余粒、四逆汤一二斗，方能住灸、汤药，阳气虽复，而汗不出，证复如太阳病，未敢服药，以待汗，二三日复大烦躁饮水，次则谵语、斑出、热甚，无可奈何，复与调胃承气汤，得利、大汗而解。阴阳反复，有如此者。前言烦躁不可投凉药，此则可下证具，非小烦躁而已，故不同也。

铁樵按：钱氏所释"清者为营，浊者为卫"，不合事实，《内经》以人生为一小天地，故其说多类此。后人以为经文必不误认，体工之组织实际如此，则受抨击矣。吾尝考之西医籍译本，于《新生理讲义》中详言之。今所当知者，太阳病，自汗出、心烦、脚挛急者，非附子不愈；重发汗、加烧针者，非四逆不愈。可知烧针、发汗非四逆证，亡阳厥冷乃四逆证，但既云"四逆汤主之"，则四逆证俱已在言外，故从省，此为读《伤寒论》不可不知者。重发汗，加烧针，例无不亡阳，万一不亡阳，固不用四逆。若认为四逆为烧针、重发汗而用，则误也。又，郭雍案先用硫、附、艾火，后用调胃承气，乃中阴溜府伤寒重证，类此者颇多，不得举此为本节作证。须知"干姜复阳"以下四节系并列的，若一串讲下，便是以病试药之庸手矣。

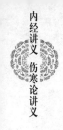

　　问曰：证象阳旦，按法治之而增剧，厥逆、咽中干、两胫拘急而谵言，师曰"言夜半手足当温，两脚当伸"，后如师言，何以知此？答曰：寸口脉浮而大，浮为风，大为虚，风则生微热，虚则两胫挛，病形像桂枝，因加附子参其间，增桂令汗出。附子温经，亡阳故也。厥逆、咽中干、烦躁，阳明内结，谵语、烦乱，更饮甘草干姜汤。夜半阳气还，两足当热，胫尚微拘急，重与芍药甘草汤，尔乃胫伸。以承气汤微溏，则止其谵语，故知病可愈。

　　《玉函》无"师曰"之"曰"，"此"作"之"，"为"字上并有"即"字。

　　成云：阳旦，桂枝汤之别名。《金匮·产后门》阳旦汤，即桂枝汤。

　　张锡驹曰：桂枝一名阳旦，谓阳春平旦之气也。

　　舒云：此条说出许多无益之语，何所用之？吾不能曲为之解也。

　　尤在泾曰：此条即前条之意，而设为问答，以明所以增剧及所以病愈之故。然中间语意殊无伦次，此岂后人之文邪？昔人读《考工记》，谓不类于《周官》，余于此亦云。

　　铁樵按：丹波氏《伤寒辑义》此节下有程、钱两家注释，冗长无味，已删去。脉浮而大，浮为风，大为虚，可谓貌似之论。须知仅仅言浮，既不是风；仅仅言大，又何以见得是虚？更继之曰"风则生微热，虚则两胫挛"，愈说得详细，乃愈不合。何以言之？须知脚挛急即蹉卧之渐，其脉当细，决不大；其人当微寒，不是微热；若微热，脉浮而大，则两胫必不挛，手足亦不必厥。何以知之？因无此种病也。自此以下，尤杂乱无理，故知此节必伪。尝谓医书较他书为易读，所以然之故，他书校勘奇难，医书则躯体即是标本，凡其说与体工变化不合者，无论是仲景，是仓公、岐伯之语，吾不受其欺也。抑岂但古书，即西国学说，明明实地解剖，铁案如山，证之事实而不合，如治血证用冰，治鼓胀放水，治痢疾杀虫，结果只能促人之命，吾知其解剖有未符事实者在，仅存其说为参考，不盲从也。故用我之法，古书之误者可以整理，古书之是者可以洞明，能不蹈袭古人，能取诸人以为善，能使中医学进步，至于无穷。

　　以上共十九章，统论太阳中风证治。

东国喜多村曰：此篇首论太阳之纲领与寒热之大要，而次以桂枝汤总治。曰桂枝加葛根汤，曰桂枝加厚朴杏仁，曰桂枝加附子，曰桂枝去芍药及加附子，曰桂枝加茯苓白术，皆从本方加减者也。曰桂麻各半，曰桂枝二麻黄一，曰桂枝二越婢一，此三方亦是从本方变化者也。惟白虎加人参一方，乃因桂二麻一汤证，连类及之，以便检查一端耳。结以甘草干姜、芍药甘草、调胃承气、四逆诸方，寒热相错，攻补兼胪，用方之机，殆尽于此矣。然前后一贯，总不离乎中风一类之证治。其间有总证，有兼证，或失乎汗，或失乎下，若吐、若温针，误逆之候，禁诫之辞，喘家、酒客之治，迄针刺辅治之法，并举骈列，纤悉不遗，所谓绵里有针，草中蛇眠，极变化错综之妙，此乃上篇编次之旨也。学者焉可不潜心考索也哉？观此可知方氏、喻氏之变更章节，直是不曾懂得伤寒。

辨太阳病脉证并治（中）

太阳病，项背强几几，无汗、恶风，葛根汤主之。

"无汗"，《外台》作"反汗不出"四字。《玉函》《外台》"风"下有"者"字。

方云： 无汗者，以起自伤寒，故汗不出，乃上篇"有汗"之反对，风寒之辨别也。"恶风"乃"恶寒"之互文，风寒皆通恶，而不偏有无也。

魏云： 其辨风寒，亦重有汗、无汗，亦不以畏恶风寒多少为准。畏恶风寒，不过兼言互言以参酌之云耳。

葛根汤方

葛根四两　麻黄三两，去节　桂枝二两，去皮　生姜三两，切　甘草二两，炙　芍药二两　大枣十二枚，擘

上七味，以水一斗，先煮麻黄、葛根，减二升，去白沫，内诸药，煮取三升，去滓，温服一升，覆取微似汗，余如桂枝法将息及禁忌。诸汤皆仿此。

《玉函》《千金翼》"似汗"下有"不须啜粥"四字，《外台》有"出，不须吃热粥助药发"九字。

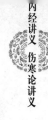

柯云：几几更甚于项强，而无汗不失为表实，脉浮不紧数，是中于鼓动之阳风，故以桂枝汤为主，而加麻葛以攻其表实也。葛根味甘气凉，能起阴闭而生津液，滋筋脉而舒其牵引，故以为君；麻黄、生姜能开玄府腠理之闭塞，祛风而去汗，故以为臣；寒热俱轻，故少佐桂芍，同甘枣以和里。此于麻、桂二汤之间，衡其轻重，而为调和表里之剂也。葛根与桂枝同为解肌和里之剂，故有汗、无汗、下利、不下利皆可用，与麻黄专于治表者不同。东垣用药分经，不列于太阳，而列于阳明。易老云：未入阳明者，不可服。岂二子未读仲景书邪？喻氏谓仲景不用于阳明，恐亡津液，与《本草》生津之说左矣。桂枝汤啜粥者，因无麻黄之开，而有芍药之敛，恐邪有不尽，故假谷气以逐之，此汗生于谷也。

徐云：前桂枝加葛根汤一条，其见证亦同，但彼云"反汗出"，故无麻黄；此云"无汗"故加麻黄也。陶弘景曰：凡汤中用麻黄，皆先别煮两三沸，掠去其沫，更益水如本数，乃内余药，不尔，令人烦。

按：今上海药肆中麻黄，无论生、炙，皆无沫。

太阳与阳明合病者，必自下利，葛根汤主之。

原注：一云"用后第四方"。《脉经》作"太阳与阳明合病，血自利，不呕者，属葛根汤证"。《千金翼》注：一云"用后葛根芩连汤"。

成云：伤寒有合病，有并病。本太阳病不解，并于阳明者，谓之并病；二经俱受邪，相合病者，谓之合病。合病者，邪气甚也。太阳、阳明合病者，与太阳、少阳合病，阳明、少阳合病，皆言必自下利者，以邪气并于阴，则阴实而阳虚；邪气并于阳，则阳实而阴虚；寒邪气甚，客于二阳，二阳方外实而不主里，则里气虚，故必下利，与葛根汤以散经中之邪。

《鉴》云：太阳与阳明合病者，谓太阳之发热、恶寒、无汗，与葛根之烦热、不眠等证，同时均病，表里之气升降失常，故下利也。治法，解太阳之表，表解而阳明之里自和矣。

程云：合病之证，凡太阳之头痛、恶寒等证，与阳明之喘、渴、胸满等证，同时均发，无有先后也。但见一证便是，不必悉具。并病亦如是看。仍须兼脉法断之。

《明理论》曰：太阳与阳明合病，必自下利，葛根汤主之；太阳与少阳合病，必自下利，黄芩汤主之；阳明与少阳合病，必自下利，大承气汤主之。三者皆合病下利，一者发表，一者攻里，一者和解，所以不同也。下利家，何以明其寒热邪？且自利、不渴属太阴，以其藏寒故也；下利、欲饮水者，以有热也。故大便溏、小便自可者，此为有热自利；小便色白者，少阴病形悉具，此为有寒；恶寒、脉微、自利清谷，此为有寒；发热后重，泄色黄赤，此为有热，皆可理其寒热也。

铁樵按：今人以发热、恶寒、无汗者为伤寒，发热而渴、有汗、不恶寒者为温病，其起初发热、恶寒，旋即不恶寒者，亦为温病，通常治以栀、豉、豆卷，不效，则继进石斛，外邪因甘凉遏抑，郁不得达，遂成持久之局，无一病不须延至三候。惟至轻之症，不服药亦自愈者，则栀、豉可以奏效。其实皆合病也。仲景以发热而渴、不恶寒者为温病，后人不知因时定名之故，又因误解《内经》"冬伤于寒，春必病温""冬不藏精，春必病温"数语。首先铸错者为王叔和"序例"中"寒毒藏于肌肤，冬月不即病，至春发为温病，至夏则为暑病。病暑者，热极重于温也"数语，嗣后千差万错，均从此始。《内经》中明明语人"凡热病，皆伤寒之类"，反无人措意，妄造"江南无正伤寒"之论，而葛根因不曾用惯，反谓此药能升肝阳。病家将信将疑，或竟有预告医生谓"贱躯不宜葛根"，于是三五日可愈之病，无有不延至数十日者，令人为之呼冤不置。王叔和语，何以确知其误？详《内经讲义》及《温病篇》。

太阳与阳明合病，不下利，但呕者，葛根加半夏汤主之。

《玉函》无"太阳"以下六字，接上条。

成云：邪气外甚，阳不主里，里气不和，气下而不上者，但下利而不呕；里气上逆而不下者，但呕而不下利。与葛根汤以散其邪，加半夏以下逆气。

葛根加半夏汤方

葛根四两　麻黄三两，去节。《玉函》作"二两"。成本有"汤泡，去黄汁，焙，称"字。甘草二两，炙　芍药二两　桂枝二两，去皮　生姜二两，切。丹云：诸本并作"三两"，是　半夏半升，洗　大枣十二枚，擘

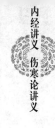

上八味，以水一斗，先煮葛根、麻黄，减二升，去白沫，内诸药，煮取三升，去滓，温服一升，覆取微似汗。

"白"，《玉函》作"上"。

汪云：愚以既云呕矣，其人胸中能免满逆之证乎？汤中半夏固宜加矣，而甘草、大枣之甘，能不相碍乎？或云：方中止甘草二两、大枣十二枚，已有生姜三两，复加半夏半升。于呕家又何碍？

太阳病，桂枝证，医反下之，利遂不止，脉促者，表未解也；喘而汗出者，葛根黄芩黄连汤主之。

原注："促"，一作"纵"。

成云：桂枝证者，邪在表也，而反下之，虚其肠胃，为热所乘，遂利不止。邪在表，则见阳脉；邪在里，则见阴脉。下利，脉微迟，邪在里也。促为阳盛，虽下利而脉促者，知表未解也。病有汗出而喘者，为自汗出而喘也，即邪气外甚所致；喘而出汗者，为因喘汗出也，即里热气逆所致。与葛根黄芩黄连汤，散表邪，除里热。

汪云：成注"虚其肠胃"，此非肠胃真虚证，乃胃有邪热，不通于肠而作泄也。

钱云：促为阳盛，下利则脉不应促，以阳邪炽盛，故脉加急促，是以知其邪尚在表而未解也，然未若协热下利之表里俱不解；及阳虚下陷，阴邪上结，而心下痞鞕，故但言表而不言里也。

柯云：邪束于表，阳扰于内，故喘而汗出、利遂不止者，所谓"暴注下迫，皆属于热"，与脉弱协热下利不同，此微热在表，而大热入里，固非桂枝、芍药所能和，厚朴、杏仁所宜加矣。

《鉴》云：协热利二证，以脉之阴阳分虚实主治固当矣，然不可不辨其下利黏秽、鸭溏，小便或白或赤，脉之有力、无力也。

张锡驹云：下后发喘、汗出，乃天气不降，地气不升之危证，宜用人参四逆辈。仲景用葛根黄芩黄连者，专在"表未解"一句。

《伤寒类方》曰："促"有"数"意，邪犹在外，尚未陷入三阴，而见沉微等证象，故不用理中等法。

铁樵按：葛根芩连汤乃常用之药，如各注家说，几令人靡所适从。近人畏葛根，谓是升药，不可用；畏芩连，谓是苦寒，不可用。于是乞灵于豆卷，当表不表，病则传里，壮热而渴；更乞灵于石斛，病毒为甘凉遏抑，不能从汗解，因出白疮，从此节节与《温病条辨》相合，《伤寒论》乃束之高阁。又岂知用药一误，病型随变，此真千古索解人不得之事也。葛根之升，乃从肌腠升于肤表之谓，非从下上升之谓。病人往往先告医生，谓"我向有肝阳，请先生勿用柴胡、葛根"，或者病已退热，头或微晕，则归咎于柴胡、葛根；其有服解肌药未即退热者，改延他医，则必大骂柴胡、葛根，而恣用石斛，病延至三候，无险不呈。病家终不知所以致此之由，则因时医手笔皆出一辙，彼此互相回护故也。此真举国皆饮狂泉，转以不狂者为狂之类。而西医习此辈较短长，反以为中国医术不过尔尔，令人为仲景呼冤不置。

详"脉促者，表未解也"，两语意思颇深。脉促即"促结代"之"促"，脉搏有歇止者是也。脉所以促，正因下之不当，下之太骤之故。脉之跳动，因心房之弛张，其弛张最有程序，苟非脉管栓塞、闭锁不全，脉搏断不至有歇止。然当表邪未解，正气未衰，误用泻药，邪欲陷而不得，欲出而不能，互相格拒，脉管中神经因感非常剧变，弛张顿失常态，其气遂乱，脉乃见歇止，此是促脉之真相。然何以云"表未解也"？此句委实是"表未陷也"之变词，何以知之？假使表邪随泻药而陷里，则成为结胸，或痞硬，或热结上膈，凡如此者，其脉不促。既非因心病（即血病）或肝病（即神经过敏病。二者均详后。）而脉促，此促脉乃暂局，下药太暴，邪正互争，脉气因乱故也。既如此，邪之内陷者不得入里，势必远归于表，因此知表未解，故云"表未解"句是"表未陷"之变词。

"喘而汗出者"一句，亦千古无人解得。须知此节之文字当云"太阳病，医反下之，利遂不止，脉促者，表未解也。葛根汤主之；喘而汗出者，表已解也，葛根黄芩黄连汤主之"，何以知之？表未解，当用表药，伤寒之定例，凡言表、言汗，皆指麻黄；其桂枝、葛根，只是解肌药，不名为"表"。故知"表未解"之下，当接"葛根汤主之"，葛根汤有麻黄者也。内陷，有寒、有实、有热。喘而汗出者，热结上膈，何以知是热？以用芩连知之。即证可以知药，即药可以知病，亦伤寒之例。故舒驰远谓"喘而汗出，当用人参四逆辈"，张锡驹谓是"天气不降，地气不升"，真是梦呓，丝毫不曾理会得《伤寒》读法。喘而汗出，是表已解，何以知表已解？因"汗出"字知之。观

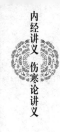

"无汗而喘，麻黄汤主之"，即知无汗是表不解，因而推知有汗是表已解，又因而推知"表未解"之"未"字，正对"表已解"说，惟其如此，省去一句，读者可以自明，否则不能省也。故知"喘而汗出"之下，有"表已解也"一句。

余既解释此节，三复之，觉有至理，非如此不可，且亦甚平正，一望而可知者。不料成无己以下诸注家，言人人殊，只是搔不着痒处。诸公之拙，当为仲景所不料。

葛根黄芩黄连汤方

《千金》《外台》作"葛根黄连汤"。

葛根半斤　甘草二两，炙　黄芩三两　黄连三两

上四味，以水八升，先煮葛根，减二升，内诸药，煮取二升，去滓，分温再服。

柯云：君气轻质重之葛根，以解肌而止利；佐苦寒清肃之芩连，以止汗而除喘；用甘草以和平。先煮葛根，后内诸药，解肌之力优而清中之气锐，又与补中逐邪之法迥殊矣。

《古方选注》云：是方即泻心汤之变治，表寒里热，其义重在芩连肃清里热也。

《伤寒类方》云：因表未解，故用葛根；因喘、汗而利，故用芩连之苦以泄之、坚之。芩连、甘草，为治痢之主药。

太阳病，头痛、发热、身疼、腰痛、骨节疼痛、恶风、无汗而喘者，麻黄汤主之。

《玉函》《脉经》《千金翼》"身疼"作"身体疼"。《千金》"恶风"作"恶寒"。《外台》作"伤寒，头疼、腰痛、身体、骨节疼、发热、恶风、汗不出而喘"。

柯云：太阳主一身之表，风寒外束，阳气不伸，故一身尽疼；太阳脉抵腰中，故腰痛；太阳主筋所生病，诸筋皆属于节，故骨节疼痛；从风寒得，故恶风；风客于人，则皮毛闭，故无汗；太阳为诸阳主气，阳气郁于内，故喘。太阳为开，立麻黄汤以开之，诸证悉除矣。麻黄八证，头痛、发热、恶风同

桂枝证，无汗、身疼同大青龙证。本证重在发热、身疼、无汗而喘，本条不冠"伤寒"，又不言恶寒而言恶风，先辈言"麻黄汤主治伤寒，不治中风"，似非确论。盖麻黄汤、大青龙汤，治中风之重剂；桂枝、葛根汤，治中风之轻剂，伤寒可通用之，非主治伤寒之剂也。铁按：此语甚无谓。

钱云："恶风"，虽或可与"恶寒"互言，然终是营伤卫亦伤也，何则？卫病则恶风，营居卫内，寒已入营，岂有不从卫分而入者乎？故亦恶风也。

《鉴》云：无汗者，伤寒实邪，腠理密闭，虽发热而汗不出，不似中风虚邪发热而汗自出也。

丹云：《本草经》麻黄主治伤寒、中风、头痛。《诸病源候论》曰：夫伤寒病者，起自风寒，入于腠理，与精气分争，营卫否膈，周行不通，病一日至二日，气在孔窍、皮肤之间，故病者头痛、恶寒、腰背强重，此邪气在表，发汗则愈。夫麻黄发汗而主中风，既言伤寒，而又言起自风寒，乃伤寒、中风可互为外感之称，亦不可凿凿以汗之有无、恶之风寒、伤之营卫为之差别也。

麻黄汤方

麻黄三两，去节　桂枝二两，去皮　甘草一两，炙　杏仁七十个，去皮、尖。《千金》云：喘不甚，用五十个。

上七味，以水九升，先煮麻黄，减二升，去上沫，内诸药，煮取二升半，去滓，温服八合，覆取微似汗，不须啜粥，余如桂枝法将息。

钱云：李时珍云："津液为汗，汗即血也，在营则为血，在卫则为汗。夫寒伤营，营血内涩，不能外通于卫，卫气固，津液不行，故无汗、发热而憎寒；夫风伤卫，卫气受邪，不能内护于营，营血虚弱，津液不固，故有汗、发热而恶风。然风寒之邪皆由皮毛而入，皮毛者，肺之合也，肺主卫气，包罗一身，天之象也，证虽属于太阳，而肺实受邪气，其证时见面赤、怫郁、咳嗽、痰喘、胸满诸证者，非肺病乎？盖皮毛外闭，则邪热内攻，而肺气愤郁，故用麻黄、甘草，同桂枝，引出营分之邪，达之肌表；佐以杏仁泄肺而利气，是则麻黄汤虽太阳发汗重剂，实为发散肺经火郁之药也。"濒湖此论，诚千古未发

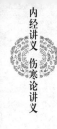

之秘。惟桂枝为卫分解肌之药，而能与麻黄同发营分之汗者，以卫居营外，寒邪由卫入营，故脉阴阳俱紧，阳脉紧则卫分受邪，阴脉紧则邪伤营分，所以欲发营内之寒邪，先开卫间之出路，方能引邪由营达卫，汗出而解也。后人有用麻黄而监之以桂枝，见节制之妙，更有"驭六马而执辔，惟谨恒虞其泛轶"之说，岂理也哉？

柯云：此方治风寒在表，头痛、项强、发热、身痛、腰痛、骨节烦疼、恶风、恶寒、无汗、胸满而喘，其脉浮紧、浮数者，此为开表、逐邪、发汗之峻剂也。此汤入胃，行气于玄府，输精于皮毛，斯毛脉合精，而溱溱汗出，在表之邪其尽去而不留，痛止喘平，寒热顿解，不烦啜粥而藉汗于谷也。其不用姜枣者，以生姜之性横散解肌，碍麻黄之上升；大枣之性滞泥于膈，碍杏仁之速降。此欲急于直达，稍缓则不迅，横散不峻矣。若脉浮弱、汗自出者，或尺脉微迟者，是桂枝所主，非此方所宜也。

《鉴》云：庸工不知其制在温覆取汗，若不温覆取汗则不峻也，遂谓麻黄专能发表，不治他病。孰知此汤合桂枝汤，名麻桂各半汤，用以和太阳流连未尽之寒热；去杏仁，加石膏，合桂枝汤，名桂枝二越婢一汤，用以解太阳热多寒少之寒热；若阳盛于内，无汗而喘者，又有麻黄杏仁甘草石膏汤，以解散太阴肺家之邪；若阴盛于内而无汗者，又有麻黄附子细辛甘草汤，以温散少阴肾家之寒；《金匮要略》以此方去桂枝，《千金方》以此方桂枝易桂，皆名还魂汤，用以治邪在太阴，卒中、暴厥、口噤、气绝，下咽奏效，而皆不温覆取汗。因是而知麻黄汤之峻与不峻，在温覆与不温覆也。此仲景用方之心法，岂常人之所得而窥邪？

柯又云：予治冷风哮与风寒湿三气成痹等证，用此辄效，非伤寒一证可拘也。《外台》深师麻黄汤，疗新久咳嗽，唾脓血，连年不差，昼夜肩息，于本方去杏仁，加大枣；又疗上气咳嗽，喉中水鸡鸣，唾脓血腥臭，于本方加生姜。《和剂局方》三拗汤，治感冒风邪，鼻塞声重、语音不出，或伤风、伤冷，头痛、目眩、四肢拘踡、咳嗽多痰，胸满气短，于本方去桂，三味生用，加生姜。（麻黄不去节，杏仁不去皮、尖，甘草不炙。）

脉浮而紧，浮则为风，紧则为寒，风则伤卫，寒则伤荣，荣卫俱病，骨节烦疼，可发其汗，宜麻黄汤。

丹云：此一条出宋版《可汗篇》及《玉函》《脉经》《千金翼》，正是本论原文，当在《太阳篇》中。今本系于脱漏，故诸注家未有解释者。钱氏云：寒已入营，岂有不从卫分而入者乎？的与此条符矣。乃知麻黄、桂枝之别，在表之虚实，而不在于风寒营卫之分，得此条而甚明，故揭于此。

又云：此条出《辨脉法》，"脉"上有"寸口"二字，无"宜麻黄汤"四字，"汗"下有"也"字。

柯云：风寒本自相因，必风先开腠理，寒得入于经络，营卫俱伤，则一身内外之阳不得越，故骨肉烦疼；脉亦应其象而变见于寸口也，紧为阴寒，而从浮见，阴盛阳虚，汗之则愈矣。脉法以浮为风，紧为寒，故提纲以脉阴阳俱紧者名伤寒；大青龙脉亦浮中见紧，故名中风，则脉但浮者正为风脉。宜麻黄汤，是麻黄汤固主中风脉证矣。麻黄汤证，发热、骨节疼，便是骨肉烦疼，即是风寒两伤，营卫俱病。先辈何故以大青龙治营卫两伤，麻黄汤治伤寒营而不伤卫，桂枝汤治风伤卫而不伤营，曷不以桂枝证之恶寒、麻黄证之恶风一反勘邪？要之，冬月风寒本同一体，故中风、伤寒皆恶风恶寒，营病卫必病，中风之重者便是伤寒，伤寒之浅者便是中风，不必在风寒上细分，须当在有汗、无汗上著眼耳。

丹云：柯氏注本以《辨脉》此条移于麻黄证条内，其释义如是，可谓发千古之秘，超越诸注，因亦移为本条之注。

铁樵按：此条本在第九卷《辨不可下病脉证治第二十篇》中，丹氏因柯本移置此处，本讲义因以《伤寒辑义》为蓝本，故悉仍其旧，惟间有冗泛处则稍稍删节耳。此条循绎文气，与经文不类，与《脉经》却相似，然则"辨可下不可下"诸篇，皆王氏手笔欤？

太阳与阳明合病，喘而胸满者，不可下，宜麻黄汤。

成本《玉函》"汤"下有"主之"二字。丹云：非。

成云：阳受气于胸中，喘而胸满者，阳气不宣发，壅而逆也。心下满、腹满皆为实，当下之；此以为胸满非里实，故不可下。虽有阳明，然与太阳合病，为属表，是与麻黄汤发汗。

汪云：喘而胸满，则肺气必实而胀，所以李东璧云："麻黄汤虽太阳发汗重剂，实为发散肺经火郁之药。"彼盖以喘而胸满为肺有火邪实热之证。汤

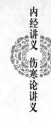

中有麻黄、杏仁，专于泄肺利气，肺气泄利，则喘逆自平，又何有于阳明之胸满邪？

钱云： 胸满者，太阳表邪未解，将入里而犹未入也。以阳明病而心下硬满者，尚不可攻，攻之，遂利不止者死，况太阳、阳明合病乎？

喜多村直宽云： 此太阳、阳明合病之变局。前条因利与呕而知之，今此合病，何从而知？必须从两病脉证一一对勘，即无利与呕，而亦可定为合病矣。邪束于表而不舒越，则为喘、渴；热壅于里而不宣发，则为胸满。一说"满"与"懑"，古字通用，《脉经》云"肺气实则喘、渴、胸懑"是也，亦通。是以其表邪未罢故，虽有阳明证，未可妄议攻下，治以麻黄汤散发表邪，则里气随和，不治喘满，而喘满自平。经曰"阳明病，脉浮、无汗而喘者，发汗则愈，宜麻黄汤"，与此条颇同义。盖太阳、阳明同病，邪热壅盛，势必为喘可知耳，乃不治阳明而专攻太阳，斯见仲景析义之精矣。

东国中西子文曰： 首条先举葛根汤，而次以二阳合病证，今又举麻黄汤而次以合病，此亦编章之旨也。

铁樵按： 风伤卫、寒伤荣、风寒两伤荣卫，前人议论甚多，然不因多而能诠明，反觉多而令人头脑作胀，读者注意。本讲义第一、二两期中所言，自不致迷惑，胸有主宰，则纷歧之议论，皆足助我之理解。又，读《伤寒论》有不可不知之一端，曰：执果溯因。此四字实为中国医学之立脚点，试为说明如下。

例如太阳病，发热、无汗而喘，何故发热？何故喘？此极费解者也。然古人所定之治法为发汗，得汗则热解、喘止，是就其结果言之，则知当时之喘必由于热与无汗，谓喘之所以发，因热盛之故；而热之所以盛，因无汗之故。不得谓此说不中理也。故王朴庄注麻黄汤条云：喘证因无汗。

然自西学说言之，凡热病皆微菌为害，然则谓麻黄能杀菌，虽非确论，不得谓此语毫无价值，何则？就实地试验，血清能杀病菌，麻黄汤决不能杀伤寒杆菌，然得麻黄汤而伤寒病竟愈，何以故？且伤寒病为杆菌，喉症病为球菌，喉症血清不能杀伤寒菌，而麻杏石甘汤治喉症神效，是麻黄能杀伤寒菌，复能杀喉症菌也。

然则菌之死有两途：一、由于血清抗毒；二、由于麻黄发汗。麻黄不能杀菌，发汗却能杀菌，是发汗则人体之抗毒素不必有所辅益而自然增加，故吾疑西国病原菌之说不确，因发汗则菌死，不发汗则菌繁殖。是伤寒喉症虽由于菌之传染，若在无伤寒流行之时，偶然有一人患此，此一人之伤寒或竟因发热、无汗，血中因而自然生菌；或者因发热、无汗适宜于微菌之故，空气中菌因得借其躯体为殖民地，都未可知。

由前之说，菌不必自外袭入；由后之说，虽由外袭入，却非单纯外因。验热病流行之区，有传染，有不传染，似以后说为是。且西医籍谓：如一度传染喉症者，当得十年免疫。乃由事实验之，免疫之说亦竟不确。吾友有连年患甚剧之喉症者，且非喉症流行之时，故吾疑微菌学说，将来有根本动摇之日；至若中医极不合理之说，反有不能非难者在。

例如太阳病，恶寒、无汗而喘，谓发热由于感寒，谓喘由于无汗，谓恶寒由于太阳寒水之气，故从寒化，皆极不合理论者。然感寒发热为反应，如吾所释，寒胜则浮，其理由乃极充足；至于发汗而喘定，则喘由于无汗乃事实；饮麻、桂温药，恶寒即解，则太阳从寒化亦是事实。喉症之面赤喉烂、热壮口渴，谓是蕴热郁不得达，恶寒、无汗为太阳，热壮、口渴为阳明。此在科学家视之，无一非谬说。然发汗而恶寒解，用石膏而壮热解，喉症乃应手而愈，则就成效言之，凡科学家以为不通者，于事实乃甚符合，科学究不能离事实而独立，所贵乎科学者谓较寻常为精密也。今杀菌血清不如麻杏石甘，直是菌学未彻底耳。

今骤语人曰"喉症是太阳、阳明合病"，闻者必以为妄，然定如何如何之病状为太阳病，麻黄治之而愈，因定麻黄为太阳药；定如何如何之病状为阳明病，石膏治之而愈，因定石膏为阳明药。《伤寒论》中本无喉症，是太阳、阳明之病证，非为喉症而定也。今忽有喉症求治，观其症状，一部分与太阳病合，又有一部分与阳明病合，于是断为太阳、阳明合病，治以麻黄、石膏合剂之药，病乃应手而愈，此宁得谓之为妄？

故吾谓西医所言不谬，假使西医谓"舍彼之方法，便无医学"则谬，因中医之学，乃循实地解剖之外之另一途径，此所以能执果溯因也。执果溯因为中医学立脚点，而中医之立脚点实不止此，此其一端耳。

伤寒论讲义第六期

太阳病，十日已去，脉浮细而嗜卧者，外已解也。设胸满、胁痛者，与小柴胡汤；脉但浮者，与麻黄汤。

《鉴》云：太阳病，十日以上无他证，脉浮细而嗜卧者，外邪已解，不须药也。设有胸满、胁痛等证，则知少阳之外邪未解，故与小柴胡汤和之；若脉但浮不细，而有头痛、发热、恶寒、无汗等证，则仍是太阳之外邪未解，当与麻黄汤汗之。

丹云：论中脉浮细，太阳、少阳脉也；脉弦细，少阳脉也；脉沉细，少阴脉也。脉浮细、身热、嗜卧者，阳也；脉沉细、身无热、嗜卧者，阴也；脉缓细、身和、嗜卧者，已解也，是皆不可不察也。

程云：脉浮细、嗜卧者，较之少阴为病之嗜卧、脉浮则别之，较之阳明中风之嗜卧、脉细又别之，脉静、神恬，解证无疑矣。设于解后尚见胸满、胁痛一证，则浮细自是少阳本脉，嗜卧为热入胆而神昏，宜与小柴胡汤；脉但浮者，与麻黄汤，彼已见麻黄汤脉，自应有麻黄汤证符合之，纵嗜卧依然，必不胸满、胁痛可知。

张志聪云：小柴胡汤、麻黄汤，不过假此以明太、少之由枢而外，从外而表，非真与之，故曰"设"也。

铁樵按：胸满、胁痛是柴胡证，举胸满、胁痛，即该寒热往来、口苦、咽干在内。云"外已解"，明此是少阳不和，与太阳无干之意。脉但浮者，是外未解，外未解当解其外，故曰"与麻黄汤"。《金鉴》及程注均是，志聪注似无甚意思。

太阳中风，脉浮紧、发热、恶寒、身疼痛、不汗出而烦躁者，大青龙汤主之。若脉微弱、汗出、恶风者，不可服之，服之则厥逆，筋惕肉瞤，此为逆也。

丹云：成本"逆也"下更有"大青龙汤主之"六字。方氏依黄仲理，改真武汤，非是。

成云：此中风见寒脉也，浮则为风，风则伤卫；紧则为寒，寒则伤荣；荣卫俱病，故发热、恶寒、身疼痛也。风并于卫者，为荣弱卫强；寒并于荣者，为荣强卫弱；今风寒两伤，则荣卫俱实，故不汗出而烦躁也，与大青龙汤发汗，以除荣卫风寒。若脉微弱、汗出、恶风者，为荣卫俱虚，反服青龙汤，则必亡阳，或生厥逆、筋惕肉瞤，此治之逆也。

喻西昌云：天地郁蒸，得雨则和；人身烦躁，得汗则解。大青龙汤证为太阳无汗而设，与麻黄汤证何异？因有烦躁一证兼见，则非此法不解。

程云：脉则浮紧，证则发热、恶寒、身疼痛、不汗出而烦躁，明是阴寒在表，郁住阳热之气在经，而生烦热；热则并扰其阴而作躁，总是阳气怫郁不得越之故。此汤，寒得麻黄之辛热而外出，热得石膏之甘寒而内解，龙升雨降，郁热顿除矣。然此非为烦躁设，若脉微弱、汗出、恶风者，虽有烦躁证，乃少阴亡阳之象，全非汗不出而郁蒸者比也。

张锡驹云：若脉微弱、汗出、恶风者，此阴阳、表里俱虚，故不可服，服之则亡阳而厥逆矣。阳气者，柔则养筋，血气盛则充肤热肉，今虚则筋无所养，肉无以充，故筋惕而肉瞤，此治之逆也。

丹云：《外台秘要》引《古今录验》载本条方后云：张仲景《伤寒论》云：中风见伤寒脉者，可服之。《活人书》曰：盖发热、恶风、烦躁、手足温为中风候，脉浮紧为伤寒脉，是中风见寒脉也。大青龙汤治病，与麻黄汤证相似，但病尤重，而又加烦躁者。大抵感外风者为中风，感寒冷者为伤寒，故风则伤卫，寒则伤荣，桂枝主伤卫，麻黄主伤荣，大青龙主荣卫俱伤故也。此成氏注解所原，其来久矣。然风寒荣卫两伤，尤不可信据，何则？脉浮紧、发热、恶寒、身疼痛、不汗出者，伤寒之候，烦躁亦非中风之候，虽曰"太阳中风"，并无中风之证候。盖"中风"二字，诸家纷纭，无有的据显证，故置之阙疑之例而可已。

柯氏云：盖仲景凭脉辨证，只审虚实，故不论中风、伤寒，脉之缓紧，

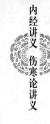
但于指下有力者为实，脉弱无力者为虚；不汗出而烦躁者为实，汗出而烦躁者为虚；证在太阳而烦躁者为实，证在少阴而烦躁者为虚。实者可服大青龙，虚者便不可服，此最易知也。凡先烦、不躁而脉浮者，必有汗而自解；烦躁而脉浮紧者，必无汗而不解。大青龙汤为风寒在表而兼热中者设，不是为有表无里而设，故中风无汗、烦躁者可用，伤寒而无汗、烦躁者亦可用。盖风寒本是一气，故汤剂可以互投。论中有中风、伤寒互称者，如大青龙是也；有中风、伤寒兼提者，如小柴胡是也。仲景但细辨脉证而施治，何尝拘泥于中风、伤寒之别其名乎？如既立麻黄汤治寒、桂枝汤治风，而中风见寒、伤寒见风者，曷不用桂枝麻黄各半汤，而更用大青龙为主治邪？妄谓大青龙为风寒两伤荣卫而设，不知其为两解表里而设，请问石膏之设为治风欤？治寒欤？营分药欤？卫分药欤？只为热伤中气，用之治内热也。

铁樵按：不汗出用麻黄，烦躁用石膏，有一证，有一药，伤寒之定例如此。石膏之于烦躁，犹之半夏之于呕，葛根之于背几几。盖里热甚则躁，所以汗多而烦渴者，主以白虎；无汗而烦躁者，主以青龙。如此条条直直之文，必加以扭扭捏捏之说，恶寒、恶风，伤营、伤卫，纠缠不清，盈车废话，大是可省。尤可笑者，黄伯荣谓此一证中全在"不汗出"之"不"字内藏机，且此"不"字是微有汗而不能得出，因生烦躁，非若伤寒之全无汗也。此说尤令人不可捉摸。"不"字是微有汗，不知黄氏从何处见得？微有汗与微似汗，不知如何分别？照例，微似汗则热当退，今乃微有汗而反烦躁邪？伤寒定法，有汗用桂枝，无汗用麻黄，今大青龙，麻黄为主药，乃施之微有汗之病乎？微有汗可以等于不汗出乎？此种不通之论，丝毫不能有益于读者，且徒乱人意，故尚有数家类此之说，概从删节。

大青龙汤方

麻黄六两，去节　桂枝二两，去皮　甘草二两，炙　杏仁四十枚，去皮、尖　生姜三两，切　大枣十枚，擘　石膏如鸡子大，碎

上七味，以水九升，先煮麻黄，减二升，去上沫，内诸药，煮取三升，去滓，温服一升，取微似汗。汗出多者，温粉扑之。一服汗者，停后服。若复服，汗多亡阳，遂虚，恶风，烦躁，不得眠也。

柯本"汗出多者"以下二十二字移前麻黄汤方后"如桂枝法"下。汪云：此麻黄汤之禁也。

柯云：此即加味麻黄汤也。诸证全是麻黄，而有喘与烦躁之不同，喘者是寒郁其气，升降不得自如，故多杏仁之苦以降气；烦躁是热伤其气，无津不能作汗，故特加石膏之甘以生津。然其质沉，其性寒，恐其内热顿除，而外之表邪不解，变为寒中而协热下利，是引贼破家矣。故必倍麻黄以发汗，又倍甘草以和中，更用姜枣以调营卫。一汗而表里双解，风热两除，此大青龙清内攘外之功，所以佐桂、麻二方之不及也。

汪云：或问：病人同是服此汤而汗多亡阳，一则厥逆、筋惕肉瞤，一则恶风、烦躁、不得眠，二者之寒热迥然不同，何也？答云：一则病人脉微弱、汗出、恶风，是阳气本虚也，故服之则厥逆而虚冷之证生焉；一则病人脉浮紧、发热、汗不出而烦躁，是邪热本甚也，故服之则正气虽虚而邪热未除。且也，厥逆之逆为重，以其人本不当服而误服之也；烦躁、不得眠为犹轻，以其人本当服而过服之也。

丹云：温粉，未详。《总病》载《肘后》：川芎、苍术、白芷、藁本、零陵香，和米粉，粉身，辟温粉方，云：凡出汗太多，欲止汗，宜此法。《活人书》去零陵香，直为温粉方，录大青龙汤后。尔后《本事方》《三因方》《明理论》等，皆以辟温粉为温粉，不知川芎、白芷、藁本、苍术能止汗否？吴氏《医方考》有扑粉方，龙骨、牡蛎、糯米各等分，为末。服发汗药，出汗过多者，以此粉扑之。此方予常用，有验。又，《伤寒类方》曰：此外治之法，论中无温粉方，后人用牡蛎、麻黄根、铅粉、龙骨亦可。又，《孝慈备览》扑身止汗法，麸皮、糯米粉二合，牡蛎、龙骨二两，上共为极细末，以疏绢包里，周身扑之，其汗自止，免致亡阳而死，亦良法也。《产宝》粳米散，疗产后汗不止，牡蛎三两、炮附子一两、白粳米三升，上为散，搅令匀，汗出敷之。此亦扑粉之一方也。

铁樵按：丹氏所言扑粉法良。余常用市上爽身粉，汗甚多者仍不能御，非龙、牡、糯米不为功，且不必病至亡阳而始用。凡热病，或服汗药，或本自汗出，病家往往暖衣重被，致大汗淋漓，热则不解。此时不减衣被，则汗愈多，阴愈涸；若减衣被，尤虞骤凉感寒。且汗多不但亡阳可虑，反汗则受湿，热甚反应则闭汗，闭汗之后往往不能再汗，强汗之则劫津，病之由轻入重，此

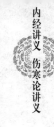

实一大原因。故遇热甚汗多之病，必须先用温粉，然后减去衣被，则无亡阳反汗及劫津汗闭诸险。古人既有温粉之制，可见对于此等早有会心。特文字简甚，后世学者遂无人理会及此，温粉之制亦不为人重视，读书时只是随口滑过，非至亡阳大汗，不复念及此物，但必至亡阳大汗然后用此，则成效亦有限矣。

伤寒，脉浮缓，身不疼，但重，乍有轻时，无少阴证者，大青龙汤发之。

程本、张本作"小青龙汤发之"。

柯云：寒有重轻，伤之重者，脉阴阳俱紧而身疼；伤之轻者，脉浮缓而身重。亦有初时脉紧，后渐缓；初时身疼，继而不疼者。诊者弗执一以拘也。然脉浮紧者身必疼，脉浮缓者身不疼，中风、伤寒皆然，又可谓之定脉定证矣。"脉浮缓"下当有发热、恶寒、无汗、烦躁等证，盖脉浮缓，身不疼，见表证自轻；但身重乍有轻时，见表证将罢，以无汗、烦躁，故合用大青龙。无少阴证，仲景正为不出汗而烦躁之症，因少阴亦有发热、恶寒、无汗、烦躁之证，与大青龙同，法当温补；若反与麻黄之散、石膏之寒，阳立亡矣。必细审其所不同，然后不失其所当用也。

《鉴》云：身轻，邪在阳也；身重，邪在阴也；乍有轻时，谓身重而有时轻也。若但欲寐，身重，无轻时，是少阴证也；今无但欲寐，身虽重，乍有轻时，则非少阴证。

魏云："发"字，诸家多不置议，然不过"发之"之义耳，不必求深反晦也。

舒云：发热、恶寒、无汗、烦躁，乃大青龙汤之主证也。有其主证，虽脉浮缓，身不疼但重，乍有轻时，即可用大青龙汤，然必辨其无少阴证方可用，否则不可用也。

丹云：程本作"小青龙"，坊本俱作"大青龙"。程云：余幼读古本实是小青龙，观条中脉证，总非大青龙病，宜世人有伤风、兼寒之说。张氏《缵论》亦改作"小青龙汤"，然无明据，不可从也。且程氏所谓古本，不知何等本，恐是依托之言也。《伤寒类方》曰：案此条必有误。脉浮缓，邪轻易散；身不疼，外邪已退；乍有轻时，病未入阴，又别无少阴等证，此病之最轻者，何必投以青龙险峻之剂？此必别有主方，而误以大青龙当之者也。

铁樵按：此条与上条合看自明，盖所注意者在"不汗出而烦躁"。抑证之病情，所谓脉紧、恶寒、发热、身疼、不汗出而烦躁，是大青龙已具之证；脉浮缓，身不疼但重，乍有轻时，不汗出而烦躁，是大青龙将具之证；云"无少阴证"者，明其病之未深；云"发之"者，有迎机而导，弗使增剧之意。此与余所治陈小龙案极相似，读者可以参看。如云是小青龙，省去"不汗出，烦躁"句，固不似大青龙症，亦岂与小青龙证有相似处哉？

伤寒表不解，心下有水气，干呕、发热而咳，或渴，或利，或噎，或小便不利、少腹满，或喘者，小青龙汤主之。

《玉函》《千金翼》"干呕、发热而咳"作"咳而发热"。《玉函》《脉经》《千金翼》"少腹"作"小腹"，"喘"上有"微"字。程本"噎"作"噫"。

成云：伤寒表不解，心下有水饮，则水寒相搏，肺寒气逆，故干呕、发热而咳。《针经》曰"形寒饮冷则伤肺，以其两寒相感，中外皆伤，故气逆而上行"，此之谓也。与小青龙汤，发汗散水。水气内渍，则所传不一，故有或然之证，随证增损以解化之。

钱云：伤寒表不解，谓头痛、项强、发热、体痛、无汗之证，未得汗解也。心下，心之下，胃脘之分。水气，水饮之属。干呕、发热，太阳表证也。喘咳，水寒伤肺而气逆也，以肺主皮毛，寒邪在表，水气停蓄，故伤肺气也。或利者，水溜于肠而下流也。或噎者，水气寒邪窒碍胃中，气不通行也。或渴，或小便不利者，水寒固闭于中焦，则下焦之阳气不得上腾而为津液，故渴；上焦之清气不得下降而为渗利，其升降之气化不行，故小便不利而少腹满也。或者，或有或无，非必诸证皆见也。前以风寒郁热之邪不得外泄而烦躁，故以大青龙汤汗泄凉解之；此条以寒邪未解，水饮停蓄，肺藏伤而喘咳并见，中气寒而气滞不行，宜温、宜散，可发、可收，故以小青龙汤主之。

周扬俊《伤寒三注》云：素常有饮之人，一感外邪，伤皮毛而闭肺气，则便停于心下，而上下之气不利焉，于是喘、满、咳、呕相因而见，尔时竟一汗之，外邪未解，里证转增，何也？为水气所持，不能宣越故也。况水饮停蓄者，中州必不健运，才兼外感，遂令上逆，尚可徒以风药上升作治乎？

丹云："噎"字，成注"饐"同，水寒窒气也，即是"膈噎"之

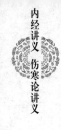

"噎"，又作"饐"。钱氏云"饐者，呃逆也"，徐大椿云"《内经》无'噎'字，疑即呃逆之轻者"，皆臆解也。程氏作"噫"者，亦未知何据。

铁樵按：如各注家所言，无论是否，于我辈读者丝毫无益，岂但无益，且滋疑义。如钱氏、周氏均谓是水饮停蓄，周氏更谓素有饮之人，饮即痰，水饮云云是指痰饮。按：痰饮之成，无不由于肺肾并病，然则小儿患病，将无有用小青龙者矣。此实不可通。吾以经验所得证之，此条经文必有讹字，且各家对于文中连用"或"字均未识其义，兹为说明如下。

心下有水气，例无不喘。肺本主行水，肺不能行水，水聚胸下，肺气不降，故当作喘。若问肺何以不能行水，则因肺伤寒，故宋·窦材《扁鹊心书》中有一条病名肺伤寒，见证乃与寻常伤风相去不远，而其治法则用附子。窦固偏于用附子者，然伤风小疾而用附子，初颇莫名其妙，近五年来屡遇其病，名远旅馆杨某案，即吾所治第一肺伤寒，其病与寻常伤风迥异，即西医所谓急性肺炎证，亦即仲景所谓小青龙证。不过《扁鹊心书》言之不详，《伤寒》经文各家又多误解，遂致古意尽失，而小青龙汤之用，仅限于痰饮，卒之用之于痰饮亦不效，于是此方等于虚设。

兹先言肺伤寒之病证。伤风咳嗽，乃病之最小者，亦为气候寒暖剧变时普通流行病，随处可见者。其症状不过咳嗽、喉痒、鼻塞、涕多、痰多。通常皆以为肺为风束，治法不外乎宣肺，药品不外乎荆、防、象贝、杏仁、桑叶、蒌皮、枇杷叶、桔梗、橘红、兜铃诸味。其有喉痛者，有发热者，随证加药以治之，大份不出一候可愈，此固仲景所不论者。肺伤寒之异点，在证则有气急鼻扇，在用药则非麻黄、姜、桂不可，此固非伤风可同年语者。而肺伤寒之为病，亦有辅属、非辅属之不同，有初起确为普通伤风，其后变为肺伤寒者；亦有起病即属肺伤寒者。同是肺伤寒，其病亦有寒热之分，有起初寒而后化热者，亦有起病即属热证者。所以别于伤风者，只在一"喘"字。亦有有汗者，亦有无汗者。无汗而喘，与麻黄汤条不同；有汗而喘，与葛根芩连汤条不同，其辨别只在喘且咳而鼻扇。以上是肺伤寒之病状。

凡普通伤风，初起白痰，继而黄痰，最重者于吐黄痰时，痰中略带一丝血，此与咯红症迥然不同，乃伤风将愈之候，非病情增剧之候。其有由咳嗽而发热者，既发热则咳瘥减，恶寒者作太阳证治，但热不恶寒者作阳明证治，无有不应手愈者。肺伤寒之传变则不然，属寒者，可以汗出如珠、手足厥冷，作亡阳证状；属热者，可以大咳特咳，亘数日夜，无片刻宁静。无论寒热，皆不离一"喘"字，不及一候，面部、四肢均见浮肿，气则坌涌而出，四末之血先死，其生命乃在旦夕间矣。（详情可参见许指严案及镇江朱世兄案。）以上为肺伤寒之传变。

肺伤寒之为病，如此其险且恶，故仲景治以小青龙汤。"小青龙"名词，虽冠以"小"字，不过分量稍轻，读者勿认以为小方。须知此是《伤寒论》中第一等大方，与十枣汤、大建中相伯仲，微误用可以立刻致命（参见家北生案）。惟其病如此之可怕，故方亦与之相称，否则岂有仲景之圣而割鸡用牛刀者？本条云伤寒，云表不解，云心下有水气、干呕，是言肺伤寒之属寒者。举寒者论其治法，不言热证，读者当自己隅反。古人著书往往如此。此条，次于大青龙之下，大可寻味，以大青龙正可假以治肺伤寒之属热者。以上言小青龙专为肺伤寒而设之理由。

伤寒表不解而咳，殆无有不喘者。云伤寒，云表不解，而用麻黄，其为无汗可知。无汗而喘，本与麻黄汤证同，即所谓"喘证正因于无汗"。以此推之，则知"喘"上之一"或"字必系衍文，以喘乃必见证，非或然证也，故云本条必有讹字。无汗而喘，所以用麻黄；其病属寒，所以有水，惟其寒且有水，所以用干姜；呕为半夏主证，干呕亦属寒，故姜、桂、半夏同用；表不解，故热不解，所以麻、桂并用；咳，故用细辛，细辛专为咳而设。东医吉益东洞云：干姜、细辛，专能镇咳。试之而信。其五味一味，专为细辛而设，此于家北生一案得之。

须知以人体为标本，万无一误，据体工之变化，可以改正《内经》之讹字，此不容以口舌争者。惟其如此，乃知本条之正文为"伤寒表不解，心下有水气，干呕、发热而咳、喘者，小青龙汤主之"，共二十四字。其"或渴"以下至"腹满"共十四字，乃本条之副文。正文二十四字为主要证，副文十四字为兼见证，其冠以"或"字者，并非或然之谓，乃训后之学者不必以此等兼见证为重之义。若曰但见主证，便当以小青龙汤主之；纵有种种兼见证，可以置之不问。仲景之意，盖以为此病至重，当以全力务其大者，不可因小节而多所顾忌，致有歧路亡羊之误，即"豺狼当道，不问狐狸"之义也。"喘"上"或"字衍，"喘者"两字当在"发热而咳"下。

吾三复此条本文，证之实地经验，参之文义、病理，与伤寒用药之例、

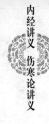

省文之例，又以吾所解释与古人解释之文两两比较，觉古人所释者全属糟粕，然后敢确信其不误。而《伤寒论》本文陈义之高、蕴蓄之厚、文字之精，亦可窥见一斑。

小青龙汤方

麻黄去节 芍药 细辛 干姜 甘草炙 桂枝各三两，去皮 五味子半升 半夏半升，洗。程本作"汤洗"

上八味，以水一斗，先煎麻黄，减二升，去上沫，内诸药，煎取三升，去滓，温服一升。若渴，去半夏，加栝楼根三两；若微利，去麻黄，加荛花如一鸡子，熬令赤色；若噎者，去麻黄，加附子一枚，炮；若小便不利、少腹满者，去麻黄，加茯苓四两；若喘，去麻黄，加杏仁半升，去皮、尖。且荛花不治利，麻黄主喘，今此语反之，疑非仲景意。

原注：臣亿等谨案：小青龙汤，大要治水。又案《本草》：荛花下十二水，若水去，利则止也。又按，《千金》：形肿者，应内麻黄，乃内杏仁者，以麻黄发其阳故也。以此证之，岂非仲景意也？《千金》"荛花"作"芫花"，《总病论》同。"若噎者"，《外台》作"若食欲噎者"，《总病论》作"咽"字。《玉函》无"且"字，"主喘"作"定喘"，无"此语"二字，"反之"下有"者"字，《外台》同。成本无"且荛花"以下二十字。

《鉴》云：表实无汗，故合麻、桂二方以解外；去大枣者，以其性滞也；去杏仁者，以其无喘也，有喘者仍加之；去生姜者，以有干姜也，若呕者仍用之；佐干姜、细辛，极温、极散，使寒与水俱得从汗而解；佐半夏，逐痰饮，以清不尽之饮；佐五味，收肺气，以敛耗伤之气；若渴者，去半夏，加花粉，避燥以生津也；若微利与噎、小便不利、少腹满，俱去麻黄，远表而就里也；加附子以散寒，则噎可止；加茯苓以利水，则微利止，（按《金鉴》以"荛花如鸡子大，熬令赤色"为传写之误，改作"加茯苓四两"。）少腹满可除矣。

柯云：两青龙俱治有表里证，皆用两解法，大青龙是里热，小青龙是里寒，故发表之药相同，而治里之药则殊也。此与五苓同为治表不解而心下有水气，然五苓治水之蓄而不行，故专渗泻以利水而微发其汗，使水从下而去也；此方治水之动而不居，故备举辛温以散水，而大发其汗，使水从外而出也。仲景发表利水诸法，精义入神矣。

钱云：详推后加减法，凡原文中每具诸或有之证者皆有之，如小青龙汤、小胡柴汤、真武汤、通脉四逆汤、四逆散皆是也。愚窃揆之以理，恐未必皆出于仲景也。

丹云："荛花"以下二十字，盖叔和语。大柴胡方后云"不加大黄，恐不为大柴胡汤"，许氏《本事方》引为叔和语。此段语气亦与彼条相类，可以证也。且《玉函》《外台》并有此语，可见不出于后人手。

又云：《金匮要略》本方治溢饮，又加石膏治肺胀，咳而上气、烦躁而喘、脉浮者，心下有水气。又，本方治咳逆，倚息不得卧。《外台秘要》《古今录验》沃雪汤，即本方去芍药、甘草，治上气不得息，喉中如水鸡声。凡《局方》温肺汤、杏子汤之类，从此方增损者颇多。日本《御医院方》细辛五味子汤，治肺气不利，咳嗽、喘满、胸膈烦闷、痰涎多、喉中有声、鼻塞清涕、头痛目眩、肢体倦怠、咽溢不利、呕逆恶心，即本方。

铁樵按：上《御药院方》即肺炎证初步，但所叙症情与寻常伤风相混，其弊亦与《扁鹊心书》同，因无的确证据，则将误用小青龙治伤风，不但割鸡不须牛刀，抑大方治小病，亦无有不败事者。伤风与急性肺病之辨，只在鼻扇与否。须知小儿热病有气促鼻扇者，成人则绝少，凡高热，苟未至于危险时期，虽气促，亦不鼻扇；伤风小病，更无有鼻扇者。其他有鼻扇者，皆热病末传之见证，即《内经》所谓"出入废则神机不守，升降息则气立孤危"者是也。出入指饮食、二便，升降即指呼吸。凡人之呼吸停匀者，因肺气能降，肾气能升，肺肾失职则喘，故曰"气立孤危"。又，西医籍常谓肺脑诸证并见，肺即指气喘，肺脑连说亦是指末传时而言。凡此等喘无有不鼻扇者；若初起病时绝无此事，有之惟急性肺病耳。故种种症状悉是伤风，独加以气急便是肺伤寒，独气急而鼻扇，则不但肺伤寒，其气管已起非常变化，即西医所谓支气管发炎者是也。如此之病，实有万分危险，非小青龙汤不救；而小青龙一方，亦非如此之病，不许轻用也。以故吾敢断言，经文"或喘者"句之"或"字，决是衍文，他若《外台》沃雪汤、《金匮》小青龙加石膏，皆当以鼻扇与否为准。吾意古人未必不知，不过不肯说耳。仲景未言者，自是古文简质之故；自余诸家不言者，恐不免是守秘，因鼻扇是显而易见之事。

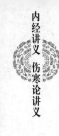

伤寒，心下有水气，咳而微喘，发热，不渴。服汤已，渴者，此寒去欲解也。小青龙汤主之。

成云： 咳而微喘者，水寒射肺也；发热、不渴者，表证未罢也。与小青龙汤发表散水，服汤已，渴者，里气温，水气散，为欲解也。

钱云： 与上文同义。发热、不渴者，因心下有水气，故虽发热，亦不渴也。服汤，谓服小青龙汤也。服汤已而渴，则知心下之水气已消，胃中之寒湿已去，但以发热之后、温解之余，上焦之津液尚少，所以反渴也。前以有水气，故发热、不渴；今服汤已而渴，故知寒水去而欲解也。"小青龙汤主之"句，当在"发热，不渴"句下，今作末句者，是补出前所服之汤，非谓"寒去欲解之后，更当以小青龙主之也"。此与"发烦、目瞑，衄乃解之后"及"不发汗，因致衄者"皆以麻黄汤主之之义相同。

《伤寒缵论》云： 虽渴而不必服药，但当静俟津回可也。

《伤寒类方》曰： "小青龙汤主之"，此倒笔法，即指"服汤已"三字，非谓欲解之后更服小青龙汤也。

丹云： 汪氏引《补亡论》，"小青龙汤主之"六字移在"发热、不渴"字下，张璐、志聪、《金鉴》皆从其说，不知仲景章法固有如此者，盖未考耳。

尤在泾曰： 或问：水饮之证，或渴，或不渴，云何？曰：水积于中，故不渴也；其渴者，水积一处而不得四布也。然而不渴者，常也；其渴者，变也。服小青龙汤已而渴者，乃寒去饮消之常道也。

喜多村云： 以上十一章，统论麻黄一类证治。

太阳病，外证未解，脉浮弱者，当以汗解，宜桂枝汤。

方云： 外证未解，谓头痛、项强、恶寒等犹在也。浮弱，即阳浮而阴弱。此言太阳中风，凡在未传变者，仍当从于解肌，盖严不得早下之意。

柯云： 如但浮不弱，或浮而紧者，便是麻黄证，要知本方只主外证之虚者。

太阳病，下之，微喘者，表未解故也，桂枝加厚朴杏仁汤主之。

《千金翼》作"桂枝汤"。注：一云"麻黄汤"。

成云：下后大喘，则为里气大虚，邪气传里，正气将脱也；下后微喘，则为里气上逆，邪不能传里，犹在表也。与桂枝汤以解外，加厚朴、杏仁以下逆气。

程云：喘之一症，有里有表，不可不辨。下后汗出而喘者，其喘必盛，属里热壅逆，火炎故也；下后微喘者，汗必不大出，属表邪遏闭，气逆故也。表未解，仍宜从表治，于桂枝解表内加厚朴、杏子，以下逆气。不可误用葛根芩连汤，使表邪淆入里分，寒从热治，变证更深也。

张志聪云：此与"喘家作桂枝汤，加厚朴、杏子"同一义也。

桂枝加厚朴杏子汤方

桂枝三两，去皮　甘草二两，炙　生姜三两，切　芍药三两　大枣十二枚，擘　厚朴二两，炙，去皮　杏仁五十枚，去皮、尖

上七味，以水七升，微火煮取三升，去滓，温服一升，覆取微似汗。

成本不载此方，第十卷曰"如桂枝汤，方内加厚朴二两、杏仁五十个，去皮、尖，余依前法"。

《伤寒类方》曰：《别录》：厚朴，主消痰下气。《本经》：杏仁，主咳逆上气。

《本事方》曰：戊申正月，有一武臣，为寇所执，置舟中艎板下，数日得脱，乘饥恣食良久，解衣扪虱，次日遂作伤寒，自汗而膈不利。一医作伤食而下之，一医作解衣中邪而汗之，杂治数日，渐觉昏困、上喘、息高，医者仓皇失措。予诊之，曰：太阳病下之，表未解，微喘者，桂枝加厚朴杏仁汤，此仲景之法也。指令医者急治药，一啜喘定，再啜漐漐微汗，至晚身凉而脉已和矣。医曰：某生平未曾用仲景方，不知其神捷如是。予曰：仲景之法，岂诳后人也哉？人自寡学，无以发明耳。

太阳病，外证未解，不可下也，下之为逆。欲解外者，宜桂枝汤。

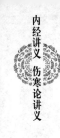

成本、《玉函》"未解"下有"者"字，"汤"下有"主之"二字，无"欲"字。

钱云： 太阳中风，其头痛、项强、发热、恶寒、自汗等表证未除，理宜汗解，慎不可下。下之则于理为不顺，于法为逆，逆则变生，而邪气乘虚内陷，结胸、痞硬、下利、喘、汗、脉促、胸满等证作矣。故必先解外邪，欲解外邪者，宜桂枝汤主之，无他法也。

《鉴》云： 凡表证，无论已汗、未汗，虽有可下之证，而非在急下之例者，均不可下。

《准绳》云： 但有一毫头痛、恶寒，即为表证未解也。

张璐云： 下之为逆，不独指变结胸等证而言，即三阴坏病，多由误下所致也。

柯云： 外证初起，有麻黄、桂枝之分，如当解未解时，惟桂枝汤可用，故桂枝汤为伤风、杂病解外之总方，凡脉浮弱、汗自出而表不解者，咸得而主之也。即阳明病，脉迟、汗出多者，宜之；太阳病，脉浮者，亦宜之。则知诸经外证之虚者，咸得同太阳未解之治法，又可见桂枝汤不专为太阳用矣。

铁樵按： 如《金鉴》《准绳》两说，即"伤寒下不厌迟"说之所由来，其实太笼统。愚意治病以证为主，有表证不得误用下药，有里证亦不得误用表药。阳明府证，神昏、谵语，因有燥矢，矢之所以燥，即因热甚而无津液之故。凡见燥矢者，多手足汗出，故手足汗出亦为下证之一。当此之时，宁得惩羹吹荠，惮于攻下乎？本论有麻黄与桂枝同用、与石膏同用、与附子同用，有桂枝与黄芩同用，葛根与芩连同用，柴胡与枳实同用。河间知其意，因创双解散，麻黄、桂枝、大黄、芒硝同用；陶节庵知其意，因有大柴胡加芒硝之制、大承气加人参之制，则庶几不愧为通人手笔也。否则，泥于"表证未罢，不得攻下"，然病情万变，有表证确未罢而攻下则不可缓，不且穷于应付耶？昧者因创为"温病下不厌早"之说，彼又恶知温病是广义的伤寒之一，亦是自外而入之病，亦复自有其表证，果可以下不厌迟而不偾事乎？至于叶天士、吴鞠通辈，乃并不敢用下药，更不敢用表药，惟乞灵于甘凉，遂造成今日晦盲否塞之局，皆未能读书而已。叶氏以江湖欺人，享盛名垂二百年，假使果报之说而信，恐其魂灵至今犹在地狱中耳。

太阳病，先发汗，不解，而复下之，脉浮者，不愈。浮为在外，而反下之，故令不愈。今脉浮，故在外，当须解外则愈，宜桂枝汤。

柯本删"而反"以下十四字。

成云：经曰"柴胡汤证具，而以他药下之，柴胡汤证仍在者，复与柴胡汤，此虽已下之，不为逆"，则其类矣。

钱云：中风本应解肌，不当发汗，即用桂枝汤，亦有如水流漓而疾不除者，况前条亦有初服桂枝汤反烦不解，必待先刺风池、风府，使风邪得泄，然后却与桂枝汤则愈者，可见表证未解，未可遽用。他医见汗后不解，疑其邪已入里，而复下之，仍见浮脉而不愈者，何也？因浮脉为风邪在外，不应反下之，下之而不愈者，以药不中病，故令不愈也。今以脉仍浮，故知邪仍在外，幸而犹未陷入也，当须仍解其外邪则愈矣，宜以桂枝汤主之。

太阳病，脉浮紧、无汗、发热、身疼痛，八九日不解，表证仍在，此当发其汗。服药已，微除，其人发烦、目瞑，剧者必衄，衄乃解，所以然者，阳气重故也。麻黄汤主之。

《玉函》《脉经》"证"作"候"，《脉经》"仍"作"续"。张璐本"麻黄汤主之"五字移此"当发其汗"句下。

成云：脉浮紧、无汗、发热、身疼痛，太阳伤寒也，虽至八九日而表证仍在，亦当发其汗。

方云：微除，言虽未全罢，亦已轻减也。发烦，风壅而气昏也。目瞑，寒郁而血滞也。剧，作衄之兆也。衄，鼻出血也。鼻为肺之窍，肺为阳中之阴而主气，阳邪上盛，所以气载血上，妄行而逆出于鼻也。阳气以风而言也，风为阳而由气道，所以得随衄散解，故曰"阳气重故也"。

钱云：邪之所除既微，则留邪甚盛，郁而不泄，所以发烦、眩冒而目瞑也。其邪气之剧者，必至郁热伤荣，阴受煎迫，血热上行，从鼻窍而衄矣。衄则热邪上越，乃得解也。

柯云："麻黄汤主之"句当在"发其汗"下，此于结句补出，是倒序法也。仲景于论证时，细明其所以然，未及以方故耳。前辈随文衍义，谓当再用麻黄以散余邪，不知"得衄乃解"句何处着落？

丹云：重，平声。

吴云：阳者，兼以寒气挟持，而其气加重故也。

《伤寒准绳》曰：张兼善云：太阳脉浮紧、发热、无汗、自衄者愈。此一定之论也。何故复用麻黄汤以汗之？仲景岂有前后相反之理哉？然前条"麻黄汤主之"五字，合当用于"当发其汗"之下。盖以汉之文法，用药、诸方皆赘于本条之末。且如大青龙汤证，既云"脉微弱、汗出、恶风者，不可服，服之厥逆、筋惕肉瞤，此为逆也"，又以大青龙汤主之，皆此例也。

丹云：成氏、方氏、喻氏、程氏并谓衄后更用麻黄汤，故张璐、张志聪、张锡驹、汪琥、《金鉴》皆从其说，"以麻黄汤主之"句移此"当发其汗"下。不知此乃仲景倒句法，与"此寒去欲解也。小青龙主之"同，不可改易原文矣。

喜多村曰：此邪郁经表，发后得衄而自解之证。脉浮紧而无汗、发热、身疼痛，乃系太阳伤寒证，若不早发其汗，至八九日之久而不解，然未闯入于里，而表证仍在，以上数端是也，仍当以麻黄汤发其汗也。服药，服麻黄汤也。《广雅》：除，愈也。若服药已，微除者，盖邪之羁留日久，故其郁亦为甚，虽得麻黄汤汗解，病势稍减轻，留邪尚太盛，怫郁不泄，故发烦、目瞑。瞑，莫见翻，盖目眩之义，"瞑""眩"，古相通用。若其热郁之剧者，则迫血上行，从鼻窍而衄。衄，女六翻，《说文》：鼻出血也，从血，丑声。衄，则热从血而解矣。乃原其所以然者，以阳热之邪气，重亢上越故也。阳气，阳热之邪也。重，尊重亢盛之貌。《脉经》引《四时经》曰："重客有里，慎不可熏"，注：重客，犹阳气也。"麻黄汤主之"句当在"发其汗"下，此于结句补出，乃倒叙法，与"脉微弱云云，大青龙主之"，又"此寒去欲解也，小青龙汤主之"同义。前辈或谓衄后更用麻黄汤，颠倒甚矣。

柯氏又曰：血之与汗，异名同类，不得汗，必得血，不从汗解而从衄解，此与"热结膀胱，血自下"者，同一局也。

程云：须知阳气重由八九日所郁而然，得衄则解者，阳气解也。

太阳病，脉浮紧、发热、身无汗、自衄者，愈。

成云：风寒在经，不得汗解，郁而变热，衄则热在血散，故云"自衄者愈"。

《鉴》云：太阳病凡从外解者，惟汗与衄二者而已，今既失汗于营，则营中血热妄行，自衄，热随衄解，必自愈矣。《三因方》麻黄升麻黄汤，治伤寒发热，解利不行，血随气壅，鼻衄，世谓红汗者是也。麻黄二两半，升麻一两一分，黄芩、芍药、甘草、石膏、茯苓各一两。上锉散，每服四大钱，水一盏半，姜三片，煎七分，去滓，热服，微汗解。

二阳并病。太阳初得病时，发其汗，汗先出不彻，因转属阳明，续自微汗出，不恶寒。若太阳病证不罢者，不可下，下之为逆，如此可小发汗。设面色缘缘正赤者，阳气怫郁在表，当解之、熏之；若发汗不彻，不足言"阳气怫郁不得越"，当汗不汗，其人躁烦，不知痛处，乍在腹中，乍在四肢，按之不可得，其人短气，但坐，以汗出不彻故也，更发汗则愈。何以知汗出不彻？以脉涩故知也。

《玉函》"在表"二字作"不得越"三字，无"若发汗不彻，不足言'阳气怫郁不得越'"十五字。《脉经》作"若发汗不大彻"。《玉函》《脉经》"啬"作"涩"，"故知也"作"故知之"。

成云：太阳病未解，传并入阳明，而太阳证未罢者，名曰并病。续自微汗出，不恶寒者，为太阳证罢，阳明证具也，法当下之。若太阳证未罢，为表未解，则不可下，当小发其汗，先解表也。阳明之经循面，色缘缘正赤者，阳气怫郁在表也，当解之、熏之；以取其汗。若发汗不彻者，不足言阳气怫郁，止是当汗不汗，阳气不得越散，邪无从出，拥甚于经，故躁烦也。邪循经行，则痛无常处，或在腹中，或在四肢，按之不可得而短气，但责以汗出不彻，更发汗则愈。《内经》曰：诸过者切之，涩者阳气有余，为身热、无汗，是以脉涩，知阳气拥郁，而汗出不彻。

汪云：此条虽系二阳并病，其实太阳证居多。始则太阳经汗先出不彻，因转属阳明成并病，此作首一段看。虽续得微汗，不恶寒，然太阳证不因微汗而罢，故仍可小发汗，此又作一段看。设其人面色缘缘正赤，此兼阳明邪热郁甚于表，当解之、熏之，此又作一段看。若是者，总是初得病时发汗不彻之误，以致因循，而当汗不汗，其人阳气怫郁而面赤，犹不足言也；当见躁

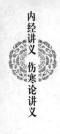

烦、短气、浑身上下痛无定著，此虽与阳明并病，而太阳之邪不稍衰也，故云"更发汗则愈"，此又作一段看。不彻者，不透也；不足言者，犹言势所必至，不须说也。

魏云： 缘缘，云自浅而深，自一处而满面之谓。古人善于用字，故取象至妙。

周云： "躁烦"以下种种证候，不过形容"躁烦"二字，非真有痛，故曰"按之不可得也"。《总病论》无"其人躁烦"以下十二字，"不彻故也"下有"宜麻黄汤"四字。

汪云： 古本字多差误，以从来所见病人证候中符合如此，故改正。

丹云： 更发汗，喻氏云"桂枝加葛根汤"，张璐云"桂枝二越婢一汤"，程氏云"不但用解剂如大青龙辈，而且兼熏法，用麻黄等煎汤从外蒸，以助其汗"，张志聪云"可小发汗者，或用桂枝麻黄各半汤可也"，姚氏云"更发其汗，宜桂枝汤"，《金鉴》云"麻桂各半汤，或桂枝二越婢一汤，小小发汗，以和其表，更用大青龙汤或葛根汤以发其汗"，魏氏云"风因仍用桂枝汤，寒因仍用麻黄汤，风寒两感仍用麻黄桂枝各半汤"，诸家处方如此，然原文语意未大明，故未审定为何是也。

喜多村云： 此章论二阳并病，其等不同，当分作三截看。条首至"如此可小发汗"是一截，言二阳并病，太阳得病，发汗不彻，邪进入阳明，而表证仍在者是也。彻，透也。此邪既属里而表证仍存者，故未可攻下，须小发其汗，先解表也。"设面色缘缘正赤"三句是一截。缘缘，接连不已貌；正赤，不杂他色也。《说文》："怫，郁也。从心，怫声。"颜师古注《汉书·邹阳传》曰："怫，郁，蕴积也。"《外台》引《近效》："谷疸，食则眩，惺忪怫郁不安。"陶氏曰："怫郁者，阳气蒸越，形于头面、体肤之间，聚赤而不散也。"此表热郁甚，里气从壅，相并为面赤，《阳明篇》所谓面合赤色，即一类已。然其他见证，必有数端，此亦举一隅，殆意寓言外也。故不啻可汗解之，并施熏法以发其汗，盖自非病之剧者不如此峻发也。解之，亦有发汗之义。熏法，见《外台秘要》。陈、凛、邱、张、苗并云"连发汗不出，用之"，乃在汗法中最紧者可知矣。（《圣惠方》：凡难得汗者，可蒸之，如蒸中风法，蒸湿之气于外迎之，不得不汗出也。）"发若汗不出"至条末是一截。"不足言'阳气怫郁不得越'"十字当为一句读，不足，言犹言不至言，与"腹满不减，减不足言"同义。上文"在表"二字，《玉函》作"不得越"，亦可以互证。

铁樵按：欲明了此节之意义，当先了解阳明是何物。吾前解太阳为外层，则阳明当然是里层，然"太阳"二字不啻"最外"二字，"阳明"二字却非"最里"之意。第就层次言，少阳半表半里云者，原是指太阳、阳明之间而言。"阳"字作"外"字解释，太阳为躯体最外层，少阳未始不可谓之次外层，阳明是三阳之最里层。然"阳明"字之意义，实非"最里"之意义。三阳、三阴之名词，根源出于四时。

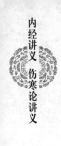

伤寒论讲义第七期

脉浮数者，法当汗出而愈。若下之，身重、心悸者，不可发汗，当自汗出乃解。所以然者，尺中脉微，此里虚，须表里实，津液自和，便自汗出愈。

"乃"，《玉函》作"而"。

程云： 经曰"诸脉浮数，当发热而洒淅恶寒"，言邪气在表也，法当汗出而解，无疑矣。若下之而身重、心悸者，不唯损其胃气，虚其津液，而营血亏乏可知，其人尺中之脉必微。夫寸主表，今脉虽浮数，而尺中则微，是为表实里虚。麻黄汤之伐营，为表里俱实者设，岂可更用之以虚其里乎？须用和表实里之法治之，使表里两实，则津液自和，而邪无所容，不须发汗，而自汗出愈矣。

钱云： 身重者，因邪未入里，误下而胃中阳气虚损也。凡阳气盛则身轻，阴气盛则身重，故童子纯阳未杂而轻儇跳跃，老人阴盛阳衰而肢体龙钟，是其验也。误下阳虚，与误汗阳虚无异。此条心悸，与"发汗过多，叉手冒心"之心下悸，同一里虚之所致也。

魏云： 程法谓须用表和里实之法治之，亦足医补仲师之法，而未出方。愚谓建中、新加之属，可以斟酌而用，要在升阳透表、温中利里而已。

丹云： 按张璐、《金鉴》并主小建中汤，周氏引东垣，亦主建中。然东垣说未知何书载之，录俟后考。

铁樵按： 仲圣以尺脉微者为里虚，尺脉实者为里实，证之实验甚确，乃知《内经》"上竟上者，胸喉中事也；下竟下者，少腹、腰、股、膝、胫、足中事也"为颠扑不破。但《伤寒》所指里虚，实是指肠部之有积、无积，有积为实，表罢者可攻下；无积者其病易愈，不为虚，若经误攻或自下利，乃是虚证。此虽未至于阴争阳扰之局，于是已有阴争阳扰之朕兆，往往汗之不应，若强责其汗，使多变故，其曾经误下者尤甚。新加汤、建中汤可以选用。若不能用桂枝者，须于解表药中，重用当归、甘草以顾正气，为效颇良。解表药亦只荆、防、羌、独之类，勿轻用麻黄。但动脉见处，不止两手，何以寸口应胸喉、尺部应少腹、腰膝，其理实难明了，然则古人独取寸关尺候病，非独偶然矣。

又，凡病误治之后，或虽非误治而投药不效之后，即当审慎，不得放胆用药，盖徐以俟之体工能自复，然后相机宜以为进退，则所全较多，否贝鲜有不以暴易暴者。故本节经文"不可发汗"下，接"当自汗出"句，不可轻滑读过。

脉浮紧者，法当身疼痛，宜以汗解之。假令尺中迟者，不可发汗，何以知然？以营气不足，血少故也。

"疼痛"，《玉函》作"身疼、头痛"，《脉经》作"身体疼痛"。"知"下，成本有"之"字，《玉函》作"何以故？此为荣气不足，血气微少故也"。《脉经》亦有"此为"字及"微"字。张璐本"知然"间，补一"其"字。

钱云：浮紧，伤寒之脉也，法当身疼、腰痛，宜以麻黄汤汗解之为是。假若按其脉而尺中迟者，不可发汗，何以知之？夫尺主下焦，迟则为寒，尺中迟，是以知下焦命门真阳不足，不能蒸谷气而为荣为卫也。盖汗者，荣中之血液也，为热气所蒸，由营达卫而为汗。若不量其虚实，而妄发之，则亡阳损卫，固不待言。此以寒气伤营，汗由荣出，以尺中脉迟，则知肾藏真元衰少，荣气不足，血少之故，未可以汗夺血也。

柯云："假令"是设辞，是深一层看法，此与"脉浮数，而尺中微者"同义。

魏云：治之之法，建中而外，少阴温经散寒诸方，犹不可不加意也。

丹云：汪氏云：《补亡论》郭白云云："宜小建中汤，次则柴胡桂枝汤。"愚以此二汤实祖《活人书》之意，盖小建中者，即桂枝汤加饴糖一味。但仲景法，无汗者不得服桂枝。又，柴胡桂枝汤，即小柴胡汤加桂枝，药不对证，更属不解。按：张氏、周氏辈并以小建中为主，不若魏氏不定一方之为当矣。

《本事方》云：昔有乡人丘生者，病伤寒，予为诊视，发热、头痛、烦渴，脉虽浮数而无力，尺以下迟而弱。予曰：虽麻黄证，而尺迟弱，仲景云："尺中迟者，荣气不足，血气微少，未可发汗。"予于建中汤加当归、黄芪，令服，翌日脉尚尔。其家煎迫，日夜督发汗药，几不逊矣。予忍之，但只用建中调荣而已，至五日，尺部方应，遂投麻黄汤，啜第二服，发狂，须臾稍定，略睡，已得汗矣。信知此事是难，仲景虽云不避晨夜，即宜便治，医者亦须顾其表里虚实，待其时日。若不循次第，暂时得安，须损五脏，以促寿限，何足道也？

铁樵按：脉浮紧、身疼痛，即是第三条"脉紧、体痛、呕逆"之证。云"尺中迟"，寸口亦必不数，是即《脉学讲义》中之弱脉，所谓脉搏与体温不俱进者。此种病在《伤寒论》即是太阳病已伏，少阴病在内；在《新生理》乃迷走神经兴奋之故，虽属伤寒已伏，脑症在内。时医不知，一例用豆豉、豆卷敷衍，三五日遂见种种恶候，致不可救者，比比皆是；若用石斛敷衍，则更去题万里。现在人多不审，古人亦多不审。观各家注释，皆无真知灼见，万不可从。脉紧、身疼，本宜汗解之病，奈何用黄芪固表？宜其后用麻黄而发狂矣。此其发狂，当是战汗，即因误用黄芪所致，幸而未死，乃可著以为法耶？许叔微鼎鼎大名，其谬如此，他可知矣。此病，鄙意当用桂枝二麻黄一汤。仲景书凡云"不可发汗"，皆指大发汗而言，若用桂二麻一汤，即是不可汗之汗法。又，凡无汗者不可与桂枝，此却是定例，丝毫不得通融。盖经文下语皆有分寸，在读者善悟耳，故此条断断不可予桂枝汤。

脉浮者，病在表，可发汗，宜麻黄汤。

原注：法用桂枝汤。《玉函》注：一云桂枝汤。《脉经》作"桂枝汤"。

程云：麻黄汤为寒伤营之主剂，而所禁多端乃尔，将令后人安所措手乎？曰：亦于脉与证之间互参酌之，不必泥定"紧"之一字，始为合法也。脉浮无紧，似不在发汗之列，然视其证，——寒伤营之表病，则不妨略脉而详证，无汗可发汗，宜麻黄汤。

脉浮而数者，可发汗，宜麻黄汤。

程云：脉浮数者，虽与浮紧稍异，然邪势拥遏在表可知，则不必寒伤荣之表病具备，自不妨略证而详脉，无汗可发汗，亦宜麻黄汤。

病常自汗出者此为荣气和，荣气和者，外不谐，以卫气不共营气和谐故尔，以荣行脉中，卫以脉外，复发其汗，营卫和则愈，宜桂枝汤。

《玉函》作"病常自汗出者，此为营气和，卫气不和故也。营行脉中，为阴，主内；卫行脉外，为阳，主外。复发其汗，卫和则愈，宜桂枝汤"。《千金翼》同。《脉经》《千金》"荣气和者"云云十八字，作"营气和而外不解，此卫不和也"十二字，无"营卫和"之"营"。吴本作"病常自汗出者，营气和，卫气不共荣气和谐故尔，复发其汗，营卫和则愈，宜桂枝汤"，注云：此段，旧本多衍文，今删正。

张锡驹云：卫气者，所以肥腠理，司开阖，卫外而为固也。今不能卫外，故常自汗出，此为营气和而卫不和也。卫为阳，营为阴，阴阳贵乎和合，今营自和而卫气不与之和谐，故营自行于脉中，卫自行于脉外，两不相合，如夫妇之不调也，宜桂枝汤发其汗，调和营卫之气则愈。

方云：此言"常"者，谓无时不然也。

程云：此不必其为太阳中风，而桂枝汤亦宜者，如今人滋阴、敛汗等类。

柯云：下条发热、汗出，便可用桂枝汤，见不必头痛、恶风俱备，此只自汗一症，即不发热者亦用之，更见桂枝方于自汗为亲切尔。

丹云：《伤寒类方》云：营气和者，言营气不病，非调和之和。自汗与发汗迥别，自汗乃营卫相离，发汗使营卫相合；自汗伤正，发汗驱邪。复发者，因其自汗而更发之，则营卫和而自汗反止矣。

丹案：《灵枢·营卫生会篇》云："营在脉中，卫在脉外。"又，《卫气篇》云："其浮气之不循经者为卫，其精气之行于经者为营气。"正此段之所根柢也。

病人藏无他病，时发热、自汗出而不愈者，此卫气不和也，先其时发汗则愈，宜桂枝汤。

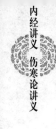

《千金》作"时时发热"。"汤"下，成本有"主之"二字。

汪云：藏无他病者，谓里和能食，二便如常也。

程云：如病人藏无他病，属之里分者，只发热、自汗出，时作时止，缠绵日久而不休，此较之太阳中风证之发无止时不同矣。既无风邪，则卫不必强，营不必弱，只是卫气不和，致闭固之令有乖。病既有卫，自当治卫，虽药同于中风，服法不同。先其时发汗，使功专于固卫，则汗自敛，热自退，而病愈。此不必为太阳中风，而桂枝汤可主者一也。凡藏病，亦有发热、汗自出，连绵不愈者，骨蒸劳热类是也。

成云：《外台》云：里和表病，汗之则愈。

铁樵按："藏无他病"云者，疑即第五条"伤寒二三日，阳明、少阳证不见者，为不传"之意，阳明、少阳证不见，法当自愈，乃又不愈，此无他故，只是卫气不和，予桂枝汤即愈。成氏引《外台》说，最为明爽。程注解作"既无风邪"，可商之至。

伤寒，脉浮紧，不发汗，因至衄者，麻黄汤主之。

《金鉴》云：伤寒脉浮紧，法当发汗，若不发汗，是失汗也。失汗则热郁于营，因而致衄者，宜麻黄汤主之。若能于未衄之先，早用麻黄汤汗之，汗出则解，必不致衄；其或如前条之自衄而解，亦无须乎药也。

程云：大抵伤寒见衄者，由其人营分素热，一被寒闭，营不堪遏，从而上升矣。

《三因》云：夺血者无汗，既至衄，不可轻用麻黄汤，须审之又审，点滴不成流者可也。

丹云：《活人书》云：衄家不可发汗，汗出额上陷，脉紧急，直视不能瞬，不得眠。然而无汗而衄，脉尚浮紧者，须与麻黄汤；脉已微者，不可发汗，黄芩芍药汤、犀角地黄汤。

江瓘《名医类按》云：陶尚文治一人，伤寒四五日，吐血不止，医以犀角地黄汤等治而所剧。陶切其脉，浮紧而数，若不汗出，邪何由解？遂用麻黄汤，一服汗出而愈。或问：仲景言"衄家不可发汗，亡血家不可发汗"，而此用麻黄汤，何也？瓘曰：久衄之家，亡血已多，故不可汗。今缘当汗不汗，热毒蕴结，而成吐血，当分其津液乃愈。故仲景又曰："伤寒，脉浮紧，不发汗，因致衄血者，麻黄汤主之。"盖发其汗则热越而出，血自止也。

丹按：柯本此条作"伤寒，脉浮紧者，麻黄汤主之。不发汗，因致衄"，注云："不发汗，阳气内扰，阳络伤则衄血，是夺血者无汗也。若用麻黄汤再汗，液脱则毙矣。言'不发汗，因致衄'，岂有因致衄，更发汗之理乎？愚故亟为校正，恐误人者多耳。"此执泥之说，难从矣。

铁樵按：此节经文文义极明显，亦并非倒装句。详"不发汗，因致衄者"之"者"字，确是为失表而发，陶尚文按可从，不过阳盛而衄，似宜麻黄汤去桂枝，加芩、连，此当参之见证如何，不可执滞。各家所以扭扭捏捏，不敢下确断语者，为"亡血家不可发汗"条所拘。经文有"不可强责少阴汗"之文，因恐强汗动血也。有"阳盛而躁者，必衄，衄乃解"之文，少阴动血则难治，太阳阳盛衄血则热解，虽同是见血，其病则异。若本条，则既因失表而衄，衄仍不解，审度情势，可汗者当汗之。否则，不发汗，热无由解也。所谓审度情势者，指麻黄证具否而言。若见衄，可汗、不可汗之标准，全在辨别病之浮浅，所谓阳胜而热为第二层，阴虚而热为第四层，第四层断断不能发汗，若在第二层而已伏有脉弱者，亦断断不能发汗，如此则不致无所适从矣。所谓第二层、第四层，参看《脉学讲义》卷四。若仅云"衄少""衄多"，及"点滴不成流"云云，学者仍惝恍无凭，几何不偾事耶？

伤寒，不大便六七日，头痛有热者，与承气汤；其小便清者，（原注：一云"大便清"。）知不在里，仍在表也，当须发汗，若头痛者，必衄，宜桂枝汤。

《玉函》作"未可与承气汤"，是。"其小便清者"，《玉函》《外台》并作"小便反清"，《脉经》《千金翼》作"大便反清"，柯本作"大便圊"。"知"，《玉函》《脉经》《千金翼》作"此为"二字。王肯堂校本、《千金翼》"有热"作"身热"，"热"下有"小便赤"三字，"其小便清"作"若小便利"。

成云：不大便六七日，头痛有热者，故宜当下。若小便清者，知里无热，则不可下。经曰："小便数者，大便必硬，不更衣十日，无所苦也。"况此不大便六七日，小便清者，不可责邪在里，仍是在表也，与桂枝汤以解外。若头痛不已，为表不罢，郁甚于经，迫血妄行，上为衄也。

程云：欲攻里，则有头痛之表证可疑；欲解表，则有不大便之里证可

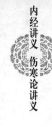

疑。表里之间，何从辨之？以热辨之而已。热之有无，何从辨之？以小便辨之而已。有热者，小便必短赤，热已入里，头痛只属热壅，可以攻里；其小便清者，无热可知，热未入里，不大便只属风秘，仍须发汗。

汪云：若头痛不已者，为风寒之邪上壅，热甚于经，势必致衄，须乘其未衄之时，宜用桂枝汤以汗解之。

周云：此因发汗之后，不得再用麻黄也。

魏云：此条之衄，意料之辞，非已见之证，用桂枝汤则可不衄而解，与用麻黄汤一条亦有别。

丹云：《伤寒选录》云：丹溪曰："谨按：外证未解，不可下，下为逆。今头痛有热，宜解表，反与承气，正是责其妄下之过也。故下文又言'小便清者，知其无里邪，不当行承气'，又继之曰'当须发汗'，曰'头痛，必衄血，宜桂枝汤'，反复告诫，论意甚明。而汪反直曰'故当宜下'，想因六七日不大便尔。虽不大便，他无所苦，候表解，然后攻之，正仲景法也。汪意似未莹。"丹按：此说与《玉函》符矣。

丹又云：《伤寒类方》云：伤寒不大便六七日，宜下之候。头痛有热者，未可与承气汤，太阳证仍在，不得以日久不便而下也。按："未可"二字，从《金匮》增入，《伤寒论》失此二字。丹按：徐氏注解近是，故表而出焉。又按：张志聪"发汗用麻黄汤"，柯氏改"小便清"作"大便圊"，并非也。

铁樵按：此条与前第五十一条"二阳并病"，及第三十二条"问曰：证象阳旦"文字，皆不甚顺，皆不可凿解。吾人于大纲研究明白，小节纵有错误，亦不致胸无主宰，此读书但观大略之所以可贵，若枝枝节节以为之，则此等处皆足为大障碍矣。本条既是伤寒不大便六七日，别无其他里证，自与承气无关，可知"与承气汤"句之上下文必尚有讹误。又细绎"若头痛者，必衄"句，于上文亦不甚允洽，且据本条见证，无论如何解释，苟见头痛，亦未见衄之可必。此则证之实验，而知本文必有讹误也。伤寒小便清者，常常遇之，其证确是里寒，万不可用承气攻下；亦有溲清由于肺热者，非一表可以济事，则首句"伤寒"字须着眼。盖无汗、发热、头痛、小便清者，宜发表；若有汗、热不解、渴甚者，乃是肺热，其六七日不大便，必须有腹痛、转矢气，表证已罢者，方可与承气。盖头痛，有表证头痛，亦有胃气上逆而头痛，非可执一。

是本条大致尚可理会，惟总有阙文耳。

伤寒发汗已解，半日许复烦，脉浮数者，可更发汗，宜桂枝汤。

《玉函》《脉经》《千金翼》"脉"上有"其"字，"可更发汗"作"与复发汗"，《脉经》《千金翼》作"可复发其汗"。成本无"已"字，"汤"下有"主之"二字。

成云：烦者，热也。发汗，身凉为已解，至半日许，身复热，脉浮数者，邪不尽也，可更发汗，与桂枝汤。

《金鉴》云：伤寒，服麻黄汤发汗，汗出已，热退身凉，解，复烦热，而脉浮数者，是表邪未尽，退而复集也，可更发汗。其不用麻黄汤者，以其津液前已为发汗所伤，不堪再任麻黄，故宜桂枝更汗可也。

丹云：按方氏、喻氏辈并云"伤寒已解，复伤风邪"，且以"更"为"改"之义，非是。更，再也，《玉函》作"复"，其意可见耳。

铁樵按：发汗已解，半日许复烦，不必再受寒始有，盖发汗之后，肌表虚，不胜冷空气之侵袭，体温因而复集，亦阴胜阳复之理。若无汗者，是麻一桂二或桂麻各半证；有汗者，桂枝证。此丝毫无可疑者，各家因不明原理，故议论不一致。

凡病，若发汗，若吐，若下，若亡血，亡津液，阴阳自和者，必自愈。

成本无"亡血"二字。《玉函》《脉经》"亡津液"作"无津液"，"液"下有"而"字。

锡云：此论汗吐下三法不可误用也。盖汗吐下三法皆所以亡血、亡津液者也，用之不当，不惟亡血、亡津液，而亡阴、亡阳也；用之得宜，虽亡血、亡津液，而亦能和阴、和阳也，故曰"阴阳自和者，必自愈"。

《鉴》云：凡病，谓不论中风、伤寒，一切病也，其邪正皆衰，可不必施治，惟当静以俟之。

丹云：按程氏、柯氏、汪氏并谓"用生津益血之剂，则阴阳自和，而病自愈"，此不必矣。今审察原文语意，"自和""自愈"两"自"字，分明不假药力，可以见耳。方氏、志聪、《金鉴》以"阴阳"为脉之阴阳，此必不然，盖亡血则亡阴，亡津液则亡阳，"阴阳"即指气血而言。

大下之后，复发汗，小便不利者，亡津液故也，勿治之，得小便利，必自愈。

《玉函》《脉经》《千金翼》"汗"下有"其人"二字，"得"作"其"。

成云：因亡津液而小便不利者，不可以药利之，俟津液足，小便利，必自愈也。

汪云：先汗后下，治伤寒之正法也。今病未曾发汗而先大下之，既下之后复发其汗，是为汗下相反，津液重亡。按此条论，必病人表里证悉具，以故汗下相反，但小便不利，无他变也。设使无里证而先下，无表证而后汗，则病人变证蜂起，岂但小便之不利哉？

喻云：言下后复发汗，有俟津液自回之法；若强责其小便，则膀胱之气化不行，有增硬满、喘胀者矣，故宜以不治治之。

程云："得小便利"，"得"字宜著眼。

铁樵按：此即上条之意，亦是阴阳和者。夫所谓阴阳和，即不发热之谓。阴胜则寒，阳胜则热；阳虚则寒，阴虚则热，是皆阴阳不和者，可知阴阳和，是不发热也。热病至热退则愈，纵有其他余波，但不发热，体工便能自复，故上条曰"必自愈"，此条曰"得小便利，必自愈"。

下之后，复发汗，必振寒，脉微细，所以然者，以内外俱虚故也。

《玉函》《脉经》《千金翼》"汗"上有"其"字。

程云：下后复发汗，则卫外之阳必虚，故振寒；而守内之阳亦弱，故脉微细。能明其所以然，则虽有一应热证相兼而来，只补虚为主。良工于汗下之际，稍失治于其初，辄不可不慎持于其后，脉证之间各有本标，万不可因标误本也。

柯云：内阳虚，故脉微细；外阳虚，故振栗、恶寒，即干姜附子汤证。

丹云：案汪氏引《补亡论》常器之云：素无热人，可与芍药附子汤；有热人，可与黄芪建中汤。魏氏云：四逆汤之属。学者宜从其轻重，而择用耳。

下之后，复发汗，昼日烦躁不得眠，夜而安静，不呕，不渴，无表证，脉沉微，身无大热者，干姜附子汤主之。

《玉函》《脉经》《千金翼》"汗"上有"其"字，"渴"下有一"而"字，"脉"上有"其"字。

成云：下之，虚其里；汗之，虚其表；既下又汗，则表里俱虚。阳旺于昼，阳欲复，虚不胜邪，正邪交争，故昼日烦躁不得眠；夜阴为主，阳虚不能与之争，是夜则安静，不呕不渴者，里无热也；身无大热者，表无热也。又无表证，而脉沉微，知阳气大虚，阴寒气胜，与干姜附子汤退阴复阳。

程云：昼日烦躁不得眠，虚阳扰乱，外见假热也；夜而安静，不呕，不渴，无表证，脉沉微，身无大热，阴气独治，内系真寒也，宜干姜附子汤，直从阴中回阳，不当于昼日烦躁一假证狐疑也。

柯云：身无大热，表阳将去矣，幸此微热未除、烦躁不宁之际，独任干姜、生附以急回其阳，此四逆之变剂也。

魏云：身无大热，非太阳发热，并非阳明大热也，洵是阳虚于内，露假乱真耳。按：昼间虽烦躁，亦不呕、不渴，更明呕亦有寒逆，而渴不容假，渴亦有阴逼阳浮，面赤口燥之渴，但与水不能饮，则真寒立见矣。

丹云：按"无大热"，又出麻黄杏仁甘草石膏汤、大陷胸汤、白虎加人参汤条，并谓身微热，无翕翕蒸蒸之势也。此条烦躁，与茯苓四逆汤、吴茱萸汤、大青龙汤方后"汗多亡阳，遂虚，恶风、烦躁不得眠"者，同属亡阳，但不过有小异耳。按：楼氏《纲目》作"日夜烦躁，不得安眠，时安静"，不知何据。

铁樵按：此是阳虚而寒之证，不渴、脉沉微是阴寒确据，"无表证"即是"汗自出"之变词，昼日烦躁乃假象，故主干姜、附子。此条与上一条皆是阴阳不和者，上条虽未出方，曰振寒，曰脉微细，曰表里俱虚，当干姜、附子无疑。盖表虚必汗自出，里虚必振振形寒。两条连接说下，令人自明，与六一、六二条之阴阳和者，迥不侔矣。

干姜附子汤方

干姜一两　附子一枚，生用，去皮，切八片。成本"切"作"破"

上二味，以水三升，煮取一升，去滓，顿服。

徐云： 脉微、无大热，是外无袭邪而更烦躁，非阳虚发躁之渐乎？故以生附、干姜，急温其经，比四逆不服甘草者，彼重在厥，故以甘草先调其中，而壮四肢之本；此重在阳虚上泛，寒极发躁，故用直捣之师，而无取扶中为治耳。

丹云： 柯氏曰：茯苓四逆，固阴以收阳；干姜附子，固阳以配阴，二方皆从四逆加减，而有救阳、救阴之异。茯苓四逆比四逆为缓，固里宜缓也；姜附者，阳中之阳也，用生附而去甘草，则势力更猛，比四逆为峻，回阳当急也。一去甘草，一加茯苓，而缓急自别，加减之妙，见用方之神乎。

又云： 卢祖常《续易简方》曰：干姜一两、附子一枚，生，去皮、脐。然附子纵重一两，去皮、脐，已不等分，况有不重一两者乎？兼其方载干姜，既为主治之君，在附子之上，已知其不贵附子之等分也。又曰：仲景一百十三方，用附子者二十一，熟用者十有三，必佐麻黄、桂枝、大黄、黄连、黄芩、细辛辈；生用者八，姜附汤、四逆汤、白通汤、白通猪胆汤、通脉四逆汤、通脉四逆加猪胆汤、四逆人参汤、茯苓四逆汤是也，必方方皆用干姜为佐，未闻用热附佐干姜也。《千金翼》姜附汤，主痰冷癖气方，于本方以生姜代干姜。

又云：《和剂局方》姜附汤，又治暴中风冷、久积痰水、心腹冷痛、霍乱转筋，一切虚寒，并皆治之。（即本方。）

又云：《卫生宝鉴》曰：身冷、脉沉数、烦躁、不饮水，此名阴盛格阳，干姜附子汤加人参半两治之。

又云： 张氏《医通》曰：腰痛属寒者，其腰如冰，其脉必紧，得热则减，得寒则增，本方加肉桂、杜仲，外用摩腰膏。

发汗后，身疼痛，脉沉迟者，桂枝加芍药生姜各一两人参三两新加汤主之。

《玉函》《脉经》《千金翼》"身"下有"体"字，"脉"上有"其"字，作"桂枝加芍药生姜人参汤"。

钱云：此本中风，而以麻黄汤误发其汗，遂使阳气虚损，阴液耗竭，不能充灌滋养，故身疼痛而脉沉迟，非伤寒脉沉紧而身疼痛之可比也。仍以桂枝汤和解卫阳，因误汗之后，多加芍药之酸收，以敛营阴之汗液；生姜以宣通其衰微之阳气，人参以扶补其耗散之元真，故名之曰桂枝新加汤。然身疼痛而脉沉迟皆无阳之证，而不加附子以温经复阳者，以未如肉瞤筋惕、汗漏不止之甚，故不必真武汤及桂枝加附子汤救急之法也。若服而未除者，恐亦必当加入也。

丹云：《伤寒准绳》张兼善曰：仲景凡言发汗后，以外无表证，里无热证，止余身疼一事而已；若脉稍浮盛，则为表邪未尽解；今言脉沉迟，此血虚而致然也，故加人参、生姜、芍药以益血。

铁樵按：此条与上条异者，无"下之后"字样，详其用药，亦是阳虚而寒之第三步病。曰脉沉迟，必表寒多汗，可知桂枝、生姜均走表；重用芍药，意不在解表，而在实表，益可以证明其病必表寒，汗多、身疼是因汗多，气血俱虚，纤维神经作痛，与风邪之客于经络间而痛者不同。然云脉沉迟，则纤维神经尚未起反应，因神经若起反应，脉必细。细者，弦之稍缓者也。今不云脉细，是未起反应之证据。此等极有出入，度仲景下字必不苟。人参不但补血，兼补气，用三两，则非三五七分可比，既能恢复其虚，俾不至入第四步，又可以止痛也。同是第三步病，有服此汤之一种特殊境界，藉非实验，何从得之？藉非有《伤寒论》，吾侪又何从得知？

桂枝加芍药生姜各一两人参三两新加汤方

桂枝三两，去皮　芍药四两　甘草二两，炙　人参三两　大枣十二枚，擘　生姜四两。《千金翼》有"切"字

上六味，以水一斗二升，煮取三升，去滓，温服一升。

本云桂枝汤，今加芍药、生姜、人参。成本不载本方，第十卷云：于第二卷桂枝汤方内更加芍药、生姜各一两，人参三两，余依桂枝汤法服。《玉函》"味"下有"㕮咀四味"四字，"云"作"方"。方本"煎"上有"微火"二字，注云：微火，皆当仿效首方，此盖后人之赘耳。

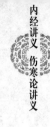

张志聪云：曰新加汤者，谓集用上古诸方治疗表里之证，述而不作，如此汤方则其新加者也，亦仲祖自谦之意。

丹云：《古方选注》曰：新加者，申明新得其分两之理而加之也。《伤寒类方》曰：素体虚而过汗者，方可用。

又云：按柯氏作"桂枝去芍药生姜新加人参汤"，云：坊本作"加芍药生姜"者，误，未知何据，恐是僭妄也。

又云：按钱氏《霍乱篇》"吐利而身痛不休"云云，注：如发汗后，身疼痛、脉沉迟者，此乃汗后亡阳，阳虚里寒，无阳气以嘘培和缓其筋骨，营血凝涩而痛，此桂枝加芍药生姜人参新加汤证也。

发汗后，不可更行桂枝汤。汗出而喘，无大热者，可与麻黄杏仁甘草石膏汤。

"杏仁"，《玉函》《脉经》作"杏子"。成本"汤"下有"主之"二字。

方云：更行，犹言再用。不可再桂枝汤，则是已经用过，所以禁止也。

《鉴》云：太阳病，下之后，微喘者，表未解也，当以桂枝加厚朴杏仁汤解太阳肌表而治其喘也。太阳病，桂枝证，医反下之，下利、脉促、汗出而喘，表未解者，当以葛根黄连黄芩汤解阳明之肌热而治其喘也。今发汗后，汗出而喘，身无大热而不恶寒者，知邪已不在太阳之表，且汗出而不恶热，知邪亦不在阳明之理，是邪独在肺中，肺气满而喘矣，故不可更行桂枝汤。

兼云：予观仲景常言"发汗后"，乃表邪悉解，止余一证而已，故言"不可更行桂枝汤"。今汗出而喘，无大热，乃上焦余邪未解，当用麻黄杏仁甘草石膏汤以散之。桂枝加厚朴杏仁汤，乃桂枝证悉具，而加喘者用之。

钱云：因邪热在肺，或时有微热，未可知也，然非若表里有邪之热，故曰无大热也。

丹云：按柯氏，"无大热"，删"无"字，云："无"字，旧本讹在"大热"上，前辈因循不改，随文衍义，为后学之迷途。此说不可从。

麻黄杏仁甘草石膏汤方

《千金》名四物甘草汤。

麻黄四两，去节　杏仁五十个，去皮、尖。《玉函》作"杏子五十枚"　甘草二两，炙。《玉函》作"一两"　石膏半斤，碎，绵裹

上四味，以水七升，煮麻黄，减二升，去上沫，内诸药，煮取二升，去滓，温服一升。本云黄耳杯。

成本、《玉函》《千金翼》"升，煮"间有"先"字。《玉函》无"本云黄耳杯"五字。《千金翼》"杯"作"杯"，注云：黄耳杯，想系置水器也。

钱云： 李时珍云：麻黄乃肺经专药，虽为太阳发汗之重剂，实发散肺经火郁之药也。杏仁种气，而能泄肺。石膏寒凉，能肃西方金气，乃泄肺肃肺之剂，非麻黄汤及大青龙之汗剂也。世俗不晓，惑于《活人书》及陶节庵之说，但见一味麻黄，即以为汗剂，畏而避之。不知麻黄汤之制，欲用麻黄以泄营分之汗，必先以桂枝开解卫分之邪，则汗出而邪去矣。所以麻黄不与桂枝同用，止能泄肺邪，而不至大汗泄也。观后贤之麻黄定喘汤，皆因之以立法也。

丹云：《千金方》贝母汤，治上气、咽喉窒塞、短气不得卧、腰背痛、胸满不得食、面色萎黄，于本方加贝母、桂心、半夏、生姜。

又云：《三因方》惺惺散，治伤寒发热、头痛、脑痛，于本方去杏仁，加茶、葱煎服。

又云：《仁斋直指·附遗》五虎汤，治喘急痰气，于本方加细茶。《万病回春》有桑白皮、生姜、葱白。

又云： 张氏《医通》冬月咳嗽，寒痰结于咽喉，语声不出者，此寒气客于会厌，故卒然而瘖也，麻杏石甘汤。

发汗过多，其人叉手自冒心，心下悸，欲得按者，桂枝甘草汤主之。

成云： 发汗过多，亡阳也。阳受气于胸中，胸中阳气不足，故病叉手自冒心，心下悸，欲得按者，与桂枝甘草汤，以调不足之气。

钱云： 阳本受气于胸中，故膻中为气之海，上通于肺而为呼吸，位处心胸之间。发汗过多，则阳气散亡，气海空虚，所以叉手自冒，覆其心胸而心下

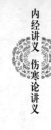

觉惕惕然悸动也。凡病之实者，皆不可按，按之则或满、或痛而不欲也；此以误汗亡阳，心胸真气空虚而悸动，故欲得按也。

柯云：叉手冒心，则外有所卫，得按则内有所依，如是不堪之状，望之而知其虚矣。注云："冒"字作"覆"字解。

丹云：按：悸，《说文》云：心动也。今云"心下悸""脐下悸"，《活人书》云"悸气者，动气也"，乃知"悸"假为动气之总称。《活人指掌》云"悸，即怔忪之别名"，未允。

桂枝甘草汤方

桂枝二两，去皮 甘草二两，炙。成本并脱两数

上二味，以水三升，煮取一升，去滓，顿服。

柯云：此用桂枝为君，独任甘草为佐，以补心之阳，则汗出多者不至亡阳矣。姜之辛散，枣之泥滞，固非所宜；并不用芍药者，不欲其苦泄也。甘温相得，气和而悸自平。与心中悸而烦，心下有水气而悸者迥别。

丹云：《伤寒类方》曰：此以一剂为一服者，二味扶阳补中，此乃阳虚之轻者，甚而振振欲擗地，则用真武汤矣。一证而轻重不同，用方迥异。

又云：按此方与甘草干姜汤、芍药甘草汤，立方之妙，在于单捷。钱氏则云：如芍、参之补、敛，恐不可少。仲景立方，谅不止此，或有脱落，未可知也。此乃后人之见耳。

钱樵按：详此条病证，疑是振振欲擗地之轻者，《伤寒类方》说是。所以不遽用真武者，不欲引热入里；亦深恐药力太峻，与病不相得也。

伤寒论讲义第八期

发汗后，其人脐下悸者，欲作奔豚，茯苓桂枝甘草大枣汤主之。

"奔"，《玉函》《脉经》作"贲"。

魏云： 此条乃申明发汗后阳虚之变症也。汗出过多，阳浮于上，阴阳二者相维而不相离，阳既上浮，阴即下动，其脐下悸者，阴气欲上乘而作奔豚，容不急温中固阳以御之乎？阳盛于中，阴自安于下，斯奔豚欲作而终不能作也。

柯云： 脐下悸时，水气尚在下焦，欲作奔豚之兆，而未发也。

方云： 欲作，待作未作之谓。

汪云： 奔豚，《难经》云：肾之积名。此言奔豚，乃肾气发动，如欲作奔豚之状，非真脐下有积如豚也。

茯苓桂枝甘草大枣汤方

茯苓半斤 桂枝四两，去皮 甘草二两，炙 大枣十五枚，擘

上四味，以甘澜水一斗，先煮茯苓，减二升，内诸药，煮取三升，去滓，温服一升，日三服。作甘澜水法：取水二斗，置大盆内，以勺扬之，水上有珠子五六千颗相逐，取用之。

"澜"，《玉函》作"澜"，方氏诸家同。《千金翼》作"水一斗"，不用甘澜水。

《鉴》云：此方即苓桂术甘汤去白术，加大枣，倍茯苓也。彼治心下逆满，气上冲胸；此治脐下悸，欲作奔豚。盖以水停中焦，故用白术；水停下

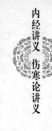

焦，故倍茯苓；其病由汗后而起，自不外乎桂枝之法也。若已作奔豚，又非此药所能治，则当从事乎桂枝加桂汤法矣。

吴云：汗后，余邪挟下焦邪水为患，故取桂枝汤中之三以和表，五苓散中之二以利水。

丹云：《总病论》曰：甘烂水，郎肝切，熟也，不击则生，击之则熟，水之味本咸，击熟之则归土性矣，以土之味本甘故也。暴崖之水，击之而成沫，干而成土，水归土性，故谓之甘烂水。按：甘烂水，诸说不一。成氏云：扬之有力，取不助肾邪也。徐氏云：甘而轻，取其不助肾邪而益脾土也。柯氏云：甘澜水，状似奔豚，而性则柔弱，故又名劳水。钱氏云：动则其性属阳，扬则其势下走故也。张锡驹云：扬之无力，以其不助水气也。徐大椿云：大约取其动极思静之意。数说未知孰是，姑举于斯。

又云：《伤寒类方》曰：先煮茯苓者，凡方中专重之，法必先煮。

铁樵按：此条用茯苓桂枝甘草大枣汤，即药以测证，则知脐下悸者，病系聚水无疑。悸，或释为怔忡。鄙意仅一"悸"字，不得谓之怔忡。脐下悸者，当是脐下筑动不适之谓，奔豚却是怔忡。《金匮》奔豚病，从少腹起，上冲咽喉，是怔忡之甚者也。豚，《内经》谓之水畜。病源是水，而向上奔突，故名奔豚。脐下例不聚水，聚水为病，所以聚水，因排泄失职，故用药以苓、桂分利为主。排泄既失职，水不得下，势必逆而上行，故曰"欲作奔豚"。

又按：水之从来，不必由于引饮。凡毛细血管，皆有淋巴液渗出，以供给各藏器之需要，在健体，此种液汁由毛细血管渗出，复由淋巴管吸入，以还流入于静脉，以营其新陈代谢之作用，此亦另一种循环（详《生理》）。若血行起非常变化，则渗出者可以多至数倍，若淋巴管不及吸收，则为聚水，聚于胸者为胸水，聚于腹者为腹水，聚于皮下者为水肿。今云脐下悸，是水聚于腹者也。此方之效，其得力处在桂枝之和营，盖营和则血行复常度，血行成轴，淋巴液有所统摄，不致多量流出于脉管，是桂枝一味，所以减少水之来路。水既聚，肾藏不事疏泄，行且成大患，故重用茯苓以渗之，是茯苓一味，所以浚水之去路。

所以必用甘澜水者，取其动。水之为物，由气体微点凝结集合而成。井水与金山泉、惠山泉不同者，乃水中所含之成分不同；流水与止水，生水与熟水不同者，乃水之各微分原子交互不同也。今以二斗之水，以勺扬之，至水上有珠子五六千颗，是即各微分原子交互凝结不同之确证。盖未扬以前，决不有珠子五六千颗；是既扬以后，是水中已有力加入也。此加入之力，必经一定时间，然后消耗净尽。当其力未消耗之时，用以煎药，使入腹之后圆转流动，不生障碍，是则用甘澜水之微意。盖惟水圆不生障碍，然后能助体中循环，使血流成轴；血流成轴，然后能摄淋巴液，使不多渗出血管。此为西医书所未言，吾于病之形能，参以西说，熟虑而后得之。不知古人又何以知此，此真一奇妙不可思议之事。

孙思邈晚年得《伤寒论》，刊入《千金翼》中。今按《千金翼》此条下不言用甘澜水，是孙氏或不解甘澜水是何用意，故削去之，未可知也。自余诸子，宜乎异说纷纭，索解人不得矣。

发汗后，腹胀满者，厚朴生姜半夏甘草人参汤主之。

成云： 吐后腹胀与下后腹满皆为实，言邪气乘虚入里为实。发汗后，外已解也。腹胀满，知非里实，由脾胃津液不足，气涩不通，壅而为满，与此汤和脾胃而降气。

程云： 胃为津液之主，发汗亡阳，则胃气虚，而不能敷布诸气，故壅滞而为胀满，是当实其所虚，自能虚其所实矣。虚气留滞之胀满，较实者自不坚痛。

丹云：《伤寒准绳》张兼善曰：凡言发汗后者，以外无表证，里无别病，只有腹胀一事而已，除此之外，即获全安。

厚朴生姜半夏甘草人参汤

《千金》名厚朴汤，分两稍异。

厚朴半斤，炙，去皮　生姜半斤，切　半夏半升，洗。《玉函》作"半斤"　甘草二两。成本、《千金翼》有"炙"字　人参一两

上五味，以水一斗，煮取三升，去滓，温服一升，日三服。

《玉函》"五味"下有"咬咀"二字。

钱云： 此虽阳气已伤，因未经误下，故虚中有实，以胃气未平，故以厚朴为君；生姜宣通阳气，半夏蠲饮利膈，故以为臣；参、甘补中和胃，所

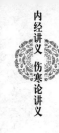

以益汗后之虚耳。

喻云：移此治泄后腹胀，果验。

丹云：《证治大还》曰：孙召治一女子，心腹胀满，色不变，经曰："三焦胀者，气满皮肤，硁硁然石坚。"遂以仲景厚朴生姜半夏人参甘草汤，下保和丸，渐愈。

又云：张氏《医通》曰：石顽治总戎陈孟庸，泻利，腹胀作痛，服黄芩、白芍之类，胀急愈甚，其脉洪盛而数，按之则濡，气口大三倍于人迎。此湿热伤脾胃之气也。与厚朴生姜甘草半夏人参汤二剂，痛止胀减，而泻利未已；与干姜黄芩黄连人参汤二剂，泻利止，而饮食不思；与半夏泻心汤二剂而安。

伤寒，若吐若下后，心下逆满，气上冲胸，起则头眩，脉沉紧，发汗则动经，身为振振摇者，茯苓桂枝白术甘草汤主之。

《玉函》"若下"下有"若发汗"三字，"脉"上有"其"字。《脉经》《千金翼》作"伤寒，吐、下、发汗后"，少一"振"。《脉经》无"白"字。

成云：吐下后，里虚，气上逆满，心下逆者，气上冲胸，表虚，阳不足，起则头眩。脉浮紧，为邪在表，当发汗；脉沉紧，为邪在里，则不可发汗。发汗则外动经络，损伤阳气，阳气外虚，则不能主持诸脉，身为振振摇也，与此汤以和经益阳。

钱云：伤寒本当以麻黄汤汗解，若吐下之，则治之为逆。心下者，胃脘之间也。逆满，气逆中满也。

汪云：里虚气逆，心下作满，且上冲于胸膈之间，更上逆于头，起则作眩。

《金鉴》云：脉沉紧，是其人必素有寒饮，相挟而成，若不头眩，以瓜蒂散吐之，亦自可除；今乃起则头眩，是又为胸中阳气已虚，不惟不可吐，亦不可汗也。

张云：至若吐下后，重发汗太过，亡阳，厥逆、烦躁，或仍发热、心悸、头眩、身𬌗、振振欲擗地者，又属真武汤证，非此汤可能治也。

丹云：《伤寒准绳》曰：凡伤寒头眩者，莫不因汗吐下虚其上焦元气之所致也。眩者，目无常主；头眩者，俗谓头旋眼花是也。《针经》曰：上虚则眩，下虚则厥。

又云：按逆满者，上虚而气逆不降，以为中满；气上冲胸者，时时气撞抢于胸胁间也。二证迥别。

茯苓桂枝白术甘草汤方

《千金》名茯苓汤。

茯苓四两　桂枝三两，去皮　白术《金匮》及《玉函》作"三两"　甘草各二两，炙

上四味，以水六升，煮取三升，去滓，分温三服。

《玉函》"三服"下有"小便即利"四字。

《鉴》云：身为振振摇者，即战振身摇也；身振振欲擗地者，即战振欲堕于地也。二者皆为阳虚，失其所恃，一用此汤，一用真武者，盖真武救青龙之误汗，其邪已入少阴，故主以附子，佐以生姜、苓术，是壮里阳以制水也；此汤救麻黄之误汗，其邪尚在太阳，故主以桂枝，佐以甘草、苓、术，是扶表阳以涤饮也。至真武汤用芍药者，里寒阴盛，阳衰无依，于大温大散之中，若不佐以酸敛之品，恐阴极格阳，必速其飞越也；此汤不用芍药者，里寒饮盛，若佐以酸敛之品，恐饮得酸，反凝滞不散也。

丹云：按《金匮要略·痰饮篇》曰：心下有痰饮，胸胁支满，目眩，苓桂术甘汤主之。乃知此条心下逆满、气上冲胸、起则头眩者，阳虚痰饮所致也。

又云：《伤寒类方》曰：此亦阳虚而动肾水之证，即真武证之轻者，故其法亦仿真武之意。

铁樵按：吐下之后，腹中空虚，心下不当逆满。盖积停于上膈者，吐之则除；积停于中脘以下者，下之则除。病除则爽慧，宁有反逆满者？惟不当吐而吐，不当下而下，则体工起救济作用。其云逆满，因误吐而虚，各藏气之分泌液汁，皆奔集于胃以为救济，故吐而反逆满。其云气上冲胸，因误下而病不当药，胃肠之筋肉蠕动习惯，使食物下降者，因药力之强抑，皆变性上逆以为救济，故下之气反上冲胸。脉沉紧者，沉为里，紧为寒。盖所谓阳明者，皆已化燥之证；太阳者，未化燥之证。所谓误下者，乃未化燥之太阳证，误认为

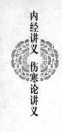

已化燥之阳明证，而下以寒药，故里无不寒；且误下则重心在里，故脉沉且紧也。如此之病，贸然汗之，复虚其表，则藏气必乱，故云动经。经，是古人习用名词，详字义，经，常也。各藏器互助工作以维生活，是无病时之经气；一部分受病，他部分起而救济，有其常轨，是有病时之经气；若用药谬误，治丝而棼，是名动经。大约仅见振摇者，苓桂术甘已足挽救，故不言真武。

此条按语，末二语义尚未莹澈，当从《药物学》。又，注此书时，未能即知此便是奔豚，故所说总隔着一层膜。

发汗病不解，反恶寒者，虚故也，芍药甘草附子汤主之。

《玉函》《脉经》《千金翼》"发汗病不解"作"发其汗不解而"。

成云：发汗病解，则不恶寒；发汗病不解，表实者亦不恶寒；今发汗病且不解，又反恶寒者，荣卫俱虚也。汗出则营虚，恶寒而卫虚，与芍药甘草附子汤以补荣卫。

徐云：汗后而表不解，是证仍如故，而恶寒独曰"反"，比前有加也。

钱云：或曰：既云发汗病不解，安知非表邪未尽乎？曰：若伤寒汗出不解，则当仍有头痛、发热、脉浮紧之辨矣，而仲景非唯不言发热，且毫不更用解表，而毅然断之曰"虚故也"，则知所谓虚者，阳气也，其脉必微弱或虚大、虚数，而见汗出、但恶寒之证，如附子泻心证及用桂枝加附子汤、桂枝去芍药加附子汤之类，故曰"虚故也"。

芍药甘草附子汤方

芍药、甘草各三两，炙。《玉函》作"各一两" 附子一枚，炮，去皮，破八片

上三味，以水五升，煮取一升五合，去滓，分温三服。疑非仲景方。

《玉函》《千金翼》"五升"作"三升"，无"疑非仲景方"五字。"五合"，《玉函》作"三合"，《千金翼》作"二合"。成本无"三服"之"三"字，"方"作"意"。

周云：汗多为阳虚，而阴则素弱，补阴当用芍药，回阳当用附子，势不得不芍、附兼资；然又惧一阴一阳两不相和也，于是以甘草和之，庶几阴

阳谐而能事毕矣。

柯云： 脚挛急，与芍药甘草汤，本治阴虚；此阴阳俱虚，故加附子，皆仲景治里不治表之义。

汪云： 叔和认为"伤寒病，发汗不解而恶寒"，乃表邪未尽，仍宜发汗，因疑此方为非仲景意，似不可用，故《内台方议》亦云："若非大汗出，又反恶寒，其脉沉微，及无热证者，不可服也。"明乎此，而此方之用可无疑矣。

丹云： 柯氏曰：按少阴亡阳之证未曾立方，本方恰与此证相合。芍药止汗，收肌表之余津；甘草和中，除咽痛而止吐利；附子固少阴，而招失散之阳，温经络而缓脉中之紧。此又仲景隐而未发之旨欤？

丹又云： 按此方于芍药甘草汤中加附子，于四逆汤中去干姜，倍芍药，阴阳双救之意，可自知也。

发汗若下之，病仍不解，烦躁者，茯苓四逆汤主之。

《脉经》《千金翼》作"发汗、吐、下以后，不解，烦躁"。

成云： 发汗若下，病宜解也，若病仍不解，则发汗外虚阳气，下之内虚阴气，阴阳俱虚，邪独不解，故生烦躁，与茯苓四逆汤以复阴阳之气。

程云： 发汗、下后，病仍不解，而烦躁者，此时既有未解之外寒，复有内热之烦躁，大青龙之证备具矣，不为所误者，几何？不知得之汗下后，则阳虚为阴所凌，故外亡而作烦躁，必须温补兼施。

徐云： 此证惑人，在"病仍不解"四字。

汪云： 此虚烦属躁，乃假热之象也。

《鉴》云： 大青龙证，不汗出之烦躁，乃未经汗下之烦躁，属实；此条病不解之烦躁，为汗下复之烦躁，属虚。然脉之浮紧、沉微自当别之，恐其误人，故谆谆言之也。

丹云： 按此汤证，阳证具备，而不然者，身虽烦热，而手足指尖微有厥冷；虽有烦渴引饮，亦自喜热而恶冷；舌苔白滑，或假生燥胎；脉虽洪大，或散而数，或弦大浮疾而空虚，无力无底。总之，取脉不取症，庶几无失真的矣。

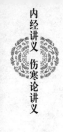

茯苓四逆汤方

茯苓四两。成本作"六两" 人参一两 附子一枚，生用，去皮，破八片 甘草二两，炙 干姜一两半

上五味，以水五升，煮取三升，去滓，温服七合，日二服。

《玉函》"味"下有"㕮咀"二字，"三升"作"一升二合"，"去滓"以下作"分温再服，日三"。《千金翼》"三升"作"二升"。

成云：四逆汤以补阳，加茯苓、人参以益阴。

柯云：先汗后下，于法为顺，而表仍不解，是妄下亡阴，阴阳俱虚而烦躁也，故制茯苓四逆固阴以收阳。先下后汗，于法为逆，而表证反解，内不呕渴，似于阴阳自和，而实妄汗亡阳，所以虚阳扰于阳分，昼则烦躁也，故专用干姜、附子固阳以配阴。二方皆从四逆加减，而有救阳、救阴之异，此比四逆为缓，固里宜缓也；姜附者，阳中之阳也，用生附而去甘草，则势力更猛，比四逆为峻，回阳当急也。一去甘草，一加茯苓，而缓急自别，加减之妙，见用方之神乎。

丹云：按《千金方》妇人产后，淡竹茹汤方后云：若有人参，入一两；若无，内茯苓一两半，亦佳。盖人参、茯苓皆治心烦闷及心虚惊悸，安定精神。

又云：《圣济总录》治霍乱，脐上筑悸，平胃汤。（即本方。）

铁樵按：此与上一条皆指阳虚，阳虚而烦躁是阴，所以用茯苓，即是第七十条误下水聚之理。所以用四逆，自必有四逆证而后用。操之既熟，阴证、阳证，一望可辨，故经文省略如此。各注多为之说，殊非是。

发汗后，恶寒者，虚故也；不恶寒，但热者，实也，当和胃气，与调胃承气汤。

原注：《玉函》云：与小承气汤。《玉函》《脉经》《千金翼》"故也"下有"芍药甘草附子汤主之"九字，乃合前条为一则耳。又，"调胃承气汤"作"小承气汤"。《千金翼》注：一云"调胃承气汤"。程、喻、《鉴》及王肯堂校本、《千金翼》"热"上有"骤"字。

成云：汗出而恶寒者，表虚也；汗出而不恶寒，但热者，里实也。经曰：汗出不恶寒者，此表解里未和，见下篇十枣汤条，与调胃承气汤和胃气。

程云：汗后不恶寒，反恶热，其人大便必实，由发汗后亡津液所致，病不在营卫，而在胃矣，法当和胃气。

钱云：既汗之后，阳气已虚，不宜大下，故当与调胃承气汤，即《阳明篇》所谓"与小承气汤，微和胃气，勿令大泄下"是也。

柯云：虚实俱指胃言，汗后正气夺则胃虚，故用附子、芍药；邪气盛则胃实，故用大黄、芒硝；此自用甘草，是和胃之意。此见调胃承气是和剂，而非下剂也。

丹云：按《阳明篇》"太阳病三日，发汗不解，蒸蒸发热者，属胃也，调胃承气汤主之"，正与此条相发矣。

太阳病，发汗后，大汗出，胃中干，烦躁不得眠，欲得饮水者，少少与饮之，令胃气和则愈；若脉浮，小便不利，微热，消渴者，五苓散主之。

原注：即猪苓散，是。《脉经》"后"作"若"，"干"字作"燥"，无"烦躁"之"躁"字。"欲得饮水"，《玉函》作"其人欲引水"。《玉函》《脉经》"少少与"作"当稍"二字，"胃气"作"胃中"。"五苓"上，成本、《玉函》并有"与"字，非也。

汪云：此条论当作两截看。"太阳病，发汗后云云"，至"胃气和则愈"，此系胃中干，烦躁作渴，只须饮水以和胃气，非五苓散证也。若脉浮，小便不利，微热，消渴，此系水热结于膀胱而渴，乃为五苓散证。太阳病，乃合中风、伤寒而言之也。方、喻列入中风，何其执也。

魏云：大汗出，所谓如水流漓也，于是胃中津液受伤而干，因干而燥，因燥而烦，因烦躁而不得眠，此一串而至者，惟恐人误认为传里之躁烦，误下也，于是标出"欲饮水者"一证。

张志聪云：不可恣其所欲，须少少与饮之。

《鉴》云：若脉浮，小便不利，微热，消渴者，则是太阳表邪未罢，膀胱里饮已成也。经曰：膀胱者，津液之府，气化则能出矣。今邪热熏灼，燥其现有之津；饮水不化，绝其未生之液，津液告匮，求水自救，所以水入则消渴而不止也。用五苓散者，以其是外解表热，内输水府，则气化津生，热渴止而小便利矣。

方云：消，言饮水而小便又不利，则其水有似乎内自消也；渴，言能

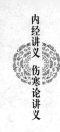

饮且能多也。

锡云：按：大汗出，胃中干者，乃胃无津液而烦躁，故与水以润之；小便不利，消渴者，乃脾不转输，水津不布而消渴，故用五苓以散之。若胃中干者，复与五苓散利其小便，则愈干矣。故《阳明篇》云：汗出多而渴者，不可与猪苓汤，以汗多，胃中燥，猪苓汤复利其小便故也。

丹云：《伤寒准绳》张兼善曰：烦渴，用白虎汤，宜也；其用五苓散渗津液，何哉？曰：白虎，乃表证已解，邪传里而烦渴者用之，今脉尚浮，身有微热而渴，乃表邪未全解，故用桂枝之辛和肌表，白术、茯苓之甘淡以润虚燥也。

铁樵按：自此至七十七条为五苓散证，与前苓桂甘枣、苓桂术甘大同小异，不离一个"水"字。凡水入胃，吸收入于血液，其命意在使血液稀薄，利于运行；血液稀薄，然后能分润各脏器；各脏器得此分润，分工制造之，以成内分泌，然后有唾，有涕，有泪，有汗，有精，有黏液，有尿。汗与尿，其专职在排泄糟粕；涕、泪、黏液，其专职在保护官能；精之为用，目的在生殖，而使本身发营滋长，实为生殖之手段。此生理形能之大略也。（详说在《生理》第四篇。）凡在健体，此种机能均不失职，凡百疾病亦无非此种机能失职，失职则各种液体非过多即涸竭，大约初步则过多，最后则涸竭。过多则藏器坏，涸竭则藏气死，是故泪过多则目不明，涕吐过多则肺萎缩，溲过多则胃消渴，汗过多则体温散亡。又，全身液体之总量有其一定程限，甲种液消耗过多，则乙种液不敷供给，故汗多者口必渴，溲多者汗则少，大便水泻，溲则无有。又，在健体，排泄与吸收类能保持平均，病则欹侧，失其平均；既经欹侧，遂成一往不返之局，故咳甚者可以成肺炎，溲多者可以成消证，停水者可以成水肿。此则病理之形能也。当其既成欹侧之顷，形质尚未大坏之时，须制止其一往不返之局，则涓涓之塞、毫毛之斫，医药所当有事也。本论六十八节"脐下悸，欲作奔豚，与本节"小便不利，微热消渴"，正是已失平均，制止其一往不返者。

发汗致大汗出，汗液消耗太多，唾液不敷供给，是即失其平均，唾液少乃其著于外者。须知唾液既少，内部各种液体皆少，胃中急待吸收外来之液体以为救援，故云"胃中干"。液为阴，热为阳，阴阳互为消长，失液既多，内热且作，虽未至于阴虚而热，实已有阴虚而热之倾向，故烦躁，胃不和，照例不得眠，液少则更甚，故云"不得眠"。欲得饮水者，即渴欲引水自救，太骤则不及吸收，故云"稍稍与饮，令胃气和则愈"句，"胃和"对"胃中干"而言，"则愈"对下文"微热"而言，本无热，所苦者只是胃中干，故胃和则愈。其云脉浮、微热，虽大汗而仍有微热也。小便不利者，不得疏泄也。消渴者，饮水多，渴不解，是予之太骤，不及吸收也。在外仅微热，在里乃消渴，是热聚于里可知。因热聚于里，胃中干，引水自救，却因予之太骤，不及吸收，饮虽多，不解，而成消渴症象。愈是消渴，愈是饮多，因而不及排泄，因而停水。此类事皆相因而至，且皆愈趋愈甚，所谓一失平均，遂成一往不返之局。

用五苓散，所以制止此一往不返者也。五苓何以能制止？盖此病之紧要关键在表微热而里消渴，桂枝和营达表，可以使热趋里者转而向外，病之形能必不表里俱热，既能达表，则里热必减，理势然也。此机括一转，其余各节无不随之俱转。更以猪苓助其排泄，溲通则水不聚，营和则血行成轴，脉管中渗漏亦少。（参见《生理》第四篇。）胃肠之吸收，亦复常态，尚何有于一往不返之虞？此五苓散之所以神妙也。准此以谈，则方中桂枝乃极重要之药。后人用此方，畏桂枝之辛温而去之，名为四苓，失之远矣。但桂枝禁例仍不可忽，假如无汗、曝热，自非五苓证；若舌干而绛者，桂枝亦非宜。须知五苓证虽渴，乃燥湿不能互化，唇虽焦，其舌面决不干燥也。

五苓散方

猪苓十八铢，去皮　泽泻一两六铢。成本"铢"下有"半"字　白术十八铢　茯苓十八铢　桂枝半两，去皮。成本、《玉函》无"枝"字，后人故生异议，考成氏本注并《明理论》俱作"桂枝"，知其脱误也

上五味，捣为散，以白饮和服方寸匕，日三服。多饮暖水，汗出愈，如法将息。

"捣为散"，《金匮》、成本、《玉函》作"为末"二字，《千金翼》作"各为散，更于臼中治之"。《外台·天行病》作"为散，水服"。《千金》亦作"水服"。"多饮暖水"，《千金》无"暖"字，《外台·温病》作"多饮暖水以助药势"。成本无"如法将息"四字。试将此方如法炮制，观一方寸匙中桂枝之量，则可知用药分量，奈何人都不省，动辄钱半、

三钱。

锡云：散者，取四散之意也。茯苓、泽泻、猪苓，淡味，为渗泄者也，白术助脾气以转输，桂枝从肌达表，外窍通而内窍利矣，故曰"多饮暖水，汗出愈"也。

汪云：方中用术，昔贤如孙真人、朱奉议、许学士等皆用白术，近医方中行、喻嘉言改用苍术，然苍术过于燥烈，不若白术之甘平滋腻，能补津液而润燥。纵使仲景时无白术，于今业已有之，在医人亦可权宜取用。方后云"多服暖水，令汗出愈"，此即桂枝汤方下"歠热稀粥一升余，以助药力"之义。建安许氏云"五苓散，乃汗后一解表药"，于此可见。

魏云：五苓必为散，以白饮调服，方能多服暖水而汗出始愈。设煎汤而服，则内外迎拒，药且不下。故必服药如法，然后可效。

丹云：按《明理论》曰：苓，令也，"号令"之"令"矣，通行津液，克伐贤邪，专为号令者，苓之功也。五苓之中，茯苓为主，故曰五苓散。马永卿《懒真子录》云：关中名医骆耕道曰：五苓散五味，而以木猪苓为主，故曰五苓。庄子之言曰：药也，其实堇也，桔梗也，鸡壅也，豕零也，是时为帝者也。疏云：药无贵贱，愈病则良，去水则豕零为君。豕零，木猪苓也。二说未知何是，姑两存焉。

又云：按：白饮，诸家无注，《医垒元戒》作"白米饮"，始为明晰。《活人书》作"白汤"，恐非也。《千金方》五苓散，主时行热病，但狂言、烦躁不安、精彩言语，不与人相主当者。《和剂局方》辰砂五苓散，治伤寒表里未解，头痛、发热、心胸郁闷、唇口干焦、神志昏沉、狂言谵语，如见鬼神，及治瘴疟烦闷不省者，即本方加辰砂。如中暑发渴、小便赤涩，用新汲水调下。小儿五心烦热、焦躁多哭、咬牙上撺，欲为惊状，每服半钱，温熟水下。

又云：《三因方》曰：己未年，京师大疫，汗之死，下之死，服五苓散遂愈。此无他，温疫也。（丹案：《医说》引《信效方》。）又，五苓散，治伏暑饮热，暑气流入经络，壅溢发衄；或胃气虚，血渗入胃，停留不散，吐出一二升许。《伤寒百问·经络图》五苓散，又治瘴气、温疟、不伏水土、黄疸或泻；又治中酒，恶心或呕吐痰水，水入便吐，心下痞闷；又治黄疸如黄橘色，心中烦急，眼睛如金，小便赤涩，或大便自利。若治黄疸，煎山茵陈汤下，日三服。《济生》加味五苓散，治伏暑热二气及冒湿泄泻注下，或烦，或小便不利，于本方加车前子。

丹又云：《直指》五苓散，治湿证小便不利。经云："治湿之法，不利小便，非其治也。"又治伤暑烦渴、引饮过多、小便赤涩、心下水气；又，流行水饮，每二钱，沸汤调下，小便更不利，加防己佐之；又治尿血，内加辰砂少许，用灯芯一握，新水煎汤调下；又治便毒，疏利小便以泄败精，用葱二茎，煎汤调下。

发汗已，脉浮数、烦渴者，五苓散主之。

《玉函》"已"作"后"，"浮"下有"而"字。《脉经》《千金翼》"烦"上有"复"字。

方云：已者，言发汗毕，非谓表病罢也。烦渴者，膀胱水蓄，不化津液，故用四苓以利之；浮数者，外表未除，故凭一桂以和之，所以谓五苓能两解表里也。按：方注系《金鉴》改订，故与原书有异同焉。

《鉴》云：发汗已，为太阳病已发过汗也；脉浮数，知邪仍在表也。若小便利而烦渴者，是初入阳明胃热，白虎汤证也；今小便不利而烦渴，是太阳府病，膀胱水蓄，五苓证也，故用五苓散，如法服之，外疏内利，表里均得解矣。

丹云：按表邪未解，则阳气盛于外，而津液亦走于外；下焦蓄水，则升腾之气液失其常，是以胃中燥而烦渴，故主以五苓，外发表邪，内利蓄水也。成注为"亡津液而胃燥"之解，恐非是也。

伤寒汗出而渴者，五苓散主之；不渴者，茯苓甘草汤主之。

《鉴》云：此申上条或渴而不烦，或烦而不渴者，以别其治也。伤寒发汗后，脉浮数、汗出、烦渴、小便不利者，五苓散主之。惟今曰"汗出者"，省文也。渴而不烦，是饮盛于热，故亦以五苓散主之，利水以化津也。若不烦且不渴者，是里无热也，惟脉浮数、汗出、小便不利，是营卫不和也，故主以茯苓甘草汤，和表以利水也。

丹云：按：柯氏"汗出"下补"心下悸"三字，其说难凭，盖因《厥阴篇》"伤寒厥而心下悸者，宜先治水，当服茯苓甘草汤，却治其厥；不尔，水渍入胃，必作利也"一条，而生此说耳。

铁樵按：张锡驹于五苓散条下注云："散者，四散之义。"不知有无所本，然颇嫌其望文生义。鄙意散者，不过药末之意。汤、丸、散各有所宜，大约用药取其水分少则用散，观于本条，其义益显。所谓"渴者，五苓散主之"，非谓渴当用五苓散，乃渴则引饮，饮多水聚，小便不利，然后用五苓。既水聚，用汤非宜，故用散。何以知小便不利而引饮聚水？因伤寒之例，即药可以知证，五苓散者，治汗出、脉浮、微热、消渴、小便不利之药也。云"五苓散主之"，即省却"汗出、消渴、小便不利"等语；其云"不渴"者，即各证皆同，惟不渴耳。不渴何以不主五苓？其唯一原因，即因不渴，则不饮水，不致停饮，猪苓、泽泻非必要矣。是"不渴"云者，乃不消渴之谓，不用猪、泽，而加生姜。《金鉴》谓"不渴，则里无热"，其说是也。

茯苓甘草汤方

茯苓二两。《玉函》作"三两"　桂枝二两，去皮　甘草一两，炙　生姜三两，切

上四味，以水四升，煮去二升，去滓，分温三服。

《鉴》云：有脉浮数、汗出之表，故主以桂枝；去大枣、芍药者，因有小便不利之里，恐滞敛而有碍于癃闭也；五苓去术、泽、猪苓者，因不渴、不烦，里饮无多，惟小便一利可愈，恐过于燥渗伤阴也。

丹云：《伤寒类方》曰：此方之义，从未有能诠释者。汗出之后而渴不止，与五苓，人所易知也。乃汗出之后，并无渴证，又未指明别有何证，忽无端而与茯苓甘草汤，此意何居？要知此处"汗出"二字，乃发汗后，汗出不止也，汗出不止则亡阳在，当即与以真武汤，其稍轻者当与以茯苓桂枝白术甘草汤，更轻者则与以此汤。何以知之？以三方同用茯苓知之，盖汗大泄必肾引肾水上泛，非茯苓不能镇之。故真武则佐以附子回阳，此二方则以桂枝、甘草敛汗，而茯苓则皆以为主药，此方之义不了然乎？观《厥阴篇》心悸治法益明。

又云：《虚实辨疑》曰：水停心下而悸者，茯苓甘草汤加芫花主之。《金匮要略》云：食少饮多，水停心下，甚则发悸，是以悸当治其饮也。

中风发热，六七日不解而烦，有表里证，渴欲饮水，水入则吐者，名曰水逆，五苓散主之。

"名曰"，《玉函》及《千金翼》《外台》作"此属"。喻本、程本、柯本、张本，"主之"下有"多服暖水，汗出愈"七字。

魏云： 表里证，里证何？即所谓烦渴饮水，水入即吐是也；表证何？即前条所谓头项强痛而恶寒、发热、汗出是也。于是用桂枝以驱表邪，佐以术、苓、泽泻以固土逐水，加以多饮暖水，使汗出而表解。水既不逆，小便利而里解，而病有不愈者乎？

柯云： 是其人心下有水气，膻中之火用不宣，邪水凝结于内，水饮拒绝于外，既不能外输于玄府，又不能上输于口舌，亦不能下输于膀胱，此水逆所由名也。

方云： 伏饮内作，故外者不得入也，盖饮亦水也，以水得水，涌溢而为格拒，所以谓之曰水逆也。

丹云： 吴遵程《方论》曰：五苓散，逐内外饮水之首剂，《金匮》治心下支饮、眩冒，用泽泻汤；治呕吐思水，用猪苓散，只用二三味，总不出是方，为祖剂云。凡太阳表里未解，头痛、发热、口燥、咽干、烦渴、饮水，或水入即吐，或小便不利者，宜服之。又治霍乱吐利、燥渴引饮，及瘦人脐下有动悸、吐涎沫而颠眩者，咸属水饮停蓄，津液固结，便宜取用，但须增损合宜耳。若津液损伤，阴血亏损之人，作渴而小便不利者，再用五苓利水劫阴之药，则祸不旋踵矣。

又云： 张杲《医说》曰：春夏之交，人病如伤寒，其人汗自出、肢体重痛，转仄难、小便不利，此名风湿，非伤寒也。阴雨之后卑湿，或引饮过多，多有此证，但多服五苓散，小便通利，湿去则愈。切忌转泻、发汗，小误必不可救。初虞世云：医者不识，作伤风治之，发汗死，下之死。己未年，京师大疫，正为此。予自得其说，救人甚多。壬辰年，予守官洪州，一同官妻有此证，因劝其速服五苓散；不信，医投发汗药，一夕而毙。不可不谨也。大抵五苓散能导水去湿耳。胸中有停痰及小儿吐痫，欲作痫，服五苓散最效。初君之说详矣。予因广此说，以信诸人。（出《信效方》。）

又云： 《传闻类纂》曰：春夏之交或夏秋之交，霖雨乍歇，地气蒸郁，令人骤病头疼、壮热、呕吐，有举家皆病者，谓之风湿气，不知服药，渐成温疫，宜用五苓散半贴，入姜钱三片、大枣一枚同煎，服一碗，立效。

铁樵按：水逆与奔豚，病不同而理则同，小便既不利，复消渴不止，胃肠复不能吸收，水入不已则无所可容，下口闭，上口例不得入。奔豚之逆，与呕吐之逆，正是同一个理。诸家释作伏饮，非是。《金匮》之饮，与《伤寒》之水逆，当是两件事。

伤寒论讲义第九期

未持脉时，病人手叉自冒心，师因教试令咳而不咳者，此必两耳聋无闻也，所以然者，以重发汗，虚故如此。

《脉经》"手叉"作"叉手"。《玉函》《脉经》《千金翼》"不咳"间有"即"字，作"以重发其汗，虚故也"。

张云：此示人推测阳虚之一端也。阳虚耳聋，与少阳传经耳聋迥别，亟宜固阳为要也。又手冒心，加之耳聋，阳虚极矣。尝见汗后阳虚耳聋，诸医施治，不出小柴胡加减，屡服愈甚，必大剂参附庶可挽回也。

钱云：误汗亡阳，则肾家之真阳败泄，所以肾窍之两耳无闻，犹老年肾惫阳衰亦两耳无闻，其义一也，治法宜固其阳。

魏云：盖阳虚之甚，两耳无闻，则阳浮于上，根离于下，待时而脱，昏蒙之状，神明已乱矣。

丹云：按汪氏引《补亡论》曰：素无热人，可与芍药附子汤；素有热人，可与黄芪建中汤。魏氏曰：轻则桂枝甘草，重则加参附。程氏亦云用桂枝甘草汤。然桂枝甘草汤证，虚特在膻中，今加之以耳聋，精气将脱，危险殊甚。张氏用大剂参附，固为得矣。

铁樵按：此条，注家侃侃而谈，似乎持之有故，言之成理，然吾总疑之。病者耳聋与否，乃他觉证，非自觉证，看护者自能知之。在理，诊脉之先，医当先问；不然，病家当先以告医。岂必待医教令咳不咳，然后辨为聋乎？抑病人既因发汗过多，致叉手自冒，则神志已不清楚，岂但教咳不咳，即医欲视其舌色，病人懵然不应者，亦常有之，又何能断定是耳聋？又病至叉手自冒往往憻烦不欲发言，亦并不愿人与之言，果其如此，自然教咳不咳，又岂能断定是耳聋乎？尝思医者之于病人及病家，处处当以诚意为应接，不可有机心，一有机心，致多误会；既有误会，未免歧路之中复有歧路，亡羊不可追矣。今试令病人咳，而意不在咳，是机心也。不直接爽快问病家，而必如此做作，意果何居？吾意此条必彼江南诸师之得仲景书者，自记其心得之语，辗转传授，误为正文，叔和编次时未加裁剪，遂留此污点，未可知也。否则，《伤寒论》全书皆以病为主，独此条有江湖气味，无论仲景之人格，决不以此教人；即以文字论，亦不致如此不伦也。"心"字乃是衍文，与前同。

发汗后，饮水多必喘，以水灌之亦喘。

《玉函》《脉经》《千金翼》"多"下有"者"字。

成云：喘，肺疾。饮水多，喘者，饮冷伤肺也；以冷水灌洗而喘者，形寒伤肺也。

钱云：中风发汗后，欲得饮水者，少少与之可也。若饮水过多，则胃虚不运，水冷难消，必至停蓄不渗，水寒侵肺，呼吸不利，故肺胀、胸满，气逆而喘急也。若以冷水灌濯，则营卫先已空疏，使寒邪入腠，水气侵肤，内通于肺，而亦为喘也。

柯云：汉时治病，有火攻、水攻之法，故仲景言及之。

丹云：按水攻，论中无所考，唯《玉函》《脉经》有《可水篇》，其中一条云："寸口脉洪而大，数而滑云云，针药所不能制，与水灌枯槁，阳气微散，身寒，温衣覆，汗出，表里通利，其病即除。"正其义也。文蛤散条：反以冷水灌之，若灌之。

又云：按此条，喻氏、张氏、魏氏并以麻黄杏仁甘草石膏汤为主，盖本于郭雍《补亡论》，水寒伤肺，恐非所宜也。柯氏主以五苓散，汪氏则用茯苓桂枝生姜甘草汤加厚朴、杏仁。钱氏云：去麻黄加葶苈之小青龙汤，或可酌用。盖钱所处，似切当矣。

铁樵按：上为丹波氏按语，颇右钱氏之说，其实小青龙去麻黄加葶苈不可用也。近顷沪上盛行急性肺病，推考此病所以盛行，乃由医药酿成。初起不过伤风咳嗽三数日后，继以发热，盖流行感冒常有之病状也。而沪上通行《临证指南》《温热经纬》等书，甚且并此等书亦不读，惟专用清水豆卷、淡豆豉、海贝齿、路路通等魔道药敷衍，此等药服之当然不效；又三数日，便继之以鲜石斛，咳嗽本属伤风，自得石斛等甘凉药，病无出路，咳乃愈甚，渐渐脉络兴奋，气急鼻扇；此时仍不按病理，惟用其以讹传讹之方药。因《温热经纬》有"温病忌表"之说，抵死不敢用麻黄，却敢用葶苈，且葶苈之分量动辄一钱，因此致毙者，比比皆是。彼用此者，初不问葶苈服后作何光景，第知此药泻肺，以为肺气壅盛，泻之当也，故肆无忌惮。不知肺为风束，当宣；肺寒不行水，当表。葶苈非其治也。本节"汗后，饮水多必喘"，正与七十四节"汗后胃中干，欲饮水者，稍稍予之"文字相应，柯氏主五苓，汪氏主苓桂姜枣，差为不谬。若小青龙去麻黄加葶苈，究何所取义乎？至于水灌之法，现在无用之者，故此种误治不经见，然衡量病情，其所以喘，仍是肺不行水，当麻黄，不当葶苈。近来曾两见用麻黄者，其一，满纸魔道药中间，忽杂麻黄二分；其二则当头用麻黄一钱半。前者病不愈，后者更不救，此则用药之人全无学识，非麻黄之咎也。

发汗后，水药不得入口为逆，若更发汗，必吐下不止。

《脉经》下"发"字下有"其"字。《玉函》"若"字以下九字无。

成云：发汗后，水药不得入口，为之吐逆，发汗亡阳胃，中虚冷也；若更发汗，则愈损阳气，胃气大虚，故吐下不止。

程云：发汗后见此者，由未汗之先其人已是中虚而寒，故一误不堪再误。

钱云：误汗则胃中阳气虚损，胃本司纳，因胃中虚冷，气上逆而不受，故水药俱不得入口，以主纳者不得纳，故谓之逆，然与水逆证之水入则吐不同也。

汪云：汗多亡阳，胃中元气虚，不得消水，此治之之逆，谓治不以理也。《补亡论》常器之云：可与半夏茯苓汤。

丹云：按《活人书》曰：发汗后，水药不得入口，为逆，若更发汗，必吐下不止，小半夏加茯苓汤、大半夏加橘皮汤。喻氏、魏氏、周氏、张氏皆以为水逆，以五苓散为主。柯氏曰：此热在胃口，须用栀子汤、瓜蒂散，因其势而吐之，亦通因通法也。并于本条义难叶。盖此条证，其人素有痰饮，清阳之气久虚者，误汗则风药挟饮结聚上焦，以至水药拒格不入也，故主以小半夏加茯苓汤等，下逆驱饮者为允当；若寒多者，理中去术加生姜汤之属，须酌用也。

又云：为逆，成氏、喻氏辈为吐逆之义，不可从也。《金鉴》以"吐下"之"下"为衍文，亦非也。

铁樵按：水药不得入口，是有格拒之意，综前后各条观之，是必胃中寒者，若热则胃燥消渴矣。七十八条重发汗之虚，七十九条水多必喘，与本条水不得入之逆，皆所以明五苓证之外，有此等类似证。五苓证属热、属实，此类似证属虚、属寒，教人当审寒热、虚实，不得执泥，则编次之微意也。"若更发汗，必吐下不止"九字，文义未尝不顺，盖"为逆"字，当作误治解，不当作吐逆解，与后九十五条"为逆"字同。发汗既属误治，自不可再汗，再汗必有变故，是情理中事。惟云"若更发汗，必吐下不止"，此却未曾见过，亦不能言其理，疑当从《玉函》删去"若"字以下九字为是。

汗腺与肠胃，彼此互为承制，发汗过当，吐下不止，确有其事，有其理。前注此书时，主删九字，非是。

发汗、吐、下后，虚烦不得眠，若剧者必反覆颠倒，心中懊憹，栀子豉汤主之；若少气者，栀子甘草豉汤主之；若呕者，栀子生姜豉汤主之。

"发汗"上，《脉经》有"伤寒"二字。《玉函》《脉经》《千金翼》无"若剧"之"若"及"必"字。《外台》"者必"二字作"则"一字，"心中懊憹"作"心内苦痛懊憹"。

汪云：发汗、吐、下后者，谓既经汗吐且下，而伤寒之邪热犹未解也。邪热未解，必乘其人之虚，而客于胸中，胸中郁热，因生烦躁，阳气扰乱，不得眠也。剧者，烦极也，烦极则知其人郁热愈甚，故不惟不眠，而且反覆颠倒而不安，心中懊憹，郁郁然不舒畅而愤闷也。虚烦证，虚者，正气之虚；烦者，邪气之实。乃不可作真虚看，作汗吐下后暴虚看。少气者，乃热伤气而气促急，非真气虚也。

丹云：按懊憹，成氏曰：心中懊憹而愤闷。懊憹者，俗谓鹘突是也。《伤寒直格》曰：懊憹者，烦心、热躁、闷乱不宁也，甚者似中巴豆、草乌头之类毒之状也。王氏曰："憹"，即"恼"字，古通用。杨雄《方言》曰：愁恚慣慣，毒而不发，谓之氏惆。郭璞注云：氏惆，懊憹也。孙奕《示儿编》云：

"糊涂"读"鹘突"，或曰：不分明也。鹘，隼也，突起卤莽之状。又案：此似后世所谓嘈杂。《医学统旨》曰：嘈者，似饥而甚，似躁而轻，有懊憹不自宁之况，皆因心下有痰火而动，或食郁而有热，故作是也。

又云：《准绳》曰：少气者，气少不足以言也。

铁樵按：自此以下至八十六节，乃栀子豉汤法。栀豉之为用，就经文观之，可得而言者如下。

发汗、吐、下后，虚烦不得眠，其甚者懊憹颠倒，栀豉主之，则知栀豉能治懊憹。八十二节：烦热，胸中窒，主栀豉，则知栀豉能清烦热，通胸窒。八十三节：身热，心中结痛，主栀豉，则知栀豉能除心痛、身热，其云"若少气者，栀豉甘草"，则知栀豉不补，补须加甘草也。凡药皆当相配，今以甘草一味为出入，则知栀豉为最平剂。栀豉既为平剂，则知所谓懊憹，所谓少气，皆非甚剧之病症。其云呕者，栀子生姜豉汤，则知栀豉并不能止呕，止呕有赖乎生姜；同时即可以反证栀豉决不令人作呕。注家以栀豉为吐剂者，非也。至于腹满者加厚朴，中寒者加干姜，与麻、桂各方见证加入之副药同例，惟据此可知栀豉自是一种病候，此据经文本文可知者。至就经验言之，栀豉汤以升降为用，其事甚确。瓜蒂散条下，附有医按可证也。伤寒之例，闭者汗之，热者清之，寒者温之，阳证正治，阴证从治。注家谓栀豉性凉能清热，然阳明热甚已有石膏、芩、连，栀豉何取？又，凡阳病之热，皆体温为变，若误治即虚，虚即成阴证。今观栀豉之用，皆在大汗下之后，在理大汗下之后当虚，则所谓微烦、微热者，当系虚烦、虚热，虚则为阴证，例当从治，从治，热因热用，栀豉既为凉药，不与此背义乎？又，《医宗金鉴》于栀子厚朴汤条下，有云：既无三阳实证，又非三阴虚证云云。夫《伤寒论》以六经为主，今云非三阳亦非三阴，岂在六经之外乎？凡此皆能令学者迷惘，故非洞明原理不可。

凡治病，用药之标准以证，（色脉皆是证。）当对证用药，（与西医所谓对证疗法不同，学者勿误会。）不当以药试病，此尽人所知也。然当知苟非万不得已，切禁大出入。王海藏云：有本是阳证，因攻下而遂成阴证者，既见阴证，即须从阴证治。（见海藏《阴证略例》。原文如何，未经检查，仅撮其大意。）攻下用凉，从阴证治用温，故病有今日用凉、明日用温者，有上午用凉、下午用温者，攻用大黄、温用附子，此所谓大出大入。然此种治法，必须真知灼见，其为刻不容缓，证据既确，然后毅然放手为之。盖畏首畏尾，即不能挽回危局，

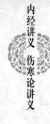

而审证不确，即轻药亦祸不旋踵，此治医所以难也。又，当知此等挽回之法，只能一次，断无第二次。阳明府证之大承气，阴证之四逆、真武、通脉、白通皆是。假如第一次已用大起大落之药，用之过当，而再加以第二次之挽回，则藏气必乱，败证悉见，不可救药。故仲景于此，非常审慎，如承气证，辨矢之已结、未结，有种种商量，是其例也。

又当知病有初终，误有浅深。伤寒末期而误，是误之深者；伤寒初期而误，是误之浅者。用药背谬而误，是误之深者；用药过当而误，是误之浅者。凡在末期用药背谬，无可挽回之理；在初期则为难治，论中救逆诸法皆是也。在末期用药过当，亦难治；若初期用药过当，虽见逆象，乃是逆之浅者，栀豉证是也。发汗后，虚烦不得眠，甚者懊𢙃颠倒，此非用药背谬之逆，乃用药过当之逆，药力重，藏气猝不得转，因有此现象。若复以重药救之，则藏气乱而为重险之证，故取豆豉之升发、栀子之苦降，以徐俟其定，以故既非阳证治法，亦非阴证治法也。准此，可知栀豉是轻药，是不欲战而取守之方法，是大汗下后一日半日内事。

栀子豉汤方

《脉经》《千金翼》无"豉"字。

栀子十四个，"擘"。成本、《玉函》"个"作"枚"，下并同　香豉四合，绵裹

上二味，以水四升，先煮栀子，得二升半，内豉，煮取一升半，去滓，分为二服，温进一服，得吐者，止后服。

《外台》"二升半"下有"去滓"二字，"取"上有"逆"字。《玉函》《千金》并《翼》"吐"上有"快"字。

锡云：栀子性寒，导心中之烦热以下行；豆豉黦熟而轻浮，引水液之上升也。阴阳和而水火济，烦自解矣。按：栀子豉汤，旧说指为吐药，即王好古之高明，亦云。《本草》并不言栀子能吐，奚仲景用为吐药？此皆不能思维经旨，以讹传讹者也。如瓜蒂散二条，本经必曰"吐之"；栀子豉汤六节，并不言一"吐"字，且吐下后虚烦，岂有复吐之理乎？此因瓜蒂散内用香豉二合，而误传之也。

志云：旧本有"一服得吐，止后服"七字，此因瓜蒂散中有香豉，而误

传于此也，今为删正。盖栀子苦能下泻，以清在内之郁热；香豉甘能发散，启阴液为微汗，以散在外之身热。按：葛翁《肘后方》用淡豆豉治伤寒，主能发汗。

丹云：《伤寒直格》曰：或吐者，止后服。凡诸栀子汤，皆非吐人之药，以其燥热郁结之甚，而药顿攻之不能开通，则郁发而吐，因其呕吐，发开郁结则气通，津液宽行而已，故不须再服也。

又云：《伤寒蕴要》曰：香豉，味苦甘平，发汗必用之，又能佐栀子治懊忱之药也。《伤寒明条》曰：得汗，止后服。

丹又云：按本方，成氏而降诸家，率以为吐剂，特志聪、锡驹断为非吐剂，可谓卓见矣。汪氏曰：余曾调此汤，与病人服之，未必能吐，何也？盖栀子之性苦寒，能清胃火，润燥；豉性苦寒微甘，能泻热，而兼下气调中，所以其苦未必能使人吐也。医工必欲升散火郁，当于病人喉中探之便吐可耳。又，用豉法，须陈腐极臭者能使人吐，方中云"香豉"，恐医工用豉反取新制而气不臭者，无怪乎其不能使人吐也。今验之极臭者能使人吐，然以为吐剂者，竟似乖乎本条之旨焉。

又云：汪氏曰：栀子十四枚，当是四十枚，否则香豉四合，分两多寡不相称矣。按：此说不必矣。

又云：《名医类案》曰：江应宿治都事靳相主，患伤寒十余日，身热、无汗、怫郁、不得卧，非躁非烦，非寒非痛，时发一声，如叹息之状。医者不知何证，迎余诊视，曰：懊忱怫郁证也。投以栀子豉汤一剂，十减二三，再以大柴胡汤下燥屎，怫郁除而安卧，调理数日而起。

又云：《小儿药证直诀》栀子饮子，治小儿蓄热在中，身热、狂躁、昏迷、不食，大栀子仁七个，破，搥，豆豉半两，上共用水三盏，煮至二盏，看多少服之，无时，或吐或不吐，立效。

栀子甘草豉汤方

《千金翼》无"豉"字。

栀子十四个，擘　甘草二两，炙　香豉四合，绵裹

上三味，以水四升，先煮栀子、甘草，取一升半，内豉，煮取

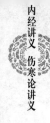

一升半，去滓，分二服，温进一服，得吐者，止后服。

"得"下，《玉函》有"快"字。成本不载本方，第十卷云"栀子汤方内入甘草二两，余依前法，得吐，止后服"。

锡云：少气者，中气虚而不能交通上下，加甘草以补之。

丹云：《古方选注》曰：栀子豉汤，吐胸中热郁之剂，加甘草一味，能治少气。而诸家注释皆谓益中，非理也。盖少气者，一如饮家之短气也，热蕴至高之分，乃加甘草载栀、豉于上，须臾即吐，越出至高之热。按：此说以甘草为涌吐之品，今验能吐胸中痰饮，然此方所用不必在此。

又云：按志聪本、锡驹本本方，及栀子生姜豉汤、栀子厚朴汤、栀子干姜汤，方后删"得吐者，止后服"六字，似是。

栀子生姜豉汤方

栀子十四个，擘　生姜五两　香豉四合，绵裹

上三味，以水四升，先煮栀子、生姜，取二升半，内豉，煮取一升半，去滓，分二服，温进一服，得吐者，止后服。

"二升半"下，《外台》有"去滓"二字。"吐"上，《玉函》有"快"字。《外台》引《千金翼》"得吐者"三字，作"安即"二字。成本不载本方，第十卷云"栀子汤方内加生姜五两，余依前法，得吐，止后服"。

锡云：呕者，中气逆而不得交，加生姜以宣通之。

《鉴》云：呕者，是热迫其饮也，加生姜以散之。

发汗，若下之，而烦热、胸中窒者，栀子豉汤主之。

《脉经》"窒"作"塞"。《千金》"窒"下有"气逆抢心"四字。

锡云：窒，窒碍而不通也。热不为汗下而解，故烦热。热不解而留于胸中，故窒塞而不通也。亦宜栀子豉汤，升降上下，而胸中自通矣。

方云：窒者，邪热壅滞而窒塞，未至于痛，而比痛较轻也。

程云："烦热"二字互言，烦在内，热在外也。或虚汗吐下后，津液已亡，何堪更用吐剂，须知此汤以宣郁为主。火郁于胸，乘其虚而客之，凡氤氲

布气于胸中者，皆火为之，而无复津液为之枯液不得布，遂有窒、痛等证，宣去其火气，清液自回也。

丹云：《明理论》曰：烦热与发热若同而异也，发热是怫怫然发于肌表，有时而已者是也；烦者为烦而热，无时而歇者是也。二者均是表热，而烦热为热所烦，非若发热而时发时止也。

伤寒五六日，大下之后，身热不去，心中结痛者，未欲解也，栀子豉汤主之。

《玉函》作"此为不解"。

柯云：病发于阳，而反下之，外热未除，心中结痛，虽轻于结胸，而甚于懊侬矣。结胸是水结胸胁，用陷胸汤，水郁则折之也；此乃热结心中，用栀豉汤，火郁则发之也。

程云：所结者，客热烦蒸所致，而势之散漫者尚连及于表，故云未欲解也。

丹云：《伤寒类方》曰：按胸中窒、结痛，何以不用小陷胸？盖小陷胸证乃心下痛，胸中在心之上，故不得用陷胸。何以不用泻心诸法？盖泻心证乃心下痞，痞为无形，痛为有象，故不得用泻心。古人治病，非但内外不失厘毫，即上下亦不逾分寸也。

伤寒下后，心烦、腹满、起卧不安者，栀子厚朴汤主之。

《玉函》《脉经》《千金翼》"心烦"作"烦而"。

《鉴》云：论中下后满而不烦者有二：一、热气入胃之实满，以承气汤下之；二、寒气逆上之虚满，以厚朴生姜甘草半夏人参汤温之。其烦而不满者亦有二：一、热邪入胸之虚烦，以竹叶石膏汤清之；二、懊侬欲吐之心烦，以栀子豉汤吐之。今既烦且满，故卧起不安也。然即无三阳之实证，又非三阴之虚证，惟热与气结，壅于胸腹之间，故用栀子、枳、朴，胸腹和，而烦自去，满自消矣。

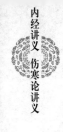

栀子厚朴汤方

栀子十四个，擘　厚朴四两，炙，去皮。成本作"四两，姜炙"　枳实四枚，水浸，炙令黄。《玉函》无"水浸"二字。成本、《玉函》"炙令黄"作"去穰炒"

上三味，以水三升半，煮取一升半，去滓，分二服，温进一服，得吐者，止后服。

"上"字，成本、《全书》作"已上"二字。"三升半"，《玉函》无"半"字。《千金翼》"吐"上有"快"字。

志云：栀子之苦寒，能泄心下之热烦；厚朴之苦温，能消脾家之苦满；枳实之苦寒，能解胃中之热结。

丹云：《集注》高世栻曰：枳实，按《神农本经》，主除寒热、结气，长肌肉，利五藏，益气轻身。盖枳实炙香，色黄，味辛，形圆，宣达胃中之品也。炙香而配补剂，则有长肌益气之功；生用而配泻剂，则有除邪破结之力。元人谓枳实泻痰，能冲墙倒壁，而后人即为破泄之品，不可轻用。且实乃结实之通称，无分大小，宋《开宝》以小者为实，大者为壳，而后人即谓"壳缓而实速，壳高而实下"，此皆不明经旨，以讹传讹耳。

又云：《伤寒直格》曰：枳实不去穰，为效甚速。

又云：柯氏曰：栀子干姜汤，去豉，用姜，取其横散；栀子厚朴汤，以枳、朴易豉，是取其下泻，皆不欲上越之义。旧本二方后俱云得吐，止后服，岂不谬哉？

伤寒，医以丸药大下之，身热不去，微烦者，栀子干姜汤主之。

《玉函》《脉经》"丸"作"圆"。

王云：按丸药，所谓神丹甘遂也，或作巴豆。

喻云：丸药大下，徒伤其中，而不能荡涤其邪，故栀子合干姜用之，亦温中散邪之法也。

钱云：以峻厉丸药大下之，宜乎陷入而为痞结矣，而身热不去，是邪未全陷，尚有留于表者；微觉烦闷，乃下后之虚邪陷膈，将结未结之征也。

丹云：按《金鉴》改栀子豉汤为注解，不可从也。

又云：《肘后方》客忤猝死，张仲景诸要方，桂一两、生姜三两、栀子十四枚、豉五合，捣，以酒三升，搅微煮之，沫出，去滓，顿服取差。

栀子干姜汤方

栀子十四个，擘　干姜一两。成本、《玉函》《千金翼》作"二两"

上二味，以水三升半，煮取一升半，去滓，分二服，温进一服，得吐者，止后服。

"三升半""一升半"，《玉函》并无"半"字，"吐"上有"快"字。

柯云： 或以丸药下之，心中微烦，外热不去，是知寒气留中，而上焦留热，故任栀子以除烦，用干姜逐内寒，此甘草泻心之化方也。

丹云： 《圣惠》治赤白痢，无问日数、老少，干姜散方，即本方入薤白七茎、豉半合，煎服。

又云： 《杨氏家藏方》二气散，治阴阳痞结、咽膈噎塞，状若梅核，妨碍饮食，久而不愈，即成翻胃，即本方，用炒栀子。

凡用栀子汤，病人旧微溏者，不可与服之。

《玉函》"病"作"证其"二字，无"旧"字。

成云： 病人旧微溏者，里虚而寒在下也，虽烦则非蕴热，故不可与栀子汤。《内经》曰：先泄而后生他病者，治其本，必且调之，后乃治其他病。

程云： 凡治上焦之病者，辄当顾中下。栀子为苦寒之品，病人今受燥邪，不必其溏否，但旧微溏者，便知中禀素寒，三焦不足，栀子之苦虽去得上焦之邪，而寒气攻动藏府，坐生他变，困辄难支。凡用栀子汤者，俱不可不守此禁，非独虚烦一证也。

太阳病发汗，汗出不解，其人仍发热、心下悸、头眩、身瞤动，振振欲擗原注：一作"僻"。地者，真武汤主之。

《玉函》作"发其汗而不解"。"瞤"下有"而"字。《医学纲目》"擗"作"躃"。"真武"，《脉经》《千金》《千金翼》作"玄武"。真武汤，方见《少阴篇》。

《鉴》云： 大汗出，仍热不解者，阳亡于外也。心下悸，筑筑然动，阳

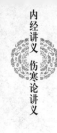

虚不能内守也。头眩者，头晕眼黑，阳微，气不能升也。身𥆧动者，蠕蠕然𥆧动，阳虚液涸，失养于经也。振，耸动也。振振欲擗地者，耸动不已，不能兴起，欲堕于地，阳虚，气力不能支也。

钱云： 汗出不解，仍发热者，非仍前表邪发热，乃汗后亡阳，虚阳浮散于外也。心下悸者，非心悸也，盖心之下、胃脘之上、鸠尾之间、气海之中，《灵枢》谓"膻中"，为气之海也。误汗亡阳，则膻中之阳气不充，所以筑筑然跳动。振振欲擗地，前注不解，而方氏引《毛诗》注云：不拊心也。喻氏谓：无可置身，欲辟地避处其内。并非也。愚谓振振欲擗地者，即所谓发汗则动经，身为振振摇之意，言头眩而身体𥆧动，振振然身不能自持，而欲仆地，因卫分之真阳丧亡于外，周身经脉总无定主也。方用真武汤者，非行水导湿，乃补其虚而复其阳也。

丹云： 按：仍发热者，成氏、方氏、魏氏、锡驹、志聪、张璐并以为表邪不解，非是也。又，方、喻二氏，张璐、魏氏以此条证为误服大青龙之逆变，钱氏、汪氏驳其执泥，为得矣。又按："擗"字与"躃"通，倒也，见唐·慧琳《藏经音义》，可以确钱氏及《金鉴》之说也。

又云： 《医学纲目》孙兆治太乙宫道士周德真，患伤寒，发汗出多、惊悸、目眩、身战作，欲倒地。众医有欲发汗者，有作风治者，有用冷药解者，病皆不除。召孙至，曰：太阳经病，得汗早，欲解不解者，因太阳经欲解，复作汗，肾气不足，汗不来，所以身悸、目眩、身转。遂作真武汤服之，三服微汗自出，遂解。盖真武汤，附子、白术和其肾气，肾气得行，故汗得来也。若但责太阳者，惟能干涸血液尔。仲景云：尺脉不足，荣气不足，不可以汗。以此知肾气怯，则难得汗也矣。（此说合之《药物学》中鄙说，更明了。）

铁樵按： 此节颇费解，各家注释虽多，实于读者无益，因注家所言无非说得症与方合，因方是真武，遂释大汗出为亡阳，释头眩为阳虚，气不升，释𥆧动是阳虚液涸。然阳明证有大汗出、热不解，乃普通所习见者；又，头眩，通常所见者，皆肝阳。𥆧动既是液涸，何故不阴阴虚？且阳虚液涸，明是化源不滋，服真武汤遂能愈乎？今不求其所以然之故，仅一例以阳虚为释，只与方合即算了事。假使学者照注家所言用药，可以祸不旋踵，安得有此等削趾适履之注释为哉？

吾乡前辈邹氏《本经疏证》附子条下所释者，颇能说明《伤寒论》精义，兹录其一节以释此节，不但附子用法界说以明，即读书方法亦可以此隅反，则修业之一助也。（此说可商。邹说亦未为圆满。）

病以"伤寒"名，宜乎以附子治之最确矣。殊不知寒水之气隶于太阳，既曰太阳，则其气岂止为寒？故其伤之也，有发于阴者，有发于阳者；其传变，有随热化者，有随寒化者，乌得尽以附子治之？惟其气为寒折，阴长阳消，附子遂不容不用矣。虽然，气为寒折，阴长阳消，其为机甚微，而至难见。试以数端析之，知其机，得其窍，则附子之用可无滥无遗矣。曰"下之后，复发汗，昼日烦躁不得眠，夜而安静，不呕、不渴，脉沉微，身无大热者，干姜附子汤主之。"曰"发汗，若下之，病仍不解，烦躁者，茯苓四逆汤主之。"二证之机皆在烦躁，下条烦躁已外不言他证，良亦承上而言，惟下条则昼夜烦躁，上条则入夜犹有间时，其他则不呕、不渴，无表证，脉沉微，是可知无表证而烦躁，则附子必须用也。

曰"太阳病，下之后，脉促、胸满者，桂枝去芍药汤主之；若微恶寒者，去芍药方中加附子汤主之"。曰"伤寒，医下之，续得下利，圊谷不止，宜四逆汤。"夫不当下而下，其气不为上冲，必至下陷，上冲者仍用桂枝，以胸满、恶寒，故加附子；下陷者，无不下利，但系圊谷，则宜四逆。若非圊谷、脉促、胸满而喘，乃葛根芩连汤证。则下后阴盛，不论上冲下泻，皆须用附子也。

曰"太阳病发汗，遂漏不止，其人恶风、小便难、四肢微急，难以屈伸者，桂枝加附子汤主之"。曰"发汗后，恶寒者，芍药甘草附子汤主之"。曰"太阳病，发汗，汗出不解，其人仍发热、心下悸、头眩、身𥆧动，振振欲擗地者，真武汤主之"。夫发汗，本以扶阳，非以亡阳也，故有汗出后，大汗出、大烦渴不解、脉洪大者，白虎汤证。有发汗后，不恶寒、反恶热者，调胃承气汤证。今者仍恶寒、恶风，则可知阳泻越而阴随之以逆，于是审其表证之罢与不罢，未罢者仍和其表，已罢者转和其里，饮逆者必通其饮，皆以附子主其剂。是可知汗后恶风、恶寒不罢者，舍附子无能为力也。过汗之咎，是以阳引阳，阳亡而阴继之以逆；误下之咎，是以阴伤阳，阳伤而阴复迫阳。阳亡者，表中未尽，故多兼用表药；阳伤者，邪尽入里，故每全用温中，此又用附子之机括矣。

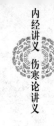

其有不由误治，阴气自盛于内者。曰"伤寒，表不解，心下有水气，干呕、发热、咳且喘者，小青龙去麻黄加附子汤主之"。曰"少阴病，始得之，反发热、脉沉者，麻黄附子细辛汤主之"。曰"少阴病，得之二三日，麻黄附子甘草汤微发汗，以二三日无里证，故微发汗也"。是三者，阴气盛而阳自困。曰"伤寒八九日，风湿相搏，身体疼痛，不能自转侧，不呕，不渴，脉浮虚而涩者，桂枝附子汤主之"。曰"若其人大便硬、小便自利者，白术附子汤主之"。曰"若其人汗出、短气、小便不利、恶风不欲去衣，或身微肿者，甘草附子汤主之"。是三者，阴湿盛而困阳，均之用附子以伸阳，用表药以布阳，不缘亡阳，其义实与亡阳为近，即《本经》所谓"主风寒、咳逆、邪气、寒湿、痿躄、拘挛、膝痛不能行步"者也。其附子汤、真武汤、通脉四逆汤、白通汤、白通加猪胆汁汤、四逆加人参汤、四逆加猪胆汁汤、四逆散等所主，皆系阳衰阴逆，均之用附子以振阳，用姜、草以止逆，不缘伤阳，其义实与伤阳为近，即《本经》所谓"温中"者也。总之，汗后、下后用附子证，其机在于恶寒；否则，无表证而烦躁，未经汗下，用附子证，其机在于脉沉微，是则其大旨矣。

上四节为邹氏《本经疏证》中文字，读者若能反复研求，于用附子之方法，不至茫无标准。抑鄙人尤有甚简约之界说。凡病汗下后，汗多、肢温、口燥者，为阳证；肢凉、口和者，阴证也。口干、舌燥、自利、神昏、谵语，其人反侧不安，为阳证自利，虽粪水，亦属阳，所谓热结旁流也；若静者，属阴证，所谓阳衰于外，阴争于内，则九窍不通是也。汗下后，其人烦躁，刻不得安，下利色虎黄者，属阳证；下利清谷者，阴证也。清谷，即完谷，俗所谓漏底伤寒者是也。汗出齐颈而还，或但头汗出、踒卧、但欲寐、舌色绛而润者，属阳证，乃热病之夹湿者，俗所谓湿温是也；舌色鲜明若锦，似润实干者，属阴证，舌色枯萎者亦阴证，所谓肾阳不能上蒸而为津液者是也。此中千变万化，不可胜竭，善读书者在能会其通，此古人读书但观大略所以可贵。须知提纲不误，小节自不能惑，此之谓大略。又曰不求甚解，谓提纲扼要，不枝枝节节求之，是谓不求甚解，非谓应以颠顶头脑，似懂非懂，便可放手也。

此条当在六十九条之下，是否错简不可知，论理则如此，说详《药物学》。

咽喉干燥者，不可发汗。

《脉经》无"喉"字。《玉函》"汗"上有"其"字。

钱云：咽喉干燥者，上焦无津液也。上焦之津液，即下焦升腾之气也，下焦之气液不腾，则咽喉干燥矣。少阴之脉，循咽喉，挟舌本。《热论篇》云"少阴脉，贯肾，络于肺，系舌本"，故口燥、舌干而渴也。邪在少阴，故气液不得上腾，即上文尺中微迟之类变也，故曰不可发汗。

程云：凡遇可汗之证，必当顾虑夫上焦之津液，有如此者。

方云：末后无发汗之变，疑有漏落。

汪云：《补亡论》常器之云：可与小柴胡汤。其言于义未合。

张璐云：宜小建中汤。其言犹近理乎。

铁樵按：通常喉证无汗者，以麻黄发汗、石膏清胃则愈；鄙意是喉头扁桃腺与汗腺是一个系统，故扁桃腺肿则汗腺闭，汗腺开则扁桃腺肿消，此义已于《新生理讲义》言之。而旧说以肺主皮毛，发汗即所以开肺。石膏为胃药，喉之所以痛，因胃热，胃气不降，咽喉被熏灼则痛剧，以故清胃即愈。就药效成绩以定病名，谓此种喉痛是肺胃喉痛，其名不可谓不正。若此处咽喉干燥者，不可发汗，是少阴喉痛。肺胃喉痛红肿，少阴喉痛则不红肿，治法参他种见症，有当用桂者，亦有当用附者。小柴胡恐不适用，小建中疑亦非是。

淋家不可发汗，发汗必便血。

《玉函》下"汗"上有"其"字。

程云：淋家，热蓄膀胱，肾水必乏，更发汗以竭其津，水府告匮，徒逼血从小便出尔。凡遇可汗之证，必当顾虑夫下焦之津液，有如此者。

汪云：常云"宜猪苓汤"，然用于汗后小便血者，亦嫌其过于渗利也。

张璐云：未汗，宜黄芪建中汤。盖此用于疮家身疼痛者甚妙，若淋家犹未尽善。

铁樵按：淋，小便病也，其溺道作痛，附著于输尿管之微丝血管必兴奋为炎肿状态，体工之自然反应也。有此种病者，若更感冒，见太阳证而有当发汗之证据，医者径予以麻黄，则大汗出，大汗出则血中液体减少而血燥，此时表病虽因得汗而解，而尿管附近之微丝血管则因血燥而炎肿愈甚，剧痛亦愈甚，

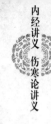

血管壁变性，血则渗出，故曰必便血。若单纯伤寒，见麻黄证，得麻黄自然一药可愈；其兼患淋病者，往往汗之且不得解，故曰淋家不可发汗。医者遇此等病，当知先后、缓急，所谓"从内之外，盛于外者，先调其内，后治其外；从外之内，盛于内者，先治其外，后调其内；中外不相及，则治主病"。此所以仅言淋家不可发汗，而不立方也。

　　疮家虽身疼痛，不可发汗，汗出则痉。

　　《玉函》"发汗"作"攻其表"，"痉"作"痓"。

　　锡云：疮家，久失脓血，则充肤热肉之血虚矣，虽身疼痛而得太阳之表病，亦不可发汗，汗出必更内伤其筋脉；血不荣筋，强急而为痉矣。亡血则痉，是以产后及跌扑损伤，多病痉。

　　钱云：疮家，非谓癣疮之疾也，盖指大脓大血，痈疽溃疡、杨梅结毒、阳疮痘疹、马刀侠瘿之属也。身疼痛，伤寒之表证也。言疮家气虚血少，营卫衰薄，虽或有伤寒身体疼痛等表证，亦慎不可轻发其汗。若误发其汗，则阳气鼓动，阴液外泄，阳亡则不能柔养，血虚则无以滋灌，所以筋脉劲急而成痉也，故仲景于痉病中有云"太阳病，发汗太多，因致痉"也，岂有所谓重感寒湿、外风袭虚之说哉？

　　汪云：常云"误汗成渴，桂枝加葛根汤"，其言虽为可取，要不若王日休云"小建中汤加归、芪"更妙。

　　丹云：按成氏云：疮家，虽身疼痛如伤寒，不可发汗。柯氏注意亦同，并似失经旨矣。

　　铁樵按：此条与上条同一机括。人身血液只有此数，伸于此者必绌于彼。疮家本属血病，且患疮不但血中液少，即内分泌亦受影响，此而汗之，是夺各藏气仅有之养命液体，此时无物可为救济，体工起异常变化，神经悉数紧张则遍身强直，故云"汗出则痉"。神经不紧张则已，既紧张，则仓猝不得弛缓，而继起之祸患乃不可胜言，故云"不可发汗"。

　　衄家不可发汗，汗出必额上陷，脉急紧，直视不能眴，（原注：音"唤"，又胡绢切，下同。一作"脉"。）不得眠。

　　《玉函》"发汗"作"攻其表"，作"必额上促急而紧"，《病源》同，"促"作"萐"。

《外台》引《病源》"促"作"脉"。志本、锡本"眴"作"眗"，非。《脉经》作"必额陷，脉上促急而紧"。

成云： 衄者，上焦亡血也。若发汗则上焦津液枯竭，经络干涩，额陷上下，脉急紧。诸脉者皆属于目，筋脉紧急则牵引其目，故直视不能眴也。《针经》曰"阴气虚则目不眩"，亡血为阴虚，是以不得眠也。

钱云： 脉急紧者，言目系急紧也。"眴"，本作"旬"，音"绚"，目摇动也。血虚则系目之筋脉急紧而直视，所以睛不能转侧而摇动也。

汪云： 常云"可与犀角地黄汤"，此不过治衄之常剂。许叔微云："黄芪建中汤，夺汗动血加犀角。"夫衄家系阳明经热，上汤恐非阳明药也。吕沧州云：小建中汤加葱、豉，误汗直视者不可治。大抵衄家具汗证，葱、豉专豁阳明经郁热，为对证之的药。

丹云： 《金匮心典》曰：血与汗皆阴也，衄家复汗，则阴重伤矣。脉者血之府，额上陷者，下上两旁之动脉，因血脱于上，而作合不起也。脉紧急者，寸口之脉，血不荣而失其柔，如木无液而枝遒劲也。直视、不眴、不眠者，阴气亡则阳独胜也。经曰"夺血者无汗"，此之谓矣。

又云： 《全书》韩氏云：此人素有衄血证，非伤寒后如前条之衄也，故不可发汗。

丹又云： 按：额上陷，谓额上肉脱而下陷也。钱氏云：额上，非即额也，额骨坚硬，岂得即陷？盖额以上之囟门也。魏氏云：额上气虚，陷入脑内。《金鉴》云：额角上陷，中之脉紧且急也。又按："眴"，《说文》云：目摇也。而成氏、喻氏云"眴，瞬，合目也"，《金鉴》亦同，并与经义畔。

铁樵按： 额上陷，确有其事，约低下一分许，显然可见，并非骨陷，亦并非囟门陷，陷处在阙庭之上、两日角之间。因其处有大血管，无病人此血管常圆湛，故不陷；陷者是此血管秕也。衄本是鼻黏膜充血所致。凡鼻孔内痒者，辄涕与泪俱出，可知鼻黏膜与泪腺有神经相通也。衄家复发汗，即额上陷，是额上血管与鼻黏膜有直接相通之路也。目直视不能瞬，目系神经无血为养而拘急也。但衄者额上不陷，他处血管中血来补偿也，且血行有其自然之统帅力，鼻衄之失血不过一部分侧枝血管而止，例不及于大血管；衄而继以发汗，则所失太多，代偿有所不及，且血中液体损失过当，则血干而行缓，缓则统帅力亦失，此额上所以陷也。此为最恶之败象，经虽未言必死，然见此者，

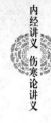

照例无可挽救，则衄家发汗，信乎其不可也。（"统帅力"是鄙人杜撰名词，其理由详《新生理》。）

　　亡血家不可发汗，发汗则寒栗而振。

《玉函》《脉经》作"不可攻其表，汗出则"。

成云：《针经》曰："夺血者无汗，汗者无血。"亡血、发汗，则阴阳俱虚，故寒栗而振摇。

《鉴》云：凡失血之后，血气未复，为亡血虚家，皆不可发汗也。盖失血之初，固属阳热，然亡血之后，热随血去，热固消矣；而气随血亡，阳亦危矣。若再发汗，则阳气衰微，力不能支，故身寒、噤栗、振振耸动，所必然也。

程云：亡血而更发汗，身内只剩一空壳子，阳于何有，寒自内生，故栗而振。

汪云：常云"可与芍药地黄汤"，夫亡血家，亦有阴虚发热者，上汤固宜用也。石顽云："黄芪建中汤。误汗振栗，苓桂术甘汤加当归。"据成注云：亡血、发汗，则阴阳俱虚。愚谓以上二汤皆亡血家汗后之剂。

丹云：案汗后寒栗而振，非余药可议，宜芍药甘草附子汤、人参四逆汤之属。

铁樵按：呕血与便血，皆可谓之亡血家，不知此处何指？若云泛指，恐未必然。因血从上出与从下出地位不同，所坏之藏器亦不同。则误汗之病继当亦不同。观衄家之额上陷、直视不能眴，则知吐血与便血其见证必不同。上文既以衄列为专条，则呕血、便血自当各有专条，准此以言，是有阙文也。

伤寒论讲义第十期

汗家，重发汗，必恍惚心乱，小便已阴疼，与禹余粮丸。

成云：汗者心之液，汗家重发汗，则心虚，恍惚心乱；夺汗则无水，故小便已阴中疼。

钱云：恍惚者，心神摇荡，而不能自持；心乱者，神虚意乱，而不能自主也；阴疼者，气弱不利，而茎中涩痛也。

程云：心主血，汗者心之液，平素多汗之家，心虚血少可知，重发其汗，遂至心失所主，神恍惚而多忡憧之象，此之谓乱。小肠与心为表里，心液虚而小肠之水亦竭，自致小便已阴疼。与禹余粮丸，其为养心血、和津液，不急于利小便，可意会也。

丹云：按禹余粮丸，原方阙，仍有数说，未知孰是，今备录下。《金鉴》云：按禹余粮丸为涩利之药，与此证不合，"与禹余粮丸"五字，衍文也。汪氏云《补亡论》常器之云：禹余粮一味，火煅，散服亦可。郭白云云：用禹余粮，不用石，石乃壳也。余以其言未必尽合仲景原方之义，今姑存之。**魏氏云：**愚意度之，即赤石脂禹余粮汤耳，意在收涩小便，以养心气、镇安心神之义，如理中汤可以制丸也。周氏载王日休补禹余粮丸方，用禹余粮、赤石脂、生梓白皮各三两，赤小豆半升，捣筛，蜜丸如弹丸大，以水二升，煮取一升，早暮各一服。张氏亦引王氏，四味各等分，丸如弹子大，水煮，日二服。蔡正言《甦生的镜》补足禹余粮丸，禹余粮一两、龙骨八钱、牡蛎五钱、铅丹六钱、茯苓六钱、人参五钱，上六味为末，粳米为丸，朱砂为衣，如绿豆大，空心麻沸汤送下。朱砂收敛而镇惊，茯苓行水以利小便，加人参以养心血。

铁樵按：禹余粮丸，各家虽有补方，无充分理由，实不足为训。从《金

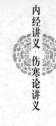

鉴》说，则本条显有讹脱、讹误，阙疑为是。

　　病人有寒，复发汗，胃中冷，必吐蛔。

　　原注：一作"逆"。

　　柯云：有寒，是未病时原有寒也。内寒则不能化物，饮食停滞而成蛔。以内寒之人复感外邪，当温中以逐寒，若复发其汗，汗生于谷，谷气外散，胃脘阳虚，无谷气以养其蛔，故蛔动而上从口出也。蛔多不止者死，吐蛔不能食者亦死。

　　方云：复，反也，言误也。

　　汪云：《补亡论》常器之云：可服乌梅丸。郭白云云：宜理中汤。愚以乌梅丸乃治吐蛔之药，若于未发汗以前，还宜服理中汤也。

　　丹云：按《活人书》曰：先服理中丸。《金鉴》云：宜理中汤送乌梅丸。张氏云：后人以理中丸加乌梅治之，仍不出仲景之成则耳。并此吐蛔以后之方。

　　铁樵按：微菌有有益于人者，有有害于人者。其有益于人之微菌，无论若何之健体，皆有之；若蛔，则非尽人皆有之。今云有汗，发汗必吐蛔，殊不可解。前人有谓尽人胃中皆有蛔，其说既不可信，即如柯氏云"内寒不能化物，饮食停滞而成蛔"，其说亦无由征信，是亦当阙疑者也。

　　本发汗而复下之，此为逆也；若先发汗，治为不逆。本先下之，而反汗之，为逆；若先下之，治不为逆。

　　《玉函》无"若"字，"先发汗""先下"之下并有"者"字。

　　成云：病在表者，汗之为宜，下之为逆；病在里者，下之为宜，汗之为逆。

　　方云："复"与"覆"同，古字通用，复亦反也，犹言误也。

　　《鉴》云：若表急于里，本应先汗，而反下之，此为逆也；若先汗而后下，治不为逆也。若里急于表，本应先下，而反汗之，此为逆也；若先下而后汗，治不为逆也。

　　汪云：大约治伤寒之法，表证急者即宜汗，里证急者即宜下，不可拘拘于先汗而后下也。汗下得宜，治不为逆。

伤寒，医下之，续得下利清谷不止，身疼痛者，急当救里；后身疼痛，清便自调者，急当救表。救里宜四逆汤，救表宜桂枝汤。

上"身"字下，《玉函》有"体"字。

锡云：此反应上文"先下而后汗之"之意，以见下之而表里俱虚，又当救里、救表，不必拘于"先下而复汗"之说也。言伤寒下之而正气内陷，续得里虚之症，下利清谷不止者，虽身疼痛，表证仍在，急当救里；救里之后，身疼痛而清便自调者，知不在里，仍在表也，急当救表。救里宜四逆汤，以复其阳；救表宜桂枝汤，以解其肌，生阳复而肌腠解，表里和矣。本经凡曰"急"者，急不容待，缓则无及矣。

柯云：身疼，本麻黄证，而下利清谷，其腠理之疏可知，必桂枝汤和营卫而痛自解，故不曰"攻"，而仍曰"救"。救表，仍合和中也。

程云：急救其表，而用桂枝汤壮阳以和营卫，诚恐表阳不壮，不但身疼痛不止，并里所新复之阳顷刻间重为阴寒所袭，故救之宜急。

喻云：救里与攻里天渊，若攻里必须先表后里，必无倒行逆施之法；惟在里之阴寒极盛，恐阳气暴脱，不得不急救其里，俟里证少定，仍救其表，初不敢以一时之权宜更一定之正法也。《厥阴篇》："下利腹胀、身体疼痛者，先温其里，乃攻其表。温里，四逆汤，攻表，桂枝汤。"曰"先温"，曰"乃攻"，形容不得已之次第，足互此意。

宸云：此大关键，不可不知。若两感者，亦可类推矣。

丹云：按清便，方氏、喻氏、钱氏为小便，非也。详义见于桂枝麻黄各半汤条。又按：钱氏、汪氏以此条病为阴阳两证并举，非一证分表里而用二汤，辨前注之误，却非也。按《金匮·藏府经络先后论篇》："问曰：病有急当救里、救表者，何谓也？师曰：病，医下之，续得下利清谷不止、身体疼痛者，急当救里；后身体疼痛、清便自调者，急当救表也。"明是示当知缓急、先后之序也。

丹又云：《活人书》曰：两感者，表里俱病也，仲景无治法，但云："两感病俱作，治有先后，发表、攻里，本自不同。"寻至第三卷中言"伤寒下之云云"，遂以意寻，比仿效治，两感有先后，宜先救里，若阳气内正即可医也，内才正，急当救表；盖内尤为急，才温内则急救表，亦不可缓也。

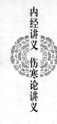

病发热、头痛，脉反沉，若不差，身体疼痛，当救其里，宜四逆汤。

《玉函》"疼"上有"更"字。

柯云：此太阳麻黄汤证，病为在表，脉当浮而反沉，此为逆也。若汗之不差，即身体疼痛不罢，当凭其脉之沉而为在里矣。阳证见阴脉，是阳消阴长之兆也。热虽发于表，为虚阳；寒反据于里，是真阴矣。必有里证，伏而未见，借其表阳之尚存，乘其阴之未发，迎而夺之，庶无吐利、厥逆之患，里和而表自解矣。邪之所凑，其气必虚，故脉有余而证不足，则从证；证有余而脉不足，则从脉。有余可假，而不足为真，此仲景心法。

周云：身体疼痛，并不及恶寒、微厥，则四逆何敢漫投？而仲景明言当救其里，因脉本沉，中则阳素虚，复投汗药则阳气外亡，阴寒内存，至此则发热变为身疼，若不回阳，则身痛必如被杖，阴燥因致厥逆，势所必至，然曰"当救"者，可想而知也。

程云：此条乃太阳中之少阴，麻黄附子细辛汤条乃少阴中之太阳，究竟二证皆是发于阳而病在阴，故皆阳病见阴脉。

丹云：按《金鉴》曰："身体疼痛"之下，当有"下利清谷"四字，方合"常温其里"之文。果如其说，则与前条无别，似剩义矣。程本、《金鉴》改"救"作"温"字，非也。

铁樵按：此与前八十七节用真武汤同一蹊径，当参合他种见证，不得仅据本节经文用药。仅发热、头痛、脉沉、体痛，四逆证未全；必下利清谷、肢寒，然后是四逆。

太阳病，先下而不愈，因复发汗，以此表里俱虚，其人因致冒。冒家汗出自愈，所以然者，汗出表和故也。里未和，然后复下之。

"先下"下，成本有"之"字。《玉函》《脉经》无"以此"二字，"家"下有"当"字。"里未和"，《脉经》作"表和"，成本作"得里和"。

程云：先下之而不愈，阴液先亡矣；因复发汗，营从卫泄，阴津亦耗，以此表里两虚，虽无邪扰乱，而虚阳载上，无津液之升以和之，所以怫郁而致冒。冒者，清阳不彻，昏蔽及头目也。必得汗出、津液到，而怫郁始去，所以然者，汗出表和故也。汗者，阳气之所酿，汗出，知阳气复于表，故愈。则非用发表之剂，而和表之剂可知。得里未和者，阳气虽返于内，阴气尚未滋而复。"得"字宜玩，迟久之辞，盖大便由溏而燥，由燥而硬，至此不得不斟酌下之，以助津液矣。和表药，桂枝加附子汤或大建中汤类也。

锡云：然后者，缓辞也。如无里证，可不必下也。

《鉴》云：下之，宜调胃承气汤和之。

张云：冒，为发汗过多，胃中清阳气伤，宜小建中汤加参、芪，若更加熟附子。昏冒、耳聋，非大剂温补不能取效也。

丹云：按此条证，汪氏和表用桂枝汤、小建中汤、黄芪建中汤，和里用桂枝大黄汤，而驳常器之"和表用小柴胡汤，和里用调胃承气汤"，并似乖于经旨焉。

铁樵按：下之不愈，复发其汗，致表里俱虚，至于自冒，是汗之复不愈，已在言外。下之不愈，汗之，汗之复不愈，此为逆。假使当下而下，何致不愈？当汗而汗，更何致不愈？今一下一汗，致表里俱虚，其为误治，宁有疑义？冒而自汗出而愈者，体工自然恢复也，此非治法，乃误治未至大坏者，有此可以幸免之一途。观下文"里未和，然后复下之"，则知经旨在喻人，值此等病，慎勿以暴易暴，当俟其自定；若俟之稍久，其病不愈，见有当下之实证，然后可以复下之也。"表和"字当从成本，作"得里和"。

太阳病未解，脉阴阳俱停，（原注：一作"微"。）必先振栗汗出而解。但阳脉微者，先汗出而解；但阴脉微（原注：一作"尺脉实"。）者，下之而解。若欲下之，宜调胃承气汤。

原注：一云"用大柴胡汤"。《玉函》作"阴微者，先下之而解，汗之宜桂枝汤，下之宜承气汤"。《千金翼》同。《脉经》与本经同，唯"调胃承气汤"作"大柴胡汤"。《玉函》《脉经》无"阳脉"之"脉"，后"汗出"作"汗之"。

程云：太阳病不解，阴阳俱停，止而不见者，是阴极而阳欲复也。三部既无偏胜，解之兆也。然必先振栗汗出而解者，郁极而欲复，邪正必交争，而阴阳乃退耳。若见停止之脉，而仍不解者，必阴阳有偏胜处也。但于三部停止中，而阳脉微见者，即于阳微处，知阳部之邪实盛，故此处欲停之而不能停

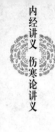

也，先汗出以解其表邪则愈。于三部停止中，而阴脉微见者，即于阴微处，知其阴部之邪实盛，故此处欲停之而不能停也，下之以解其里则愈。

汪云："脉微"二字，当活看，此非"微弱"之"微"，乃邪滞而脉道细伏之义。邪滞于经，则表气不得条达，故阳脉微；邪滞于府，则里气不能通畅，故阴脉微。先汗出而解，仲景无方，《千金》云"宜桂枝汤"。

丹云：《伤寒类方》曰：脉法无"停"字，疑似沉滞不起，即下"微"字之义；寸为阳，尺为阴，"微"字即上"停"字之意，与微弱不同，微弱则不当复汗下也。

又云：按停脉，成氏为均调之义，方、喻、张、柯、魏、汪并同；程、钱二氏及《金鉴》，为停止之谓。然据下文"阴脉微""阳脉微"推之，宋版注"一作'微'"者，极为允当。况停脉，《素》《灵》《难经》及本经中他无所见，必是讹谬。且本条文意与他条不同，诸注亦未明切，但程注稍似可通，故姑取之云。

铁樵按：此节，丹波氏疑之，以脉停无可取证，故程注委曲解释，言似中理，然于治病有何用处？如此释经，不如其无。鄙人于经验上，对于此节却别有会心，惟语气不甚合，则许有讹脱耳。脉阴阳俱停，必先振栗汗出而解。振栗，即战汗也，战汗之先，固有脉停者。曰"振栗而解"的是战汗无疑，其当下之证而脉停者，则有吴小姐一案。惟战汗有脉停者，不必定停，下证所见甚多，用大承气愈者亦甚多；若脉停，则仅见吴小姐一人。究竟何故有停、有不停，经既未言其故，余亦不能强解。此外又有脉停而不救者一人，脉停旋自复者一人，皆有研究之价值，兹汇录之于后。

（一）吴君甄玉之女公子，此事约在五六年前，当其大病时约五六岁。余诊时，病已在半个月以上，其见证不啼不语，亦不识人，且两日病不食、不寐，不能平卧，蹲而伏，背向上，足跪膝着席，头伏于枕，其头时作低昂如叩首状，低昂略无定时而颇匀整，似乎其躯体是置弹簧之机器，诊其脉则两手均无。病家告余，病孩耳亦无闻。视其舌色灰，苔厚而不干。当时并不能灼知其所以然之故，第知此证既动而不静，必属阳证；不食、不便、苔厚而神昏，决为可以攻下之症。以大承气与之，药后得大便甚多，仍匍伏不平卧，惟头之低昂不止者则已除，其余如故；脉已可诊，甚微弱。余思此是佳朕，仲景本言"脉暴出者死"，今见微弱之脉，是生机也。翌日更以麻仁丸下之，复得结粪多许，然后能平卧、能食，而口不言、耳不闻如故，脉则较有胃气，乃用平剂养营调理，历一星期之久，然后能呼母，更二十日而复元。自今思之，其所以头低昂者，积在胃肠，胃肠之纤维神经紧张失职，影响及于大脑，则神志昏迷；影响及于运动神经，则耳目之用尽失，而动作不循意志。脉之所以伏，亦正由此。

（二）脉停不救者。黄君艺圃，陶希丈之友也，其幼子年十二，极聪颖，去年毕业于小学，今春考入民立中学预科。二月初，忽以急足见招，来函措辞极遑。急辍哺而往。病孩面色甚晦，烦躁异常，诊之两手皆无脉，候结喉旁人迎之部亦无脉，候其左乳下及胸脘亦不跳动，而病者尚识人，能言语。艺圃问：何如？余曰：可两钟耳。凡脉伏者，皆藏气骤窒所致，然不过寸口无脉，若人迎之脉决不伏，所以然之故，四末距心房较远，人迎距心房近耳。若左乳下之跳动，乃心室直接之大动脉，此处不动，是心寂也，更无不死之理，故余敢断言不过两钟。嗣询悉此病初起，咳嗽、发热，略见红疹，此为流行性之痧疹，若因势利导，达之向外，其普通之痧疹十可愈十，即极重之猩红热亦十愈六七。此病《保赤新书》中列有专篇。乃艺圃有至友某君是西医，见红疹以为猩红热，例发高热，恐其热甚致成脑炎，及其热未高时，用冰枕护其后脑，既而以药水针注射，计两日夜，共注射十八针，而心房遂寂。至所注射者为何种药针，艺圃不知。意心房之寂，必非猝然而见，必先见衰弱症象，以渐至于不动，然则其所用者，殆强心药针。此事得失，当著专篇。惟心寂之脉停，法在必死，不可救药也。

（三）去年有一小孩来门诊，姓及地址已不记忆，年已约十二三龄。病属流行性感冒，发热、微有汗、手微凉、便溏，两手都无脉，候其左乳下跳动奇速，弛张不宽。余思此必热向内攻所致，予桂枝芩连泻心合剂，连诊三日，始有脉、肢温，又两日全愈。

据以上三例观之，是确有脉停也。第一案是脉伏，第二案是心寂，第三案是脉厥。心寂，西医籍所习见，中国古书却无之。脉伏、脉厥，乃旧医籍习见名词。燥矢在肠胃，重心在里，府气不通，脉沉之甚，至于不见，是为脉伏；热向内攻，里热奇重，四肢反凉，是为脉厥。振栗汗出而解之脉停，当是脉厥；下之而解之脉停，当是脉停。此于病理，于经验，皆丝毫无疑义者。仲景书与《内经》字面出入之处甚多，则不用"脉厥""脉停"字样，偶然下一

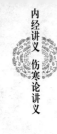

"停"字，未为可异，是丹波氏与各家之怀疑未为确当。第循绎经文意义，与吾所引之第一案，有轻重之辨。得大承气而愈之病，若用调胃承气，必不及彀，自不待言；而用调胃承气可愈之病，仅仅胃中停积，尚未至肠胃俱实，正恐脉未必停，此却是一可疑之点。其次，"但阳脉微"四句亦难索解，上文既云"停"，何以又云"微"，且"阴阳"字亦不知有无讹误。照实验所得，大便结者，尺脉往往弦硬，是"尺脉实，下之而解"，意义可通；若脉伏或厥，伏则三部俱伏，厥亦三部同厥，断无寸伏尺不伏、寸厥尺不厥者，此尤属可疑之点。是必有讹脱，无疑也。

太阳病，发热、汗出者，此为荣弱卫强，故使汗出。欲救邪风者，宜桂枝汤。

此条《玉函》《脉经》《千金翼》在《太阳上篇》桂枝汤本方后。《玉函》"救"作"解"。

《鉴》云：此释上条"阳浮阴弱"之义也。经曰："邪气盛则实，精气夺则虚。"卫为风入则发热，邪风因之而实，故为卫强，是卫中之邪气强也；荣受邪蒸则汗出，精气因之而奔，故为营弱，是营中之阴气弱也，所以使发热、汗出也。欲救邪风者，宜桂枝汤。

喻云：邪风，即风邪，勿凿看。

方云：救者，解救、救护之谓。

丹云：按方氏曰：不曰"风邪"，而曰"邪风"者，以本体言也。喻盖非之。

铁樵按：本节意义自明，盖发热、有汗之伤寒太阳病，本属桂枝证，桂枝汤条下已详，不须解释也。所费解者，在"荣弱卫强"四字，而"欲救邪风"句，亦非无故，今为释之如下。

"荣"字即"营"字，常通用，可云"营卫"，亦可云"荣卫"。卫气，本讲义释之为体温，营则照通常习惯释为营血。而近有学员陈幼勤来函，谓营是血中湿润之气，并略有考证。此语甚当，且与生理家言亦合。盖血本有三种可名之物质：曰红血轮、曰白血球、曰血液。今释营为血中湿润之气，是即指血液也。血液在大血管中时，不过流动，其效用并不显，至微丝血管则有渗润，以供给各藏器。人体之汗，即从此种渗润来；涕、泪、唾液及无管腺之内分泌，亦从此种渗润来。今谓古人之"营"字，即指此种渗润，实是至当不易之论。卫强者，谓风寒侵袭人体，体温集表以抵抗之，抵抗力强，故成壮热；荣弱者，谓荣气成汗，本所以疏泄体温，体温继续集表不已，汗虽多而无效，热愈高则汗愈多，惟其有出路，荣势遂弱，此荣弱卫强之真谛也。害正者谓之邪，无病之人，荣卫和，今所以致此荣弱卫强之局者，乃外感之风为之，故曰"欲救邪风"云云。

节录学员陈幼勤课卷

营卫二气，均为人体之所重，关系于健康为尤切，盖营卫相须能用，偏胜则发生变化，影响于疾病最綮切也。古来诸家解释营卫之气，无一中肯，类多含混不明。讲义释卫为体温，既已确当不易；而于释营谓之营血，以血释营，窃尚未能明畅其义，实有所疑，未得释然者也。今仅就所知，申论之。

夫营为气，非为血，本之于《内经》，先哲亦曾辨言之。孙一奎曰："世谓营为血，非也。营气化为血耳。"何梦瑶曰："经言营气，是言血中之气，非言血。"二说殊精确，但未明畅耳。夫营亦作荣，有滋荣之义。人身得血中湿润之气滋养以生，犹植物得土中湿润之气滋养以荣，其生活长养之理一也，是营为血中之气，其气即血液中湿润之气。血有营气则为活血，血无营气则为死血。上说单言营气，若兼卫气而言，则营卫相为表里，营行脉中，有滋荣之义；卫行脉外，有护卫之义，二气常相随而不离，均于血中有密切之关系。血苟无营，则藏器枯秕，少润泽，而呈憔悴之形容；血苟无卫，则冰冷，少温暖，而等于凉血动物。营卫同为人身中之生气，有则活，无则死，缺一不可也。

《内经》曰：营卫者，精气也。盖析言之，曰营气，曰卫气；统言之，则曰精气而已。夫精气为人身之根本，其气流布于全体，互相随而不相离，卫行则营亦行，卫止则营亦止。有卫则营温而活，灌溉经络，长养百骸；无卫则营寒而血凝。卫有一息之不运，则营有一息之不行，血亦因之而凝滞，故曰"血得温则宣流"，言得温，即得卫也。是以人身营卫常相流通则无病，若有一窒碍，则百病由此生矣。凡人赖营卫二气以生长，又若植物资藉湿温之气以生长，湿温适度则植物敷荣而茂盛，湿温不适度则植物枯黄萎落矣。植物言湿温适度，是即如人身言营卫调和，就此言之，湿温犹营卫也。窃谓动物生长之理若何，则植物生长之理亦同之，此造化生物之妙谛。然则湿温即营卫，在植

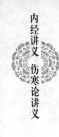

物是谓湿温，在动物即谓之营卫，乃庶物同具之生气，得之则生，弗得则死，无以生存于两间矣。据此推求，卫既是血中生出来的热气，而营即是血中生出来的润气，可以无疑矣。斯实营卫二气至精之义。

若复推广言之，更有一确证，可以兼明之。血犹水也，营是水蒸气，卫是暖空气。夫水遇热成为气体，谓之水蒸气，水蒸气常随暖空气之温度高低而生变化，聚则为云，散则为雨，其理与营气之作用，外出为汗，内蕴为液，相吻合也。张景岳曰：汗由血液，本乎阴也。经曰：阳之汗，以天地之雨名之。其义可知。然汗发于阴而出于阳，此其根本则由阴中之营气，而其启闭则由阳中之卫气。按：张氏之说以雨喻汗，本之《阴阳应象大论》，考此节张隐庵注云：汗出于阴液，由阳气之宣发。按：阴液即是营气，阳气即是卫气也，故曰"阳加于阴谓之汗"。雨乃地之阴湿，亦由天气之所化施，故可方人之汗。准此理推究而互证，则营气为血液中湿润之气，更觉显明可信，确实无讹也。

伤寒五六日中风，往来寒热，胸胁苦满，嘿嘿不欲饮食，心烦喜呕，或胸中烦而不呕，或渴，或腹中痛，或胁下痞硬，或心下悸、小便不利，或不渴、身有微热，或咳者，小柴胡汤主之。

《玉函》作"中风五六日，伤寒，往来寒热"，《脉经》作"中风往来寒热，伤寒五六日以后"，《全书》、钱本作"伤寒中风五六日"。《脉经》"心烦"作"烦心"。《玉函》《脉经》"硬"作"坚"，"心下悸"作"心中悸"，"身"作"外"。《外台》作"心下卒悸"。成本"嘿嘿"作"默默"，下同，"小柴胡"上有"与"字。

方云：此少阳之初证。叔和以无少阳明文，故犹类此。"伤寒五六日中风，往来寒热"，互文也，言伤寒与中风当五六日之时，皆有此"往来寒热"已下之证也。五六日，大约言也。往来寒热者，邪入躯壳之里，藏府之外，两夹界之隙地，所谓半表半里，少阳所主之部位，故入而并于阴则寒，出而并于阳则热，出入无常，所以寒热间作也。胸胁苦满者，少阳之脉循胸络胁，邪凑其经，伏饮搏聚也。默，静也。胸胁既满，谷不化消，所以静默不言，不需饮食也。心烦喜呕者，邪热伏饮搏胸胁者，涌而上溢也，或为诸证者，邪之出入不常，所以变动不一也。

成云：五六日，邪气自表传里之时，谓中风或至伤寒五六日也。《玉函》曰"中风五六日伤寒"，即是或中风、或伤寒，非是伤寒再中风，中风复伤寒也。经云"伤寒、中风，有柴胡证，但见一证便是，不必悉具"者，正是谓也。

钱云：往来寒热者，或作或止，或早或晏，非若疟之休作有时也。

程云：少阳脉循胁肋，在腹阳、背阴两歧间，在表之邪欲入里，为里气所拒，故寒往而热来；表里相拒，而留于歧分，故胸胁苦满；神识以拒而昏困，故嘿嘿；木受邪则妨土，故不欲食；胆为阳木，而居清道，为邪所郁，火无从泄，逼炎心分，故心烦；清气郁而为浊，则成痰滞，故喜呕，此则少阳定有之证。

《鉴》云：伤寒、中风，见口苦、咽干、目眩之症，与细弦之脉，更见往来寒热云云证，知邪已传少阳矣。

魏云：或为诸证者，因其人平素气血偏胜，各有所兼挟以为病也。

丹云：《明理论》曰：伤寒，邪气在表者，必渍形以为汗；邪气在里者，必荡涤以为利；其于不外不内、半表半里，既非发汗之所宜，又非吐下之所对，是当和解则可矣。小柴胡，为和解表里之剂也。

又云：《医史·吕沧洲传》云：浙东运使曲出道过鄞，病卧涵虚驿，召翁往视，翁察色切脉，则面戴阳、气口皆长而弦，盖伤寒三阳合病也。以方涉海，为风涛所惊，遂血菀而神慑；为热所搏，遂吐血一升许，且胁痛、烦渴、谵语。适是年岁运，左尺当不足，其辅行京医以为肾已绝，泣告其左右曰：监司脉病皆逆，不禄在旦夕。家人皆惶惑无措。翁曰：此天和脉，无忧也。为投小柴胡汤，减参，加生地黄半剂；后俟其胃实，以承气下之，得利愈。

又云：《丹溪医案》治一人，旧有下疳疮，忽头疼、发热、自汗，众作伤寒治反剧，脉弦甚，重按则涩。丹溪曰：此病在厥阴，而与证不对，以小柴胡汤加草龙胆、胡黄连，热服，四贴而安。

铁樵按：柴胡两方，小柴胡为用较广，故各家注释亦较详。学者仅潜心研读，已不患不能运用；所当进一层研求者，为柴胡证之病理。小柴胡所主者，为寒热往来，寒热往来得小柴胡即解为事实，就经验言之，可谓百试不爽。然亦有当，有不当，用之不当，非但不效，且病可增剧，则学理须探讨也。

今问"病者何故有寒热往来"，如答案云"邪在半表半里，则寒热往来"，则吾认此答案为不满意。寒热往来有多种，有先寒后热，有定时者；有

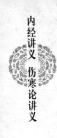

一日二三度发，如疟状，无定时者；有但热不寒者；有但寒不热者；有初病即见寒热，其势虽剧，不服药能自愈者；有从太阳伤寒、中风传变者；有热发甚剧，退则甚清楚者；有仅仅作弛张之势，发既不剧，退亦不清者；有初起壮热，昼夜不退，至末传忽见寒热往来者。若一例以"邪半在表半在里"为释，能试言其不同之故乎？藉曰尽是半在表半在里，当胥可以小柴胡一方为治矣；不能胥以此方为治，即不能胥以此语为释。

西国医籍有间歇热、再归热两种，间歇热复有三种：曰恶性间歇热，曰隔日间歇热，曰四日间歇热。此三种间歇热，皆微菌为之病源。此种菌入人血中，即入赤血球中，初时其体甚小，至逐渐发育，则占全个血球，既而血球破坏，菌则成熟，成熟则分裂为二，脱离旧赤血球，再入新赤血球，逐渐繁育，血液乃受大累。此菌通常隔四十八点钟分裂一次，每当分裂之时，人体即感不适，而为寒热，故为隔日间歇热。其别一种，须隔七十二点钟分裂一次者，则为四日间歇热。若同时血中有数种不同之菌，则发热无定时。凡自身分裂之菌，谓之无性增殖菌；更有有雌雄体之球菌，由媾合而产卵者，谓之有性增殖菌。恶性间歇热之菌，即属有性增殖类。菌类最繁，即间歇热一种病之病菌，已非专篇不能详，此其大略也。所谓再归热者，与疟小异。疟之寒热，逐日发、间日发，乃至三日发，发有定时，若值当发之时不发，则其病为已愈。再归热情状与疟略相似，与伤寒亦相似，大约先寒后热不如疟之清楚，五六日后忽然热退，诸恙悉瘳，过四日乃至十四日再发热，病势较第一次发作时略减，如此反复发作，热渐减杀，以至于无；亦有愈发愈剧，致见肺炎、肠炎等证者。据西人推考，此种病源亦属微菌，其菌作螺旋形，因名之曰螺旋菌。惟第一次发后，至六七日热退后，血中却不见有此菌，尔时菌在何许，至今不明其故云。

《内经》"疟论""刺疟"两篇，极不易明了，鄙人亦不能尽解释，其可以明白者，节录如下。夏伤于暑，热气盛藏于皮肤之内、肠胃之外，此荣气之所舍也。此令人汗空疏、腠理开，因得秋气，汗出遇风，及得之以浴，水气舍于皮肤之内，与卫气并居。卫气者，昼行于阳，夜行于阴，此气得阳而外出，得阴而内薄，内外相薄，是以日作。帝曰：其间日而作者，何也？岐伯曰：其气之舍深，内薄于阴，阳气独发，阴邪内著，阴与阳争不得出，是以间日而作也。帝曰：其作日晏与其日早者，何气使然？岐伯曰：邪气客于风府，循膂而下，卫气一日一夜大会于风府，其明日日下一节，故其作也晏。此先客于脊背也，每至于风府则腠理开，腠理开则邪气入，邪气入则病作，以此日作稍益晏也。其出于风府，日下一节，二十五日下至骶骨，二十六日入于脊内，注于伏膂之脉，其气上行，九日出于缺盆之中，其气日高，故作日益早也。（中略）帝曰：夫子言卫气每至于风府，腠理乃发，发则邪气入，入则病作。今卫气日下一节，其气之发也，不当风府，其日作者奈何？岐伯曰：此邪气客于头项，循膂而下者也，故虚实不同，邪中异所，则不得当其风府也。故邪中于头项者，气至头项而病；中于背者，气至背而病；中于腰脊者，气至腰脊而病；中于手足者，气至手足而病。卫气之所在，与邪气相合则病作，故风无常府。阳气之所发，必开其腠理，邪气之所合，则其府也。

上节录"疟论篇"《内经》原文。此下一篇为"刺疟篇"，其大旨谓十二经皆有疟，十二经之疟病型各不同，可以定其为何经之疟，则刺其经之穴以为疗治。大约懂得"疟论篇"，则"刺疟篇"可迎刃而解也。今得上文所录者，释之如下。

夏伤于暑，热气盛，藏于皮肤之内、肠胃之外，此荣气之所舍也。照现在解剖所得之常识，肠胃之外、皮肤之内，当是黏膜，热气如何藏于黏膜之内，岂非极费解之语？然经意不如此也。经谓五藏六府在躯体之内，而其气则行于躯壳腠理之间，故有井荣经输合之名，肺输（"输""俞"字通）、肝输皆在背，可以针刺以为补泄。"皮部"论十二经脉皆可为邪客，其明证也。夏伤于暑，热气盛，毛孔大开，至秋令则奉收者少，故曰"此令人汗空疏腠理开"。其云"热气藏于皮肤之内"，不过措辞云然，若其真正之意则不如此。汗空，即前人所谓玄府，今人所谓汗腺。秋令主收，因汗空疏，不能收，则遇风及浴皆可以为病云。秋病不云夏病者，夏不病也。夏何以不病？因暑当与汗俱出，汗空本当开，故伤暑则太过，至秋当收而不能收，所以病。

问：何故太过则汗空疏？其答语为：热气蒸于皮肤之内、肠胃之外，是故春之暖为夏之暑，秋之忿为冬之怒，谓四时互相承制，逆夏气则失其承制之道，无以奉收，非谓真有热气藏于皮肤之内、肠胃之外也。（《伤寒·序例》"寒毒藏于肌肤"至"春不病，过夏至而病"云云，即是不善读《内经》，死煞句下，

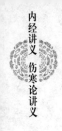

以词害意，致演为千古谬说。本讲义《温病篇》中再详言之。）其曰"此气得阳而外出，得阴而内薄"，"此气"二字即指上文风与水病人之邪气也。

卫气日行于阳，夜行于阴，邪气所在，介乎二者之间，欲出不能，欲薄不得，因与卫气值则病作，此所以逐日发作有定时也。（此即所谓半在表半在里）其曰"其气之舍深"，谓病邪所居之处较深而近里，偏著于阴分，故曰阴邪内著。阳者卫外，阴者内守而起亟，今邪著于阴，阳行而阴不与俱行则争，故曰阴与阳争。争则有弛张，弛则伏，争则见，故间日而作。凡间日之疟，其不作之日并非病愈，乃是病伏。病所以伏，因争之故，不争则不伏，不伏则不间日。故第一节日作之疟，是病邪介乎阴阳之间，因卫气之行而发作；第二节之间日疟，乃因病邪深伏之故，因阴阳争而有弛张，故间日作。（王注第二节谓"不与卫气相逢会"，疑非是经文，当是每节一个意思。若从王注，则与上下文无别。）

其释日晏、日早，则从病之形能看出。卫气之行于人身，照《内经》学说，法天则地，运行如环，无有端倪；照本讲义所释，卫气为体温从血中来，血既循环，则谓卫气循环，于理论上极为真确，既如环无端，不能指定一处是其起点，只有从形能上推考。疟之始发，最习见者为背先恶寒，则指背恶寒处为卫气之起点；其次习见者为手先恶寒，则指手为卫气之起点，故曰：邪中于头项者，气至头项而病；中于背者，气至背而病；中于腰脊者，气至腰脊而病；中于手足者，气至手足而病卫气之所在，与邪气相合则病作，故风无常府。卫气之所发，必开其腠理；邪气之所合，则其府也。《内经》之论痹，曰："风胜则行，寒胜则痛，湿胜则著。"今疟病既标明其为风与水，是亦风寒湿三气兼有之病，其中于人身，亦自移动，不过邪气行缓、卫气行速，如日月之行有迟速，其交会之躔度遂极参差，故卫气与邪气之相值，有日下一节之病能也。经曰：上行极而下，下行极而上。风府之穴在项上，入发际同身寸之二寸，此其地位至高，自当下行，至于鸱尾则下行极而上矣。身半以上为阳，身半以下为阴，从阴入阳，故曰晏；从阴出阳，故曰早。此其理论可谓圆满。于是吾侪可知日作之疟为半在表、半在里，间日作之疟为偏着于里，或早或晏之疟为邪气与卫气相值之故。既云风无常府，相值为府，于是十二经皆有疟，不得泥定"半在表，半在里"之一语也。

以上中西两说，绝不相同。《内经》说话最是难懂，每苦界说含浑，辞无畔岸，然苟能知《内经》从形能立论，则略一研读，便如掌上螺纹，十之七八不须注解，可以明白。西说从实质上立论，微菌，显微镜中可见，用金鸡纳霜杀菌，呈效颇良，则亦为甚健全之学说。然却有不可解者两点。其一，菌在血中分裂时，即觉振栗而寒，继之以熇熇而热，究竟何故如此？真相若何？是否红血轮中富有养气，血轮毁坏，养气消失故寒？其未坏之血轮，自然兴愤以为救济，故呈壮热乎？殊不敢谓此种理想即是真相，此其一。且血轮毁坏时振栗而寒，何故有背先寒及手足先寒之不同？血在脉管中，是流动不居者，非如其他各藏器、各组织有固定之形质，既是流动不居，则其病作时，不当今日此处先寒，明日仍是此处先寒，此非一不可思议之事乎？此其又一。

鄙人对于西国医学本无多知识，不能明了，亦固其所，是当暂为阙疑，以待明达。根据以上学理，吾人对于种种寒热，已可明白大略。其先寒后热、发作有定时者，无论逐日发、间日发，均是疟；其伤寒、温病由太阳传少阳，热有弛张者，与三候而后未传而见寒热弛张者，乃非疟。西国之金鸡纳霜可以治疟，不能治非疟。《伤寒论》之小柴胡，可以治阳病之寒热弛张，不能治阴病之寒热弛张。阳病之寒热弛张，有非柴胡能治者，当参考桂枝、葛根诸汤。阴阳之寒热弛张，为本篇所未及，他日再著论详之。

小柴胡汤方

柴胡半斤。《千金翼》作"八两"　黄芩三两　人参三两　半夏半升，洗　甘草炙　生姜各三两，切　大枣十二枚，擘

上七味，以水一斗二升，煮取六升，去滓，再煮，取三升，温服一升，日三服。

若胸中烦而不呕者，去半夏、人参，加栝楼实一枚；

若渴，去半夏，加人参，合前成四两半，栝楼根四两；

若腹中痛者，去黄芩，加芍药三两；

若胁下硬，去大枣，加牡蛎四两；

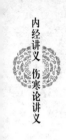

若心下悸、小便不利者，去黄芩，加茯苓四两；

若不渴，外有微热者，去人参，加桂枝三两，温覆微汗愈；

若咳者，去人参、大枣、生姜，加五味子半升、干姜二两。

《玉函》"七味"下有"咬咀"字，"再煎"作"再煮"，无"三服"之"服"，"若渴"下有"者"字。成本亦有。《千金翼》无"栝楼根四两"五字。《玉函》《千金翼》"硬"作"坚"，下有"者"字。"牡蛎四两"，《千金翼》《外台》作"六两"。成本、《玉函》《千金翼》缺"桂枝"之"枝"。钱氏不见宋版，故有"为桂枝无疑"之说。

《鉴》云：邪传太阳、阳明，曰汗，曰吐，曰下；邪传少阳，惟宜和解，汗吐下三法皆在所禁，以其邪在半表半里，而界于躯壳之内界。在半表者，是客邪为病也；在半里者，是主气受病也。邪正在两界之间，各无进退而相持，故立和解一法。既以柴胡解少阳在经之表寒，黄芩解少阳在府之里热，犹恐在里之太阴正气一虚，在经之少阳邪气乘之，故以姜、枣、人参和中而预壮里气，使里不受邪而和，还表以作解也。世俗不审邪之所据果在半表半里之间，与所以应否和解之宜，及柴胡疑似之辨，总以小柴胡为套剂，医家幸其自处无过，病者喜其药性平和。殊不知因循误人，实为不浅。故凡治病者，当识其未然，图机于早也。

程云：至若烦而不呕者，火气燥实逼胸也，故去人参、半夏，加栝楼实也。渴者，燥已耗液逼肺也，故去半夏，加栝楼根也。腹中痛者，木气散入土中，胃阳受困，故去黄芩以安土，加芍药以戢木也。胁下痞硬者，邪既留则木气实，故去大枣之甘而缓，加牡蛎之咸而软也。心下悸、小便不利者，水邪侵乎心，故去黄芩之苦寒，加茯苓之淡渗也。不渴、身有微热者，半表之寒尚滞于肌，故去人参，加桂枝以解之也。咳者，半表之寒凑入于肺，故去参、枣，加五味子，易生姜为干姜以温之；虽肺寒，不减黄芩，恐干姜助热也。又，腹痛为太阴证，少阳有此，由邪气自表之里，里气不利所致。

钱云：柴胡汤而有大小之分者，非柴胡大小之异也，盖以其用之轻重、力大小而言也。牡蛎，《名医别录》云：治心胁下痞热。加五味子、干姜者，以水寒伤肺，故以此收肺气之逆，即小青龙汤之制也。肺热气盛者，未可加也。

丹云：《古方选注》曰：去滓再煎，恐刚柔不相济，有碍于和也。七味主治在中，不及下焦，故称之曰小。

又云：《伤寒类方》曰：此汤，除大枣，共二十八两，较今秤亦五两六钱零，虽分三服，已为重剂，盖少阳介于两阳之间，后兼顾三经，故药不宜轻。去滓再煎者，此方乃和解之剂，再煎则药性和合，能使经气相融，不复往来出入。古圣不但用药之妙，其煎法俱有精义。古方治嗽，五味、干姜必同用，一以散寒邪，一以敛正气，从无单用五味治嗽之法。后人不知，用必有害。况伤热、劳怯、火呛，与此处寒饮犯肺之证不同，乃独用五味，收敛风火，痰涎深入肺藏，永难救疗。

又云：按钱氏曰：五味子半升者，非今"升斗"之"升"也。古之所谓升者，其大如方寸匕，以铜为之，上口方各一寸，下底各六分，深仅八分，状如小熨斗而方形。尝于旧器见之，而人疑其为香炉中之器用，而一不知即古人用药之升也，与陶隐居《名医别录》之形像、分寸皆同，但多一柄，想亦所以便用耳。如以此升之半估一剂，而分三次服之，亦理之所有，无足怪也。考《本草序例》，凡方云"半夏一升"者，秤五两为正。所谓一升，岂方一寸者哉？半夏之半升，与五味之半升，其升必同。钱说难从。

又云：《苏沈良方》曰：此药，《伤寒论》虽主数十证，大要其间有五证，服之必愈。一者，身热、心中逆，或呕吐者，可服；若因渴，饮水而呕者，不可服；身体不温热者，不可服。二者，寒热往来者，可服。三者，发潮热者，可服。四者，心烦、胁下满，或渴，或不渴，皆可服。五者，伤寒已差后，更发热者，可服。此五证，但有一证，更勿疑，便可服；若有三两证以上，更的当也。世人但知小柴胡治伤寒，不问何证，便服之，不徒无效，兼有所害，缘此药差寒故也。元祐二年，时行无少长皆咳，本方去人参、大枣、生姜，加五味子、干姜各半两，服此皆愈。常时上壅痰实，只依本方，食后、卧时服，甚妙。赤白痢尤效。痢药中无知此妙，盖痢多因伏暑，此药极解暑毒。

又云：徐春甫《古今医统》曰：张仲景著《伤寒论》，专以外伤为法，其中顾护脾胃元气之秘，世医鲜有知之。观其少阳证小柴胡汤，用人参，则防邪气之入三阴；或恐脾胃稍虚，邪乘而入，必用人参、甘草，固脾胃以充中气，是外伤未尝不内因也。可见仲景之立方，神化莫测。或者只以外伤是其所长，而内伤非所知也，此诚不知公之论也。

又云：柯氏曰：本方为脾家虚热、四时疟疾之圣药。

又云：《千金方》妇人在蓐得风，盖四肢苦烦热，皆自恶露所为，若头不痛，但烦热，与三物黄芩汤；头痛，与小柴胡汤。又，黄龙汤，治伤寒瘥后，更头痛、壮热、烦闷方，仲景名小柴胡汤。（《活人书》黄龙汤不用半夏。）《圣惠方》治阳毒伤寒，四肢壮热、心膈烦躁、呕吐不定方，于本方去大枣，加麦门冬、竹叶。（《十便良方》名人参饮子。）又，治伤寒干呕不止、心胸烦躁、四肢热，柴胡散方，于本方加麦门冬、枳壳、枇杷叶。又，治伤寒十余日，热气结于胸中，往来寒热，柴胡散方，于本方去人参，加枳实、赤芍药、桔梗。又，治妊娠伤寒，微呕、心下支满，外证未去，柴胡散方，于本方加芍药、犀角屑、麦门冬。《小儿直诀》地骨皮散，治虚热，于本方加知母、茯苓、地骨皮。《直指方》小柴胡汤，治男女诸热出血，血热蕴隆，于本方加乌梅。又，治伤暑外热内渴，于内更加生姜为妙。《保命集》治上焦吐，头发痛、有汗、脉弦，镇青丸，于本方去枣，加青黛，为细末，姜汁浸，蒸饼为丸。又，治产后、经水适断，感于异证，手足抽搐、咬牙昏冒，宜增损柴胡汤，于本方加石膏、知母、黄芪。又，治产后日久，虽日久而脉浮疾者，宜服三元汤，本方合四物汤。（又名柴胡四物汤，《医垒元戎》名调经汤。）又，产后日久虚劳，针灸、小药俱不效者，宜服三分汤，本方合四物汤，加白术、茯苓、黄芪。《得效方》小柴胡汤，治挟岚嶂溪涧蒸毒之气。自岭以南，地毒苦炎，燥湿不常，人多患此状，血乘上焦，病欲来时，令人迷困，甚则发躁、狂妄，亦有哑不能言者，皆由败毒瘀心，毒涎聚于脾所致，于此药中加大黄、枳壳各五钱。

　　《伤寒蕴要》近代名医加减法：若胸膈痞满不宽，或胸中痛，或胁下痞满，或胁下痛，去人参，加枳壳、桔梗各二钱，名柴胡枳壳汤。若胸中痞满，按之痛者，去人参，加瓜蒌仁三钱，枳壳、桔梗各二钱五分，名柴胡陷胸汤。若脉弱虚、发热、口渴、不饮水者，人参倍用，加麦门冬一钱五分、五味子十五个，名参胡清热饮，又名清热生脉汤。若脉弦虚、发热，或两尺且浮、无力，此必有先因房事，或曾梦遗走精，或病还不固者，宜加知母、黄柏各二钱，牡蛎粉一钱，名滋阴清热饮；如有咳嗽者，更加五味子十一个。若脉弦虚、发热、口干，或大便不实，胃弱不食者，加白术、白茯苓、白芍药各一钱五分，名参胡三白汤。若发热、烦渴、脉浮弦而数、小便不利、大便泄利者，加四苓散用之，名柴苓汤；内热多者，此名协热而利，加炒黄连一钱五分、白芍药一钱五分，腹痛倍用。若腹疼、恶寒者，去黄芩，加炒白芍药二钱、桂一钱，名柴胡建中汤；若自汗、恶风、腹痛、发热者，亦主之。若心下痞满、发热者，加枳实二钱、黄连一钱五分。若血虚发热，至夜尤甚者，加当归身、川芎、白芍各一钱五分，生地黄一钱。若口燥舌干、津液不足者，去半夏，加栝楼根一钱五分、麦门冬一钱五分、五味子十五个。若内热甚者，错语、心烦、不得眠者，加黄连、黄柏、山栀仁各一钱，名柴胡解毒汤。若脉弦长，少阳与阳明合病而热者，加葛根三钱、白芍药二钱，名柴葛解肌汤。若脉洪数，无外症、恶热、内热甚，烦渴饮水者，合白虎汤主之，名参胡石膏汤。

《医方考》：疟发时，一身尽痛，手足沉重，寒多热少，脉濡者，名曰湿疟，柴平汤主之，本方合平胃散。

《内台方议》曰：如发热、小便不利者，和五苓散；呕恶者，加橘红；胸中痞结者，加枳实；咳逆而发热者，加丁香、柿蒂；呕吐者，加竹茹。

《医经会解》曰：胁下痞闷，去枣，加牡蛎、枳实，名小柴胡加枳实汤。鼻衄，加生地、茅花。痰盛，喘，加桑白皮、乌梅。口干舌燥，去半夏，加天花粉、贝母。自汗、恶热、谵语、烦渴，去半夏，合白虎汤正方。血虚，夜发热，有小柴胡一二证，加当归、芍药、麦门冬、熟地。坏证，加鳖甲。

《本草权度》曰：玉茎挺长，亦湿热，小柴胡汤加连。有坏青皮，外用丝瓜汁调五倍子，敷。

伤寒论讲义第十一期

　　血弱气尽，腠理开，邪气因入，与正气相搏，结于胁下，正邪分争，往来寒热，休作有时，嘿嘿不欲饮食；藏府相连，其痛必下，邪高痛下，故使呕也，小柴胡汤主之。

　　原注：一云"藏府相连，其病必下，胁膈中痛"。

　　成云：人之气血，随时盛衰，当月郭空之时，则为血弱气尽、腠理开疏之时也，邪气乘虚伤人则深。《针经》曰"月郭空则海水东盛，人血气虚，卫气去，形独居，肌肉减，皮肤缓，腠理开，毛发残，膲理薄，垢落，当是时遇贼风，则其入深"者是矣。邪因正虚，自表之里，而结于胁下，与正分争，作往来寒热，默默不欲饮食。下，谓自外之内。经络与藏府相连，气随经，必传于里，故曰"其痛下"。"痛"，一作"病"。邪在上焦为邪高，邪渐传里为痛下，里气与邪气相迫，逆而上行，故使呕也，与小柴胡汤以解半表半里之邪。

　　王云："血弱气尽"至"结于胁下"，是释"胸胁苦满"句。"正邪分争"三句，是释"往来寒热"句，倒装法也。"嘿嘿不欲食饮"，兼上文满痛而言。"藏府相连"四句，释"心烦喜呕"也。

　　柯云：此仲景自注柴胡证，首五句释胸胁苦满之因，"正邪"三句释往来寒热之义，此下多有阙文，故文理不连属也。

　　丹云：喻氏、程氏、张氏、魏氏、钱氏及《金鉴》，皆以为申明热入血室之由，似于经旨不相叶，不敢从也。

　　铁樵按："邪高痛下"句，观上下文文理，似乎不误，然于病证不合。寒热往来之柴胡证，乃习见者；邪高痛下，则未曾见过。如云少阳证之胁下痛便是痛下，然若何见得是邪高？且何故邪高痛下便使呕？如云当作"病下"，则"使呕"字有着落，而"下"字可活讲。（作"下行"之"下"解。）"高"字总不能活讲。（谓不得作"上升"解。）窃疑此处并无阙文，如有阙文，其句法不能如是之文从字顺，其不可解处，或者有待于口授，亦未可知。兹以《灵枢·经络篇》所言，合之实验之病证，以鄙意释之如下。是否如此，不敢武断，待后质之论定可也。

肝为腺体，专制胆汁，此生理学家之言，故《灵素商兑》据西说以驳《内经》。其实《内经》所言者，完全与生理学、解剖学无干，因《内经》所根据者为四时，为生理之形能。以春时之生气为肝德，以由忧郁而得之痛苦为肝病。其所以以忧郁归之肝者，因忧郁之人，春时无愉快之感觉，反多痛苦之感觉。《内经》因其逆生气，故名此种病为肝病。所谓此种病者，究何种病乎？曰：善怒、多疑、体痛、呕逆，甚则手战瘈疭。凡有此种种病者，夏秋冬三时均尚可忍，至春季无有不剧发者，故曰"逆春气"，因其逆春气，故名之曰肝病。此种种者，自西医学言之，乃神经病也，多疑、善怒为神经过敏，痛为神经痛，瘈疭为神经纤维痉挛也。而《内经》之言肝，则曰"在体为筋，在志为怒，在变动为握"，岂不甚显明哉？夫脑为一身之主宰，岂有医学而不言此？自后人不知《内经》之所谓肝即是神经，因疑《内经》不言脑。非难中医者，见《内经》以脑、髓与骨、脉、胆、女子胞相提并论，遂以为《内经》言脑者不过尔尔。不知《内经》学说根本不同，不得据表面肤浅文义定其优劣，故《灵素商兑》自以为所言极真确，不自知其立说之全非也。惟其所言肝病即是神经，故肝胃恒相连，感觉神经病则胃神经亦起变化，于是多郁者无不呕，饮食不能消化而脘中作痛。西人以此种为胃病，而中国医籍则以为肝病。西籍胃病列诸消化系，而推究其病源，则由于用脑过度，神经衰弱，则与《内经》《灵枢》不谋而合矣。试更证诸事实，鄙人前在商务印书馆编译所十年，馆中同人十九皆患胃病者，生活程度高，入不敷出，为制造此病之真因。然则所谓用脑过度者，忧郁而已，岂不更显然明白，足以证明《内经》之言肝即言神经乎？

伤寒之少阳证，即《灵枢》之足少阳经。《灵枢》云："足少阳之脉，……贯膈，络肝，属胆，循胁里，出气街。……是动则病口苦、善太息、心胁痛。"并皆与《伤寒论》所言相合。胆为肝之府，少阳病为胆之经气病，

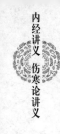

然则此云"藏府相连"，府当是指胆，藏当是指肝。少阳之经气络肝，属胆，是藏府相连也。少阳之经病，口苦、善太息，善太息则病在胸中，所谓邪高也；少阳之经循胁里，少阳病则心胁痛，所谓痛下也。肝胆皆主消化，（此与西说"胆汁主消化"不同。春时精神愉快，食量加增；若多忧郁，春时则发病，反不能食。《内经》以肝为甲木，胆为乙木，皆属春，是仍说神经。）邪高痛下，肝胆皆病，胃气无有不上逆者，逆则作呕，故云"邪高痛下，故使呕也"。而曰"小柴胡主之"，然则柴胡疏肝胆者也。大抵慢性之肝病，以疏肝为主，逍遥丸之柴胡是也；急性之伤寒少阳证，以和解为主，大小柴胡汤之柴胡是也。小柴胡之参，所以和胃；大柴胡之枳实，所以去积，是以肝胆为正病，胃为副病也。不曰厥阴，而曰少阳者，《灵枢》凡言藏之经气，则主本藏患病；凡言府之经气，则主荣卫津液为病。是可知古人以慢性之肝病属之藏，以急性之少阳病属之府也。伤寒传至三阴，则由府入藏矣，故厥阴是病之深者，少阳是病之浅者。

服柴胡汤已，渴者，属阳明，以法治之。

《千金翼》"已"作"而"。《玉函》"属"上有"此"字。

方云：已，毕也。渴亦柴胡或为之一证，然非津液不足、水饮停逆则不渴。或为之渴，寒热往来之暂渴也；今服柴胡汤已毕而渴，则非暂渴，其为热已入胃，亡津液而渴可知，故曰属阳明也。

钱云：但言以法治之，而不言法者，盖法无定法也。假令无形之热邪在胃，烁其津液，则有白虎汤之法以解之；若津竭胃虚，则又曰白虎加人参之法以救之。若有形之实邪，则有小承气及调胃承气和胃之法；若大实满而潮热、谵语、大便硬者，则有大承气攻下之法；若胃气已实，身热未除者，则有大柴胡两解之法。若此之类，当随时应变，因证便宜耳。

郑云：少阳、阳明之病机，在呕、渴中分，渴则转属阳明，呕则仍在少阳。如呕多，虽有阳明证，不可攻之，因病未离少阳也；服柴胡汤，渴当止，若服柴胡汤已，加渴者，是热入胃府，耗津消水，此属阳明胃病也。

铁樵按：渴者，属阳明，以法治之，谓其法在《阳明篇》中。钱注似太支蔓，郑注颇好。然有一义，为自来治《伤寒论》者所不注意，而其关系绝大者。一知半解，不欲自秘，今为吾诸同学详析言之。

自来治《伤寒论》者，皆以为病在太阳其病浅，病在少阳则稍深，病在阳明则更深；病在太阳易治，病在少阳犹之易治，病在阳明则难治。此为普通一般治中医者共有之心理，即《内经》亦言皮毛为浅，藏府为深；浅者易已，深者难治。然而独此一条，《伤寒论》却为例外。读者以为仲圣之意，饮柴胡汤已，渴者属阳明，为由浅入深，为增剧乎？鄙意以为是不然矣。

余于《脉学讲义》曾言：阳明者，太阳之已化燥者也。正可与此条互证。太阳化燥固是阳明，然化燥者不拘拘于太阳一经，故少阳化燥亦属阳明。陆九芝《世补斋医书》中，有"阳明病释"一篇，屡言阳明无死证，谓阳明经证，清之可愈；阳明府证，攻之可愈。此其说，证之学理而可通，验之事实而可信。九芝亦颇自负，以为"阳明无死证是渠一生心得，方之往哲，可以当仁不让者也"。然余则以为阳明信无死证，但医者之本领不在能治阳明之病，而在能使有死证之太阳、少阳病得入此无死证之阳明一经。盖阳明既无死证，便是安稳无险之境。医之治病，能置之安全无险之境，能事毕矣。

是故《伤寒论》一百十三方，约之仅得七法，曰汗、吐、下、温、清、和、补；而七法更约之，才得两法，其一使其经不传，其二使其病传入阳明。问：太阳证何故用麻、桂、青龙？曰：所以使其经不传也。问：少阴证何故用附子？曰：使有阴无阳之险证得辛温而化燥，还成可下之证，遂能起死回生，所以使其病传入阳明也。以此为例，则知本条之饮柴胡汤而渴者，属阳明，为病退，非病进也。

热病中，以湿温为最难治，何以难治？即因其病夹湿，湿不化，其热有所凭借，则不易解，温之不可，汗之不应，清之不受，下之、吐之，无其证据。既不能药之即愈，且其见证开始即在阳明，但恶热、不恶寒、口渴、舌绛、汗出，皆所谓阳明见证，特夹湿在内，证虽阳明，却舌润不燥。阳明之所以无死证者，即在一清一下，已题无剩义。今湿阻于中，舌既润，清之则胸脘痞闷，热不解如故；既不见府证，更无可下之理。此两法既不适用，所谓"阳明无险"一语，乃根本动摇矣。即余所谓阳明者，太阳之已化燥者也，及本条"饮柴胡汤已，渴者属阳明"。湿温一证，独为例外矣。河间知其然，故用茅术以燥之，其苍术白虎汤下自注云：茅术一味，最当注意。吴又可知其然，故用槟榔，立清燥诸方，而为之说曰：邪在募原，非此不得到胃，温邪到胃之后，舌苔则黄，然后可以攻下。河间与又可学说虽不同，用药虽不同，而意

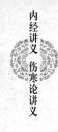

思则同，方法则同，苍术、槟榔无非使病之在例外者，以药力迫之，使之入正轨而已。质言之，即病之不肯化燥者，使之化燥，成为可清、可下之证而已。必明乎此，然后可以明白此节"渴者，属阳明，以法治之"语气轻重之分际，与仲圣命意之所在。而湿温之治法，与刘河间、吴又可、陆九芝三人之学说，皆可以不烦言而了然明白。

夫热病，虽千变万化，不外《内经》"阴胜则寒，阳胜则热；阳虚则寒，阴虚则热"数语。(参看《脉学讲义》)此数语，一步深一步，阴胜则寒，是麻、桂证；阳胜则热，是白虎证；阳虚则寒，是附子证；阴虚则热，是死证。（此专指急性者而言。《内经》本意该慢性言。）第三、第四步之危险，全因第一、第二步治之不得法；若一、二步治之得法，决无第三、四步之危险。乃今之时医动辄以养阴为口实，岂知病在三阳时，以能使化燥为贵乎？阴胜而寒，当使化燥；阳虚而寒，仍贵在能使化燥。乃于阴分未虚之时，开口即言养阴，动笔即用石斛，是有意与病为难，努力杜其化燥之路。

仲圣所最认为难治者是太阳，河间又可以最得意者为茅术、槟榔，九芝所最欢迎者是阳明经府，而时医所最擅长者石斛，人类巧拙之差，于此为极矣。近人奉叶天士为医圣，为其治温热初病时，即能用石斛以保津液；而仲圣之治伤寒，绝不虑及劫津。刘守真、吴又可皆不及天士，将仲景亦不及天士耶？

得病六七日，脉迟浮弱，恶风寒，手足温，医二三下之，不能食，而胁下满痛，面目及身黄，颈项强，小便黄者，与柴胡汤；后必下重，本渴，饮水而呕者，柴胡不中与也。食谷者哕。

《玉函》《脉经》上"而"字作"其人"，"小便黄"作"小便难"，《千金翼》、成本亦作"难"。成本"本渴"句作"本渴，而饮水呕者"。《玉函》"不中"之间有"复"字。喻氏、魏氏、张氏、周氏本并缺此条。

柯云： 浮弱为桂枝脉，恶风寒为桂枝证，然手足温而身不热、脉迟为寒，为无阳，为在藏，是表里虚寒也，法当温中散寒。而反二三下之，胃阳丧亡，不能食矣，食谷则哕，饮水则呕。虚阳外走，故一身面目悉黄。肺气不化，故小便难而渴。营血不足，故颈项强。少阳之枢机无主，故胁下满痛。此太阳中风之坏病，非柴胡证矣。与柴胡汤后，必下痢者，虽有参、甘，不禁柴、芩之苦寒也。

程云：后必下重者，脾孤而五液注下，液欲下而已无液可下，则虚虚之祸因里寒而益甚耳。遇此之症，无论无里热证，即有里热证，亦属假热，柴胡汤不中与也。

钱云：后，谓大便也；下重者，非下体沉重，即大便后重也。若再误犯谷气，则必哕而不治矣。哕者，即呃逆也。《素问·宝命全形论》云：病深者，其声哕。仲景阳明中风，即有"加哕，不治"之语。方氏疑末后尚有脱落，不知仲景以不治之证作结，彼竟茫然不知，何哉？《尚论》并弃而不载，又不知何意？前辈用心，终莫知其意指也。

张锡驹云：柴胡汤之害非小，今人不明是理，辄以小柴胡为和解之剂，不问表里之虚实而乱投之，且去人参，只用柴、芩等辈，杀人更猛。学者能三复斯言，实苍生之幸也。

知先云：后言柴胡证"但见一证便是"，此更言胁下满痛亦有不宜柴胡者，以为戒也。

铁樵按：本节，各注家虽无怀疑意，然文字不顺，医理不可通；即各家注释，亦多可商。鄙人所得者，未知是否，仅据理一为探讨，庶几后之学者，亦可免盲从之害也。

曰脉迟浮弱、恶风寒，诚如柯氏言，为桂枝脉、桂枝证。仅言脉迟浮弱，不定是不发热，但与下条对勘，则知此条是不发热。不发热，但手足热，是虚也。其先当发热，故医二三下之，是身热在下之之前，手温在下之之后。假使本不发热，固无取乎下；假使非误下，则不至见虚象，是本桂枝证而误下为甚确。误下至于二三，宜乎不能食，胁下满痛。是胁下满痛，由误下而来，若云少阳之枢机无主，却不敢苟同。凡无病者，胃气必下降，前文屡言之；不当下而下之，胃气则上逆，亦反应也。胃气上逆，药力持之，因而作痛。胁下虽少阳部位，亦胃之虚里，误下而痛，盖胃痛也。何以知是胃？观本文自明，惟其胃伤故不能食，亦惟其胃伤故食谷者哕，本渴饮水而呕是水逆，乃胃燥停饮之故。

曰"柴胡不中与"者，明非少阳事也；此下紧接一条，亦云"颈项强、手足温、胁下满"，却云"小柴胡主之"，同证异治，衔接而列，令读者比较而自明。此自有深意，盖邪传少阳，但见一证，即是小柴胡，果是少阳枢机

229

无主，而又柴胡不中与，则与下条相背矣。至于张锡驹谆谆以柴胡之害为戒，却未能言其所以然之理，亦殊不足为训。既于本条意义未能洞明，所言何能中肯？投者固属乱投，戒者亦属乱戒，等是盲人瞎马而已。至钱氏云"食谷者哕"一句是仲景以不治之证作结，亦未为允洽。误下诚有可致呃逆之理，然何以云食谷？可知既云"食谷者哕"，不食谷则否，与寻常呃逆不同矣。言哕，何以言食谷？既未能明了，而曰"以不治之证作结"，其说岂得为圆满？

本节之症结，在面目及身黄，不懂何以发黄，便全节皆不可解。后文一百十八节"两阳相熏灼则黄"，一百三十三节"蓄血则黄"，一百四十二节"头汗、溲难则黄"，一百六十二节"汗、下、烧针，胸烦而黄"，二百零九、二百十节"阳明病，无汗，小便不利，被火，额上微汗，小便不利，皆必发黄"。综以上各条观之，发黄有两种：甲、因误治而黄；乙、不因误治而黄。甲种更有两种：其一、误下；其二、误用烧针火劫。乙种亦分两种：其一、蓄血；其二、无汗。本节及一百十八节、百四二节、百六二节皆属甲种误治发黄，本节则属甲种之第一种误下证。毕竟误下何故发黄？此则一重要问题也。余之研究如下。

肝为腺体，肝细胞之职制造胆汁，输胆管由肝藏通至十二指肠，胆汁至此与膵液相合，而消化食物。凡发黄，除阴黄证有腺体关系外，皆胆汁混入血中之故，此西说之大略也。观《伤寒论》一百十八节，可以悟所以发黄之故。仲景曰："太阳中风，以火劫发汗，邪风被火逆，血气流溢，失其常度，两阳相熏灼，其身发黄，阳盛则欲衄，阴虚则小便难；阴阳俱虚竭，身体则枯燥，但头汗出，剂颈而还，腹满微喘，口干咽烂。（下略）"邪风被火逆，何以血气流溢，失其常度？曰：此亦反射作用也。阳盛则欲衄，血聚于上以为救济，故充血而欲衄也。此与被灼而肤红，同一个理。阴虚则小便难，留液以救济阴虚也。阴阳俱虚竭，身体则枯燥，液体涸竭，不胜盛阳燔灼，无物可为救济也。《灵枢》谓胃主血所生病，汗从血液中分析而出，故古人谓汗出者，胃气热而蒸发水液之故。汗出亦所以救济燔灼，但头汗出者，阳盛亲上，阳明受火灼，有此种自然变化，所谓失其常度也。液体既不敷救济，胆汁乃入血中，以为补偿，盖有急不暇择光景，"失其常度"四字乃非常真确。胆汁入血，此所以发黄也。凡发黄皆一个理，无非是液体起救济作用，蓄血与无汗两种，可谓自家中毒。被火劫者，其病偏于阳明，被下者则恒兼少阳，所以然之故，肝胆之气皆喜疏达，不受压抑，不当下而下之，首当其冲者必为少阳之经气。少阳之经，因被下而上逆则呕，若二三下之，则药力重，少阳与药力相持，遂结于胁下而痛，则小柴胡主治之病也。

本条（一百零四节）极似柴胡证，惟本渴饮水而呕，乃胃燥停饮之候。仲圣恐人误认，特为揭出，示人如此者柴胡不中与；复恐人莫明其故，特下"食谷者哕"四字，以明病在胃中；而紧接一百零五节之小柴胡主证，以资比较，何等明显。乃注家仍不明了，作为种种谬说，经旨遂晦，复强作解人为告诫语，如张锡驹者，能不令人齿冷哉？

伤寒四五日，身热、恶风、颈项强、胁下满、手足温而渴者，小柴胡汤主之。

《脉经》《千金翼》作"身体热"。

钱云： 身热、恶风、项强，皆太阳表证也；胁下满，邪传少阳也；手足温而渴，知其邪未入阴也。以太阳表证言之，似当汗解；然胁下已满，是邪气已入少阳。仲景原云"伤寒中风，有柴胡证，但见一证便是，不必悉具"，故虽有太阳未罢之证，汗之则犯禁例，故仍以小柴胡汤主之。但小柴胡汤当从加减例用之，太阳表证未除，宜去人参，加桂枝；胁下满，当加牡蛎；渴则去半夏，加栝楼根为是。

志云： 陆氏曰：手足温者，手足热也，乃病人自觉其热，非按而得之也。按《金鉴》引作"手足温者"，手足不冷也，非病人自觉其温，乃诊者按之而得也。与原本左矣。不然，何以本论既云"身热"，而复云"手足温"？有谓身发热而手足温和者，非也。凡《灵》《素》中言温者，皆谓热也，非谓不热也。

丹云： 参前条考之，不身热而手足温者，非柴胡证；身热而手足温者，乃柴胡证。

又云： 案方氏、喻氏依"颈项强"之一证，为三阳合病，非也。颈项强乃太阳证，而非阳明证，详义见于葛根汤。又案《外台》引仲景《伤寒论》本条，亦云小柴胡汤主之，而其方则柴胡桂枝干姜汤也，盖从加减例而改易者，与钱氏之意符矣。

铁樵按： 本条与前条异者，一在未经误下，二在不饮水而呕，三在身面

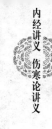

不黄，四在食谷不哕。四种不同之外，更有一种不同，盖凡云用柴胡者，即有往来寒热在内；凡云柴胡不中与者，纵有起伏之热，亦是潮热。潮热，阳明证；往来寒热，少阳证也。前列四项，其大辨别亦在此。前条为阳明，故柴胡不中与；此条为少阳，故小柴胡主之。仅据身热手足温、不身热手足温，不足为用药之标准也。

伤寒，阳脉涩，阴脉弦，法当腹中急痛，先与小建中汤，不差者，小柴胡汤主之。

成本"痛"下有"者"字，"者小"间有"与"字。《玉函》"者"字作"即与"。

汪云：此条乃少阳病兼挟里虚之证。伤寒脉弦者，弦本少阳之脉，宜与小柴胡汤。兹但阴脉弦，而阳脉则涩，此阴阳以浮沉言，脉浮取之则涩而不流利，沉取之亦弦而不和缓，涩主气血虚少，弦又主痛，法当腹中急痛。与建中汤者，以温中补虚，缓其痛而兼散其邪也。先温补矣，而弦脉不除，痛犹未止者，为不差，此为少阳经有留邪也。后与小柴胡汤，去黄芩，加芍药，以和解之，盖腹中痛亦柴胡证中之一候也。愚以先补后解，乃仲景神妙之法。

锡云：先与小建中，便有与柴胡之意，非因小建中不效而又与小柴胡也。

柯云：仲景有一证用两方者，如用麻黄汗解，半日复烦，用桂枝更汗同法，然皆设法御病，非必然也。先麻黄，继桂枝，是从外之内法；先建中，继柴胡，是从内之外法。

魏云：此条亦即太阳、阳明诸篇"里虚先治里"之义也。方氏则公然谓小建中为不对，亦可哂矣夫。

铁樵按："阳脉涩，阴脉弦，法当腹中急痛"，是真绝妙脉学。汪注阴阳以浮沉言，从"腹中急痛"句看出，腹中为里，在表之病脉浮，在里之病脉沉故也。证之实验，极为精确。涩脉、弦脉均已见《脉学讲义》。涩为气血虚少，即是荣不足，其人面色必不华；涩之对为滑，凡见滑脉者，其人面色则华，因是荣有余。阳明经病，脉滑而数，其人面赤而亮，则因体温集表，发为壮热，故见赤色也。故吾谓滑脉非病脉，而滑数之脉则病脉。古人言营卫，言阴阳，以卫为阳，以荣为阴；脉法以滑为有余，涩为不足，滑为阳脉，涩为阴脉，并与此合。弦为肝脉，实主神经。肝胆相连，前文言凡急性病属之府，慢性病属之藏，故伤寒而逆生气者，其为病属少阳，而亦见弦脉者，以其亦属神经也；腹中痛，则重心在里，气血皆奔集于里，神经起救济作用，故见弦脉。惟其气血皆奔集于里，在表见不足，故浮候脉涩。浮候涩，沉候弦，知其重心在里，神经已起救济作用，故云"法当腹中急痛"。懂得此理，已至望气而知地位，孰谓中医治病模糊影响哉？但治医者苟未见前此拙著各讲义，仅读古人注释，则此二语恐不易领会耳。

小建中汤方

桂枝三两，去皮 甘草二两，炙。《玉函》、成本作"三两"，《金匮》亦然 大枣十二枚，擘。《千金翼》"十一枚" 芍药六两 生姜三两，切 胶饴一升

上六味，以水七升，煮取三升，去滓，内饴，更上微火消解，温服一升，日三服。呕家不可用建中汤，以甜故也。

《玉函》、成本"饴"上有"胶"字。《外台》作"先煮五味，取三升，去滓，内饴，更上火微煮，令消解"，"用"作"服"，《玉函》《千金翼》亦作"服"，无"建中汤"三字。

成云：脾者，土也，应中央，处四藏之中，为中州，治中焦，生育营卫，通行津液；一有不调，则营卫失所育，津液失所行，必以此汤温建中藏，是以建中名焉。胶饴味甘温，甘草味甘平，"脾欲缓，急食甘以缓之"，健脾者，必以甘为主，故以胶饴为君，甘草为臣。桂味辛热，辛散也，润也，营卫不足，润而散之；芍药味酸微寒，酸，收也，泄也，津液不逮，收而行之，是以桂、芍为佐。生姜味辛温，大枣味甘温。胃者，卫之源；脾者，营之本，《黄帝针经》曰"营出中焦，卫出上焦"是矣。卫为阳，不足者，益之必以辛；营为阴，不足者，补之必以甘。辛甘相合，脾胃健而营卫通，是以姜枣为使。（此系《明理论》文。）

汪云：《内台方议》曰：桂枝汤中，桂枝、芍药等分，以芍药佐桂枝，而治卫气也；建中汤中，芍药多半，而桂枝减少，以桂枝佐芍药，而益其营气也，是以大有不同。愚以桂枝汤中，以芍药佐桂枝，则辛甘相合，散而助表；建中汤中，以桂枝佐芍药，则酸甘相合，敛而补中。能达此义，斯仲景制方之意无余蕴矣。

柯云：建中汤禁，与"酒客不可与桂枝"同义。

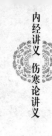

丹云：按小建中，视之大建中，药力和缓，故曰"小"尔。《金鉴》云"小小建立中气"，恐非也。钱氏注及王子接解同义。

又云：《医方集解》曰：昂按：此汤以饴糖为君，故不名桂枝芍药，而名建中。今人用小建中者，绝不用饴糖，失仲景遗意矣。

又云：《伤寒蕴要》曰：胶饴，即饴糖也，其色深如琥珀者佳。

又云：按《外台》载《集验》黄芪汤，即黄芪建中汤，方后云：呕者，倍生姜。又，《古今录验》黄芪汤，亦即黄芪建中汤，方后云：呕即除饴糖。《千金》治虚劳内伤，寒热、呕逆、吐血方，坚中汤，即本方加半夏三两。《总病论》曰：旧有微溏或呕者，不用饴糖也。据以上数条，呕家亦不可全禁建中汤。

又云：按此方，《金匮要略》治虚劳里急、悸、衄、腹中痛、梦失精、四肢酸疼、手足烦热、咽干口燥，又治男子黄疸、小便自利。后来方书，增减药味，所用颇博。今以本方治杂病者，兹录其一二。《苏沈良方》曰：此药治腹痛如神，然腹痛按之便痛，重按却不甚痛，此止是气痛；重按愈痛而坚者，当自有积也。气痛不可下，下之愈甚，此虚寒证也。此药偏治腹中虚寒，补血，尤止腹痛。若作散，即每五钱匕，生姜五片、枣三个、饴一栗大；若疾势甚，须作汤剂，散服恐力不胜病也。《本事方后集》治肠风痔漏，赤芍药、官桂（去皮）、甘草（炙），以上等分。上㕮咀，每服二钱，生姜二片、白糖一块、水一盏，同煎至七分，去滓，空心服。坊本"糖"字作"矾"，误。《证治准绳》治痢不分赤白久新，但腹中大痛者，神效。其脉弦急，或涩浮大，按之空虚，或举按皆无力者是也。《赤水玄珠》曰：张二尹近川翁，始以内伤、外感，过服发散、消导之剂，致胃脘当心而痛，六脉皆弦而弱。此法当补而敛之也，白芍药，酒炒，五钱、炙甘草三钱、桂枝一钱半、香附一钱、大枣三枚、饴糖一合，一帖而瘳。张氏《医通》：形寒饮冷，咳嗽兼腹痛，脉弦者，小建中汤，加桔梗以提肺气之陷；寒热、自汗，加黄芪。

又云：按虚劳而至于亡血、失精，消耗津液，枯槁四出，难为力矣。《内经》于针药莫制者，调以甘药，《金匮》遵之而用小建中汤、黄芪建中汤，以急建其中气，俾饮食增而津液旺也。《证治大还》曰：凡膈气病，由脾胃不足，阳气在下，浊气在上，故痰气壅塞膈上，而饮食难入也。若脉弦，宜建中汤。

伤寒中风，有柴胡证，但见一证便是，不必悉具。

《玉函》作"小柴胡"，误。

汪云：伤寒中风者，谓或伤寒，或中风，不必拘也。柴胡证者，谓邪入少阳，在半表半里之间也。但见一证，谓或口苦，或咽干、脉弦，或耳聋无闻，或胁下硬满，或呕不能食、往来寒热等，便宜与柴胡汤，故曰"呕而发热者，小柴胡汤主之"，不必待其证候全具也。

志云：恐泥或烦、或渴、或痛、或痞、或悸、或咳之并呈，故于此申明之。

铁樵按：此节文义自明，不烦诠释。然必能明白百零四节，则此节无问题，否则反足增障碍，滋疑惑矣。又，证有主从，柴胡证以寒热往来为主，所谓不必悉具者，谓副证不必悉具，非谓主证可以不具。汪注以寒热往来与诸或然证并列，非是。假使并无寒热往来，但见口苦，亦将与小柴胡乎？无是理矣。

凡柴胡汤病证而下之，若柴胡证不罢者，复与柴胡汤，必蒸蒸而振，却复发热汗出而解。

《玉函》《千金翼》无"病"字、"若"字，及"却复"之"复"，成本亦无"复"字。

成云：邪在半表半里之间，为柴胡证，即未作里实，医便以药下之，若柴胡证仍在者，虽下之，不为逆，可复与柴胡汤以和解之，得汤，邪气还表者，外作蒸蒸而热。先经下，里虚，邪气欲出，内则振振然也，正气胜，阳气生，却复发热汗出而解也。

钱云：蒸蒸者，热气从内达外，如蒸炊之状也。邪在半里，不易达表，必得气蒸肤润，振战鼓栗，而后发热汗出而解也。

柯云：此与下后复用桂枝同局，因其人不虚，故不为坏病。

丹云：顾氏《溯源集》曰：翕翕者，热在表也；蒸蒸者，热在里也。绎"蒸"字之义，虽不言有汗，而义在其中矣。

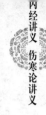

伤寒二三日，心中悸而烦者，小建中汤主之。

《外台》作"伤寒一二日"。

钱云：心中，心胸之间，非必心藏之中也。悸，虚病也。

《鉴》云：伤寒二三日，未经汗下，即心悸而烦，必其人中气素虚，虽有表证，亦不可汗之。盖心悸，阳已微；心烦，阴已弱，故以小建中汤先建其中，兼调营卫也。

程云：虽悸与烦皆小柴胡汤中兼见之证，而得之二三日，里证未必便具，小柴胡汤非所与也。

太阳病，过经十余日，反二三下之，后四五日，柴胡证仍在者，先与小柴胡；呕不止，心下急，（原注：一云"呕止，小安"。）郁郁微烦者，为未解也，与大柴胡汤下之则愈。

"反"字，《玉函》《外台》作"及"字。"仍"，《脉经》《千金翼》作"续"。"小柴胡"下，成本、《玉函》《脉经》《千金翼》《外台》有"汤"字。《玉函》《脉经》《千金翼》"呕不止，心下急"作"呕止，小安"，"郁郁"上有"其人"二字。"大柴胡汤"之"汤"，成本脱。

汪云：此条系太阳病传入少阳，复入于胃之证。太阳病，过经十余日，知其时已传入少阳矣，故以二三下之为反也。下之而四五日后，更无他变，前此之柴胡证仍在者，其时纵有可下之证，须先与小柴胡汤以和解半表半里之邪。如和解之而呕止者，表里气和，为已解也；若呕不止，兼之心下急、郁郁微烦，心下者正当胃府之中，急则满闷已极，郁烦为热结于里，此为未解也，后与大柴胡汤，以下其里热则愈。

林云：呕不止，则半表里证犹在；然心下急、郁郁微烦，必中有燥屎也，非下除之不可，故以大柴胡兼而行之。

丹云：按"过经"，成注各条，其解不同，注本条云"日数过多，累经攻下"，注调胃承气汤条云"再传经尽，谓之过经"，注《阳明篇》汗出谵语条云"过太阳经，无表证"。考之原文曰"太阳病，过经十余日"，又曰"伤寒十三日，过经，谵语者"，又曰"须下者，过经乃可下之"，凡曰"过经"者，与此条总四条，并言过太阳经无表证，明矣。其他二说，不可从也。柯氏云：经者，常也，过经是过其常度，非"经络"之"经"也。发于阳者七日愈，七日以上自愈，以行其经尽故也；七日不愈，是不合阴阳之数，便为过经。此解亦似未允。

铁樵按：大柴胡治寒热往来、舌苔黄厚、腹痛、矢气、拒按者，其效如响。余常用小柴胡去参，加麻仁丸，甚效。其妙在表里分疏，无下陷之弊。刘河间双解散，即从此脱胎而出。但当心知其意，自能应变无穷，否则读破万卷书，不能治一病耳。苏省时医多半畏柴胡，又常见四川医生动辄柴胡三钱，皆非中道。用柴胡界说，小柴胡条下已详，当用则用，无所可畏，中病即得，所谓适事为故，亦不以多为能事。药之可畏者，岂独柴胡一味；药之有效者，又岂独柴胡一味哉？凡肠有积，下焦不通，中焦上逆，则诸症叠见，但治上中焦无效，必须下之，此亦"病在上，取之于下"之理也。

大柴胡汤方

柴胡半斤。《千金翼》"八两"　黄芩三两　芍药三两　半夏半升，洗。《外台》"半升，水洗"　生姜五两，切。《玉函》"三两"　枳实四枚，炙　大枣十二枚，擘。《外台》"十三枚"

上七味，以水一斗二升，煮取六升，去滓，再煎，温服一升，日三服。一方加大黄二两，若不加，恐不为大柴胡汤。

"再煎"下，《玉函》《外台》有"取三升"三字，依小柴胡汤煎法，此系脱文。成本、《玉函》本方有大黄二两。《玉函》"上七味"作"八味"，云：一方无大黄，不加不得名大柴胡汤也。

按："一方加大黄"以下，《肘后》《千金》《千金翼》《外台》及成本共载之。《本事方》本方有大黄，注云：伊尹《汤液论》大柴胡汤，姜枣共八味；今监本无，脱之也。

《金鉴》云：许叔微曰：大柴胡汤，一方无大黄，一方有大黄。此方用大黄者，以大黄有荡涤蕴热之功，为伤寒中要药。王叔和云：若不用大黄，都不名大柴胡汤。且经文明言"下之则愈"，若无大黄，将何以下心下急乎？应从叔微为是。柴胡证在，又复有里，故立少阳两解之法。以小柴胡汤加枳实、芍药者，解其外以和其内也；去参、草者，以里不虚也；少加大黄，所以泻结热也；倍生姜者，因呕不止也。

丹云：吴遵程方注曰：此汤治少阳经邪渐入阳明之府，或误下引邪内

犯。而过经不解之证，故于小柴胡汤中，除去人参、甘草助阳恋胃之味，而加芍药、枳实、大黄之沉降，以涤除热滞也。与桂枝大黄汤同义。彼以桂枝、甘草兼大黄，两解太阳误下之邪；此以柴胡、黄芩、半夏兼大黄，两解少阳误下之邪，两不移易之定法也。

又云：汪昂《医方集解》曰：此乃少阳阳明，故加减小柴胡、小承气而为一方，少阳固不可下，然兼阳明府证则当下，宜大柴胡汤。

又云：《总病论》干地黄汤，治妇人伤寒差后，犹有余热不去，谓之遗热，于本方去半夏、枳实、姜枣，加干地黄、黄连。方用大黄。

又云：《卫生宝鉴》柴胡饮子，解一切骨蒸热、积热作发，或寒热往来、蓄热寒战，及伤寒发汗不解，或不经发汗，传受表里俱热，口干烦渴，或表热入里，下证未全，下后热未除，及汗后余热劳复，或妇人经病不快，产后，但有如此证，并宜服之，即于本方去半夏、枳实、大枣，加人参、当归、甘草。方用大黄。

又云：《名医类案》曰：傅爱川治一人，脉弦细而沉，天明时发寒热，至晚，二腿汗出、手心热甚，则胸满拘急，大便实而能食，似劳怯。询之，因怒而得，用大柴胡汤；但胸背拘急不能除，后用二陈汤加羌活、防风、红花、黄芩，煎服，愈。

又云：《直指方·附遗》本方，治下痢，舌黄口燥、胸满作渴、身热、腹胀、谵语，此必有燥矢，宜下，后服木香、黄连，苦坚之。又，大柴胡汤治疟，热多寒少、目痛、多汗、脉大，以此汤微利为度。

又云：《医经会解》曰：本大柴胡证，当下，医以丸药下之，病不解，胸胁满而呕，日晡潮热，微利，仍宜再下，加芒硝。连日不大便，热盛烦躁，舌焦口渴，饮水、短气、面赤、脉洪实，加芒硝。心下实满，连于左胁，难以侧卧，大便闭而痛，加栝楼、青皮。昏乱谵语，加黄连、山栀。发狂，加生地、牡丹皮、玄参。发黄，加茵陈、黄柏。鼻衄，加犀角。夏月热病，烦躁、脉洪大，加知母、麦门冬、石膏。

　　伤寒十三日不解，胸胁满而呕，日晡所发潮热，已而微利。此本柴胡证，下之，以不得利，今反利者，知医以丸药下之，此非其治也。潮热者，实也，先宜服小柴胡汤以解外，后以柴胡加芒硝汤主之。

《玉函》无"所"字,《玉函》《脉经》《千金翼》无"已"字,《外台》作"热毕"。《脉经》《千金翼》"本"下有"当"字。"以不"之"以",《外台》无,成本作"而",无"此非"之"此"。"先宜"之"宜",《玉函》《脉经》《千金翼》作"再"字。

程云:胸胁满而呕,日晡所发潮热,此伤寒十三日不解之本证也;微利者,已而之证也。本证经而兼府,自是大柴胡,能以大柴胡下之。本证且罢,何有于已而之下利?乃医不以柴胡之辛寒下,而以丸药之毒热下,虽有所去,而热以益热,遂复留中而为实,所以下利自下利,而潮热仍潮热。盖邪热不杀谷,而逼液下行,谓协热利是也。潮热者,实也,恐人疑攻后之下利为虚,故复指潮热以证之。此实得之攻后,究竟非胃实,不过邪热搏结而成,只须于小柴胡解外,后但加芒硝一洗涤之。以从前已有所去,大黄并可不用,盖节制之兵也。

丹云:钱云:胃邪虽实,奈少阳半表之邪未去,当用小柴胡汤以解外邪。

又云:《明理论》曰:潮热,若潮水之潮,其来不失其时也。一日一发,指时而发者,谓之潮热。若日三五发者,即是发热,非潮热也。潮热属阳明,必于日晡时发。阳明者,胃,属土,应时则王于四季,应日则王于未、申。邪气入于胃而不复传,郁而为实热,随王而潮,是以日晡所发潮热者,属阳明也。喻氏云:申、酉、戌间独热,余时不热者,为潮热;若他时热,即为忽闪热,非潮热矣。汪氏云:"潮热"二字,原兼汗出而言,然发热汗出为太阳中风本有者,何以辨之?不知太阳之发热汗出,是自汗;阳明之大热汗出,是自潮。潮者,潮润也;谓汗者,汗漫之谓,各有意象。今谚谓潮湿者,即此,乃由热气熏蒸,郁闷而作,当每年梅雨之时,衣物之间无不潮湿者,此也。按:汪注奇甚,然潮热竟未知何义。

铁樵按:潮热,自当从《明理论》解,汪注不通。

柴胡加芒硝汤方

柴胡二两十六铢　黄芩一两　人参一两　甘草一两,炙　生姜一两,切　半夏二十铢。本云"五枚,洗"。《玉函》《外台》"五枚"。《千金翼》"一合,洗"　大枣四枚,擘　芒硝二两。《外台》"二合"

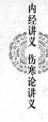

上八味，以水四升，煮取二升，去滓，内芒硝，更煮微沸，分温再服，不解更作。

原注：臣亿等谨按：《金匮玉函》方中无芒硝，别一方云：以水七升，下芒硝二合、大黄四两、桑螵蛸五枚，煎取一升半，服五合，微下即愈。本云柴胡再服以解其外，余二升，加芒硝、大黄、桑螵蛸也。《外台》"煎取"间有"七味"二字，"煮微沸"作"上火煎一二沸"六字。"再服"下，《玉函》有"以解为差"四字，《千金翼》有"以解其外"四字。成本不载本方，第十卷云：小柴胡方内加芒硝六两，余依前法，服不解，更服。

按：今本《玉函》有芒硝二两，而方后云"上七味"，知是后人所添；而本方后更载柴胡加大黄芒硝桑螵蛸汤方，柴胡二两，黄芩、人参、甘草（炙）、生姜各十八铢，半夏五枚，大枣四枚，芒硝三合，大黄四两，桑螵蛸五枚。上前七味，以水四升，煎取二升，去滓，下芒硝、大黄、桑螵蛸，煎取一升半，去滓，温服五合，微下即愈。本方柴胡汤再服以解其外，余一服，加芒硝、大黄、桑螵蛸。《千金翼》并同，作"大黄四分"。上方解，详见王子接《古方选注》。

汪云：医用丸药，此是许学士所云巴豆小丸子药，强迫溏粪而下。夫巴豆辛烈，大伤胃气，若仍用大柴胡，则枳实、大黄之峻，胃中之气已不堪受其削矣，故易以小柴胡加芒硝汤，用人参、甘草以扶胃气。且微利之后，溏者已去，燥者自留，加芒硝者，能胜热攻坚，又其性速下，而无碍胃气，乃一举而两得也。

柯云：不加大黄者，以地道原通；不用大柴胡者，以中气已虚也。后人有加大黄、桑螵蛸者，大背仲景法矣。

丹云：《伤寒类方》曰：《本草》：芒硝，治六府积聚。因其利而复下之，所谓通因通用之法也。潮热而利，则邪不停结，故较之大柴胡证用药稍轻。又曰：不解，不大便也。此药剂之最轻者，以今秤计之约二两，分二服，则一服止一两耳。按：大柴胡汤加大黄、枳实，乃合用小承气也；此加芒硝，乃合用调胃承气也，皆少阳、阳明同治之方。按：不解，邪气不解散也。以大便解之，恐非也。

丹又云：案张锡驹云："本柴胡证，乃大柴胡也；柴胡加芒硝，亦大柴胡加芒硝也。其不言小者，大柴胡可知矣。"此说不可从。

伤寒论讲义第十二期

伤寒十三日，过经谵语者，以有热也，当以汤下之。若小便利者，大便当硬而反下利，脉调和者，知医以丸药下之，非其治也。若自下利者，脉当微厥，今反和者，此为内实也，调胃承气汤主之。

成本"过经"上有"不解"二字。《玉函》《脉经》《千金翼》"谵"上有"而"字，"以有热也"作"内有热也"。《千金翼》无"调胃"字。柯本删"厥"字。

《鉴》云：此承上条，互发其义，以详其治也。

汪云：谵语者，自言也。寒邪郁里，胃中有热，热气熏膈，则神昏而自言也。谵语有热，法当以汤荡涤之。若小便利者，津液偏渗，大便当坚硬而不出，今反下利，及诊其脉又调和，而非自利之脉，知医非其治，而以丸药下之也。若其人不因误下，而自利者，其脉当微，而手足见厥，此为内虚，不可下也；今脉反和，反和者，言其脉与阳明府证不相背之意，若脉果调和，则无病矣。此为内实，故见谵语、下利等证，与调胃承气汤者，以下胃中之实热也，肠中坚实之物不能去，所下者旁流溏垢耳。据仲景法，下利、谵语者，有燥屎也，宜小承气汤；今改用调胃者，以医误下之故，内实不去，胃气徒伤，故于小承气汤去厚朴、枳实，而加甘草以调和之也。因大便坚实，以故复加芒硝。

锡云：若胃气虚寒而自利者，脉当微厥。厥者，脉初来大，渐渐小，更来渐渐大也。

丹云：成云：当以诸承气汤下之。钱云：曰"汤"而不曰"承气"者，以上四句是起下文语，乃借客形主之词，故在所忽也。

又云：按汪注"脉微而手足厥"，本于成注；锡驹以厥为脉伏，出于

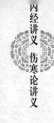
《不可下篇》。钱氏云：微厥者，忽见微细也。微厥则正气虚衰，真阳欲亡，乃虚寒之脉证也。意与锡驹同。其他诸家并与成注同。

铁樵按：本节文义自明，注家以脉调和为疑，谓："脉果调和，则无病矣。"此说似平，与理论甚合，岂知事实上殊不尔，仅有调胃承气证而脉不变者。以我近日所见者，病温，虚甚，大肉尽削，论证万无生理，而脉则浮沉候之皆有胃气，且不见躁疾、微弱诸坏象。盖其人患喉痧，经西人割治，遂发热亘两月不退，遂至肌肉削尽。按病证，较之调胃承气证险恶万倍，徒以心房不病，脉遂得不变，将亦谓之无病乎？故《内经》言："能合色脉，可以万全。"而本讲义以初学入手时当以证为主，不可以脉为主。吾所以为此言者，所以实事求是。吾侪治医，以治病有效为主，不以议论动听为主。唐宋以后医家言论，纰谬百出，如此等处，亦魔道也。

又，调胃承气是下，巴豆小圆子亦下，乃云"丸药下之，非其治"，此亦当深长思之。三承气却有调胃、大、小之辨（调胃是下剂中和剂，大、小指力量言。）抵当汤亦是下剂，比之承气，则有气血之辨；陷胸亦是下剂，比之抵当，则有高下之辨。此就本论中各下药言之，其不同如此。更就近日习用之中西药品言之，例如儿科用回春丹，往往阳明经证本有化燥之机者，得丹之后，下青粪及痰，面泛青色，热则不退，一二日后辄见抽搐、急惊，易治之病变为至危之证。若用承气，即使下之太早，亦无如此恶候。又有用保赤散者，其弊与回春丹略同，特较易挽回耳。又如痢疾之滞下，初起时在夏日温令，用木香槟榔丸下之甚效；若秋季之痢，用枳实导滞丸下之更效；若用燕制补丸，虽得畅下，更益其病；而向来患湿病，因燥湿不能互化，致大便闭结者，用燕制补丸效果甚佳，岂非各有所宜乎？

《伤寒论》中各药，界说皆极明显，吾侪遵而用之，但能明白经文旨趣，可以有功无过。刘河间、张景岳虽偏，用药不背古训，后人尚易遵循。若近人习用之药，如回春、紫雪、保赤、抱龙诸丹，多只言其利，不明其害，盲从用之，什九败事，皆学者所不可不知也。

太阳病不解，热结膀胱，其人如狂，血自下，下者愈。其外不解者，尚未可攻，当先解其外；外解已，但少腹急结者，乃可攻之，宜桃核承气汤。

原注后云"解外宜桂枝汤"。《玉函》"自"上有"必"字,"愈"上有"即"字。成本"解"下无"其"字。《脉经》"其外"下有"属桂枝汤证"五字,《千金翼》同。

成云: 太阳,膀胱经也。太阳经邪热不解,随经入府,为热结膀胱,其人如狂者,为未至于狂,但不宁尔。经曰:"其人如狂者,以热在下焦。"太阳多热,热在膀胱,必与血相搏,若血不为蓄,为热迫之,则血自下,血下则热随血出而愈;若血不下者,则血为热搏,蓄积于下,而少腹急结,乃可攻之,与桃核承气汤下热散血。

柯曰: 冲任之血会于少腹,热极则血不下而反结,故急。然病自外来者,当先审表热之轻重,以治其表;继用桃核承气,以攻其里之结血。

汪云: 解其外,《补亡论》郭白云采《千金方》云"宜桂枝汤"。及考《内台方议》云:"若其外证不解,或脉带浮,或恶寒,或身痛等证,尚未可攻,且与葛根汤以解其外。"二汤皆太阳病解外之药,学者宜临证消息用之。按《金鉴》:当先以麻黄汤解外。

钱云: 注家有"血蓄膀胱"之说,尤为不经。盖太阳在经之表邪不解,故热邪随经内入于府,而瘀热结于膀胱,则热在下焦,血受煎迫,故溢入回肠;其所不能自下者,蓄积于少腹而急结也。膀胱为下焦清道,其蒸腾之气,由气化而入,气化而出,未必能藏蓄血也;若果膀胱之血蓄而不行,则膀胱瘀塞,所谓"少腹硬满,小便自利"者,又何自出乎?有识者,不谓然也。

丹云: 按《伤寒类方》曰:当先解外,宜桂枝汤。汪云:"宜桂枝汤"四字从《金匮》增入,然《金匮》无所考。《活人书》亦云"宜桂枝汤"。《总病论》曰:"不恶寒,为外解。"

铁樵按: 此条文义明顺,所难解者在何以有血。照柯注,是专指妇女说。然热邪随经内入于府,瘀热结于膀胱,究以何因缘而有此?考之西国生理家言,女子月经出于卵巢。女子生殖器之内部,凡三事:曰子宫,曰输卵管,曰卵巢。子宫在小骨盆内,介于膀胱、直肠之间。子宫内部之形如三角,底在上,口在下。输卵管之口在子宫底部,卵巢在子宫之上角。卵巢之内部为白膜,含有多数囊状卵胞,卵珠在胞内,幼时极细,至十四五龄则成熟,卵珠渐脱出,入输卵管。当卵珠成熟之时,卵巢内积血过多,其小血管为血胀破,血遂缓缓流出,是名月经。注家专主女子说,殆因女子有月经故。

然月经是生理方面事,非病理方面事。若谓惟女子有月经,故有热结膀

243

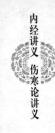

胱之病，则有以下之三个疑问：（一）月经从卵巢黏膜出，非从膀胱出，经文是"热结膀胱"，非"热结冲任"。（二）若云膀胱与卵巢地位相近，热结膀胱，卵巢受影响，而月经起变化，然则男子何以有尿血证？（三）本论一百五十二至一百五十四节言热入血室三条，皆冠以妇人中风；余如百二一至百二三三节言火邪清血，百三二至百三四三节言抵当汤丸证，皆不冠以妇人。火邪清血及抵当汤丸，明明非妇人所独有，则以后例前，本节不专属妇人，甚为明显；既不专属妇人，则热结膀胱而下血，体工上何以有此种变化？近顷之生理学，不可不一讲求矣。

考《病理总论》上卷第二章，躯体各局部之血量，由动脉血之输入与静脉血之输出为之调节，故常能保持平均。若一部分聚血超过于适当之数，谓之充血。所以充血，其理由甚多，大别之，为血中化学成分起变化，如窒息，血中充满炭酸瓦斯之类；（呼吸所以吸酸除炭，若窒息则血中酸素少，而血之流行因起障碍。）如排泄失职，血中充满尿毒之类。为血管自身起变化，如一部分血管收小，则血行不得通过，收小部分之前，因血之供给少感不足，则为贫血；收小部分之后，因血之去路窒，则壅滞，见有余而为充血。血管之所以收小，则纤维神经之作用也。脉管壁之弛张，赖神经为之调节，张则脉管收小，血压亢进；弛则脉管宽纵，血压低减。血压，谓血行之力。是故纤维神经麻痹，则全身郁血；一部分受搭扑，则神经逼血使聚于受伤部分，此其大较也。（以上是摘录《病理总论》，撮要言其大意。《总论》所言甚详，且不止此，惟文字不甚易懂。）

本校《新生理讲义》谓：全躯体重心在何处，血即聚于何处，血之所以能聚于重心所在者，亦惟受神经之支配故耳。准此，伤寒血证，其故易知，盖上说两个原因皆有之。热甚则血行速，神经受炙，汗多则血液干，炭、养成分失其相剂之平；若复误下、误汗，则神经纷乱愈甚，不免迫血妄行。同时血中失液愈多，则养气之燃烧，无物能为承制，而干者愈干。血干则不复能流动，不能听神经之命令；血既不听命令，神经之强迫血行，无所不用其极，结果鲜有不两败俱伤者。其人如狂者，因神经纷乱之甚，波及大脑故也。强责少阴汗必动血者，即因血中失液太多，血于不能流动，神经复极端强迫故也。神经之乱，属血管自身变化；炭、养失其相济之平，属化学变化。若热结膀胱，因而小腹聚血，则所谓血聚于重心所在也，是故就外面所见，可以测知其内部，见其人如狂而知为蓄血，见其唇色及爪下血色红而紫者知为全身郁血，红而殷者知为血中炭、养失其平均，腰痛者知其血聚于腰，小腹痛者知其血聚于小腹。小便自利者，辨其为一部分蓄血，而可攻之病证；其遍身发肿，唇色反白，小便不利者，辨其为血中充满尿毒之证。于是本节之其人如狂，断为蓄血，可以知其故；《仓公传》之举重伤腰，血聚带脊，仓公何以能辨别，可以知其故；本论后文百二十一节，火邪清血何为殿以"小便自利者可治"一语，可以知其故；《内经》治水肿何以须开鬼门、洁净府，可以知其故。

不能知其故，则读书不能施诸实用，不能举一反三，不能辨别书之良否，不知爱护先民辛苦创造之学说；苟知其故，则触处可通，随在妙理，能合色脉，可以万全。史公谓"饮上池水，见垣一方人"者，何以加之？

足太阳即是膀胱，其经气为一身之表，其藏为肾，虚则在藏，实则在府。惟其实，故可攻。有太阳证，小腹急结，其人如狂，辨为蓄血，所当注意者，须不虚，乃可攻。

桃核承气汤方

《玉函》作"桃仁承气汤"，《脉经》同。按：桃核即是桃仁，犹杏子，杏仁。

桃仁五十个，去皮、尖　大黄四两　桂枝二两，去皮　甘草二两，炙　芒硝二两。《千金翼》"一两"

上五味，以水七升，煮取二升半，去滓，内硝，更上火微沸，下火，先食温服五合，日三服，当微利。

《玉函》作"先煮四味，取二升半，去滓，内硝，更煮微沸，温服"云云。《千金翼》"煎"作"更煎一沸，分温三服"。

成云：少腹急结，缓以桃仁之甘；下焦蓄血，散以桂枝辛热之气，故加二物于调胃承气汤中也。

钱云：《神农本经》：桃仁主瘀血、血闭。洁古云：治血结、血秘，通润大肠，破蓄血。大黄下瘀血、积聚，荡涤肠胃，推陈致新。芒硝走血软坚，"热淫于内，治以咸寒"之义也。桂之为用，通血脉，消瘀血，尤其所长也。甘草所以保脾胃，和大黄、芒硝之寒峻耳。

丹云：《医方考》曰：伤寒外证已解，小腹急、大便黑、小便利，其人如狂者，有蓄血也，此方主之。无头痛、发热、恶寒者，为外证已解；小腹急者，邪在下焦也；大便黑者，瘀血渍之也；小便利者，血病而气不病也。上焦主阳，下焦主阴，阳邪居上焦者，名曰重阳，重阳则狂；今瘀热客于下焦，下焦不行，则干上部清阳之分，而天君不宁矣，故其证如狂。桃仁，润物也，能润肠而滑血；大黄，行药也，能推陈而致新；芒硝，咸物也，能软坚而润燥；甘草，平剂也，能调胃而和中；桂枝，辛物也，能利血而行滞。又曰：血寒则止，血热则行，桂枝之辛热，君以桃仁、硝黄，则入血而助下行之性矣。斯其制方之意乎。

又云：案方中用桂枝，方氏、喻氏、程氏、汪氏、柯氏、魏氏并云：以太阳随经之热，原从表分传入，非桂枝不解耳。恐不尔。《本草·序例》曰：病在胸膈以上者，先食后服药；病在心腹以下者，先服药而后食。

又云：《伤寒类方》曰：微利，则仅通大便，不必定下血也。柯氏《方论》曰：此方治女子月经不调，先期作痛与经闭不行者最佳。《外台》《古今录验》疗往来寒热、胸胁逆满，桃仁承气汤。即本方。《总病论》曰：桃仁承气汤，又治产后恶露不下、喘胀欲死，服之，十差十。《三因》阴癞门，兼金丸，治热入膀胱，脐腹上下兼胁肋疼痛，便燥，欲饮水，按之痛者，本方五味为末，蜜丸，梧子大，米饮下五七丸至十丸。妇人血闭疼痛，亦宜服之。《直指方》桃仁承气汤，治下焦蓄血，漱水、迷妄、小腹急痛，内外有热加生蒲黄。出小便不通门。

《儒门事亲》：夫妇人月事沉滞，数月不行，肌肉不减，《内经》曰"此名为瘕为沉也"。沉者，月事沉滞不行也。急宜服桃仁承气汤加当归，大作剂料服，不过三服立愈，后用四物汤补之。

《医史·撄宁生传》：马万户妻，体肥而气盛，自以无子，尝多服暖子宫药，积久火甚，迫血上行为衄，衄必数升余，面赤，脉躁疾，神恍恍如痴，医者犹以治上盛下虚丹剂镇坠之。滑寿曰：经云"上者下之"，今血气俱盛，溢而上行，法当下导，奈何实实耶？即与桃仁承气汤，三四下，积瘀既去，继服既济汤，二十剂而愈。

《证治准绳·撄宁生厄言》云：血溢、血泄、诸蓄妄证，始也，予率以桃仁、大黄行血破瘀之剂折其锐气，而后区别治之，虽往往获中，犹不得其所以然也。后来四明，遇故人苏伊举，问论诸家之术，伊举曰："吾乡有善医者，每治失血畜妄，必先以快药下之。或问：'失血，复下，虚何以当？'则曰：

'血既妄行，迷失故道，不去蓄利瘀，则以妄为常，曷以御之？且去者自去，生者自生，何虚之有？'"予闻之愕然，曰："名言也。昔者之疑，今释然矣。"

《诸证辨疑》：一妇，长夏患痢疾，痛而急迫，其下黄黑色。诸医以薷苓汤，倍用枳壳、黄连，其患愈剧，因请余治。诊脉两尺脉紧而涩，知寒伤营也。细问之，妇人答曰：行经之时，渴饮冷水一碗，遂得此症。余方觉悟，血被冷水所凝，瘀血归于大肠，热气所以坠下，遂用桃仁承气汤内加马鞭草、玄胡索，一服，次早下黑血升许，痛止藏清；次用调脾活血之剂，其患遂痊。今后治痢，不可不察，不然，则误人者多矣。

《传信尤易方》：治淋血，桃仁承气汤，空心服，效。

《证治方还》：吐血，势不可遏，胸中气塞，上吐紫黑血，此瘀血内热盛也，桃仁承气汤加减下之。打扑内损，有瘀血者，必用。

张氏《医通》：虚人，虽有瘀血，其脉亦芤，必有一部带弦，宜兼补以去其血，桃核承气加人参五钱，分三服，缓攻之，可救十之二三。又，龋齿数年不愈，当作阳明蓄血治，桃核承气为细末，炼蜜丸如桐子大，服之。好饮者多此，屡服有效。

伤寒八九日，下之，胸满、烦惊、小便不利、谵语、一身尽重，不可转侧者，柴胡加龙骨牡蛎汤主之。

"下之"下，《外台》有"后"字，《脉经》《千金翼》有"尽重"二字。

张云：此系少阳之里证，诸家注作心经病，误也。盖少阳有三禁，不可妄犯，虽八九日过经下之，尚且邪气内犯，胃土受伤，胆木失荣，痰聚膈上，故胸满、烦惊。惊者，胆不宁，非心虚也。小便不利、谵语者，胃中津液竭也。一身尽重者，邪气结聚痰饮于胁中，故令不可转侧。主以小柴胡，和解内外，逐饮通津；加龙骨、牡蛎，以镇肝胆之惊。

柴胡加龙骨牡蛎汤方

柴胡四两　龙骨　黄芩成本无　生姜　铅丹《玉函》作"黄丹"　人参　桂枝去皮　茯苓各一两半　半夏二合半，洗。《千金翼》"一合"，成本"二合"　大黄二两

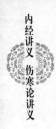

牡蛎一两半，熬。《外台》"一两半"，《全书》"煅" 大枣六枚，擘

上十二味，以水八升，煮取四升，内大黄切如棋子，更煮一两沸，去滓，温服一升。

本云柴胡汤，今加龙骨等。

成本"十二味"作"十一味"。"切如棋子"，《玉函》无。《外台》"棋"上有"博"字。"一两沸"，《玉函》《外台》作"取二升"。"服一升"，《外台》作"分再服"。"本云"以下，《玉函》作"本方，柴胡汤内加龙骨、牡蛎、黄丹、茯苓、大黄也，今分作半剂"二十四字。

吴云：此汤治少阳经邪犯本之证，故于本方中除去甘草，减大枣上行阳分之味，而加大黄行阴以下夺其邪，兼茯苓以分利小便，龙骨、牡蛎、铅丹以镇肝胆之怯，桂枝以通血脉之滞也。与救逆汤同义，彼以龙骨、牡蛎镇太阳经火逆之神乱，此以龙骨、牡蛎、铅丹镇少阳经误下之惊烦，亦不易之定法也。

丹云：《伤寒类方》曰：此乃正气虚耗，邪已入里，而复外扰三阳，故现症错杂，药亦随症施治，真神化无方者也。按此方能治肝胆之惊痰，以之治癫痫，必效。又曰：大黄，只煮一二沸，取其生而流利也。

丹又云：按汪氏云："是方也，表里齐走，补泻兼施，通涩并用，想非仲景之旧，或系叔和采辑时有差错者。若临是证而用是药，吾不敢也。倘谓胸满、谵语是实证，则当用大黄者，不当用人参；倘谓惊烦、小便不利、身重是虚证，则当用人参、大枣、茯苓、龙骨等药者，不当用大黄；况龙骨、牡蛎、铅丹皆系重坠、收涩、阴毒之品，恐非小便不利所宜也。"汪氏此说，似有所见，然而今以是方治此证，而奏效者不尟，故未敢为得矣。

铁樵按：下之，胸满、烦惊，自是误下。景岳谓是犯少阳之禁，是从用柴胡看出。然小便不利、一身尽重，不能转侧，更有胸满、烦惊、谵语，柴胡龙骨牡蛎汤决非对证之药。汪氏之说，实非无见。丹波氏谓用之有效，鄙人未有此种经验，不敢苟同。鄙意以为即使有效，不可为训，盖论理既不可通，宁阙疑也。现在通以龙牡为镇肝阳、敛虚汗之用，大黄则极有出入，又一身尽重明明是阴证，非阳证，假使认此方为可用，则全部《伤寒论》学说皆动摇矣。由此言之，此方殆必不效。

此说可商，当以实验为主。胸满烦惊，小便不利，似属苓桂术甘。一身尽重，不可转侧，须师大建中意处方。

伤寒腹满，谵语，寸口脉浮而紧，此肝乘脾也，名曰纵，刺期门。

《玉函》《脉经》"满"下有"而"字。钱本、柯本、周本、张本无此及次条。

成云：腹满、谵语者，脾胃疾也；浮而紧者，肝脉也。脾病见肝脉，木行乘土也。经曰："水行乘火，木行乘土，名曰纵。"此其类矣。期门者，肝之募，刺之以泻肝经盛气。

锡云：纵，谓纵势而往，无所顾虑也。

《鉴》云：伤寒脉浮紧，太阳表寒证也；腹满、谵语，太阴、阳明里热也。欲从太阳而发汗，则有太阴、阳明之里；欲从太阴、阳明而下之，又有太阳之表，主治诚为两难，故不药而用刺法也。虽然，太阴论中，太阳表不解，太阴腹满痛，而用桂枝加大黄汤，亦可法也。"此肝乘脾，名曰纵，刺期门"与上文义不属，似有遗误。

伤寒发热，啬啬恶寒，大渴欲饮水，其腹必满，自汗出，小便利，其病欲解，此肝乘肺也，名曰横，刺期门。

"水"，《玉函》《脉经》作"酢酱"二字，《千金翼》作"戴浆"。

成云：伤寒发热，啬啬恶寒，肺病也；大渴欲饮水，肝气胜也。《玉函》曰：作大渴，欲饮酢浆，是知肝气胜也。伤寒欲饮水者愈，若不愈而腹满者，此肝行乘肺，水不得行也。经曰：水行乘金，名横。刺期门以泻肝之盛气，肝肺气平，水散而津液得通，外作自汗出，内为小便利而解也。

锡云：横，谓横肆妄行，无复忌惮也。

《鉴》云：伤寒发热，啬啬恶寒，无汗之表也；大渴欲饮水，其腹必满，停饮之满也。若自汗出，表可自解；小便利，满可自除，故曰其病欲解也。若不汗出，小便闭，以小青龙汤先解其外，外解已，其满不除，十枣汤下之，亦可愈也。"此肝乘肺，名曰横，刺期门"亦与上文义不属，似有遗误。

铁樵按：以上两节"纵""横"字，未详其义。

太阳病，二日反躁，凡熨其背而大汗出，大热入胃，（原注：一作"二日内烧瓦熨背，大汗出，火气入胃"。）胃中水竭，躁烦，必发谵语，十

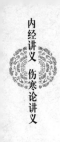

余日，振栗、自下利者，此为欲解也。故其汗从腰以下不得汗，欲小便不得，反呕，欲失溲，足下恶风，大便硬，小便当数，而反不数及不多，大便已头卓然而痛，其人足心必热，谷气下流故也。

"凡"，《全书》作"反"。"反躁"至"大热入胃"，《玉函》作"而反烧瓦熨其背，而大汗出，火热入胃"，《脉经》同，作"火气入胃"。"躁烦"，《脉经》作"燥"。《玉函》《脉经》作"十余日，振而反汗出者"，无"故"字。《脉经》作"其人欲小便，反不得呕及不多"。成本、《脉经》无"不"字。汪氏云："凡"当作"反"。"此为欲解也"，"也"字当在"故"字之下。按：《玉函》无"故"字，似是。

成云：太阳病二日，则邪在表，不当发躁而反躁者，热气行于里也。反熨其背而发汗，大汗出，则胃中干燥，火热入胃，胃中燥热，躁烦而谵语。至十余日振栗、自下利者，火邪势微，阴气复生，津液得复也，故为欲解，火邪去，大汗出则愈。若从腰以下不得汗，则津液不得下通，故欲小便不得，热气上逆而反呕也。津液偏渗，令大便硬者，小便当数，经曰："小便数者，大便必硬也。"此以火热内燥，津液不得下通，故小便不数及不多也。若火热消，津液和，则结硬之便得润，因自大便也。便已头卓然而痛者，先大便硬则阳气不得下通，既得大便，则阳气降下，头中阳虚，故卓然而痛。谷气者，阳气也。先阳气不通于下之时，足下恶风；今阳气得下，故足心热也。

柯云：此指火逆之轻者言之。太阳病经二日，不汗出而烦躁，此大青龙证也。

方云：卓，特也。头特然而痛，阴气上达也，病虽不言解，而解之意已隐然现于不言之表矣，读者当自悟可也。

汪云：欲失溲者，此是形容不得小便之状。按：郭白云云：火气入胃，胃中枯燥，用白虎加人参汤；小便不利者，当用五苓散；其大便硬者，用调胃承气汤；于诸证未生时，必须先去火邪，宜救逆汤。愚以五苓散断不可用，此系胃中水竭，津液燥故也。其用调胃承气汤，不若麻仁丸代之。

丹云：按《玉函》《脉经》无"下利"，与下文连接，似是。"欲解也故"之"故"，《玉函》无之，亦似是。成注云"大汗出则愈"，且注文代"故"以"若"字，皆与《玉函》符，极觉明畅。

铁樵按：此节文字，讹误处必多。"太阳病"至"谵语"止，文气相续，"十余日"句与上文文气不相续，"欲解也"与"故其汗"句亦不相续，即从《脉经》作"振而反汗出者"，无"故"字，"其汗从腰以下不得汗"九字亦不成句。"欲小便不得"句又与上文不相续。"足下恶风"句语气未完。"大便硬"以下至末句，又自为起迄，与上文不相续。反复循绎，总不明命意所在。丹波氏乃云"极觉明畅"，莫明其妙，岂如此寸寸烂断文字，可以施诸实用邪？读者幸勿随声附和可矣。

"自下利，大便硬，足下恶风，足心必热，此为欲解也，谷气下流故也"，似皆为对待文字。但就病理推考，振栗为战汗，惟其汗，然后矢燥，大便已头痛、脚热，遍身经气流通，是为欲解。若胃既燥，又复自利，是上下分为两截，躁烦、谵语必不因自利而解，在上躁烦、谵语，在下身半以下不得汗，如此则足下恶风，病为未欲解。又，"谷气下流"句，是好，不是坏。本节所可知者如此，讹误甚多，无从整理。

太阳病中风，以火劫发汗，邪风被火热，气血流溢，失其常度，两阳相熏灼，其身发黄，阳盛则欲衄，阴虚小便难。阴阳俱虚竭，身体则枯燥，但头汗出，剂颈而还，腹满微喘，口干咽烂，或不大便，久则谵语，甚者至哕，手足躁扰，捻衣摸床，小便利者，其人可治。

《玉函》无"病"字，"发"下有"其"字。《脉经》"溢"作"泆"，"剂"作"齐"。"捻"，《玉函》作"寻"，《脉经》作"循"。"阴虚"下，成本有"则"字，柯本改作"两阳相熏灼，身体则枯燥，但头汗出，剂颈而还，其身发黄，阳盛则云云，阴阳俱虚竭，腹满云云"。"剂"，程本作"跻"，非。

锡云：此火攻之危证也。夫风为阳邪，太阳病中风，复以火劫发汗，则邪风被火热之气，逼其血气流溢于外，而失其行阴行阳之常度矣。风火为两阳，风火炽盛，两相熏灼，故其身发黄。阳盛则导血妄行于上，而欲衄；阴虚则津液不足于下，而小便难。所谓阳盛者，乃风火之阳，非阳气之阳也。风火伤阴，亦能伤阳，故阴阳俱虚竭也。虚则不能充肤泽毛、濡润经脉，故身体则枯燥。但头汗出，剂颈而还者，火热上攻，而津液不能周遍也；夫身体既枯燥，安能有汗，所以剂颈而还。脾为津液之主，而肺为水谷之上源，火热竭其水津，脾肺不能转输，故腹满微喘也。因于风者，上先受之，风火上攻，故口干咽烂。或不大便，久则谵语者，风火之阳邪合并于阳明也。甚者至喘，火热入胃，而胃气败逆也。四肢为诸阳之本，阳实于四肢，故不能自主而手足躁扰、捻衣摸床也。小便利者，阴液未尽消亡，而三焦决渎之官尚不失职也，故其人可治。

钱云：上文曰"阳盛"，似不当言"阴阳虚竭"，然前所谓"阳盛"者，盖指阳邪而言；后所谓"阳虚"者，以正气言也。经所谓"壮火食气"，以火邪过盛，阳亦为之销铄矣。

丹云："剂颈而还"，诸家无详释，特喻氏以为剂颈以下之义，盖"剂"，剂限之谓；而还，犹谓以还，言剂颈限以还，而头汗出也。王氏《脉经》有"剂腰而还"之文。方氏云"剂，齐分也"，未允。

又云：此条证，程氏主以猪苓汤，汪氏亦同。结语云"小便利者，其人可治"者，盖以此验津液之虚竭与否也，非以利小便治之。二氏未深考耳。《补亡论》亦云"与五苓散，发黄者宜茵陈蒿汤，不大便宜大承气汤"，未知是非。

又云：舒云：门人张盖仙曰："此证纯阳无阴，何得云'阴阳俱虚竭'？是必后人有误。"此说近是。

铁樵按："两阳相熏灼，阳盛则欲衄"，"两阳"字文义自明。"阴阳俱虚竭"句，"阳"字指生气说，小便利者不但阴未涸，阳亦未竭。经谓膀胱藏津液，气化则出。此"化"字，即"生长化收藏"之"化"字，其根在生气，惟其能生、能长，然后能化。而人身之所以能生、能长，赖有阳气，此即吾所谓生气。故"阴阳俱虚竭"句，句首省去一"若"字，故下句有"则"字，"若"字与"则"字相应，第二句有"则"字，故前一句"若"字可省。若无"则"字，意义便完全不同。此固稍知文理者皆能知之，而各注家都不理会，使全节意义不明，反谓纯阳无阴，疑原文错误，抑何不思之甚？"小便利者"句亦省去一"若"字，盖"者"字与"若"字相应，有"者"字便不须"若"字。此句正与上文相对，其意若曰：如其阴阳俱虚竭，则当如何如何，为不治之证；如其小便能行，那就阴阳未虚竭，纵有如何如何败象，不过是藏气纷乱，生气尚存，尚非不治之证。又，血气流溢，失其常度，至于发黄、欲衄，阴争而溲难、矢燥而谵语，如此之病，乃欲以利小便为治，荒谬至可惊人！吾乃知程、汪诸家全未懂得本文真际，其著作至今尚流传于世，在程、汪自身可谓幸运儿，而仲景之书则不幸之甚矣！衄血、发黄之理解见前。

"但头汗出，剂颈而还"，较"腰以下不得汗"更甚。

伤寒脉浮，医以火迫劫之，亡阳，必惊狂、卧起不安者，桂枝去芍药加蜀漆牡蛎龙骨救逆汤主之。

《脉经》《千金翼》"浮"下有"而"字，无"必"字，《玉函》亦无。"卧起"，成本作"起卧"。

《鉴》云：伤寒脉浮，医不用麻、桂之药，而以火劫取汗，汗过亡阳，故见惊狂、起卧不安之证。盖由火劫之误，热气从心，且大脱津液，神明失倚也。然不用附子、四逆汤辈者，以其为火劫亡阳也。

方云：亡阳者，阳以气言，火能助气，甚则反耗气也。惊狂、起卧不安者，神者阳之灵，阳亡则神散乱，所以动皆不安，阳主动也。

钱云：火迫者，或熏、或熨、或烧针，皆是也。劫者，要挟逼胁之称也。以火劫之，而强逼其汗，阳气随汗而泄，致卫阳丧亡，而真阳飞越矣。

丹云：此条论，喻氏以下多为风寒两伤症，不必执拘矣。

铁樵按：伤寒脉浮，为病在外，以火迫劫之，观"迫劫"字，其为误治无疑。然用火而误，阴液被劫，当焦骨伤筋，未必能复汗；若得汗则外当解，不可谓误治，然则"亡阳"当作"亡阴"。又，阳主动，阴主静，假使亡阳，则为阴燥，当云"燥扰不宁"，不曰"卧起不安"。又，亡阳者，汗出如雨，复其阳则汗敛，乃附子主治之证，不当云"桂枝"。但既是亡阴，则"去芍药"字亦可疑，阴伤正当用芍药救之，不当去也。又，蜀漆，柯氏疑之，亦是。本条之蜀漆，与前柴胡龙骨牡蛎汤之黄丹，与白散之巴豆，皆与其他各方用药不类，皆不得轻易尝试。

桂枝去芍药加蜀漆牡蛎龙骨救逆汤方

成本作"龙骨牡蛎"。

桂枝三两，去皮 甘草二两，炙 生姜三两，切 大枣十二枚，擘 牡蛎五两，熬 蜀漆三两，洗去腥。《全书》"腥"作"脚" 龙骨四两

上七味，以水一斗一升，先煮蜀漆，减二升，内诸药，煮取三

升，去滓，温服一升。

本云桂枝汤，今去芍药，加蜀漆、牡蛎、龙骨。成本作"为末"，非也。《玉函》"七味"下有"㕮咀"字，作"水八升"，"本云"作"本方"，方后云："一法以水一斗二升，煮取五升"，《千金翼》同。

《鉴》云：桂枝汤去芍药者，恐其阴性迟滞，兼制桂枝，不能迅走其外，反失救急之旨；况既加龙、蛎之固脱，亦不须芍药之酸收也。蜀漆气寒味苦，寒能胜热，苦能降逆，火邪错逆，在所必需也。

汪云：汤名救逆者，以惊狂不安皆逆证也。

丹云：成云：大邪错逆，加蜀漆之辛以散之。方云：蜀漆辛平，散火邪之错逆。

又云：柯氏云：蜀漆，不见《本草》，未详何物，若云常山苗，则谬。盖《本草》蜀漆条无"散火邪"之主疗，故有此说，不可从也。钱氏、汪氏并云：痰随气逆，饮逐火升，故惊狂，蜀漆有劫痰之功，故用。此说亦难信焉。

又云：《千金方》蜀漆汤，治小儿潮热，本方无桂枝、大枣、生姜，有知母，各半两。

形作伤寒，其脉不弦紧而弱，弱者必渴，被火必谵语，弱者发热，脉浮解之，当汗出愈。

《玉函》《脉经》无"形作"二字，"而"下无一"弱"字，《千金翼》同。成本"火"下有"者"字。喻本、魏本无此条。汪氏云："发热"二字当在"渴"字之前。《金鉴》云：三"弱"字当俱是"数"字，若是"弱"字，热从何有？不但文义不属，且论中并无此说。按：汪氏及《金鉴》所改，并难从。

钱云：此温病之似伤寒者也。形作伤寒者，谓其形象有似乎伤寒，亦有头项强痛、发热、体痛、恶寒、无汗之证，而实非伤寒也。因其脉不似伤寒之弦紧而反弱，弱者，细软无力之谓也。如今之发斑者，每见轻软细数无伦之脉，而其实则口燥、舌焦、齿垢、目赤、发热、谵语，乃脉不应证之病也，故弱者必渴，以脉虽似弱，而邪热则盛于里，故胃热而渴也。以邪热炽盛之证，又形似伤寒之无汗，故误用火劫取汗之法，必至温邪得火，热邪愈炽，胃热神昏而语言不伦，遂成至剧难治之病矣。若前所谓"其脉不弦紧而弱"者，身发热而又见浮脉，乃弱脉变为浮脉，为邪气还表而复归于太阳也，宜用解散之法，当汗出而愈矣。

丹云：此条难解。方氏、汪氏以弱为风脉，张氏、周氏、志聪、锡驹并云"东垣所谓内伤发热者"，汪氏、程氏乃为大青龙汤证，《金鉴》改"弱"作"数"，云"当汗出，宜大青龙；沉数、发热，宜调胃承气汤；渴而谵语，宜白虎汤、黄连解毒汤"。以上数说，未有明据，只钱氏稍似允当，故姑采录以俟考。

铁樵按：钱说似乎有理，但总非洽心贵当之论。安见弱者之必渴？如云温病有脉弱而渴者，此在解释则得矣；在本文"弱者必渴"四字，岂非语病？"脉浮解之"四字为句，亦未允洽。弱脉颇多，迷走神经兴奋则脉弱，脉管因贫血而宽缓则脉弱，心肌神经麻痹则脉弱，亡阳大汗则脉弱，皆不得云"形作伤寒"。且经文有"不弦紧"字样，明明说热病初步，初步而有此者，只有迷走神经兴奋之病，其病为有成脑膜炎或脊髓炎之倾向者，此种弱脉亦未见其必渴。又云"弱者发热"，然则弱者必渴，其未发热邪？而"脉浮解之"句与"弱者发热"句，文理又不相属，总不能曲为之解矣。自此至百二十七节，皆言火劫、温针之非。本节虽文字讹误，不可究诘，参观以下七节，亦可测知经旨。钱氏温病之说，正未必然也。弱脉无必渴理。

　　太阳病，以火熏之，不得汗，其人必躁，到经不解，必清血，名为火邪。

《玉函》"汗"下有"者"字。成本无"经"字，然考注文，实系遗脱。方本无"经"字，汪意亦然。柯本"到"作"过"。

成云：此火邪迫血，而血下行者也。太阳病，用火熏之，不得汗则热无从出，阴虚被火，必发躁也。六日传经尽，至七日再到太阳经，则热气当解，若不解，热气迫血下行，必清血。清，厕也。

方云：熏亦劫汗法，盖当时庸俗用之，烧坑铺陈，洒水取气，卧病人以熏蒸之之类是也。躁，手足疾动也。清血，便血也。

喻云：名为火邪，示人以治火邪，而不治其血也。

汪云：此条论，仲景无治法，《补亡论》用救逆汤。

丹云："到经"二字未详，方氏无"经"字，汪云：到，反也，反不得解也。喻氏不解，志聪、锡驹、钱氏、汪氏并从成注，柯氏改为"过经"。程

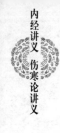

氏云：到经者，随经入里也。魏氏云：火邪散到经络之间为害。数说未知孰是，姑依成解。

丹又云：汪氏云"到"与"倒"通，反也。到不解者，犹云反不解而加甚也。本文称太阳病，则不可便注为传经尽也。按：汪氏依"经"字脱文本立说，故议成注如此。

铁樵按：火熏，不得汗而躁，是伤阴也。伤阴云者，即荣气受伤，荣伤则液少血干，不利于运行，脉管乃收小，增加血压，则起局部充血；微丝血管及黏膜不得渗润，则必有一处先坏，血乃妄行，在上则衄血，在下则圊血。"清"与"圊"通。云必圊血者，犹云必见血，却不得以词害意，执定圊而不衄也。经者，经气。荣卫之行，分十二经络，被火而充血，自非全身充血。荣气之行，与火邪相值，则病作"到经"字当即指其相会之分，犹《内经》言疟作之时也。

脉浮热甚，而反灸之，此为实，实以虚治，因火而动，必咽燥、吐血。

"甚"，《玉函》作"盛"，无"必"字。"吐"，《脉经》《千金翼》作"唾"，成本同，程本、柯本、《金鉴》作"吐"，余与成同。

程云：脉浮热甚，无灸之理，而反灸之，由其人虚实不辨故也。表实有热，误认虚寒而用灸法，热无从泄，因火而动，自然内攻，邪发于外，火攻于内，肺金被伤，故咽燥而吐血。

锡云：上节以火熏发汗，反动其血，血即汗，汗即血，不出于毛窍而为汗，即出于阴窍而圊血。此节言阳不下陷，而反以下陷灸之，以致迫血上行而唾血。下节言经脉虚者，又以火攻，散其脉中之血。以见火攻同，而致症有上下之异。

汪氏：常器之云：可依前救逆汤。

微数之脉，慎不可灸，因火为邪，则为烦逆，追虚逐实，血散脉中。火气虽微，内攻有力，焦骨伤筋，血难复也。

程云：血少阴虚之人，脉见微数，尤不可灸。虚邪因火内入，上攻则为烦为逆。阴本虚也，而更加火，则为追虚；热本实也，而更加火，则为逐实。夫行于脉中者，营血也，血少被迫，脉中无复血聚矣。艾火虽微，孤行无御，内攻有力矣。无血可逼，焦燎乃在筋骨，盖气主呴之，血主濡之，筋骨失其所濡，而火所到处，其骨必焦，其筋必损，盖内伤真阴者，未有不流散于经脉者也。虽复滋营养血，终难复旧，此则枯槁之形立见，纵善调护，亦终身为残废之人而已，可不慎欤。

方云：近来人之以火灸阴虚发热者，犹比比焉，窃见其无有不焦骨伤筋而毙者，吁，是岂正命哉？可哀也已！

丹云：烦逆者，烦闷上逆之谓。吴遵程云"心胸为之烦逆"，是也。钱氏云"令人烦闷而为火逆之证矣"，恐不然耳。

又云：汪氏云：常器之云"可依前救急汤，其有汗者宜桂枝柴胡汤"，愚以二汤俱与病未合，另宜斟酌用药。按：今依程氏注，宜择张介宾滋阴诸方而用之也。

又云：《千金方》"狐惑篇"引本条，以甘草泻心汤主之，非也。

铁樵按：以上三节皆言火灸之非，其病理只在辨阴阳虚实。大抵阴胜而寒之病，体工能自复，所谓阴胜则阳复也，当其寒时无取乎灸；阳胜则热之病，即所谓阳明证，不可灸，百十八节所戒是已。阳虚而寒当灸，有时大剂辛温不能挽回，有非灸不可者，余所治友人张景宏之掌珠是也；阴虚而热之病，灸之则无有不死者，本节所戒者是也。古文甚简，所言恒苦不详，读者贵能贯通，前后互证，洞明其理，自然不误。

脉浮宜以汗解，用火灸之，邪无从出，因火而盛，病从腰以下必重而痹，名火逆也。欲自解者，必当先烦，烦乃有汗而解，何以知之？脉浮，故知汗出解。

《玉函》《脉经》《千金翼》作"当以汗解，而反灸之"，"名"字作"此为"二字，"有汗"下有"实汗"二字。成本"解"下有"也"字。"欲自解"二十五字，成本为别节，方氏、喻氏、程氏、钱氏皆为两条异义，特志聪、锡驹、汪氏为一条，是也。

锡云：本论曰"脉浮者，病在表，可发汗"，故宜以汗解。用火灸之，伤其阴血，无以作汗，故邪无从出，反因火势而加盛。火性炎上，阳气俱从火而上腾，不复下行，故病从腰以下必重而痹也。经曰"真气不能周，命曰痹"，此因火为逆，以致气不能周而为痹，非气之为逆，而火之为逆也。欲自解者，邪气还表，与正分争，必为烦热，乃能有汗而解也。何以知之？以脉浮，气机仍欲外达，故知汗出而解也。

程云： 名曰火逆，则欲治其痹者，宜先治其火矣。

汪云：《补亡论》郭白云云：宜与救逆汤。

丹云： 方氏诸家截"欲自解"以下，移截上篇，以为太阳病自解之总例，大失本条之义。

铁樵按： 此节当与百十九、百二十两节互勘。腰以下重而痹，即腰以下不得汗。

伤寒论讲义第十三期

烧针令其汗，针处被寒，核起而赤者，必发奔豚，气从少腹上冲心者，灸其核上各一壮，与桂枝加桂汤，更加桂二两也。

《玉函》《脉经》"奔"作"贲"。《脉经》无"各"字，注云：一本作"各一壮"。《玉函》《脉经》《千金翼》无"更"以下六字。"二两"，《全书》作"三两"，非。

钱云：烧针者，烧热其针而取汗也。《玉机真藏论》云：风寒客于人，使人毫毛毕直，皮肤闭而为热，当是之时，可汗而发也；或痹不仁，肿痛，可汤熨及火灸刺而去之。观此，则风寒本当以汗解，而漫以烧针取汗，虽或不至于因火为邪，而针处孔穴不闭，已被寒邪所浸，故肿起如核，皮肤赤色，直达阴经，阴邪迅发，所以必发奔豚气也。

魏云：崇明何氏云：奔豚一证，乃寒邪自针孔入，风邪不能外出，直犯太阳本府，引动肾中素有阴寒，因发而上冲。

锡云：张均卫问曰：烧针亦是火攻，因火而逆，何以复用火灸？答曰：灸者，灸其被寒之处也。外寒束其内火，火郁于内，故核起而赤也。

丹云：《伤寒类方》曰：不止一针，故云"各一壮"。

桂枝加桂汤方

桂枝五两，去皮　芍药三两　甘草二两，炙　大枣十二枚，擘　生姜三两，切。《玉函》：二两

上五味，以水七升，煮取三升，去滓，温服一升。本云桂枝汤，今加桂满五两，所以加桂者，以能泄奔豚气也。

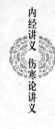

按：成本不载方，为是，本条已云"更加桂二两"故也。《玉函》无"满"以下十五字。

柯云：寒气外束，火邪不散，发为赤核，是将作奔豚之兆也；从少腹上冲心，是奔豚已发之象也。此因当汗不发汗，阳气不舒，阴气上逆，必灸其核以散寒，仍用桂枝以解外。更加桂者，益火之阳，而阴自平也。桂枝更加桂，治阴邪上攻，只在一味中加分两，不于本方外求他味，不即不离之妙如此。茯苓桂枝甘草大枣汤证已在里，而奔豚未发；此证尚在表而发，故治有不同。

丹云：方中桂，方氏以下，多用肉桂，是泥于后世诸本草之说，不可从。

铁樵按：因烧针起核而发奔豚，今日所罕见。不佞所见不广，未曾遇之。观注家所释，似亦仅作空论，并未曾经目睹者。大约后世热病，罕有用烧针者，故遂无可征实。若不因烧针之奔豚，则固曾见之。大约患此者以女子为多，病属肝肾两经，故《金匮》谓从惊发得之，《灵枢》谓是肾之积。其病状，脐右一块突然而起，起则痛甚。其块似吹猪胇，顷刻由小而大，大至五六寸许，则为峰极；此时痛甚，胸脘间亦有块坟起，若与相应；于是痛不可忍，气闷欲绝，按之作响，似有水者。然于万无可忍之时，乃忽然消散，块消痛止，来不知所自来，去不知所自去。其坟起时，块中所有者，当然是气，此在腹膜之外、肌肉之里，决非在腹腔之内、藏器之间者。肝肾病而有此，实不明其所以然之故。所可知者，肝肾之病理，有如此形能而已。此奔豚病之大略也。惟其气在腹膜之外、肌肉之内，故烧针起核，有作奔豚之可能。又，或者与肾腺之内分泌有关系，故得桂而其病可愈。此则为吾个人之理想，不知其是否如此矣。"桂枝加桂"，下一"桂"字，当是肉桂，否则当云"倍桂枝"，不当云"加桂"也。且患此病者，因其气自下上逆，故面多戴阳，用桂则于成效亦合，桂枝非能引火下行也。

火逆下之，因烧针烦躁者，桂枝甘草龙骨牡蛎汤主之。

《鉴》云：火逆者，谓凡火劫取汗，致逆者也。此火逆，因火针也。

吴云：病者既火逆矣，治者从而下之，于是真阴重伤，因烧针余毒，使人烦躁不安者，外邪未尽，而真阳欲亡，故但用桂枝以解外，龙骨、牡蛎以安内，甘草以温补元气而散表寒也。

钱云：因发汗而又下之，病仍不解而烦躁，以茯苓四逆汤主之者，以汗下两亡其阳，故用温经复阳之治。此虽汗下，而未经误汗，且挟火邪，而表犹未解，故止宜解肌镇坠之法也。

丹云：烧针即火逆，非火逆而又烧针。成氏以为先火而下之，又加烧针，凡三误。程氏、汪氏、志聪、锡驹、魏氏等注并同，皆谬矣。

桂枝甘草龙骨牡蛎汤方

桂枝一两，去皮 甘草二两，炙 牡蛎二两，熬 龙骨二两。《玉函》：以上三味，各三两

上四味，以水五升，煮取二升半，去滓，温服八合，日三服。

成本"四味"作"为末"，非也。《玉函》无"半"字。

成云：桂枝、甘草之辛甘，以发散经中之火邪；龙骨、牡蛎之涩，以收敛浮越之正气。

魏云：烦躁，即救逆汤惊狂、卧起不安之渐也。故用四物以扶阳安神为义，不用姜枣之温补，不用蜀漆之辛快，正是病轻则药轻也。

丹云：柯琴《方论》曰：近世治伤寒者，无火熨之法，而病伤寒者，多烦躁惊狂之变，大抵用白虎、承气辈，作有余治之。然此证属实热者固多，而属虚寒者间有，则温补安神之法，不可废也。更有阳盛阴虚而见此症者，当用炙甘草加减，用枣仁、远志、茯苓、当归等味，又不可不择。

太阳伤寒者，加温针必惊也。

《玉函》无"者"字。《脉经》《千金翼》无"太阳"二字。《千金翼》作"火针"。

钱云：温针，即前烧针也。太阳伤寒，当以麻黄汤发汗，乃为正治；若以温针取汗，虽欲以热攻寒，而邪受火迫，不得外泄而反内走，必致火邪内犯阳神，故震惊摇动也。

汪云：《补亡论》常器之云：可依前救逆汤。

太阳病，当恶寒发热，今自汗出，反不恶寒发热，关上脉细数者，以医吐之过也。一二日吐之者，腹中饥，口不能食；三四日吐

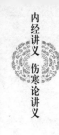

之者，不喜糜粥，欲食冷食，朝食暮吐，以医吐之所致也。此为小逆。

《玉函》两"恶寒"下并有"而"字，"过"作"故"。成本无"反"字。"一二日"上，《脉经》有"若得病"三字。

钱云：病在太阳，自当恶寒发热；今自汗出而不恶寒，已属阳明。然阳明当身热汗出，不恶寒而反恶热；今不发热，及关上脉见细数，则又非阳明之脉证矣。其所以脉证不相符合者，以医误吐而致变也。夫太阳表证，当以汗解，自非邪在胸中，岂宜用吐？若妄用吐法，必伤胃气。然因吐得汗，有发散之义寓焉，故不恶寒发热也。关上，脾胃之部位也，细则为虚，数则为热。误吐之后，胃气既伤，津液耗亡，虚邪误入阳明，胃脘之阳虚躁，故细数也。一二日邪在太阳之经，因吐而散，故表证皆去；虽误伤其胃中之阳气，而胃未大损，所以腹中犹饥；然阳气已伤，胃中虚冷，故口不能食。三四日则邪已深入，若误吐之，损胃尤甚，胃气虚冷，状如阳明中寒，不能食，故不喜糜粥也。及胃阳虚躁，故反欲食冷食，及至冷食入胃，胃中虚冷不化，故上逆而吐也。此虽因误吐致变，然表邪既解，无内陷之患，不过当温中和胃而已，此为变逆之小者也。

程云：吐之不当，则周身之气皆逆，而五藏颠覆，下空上逆，气不能归，故有如此景气。

汪云：《补亡论》常器之云：可与小半夏汤，亦与半夏干姜汤。郭白云云：《活人书》大小半夏加茯苓汤、半夏生姜汤，皆可选用。

丹云：锡驹云：自汗出者，吐伤中气，而脾津外泄也。程云：表邪不外越而上越，故为小逆。

又云：志聪云：本论曰：脉浮大，应发汗，医反下之，此为大逆。今但以医吐之，故为小逆。

又云：《金鉴》云："欲食冷食"之下，当有"五六日吐之者"六字，若无此一句，则"不喜糜粥，欲食冷食"与"朝食暮吐"之文不相联属。且以上文"一二日""三四日"之文，细玩之，则可知必有"五六日吐之"一句，由浅及深之谓也。柯氏本"此为小逆"四字，移"吐之过也"下。二说皆不可从。

铁樵按：古人以食入即吐为胃热，朝食暮吐为胃寒，此理甚确。胃中热甚，不能容物则格拒，不使食物得入，故才入即吐。胃中寒，则不得消化。食物之目的在营养，不能消化则无以为养固已，而因不能消化之故，食物处于胃中不见减少。胃囊之筋肉纤维，平日随食物之增减以为弛张，而食物之增减则有一定时刻，所谓"胃实肠虚，肠实胃虚"。今因不能消化之故，有一实不复虚之趋势，而胃囊之筋肉纤维，平日经一定时间而弛张已成习惯，今既张而不得弛，于是至某时间起剧烈运动，迫而去之；而胃之下口照理未消化之食物不得通过，斯时不能下，斯向上矣。此所以朝食暮吐也。

此固为吾之理想，不敢谓真际定是如此，然理由甚充分。或许有其他原因，然此必为朝食暮吐重要原因之一，绝无可疑；且因此可以推得七法之中吐法宜为何应用，亦绝不致有错误。盖胃热者可吐，胃寒者不可吐；胃实者可吐，胃虚者不可吐也。至于脉细数之数为热，欲得冷食亦是热。但此非实热，乃虚热，即下条"不恶寒，不欲近衣，为吐之内烦"之故。百三十条虽因误汗，亦同一个理由。

　　太阳病吐之，但太阳病当恶寒，今反不恶寒，不欲近衣，此为吐之内烦也。

　　《鉴》云：太阳病吐之，表解者当不恶寒，里解者亦不恶热。今反不恶寒，不欲近衣者，是恶热也。此由吐之后表解，里不解，内生烦热也。盖无汗烦热，热在表，大青龙证也；有汗烦热，热在里，白虎汤证也。吐下后，心中懊憹，无汗烦热，大便虽硬，热犹在内，栀子豉汤证也；有汗烦热，大便已硬，热悉入府，调胃承气汤证也。今因吐后内生烦热，是为气液已伤之虚烦，非未经汗下之实烦也，以上之法皆不可施，惟宜用竹叶石膏汤，于益气生津中，清热宁烦可也。

　　方云：此亦误吐之变证，不恶寒、不欲近衣，言表虽不显热，而热在里也。内烦者，吐则津液亡，胃中干，而热内作也。

　　汪云：《补亡论》常器之云：可与竹叶石膏汤。

　　病人脉数，数为热，当消谷引食，而反吐者，此以发汗，令阳气微，膈气虚，脉乃数也。数为客热，不能消谷，以胃中虚冷，故吐也。

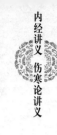

"此以发汗"，《玉函》作"以医发其汗"，"脉乃数也"作"脉则为数"。汪本删"冷"字，非也。

钱云：此条之义，盖以发热汗自出之中风，而又误发其汗，致令卫外之阳与胃中之阳气皆微，膈间之宗气大虚，故虚阳浮动，而脉乃数也。若胃脘之阳气盛，则能消谷引食矣。然此数非胃中之热气盛而数也，乃误汗之后，阳气衰微，膈气空虚，其外越之虚阳所致也。以其非胃脘之真阳，故为客热；其所以不能消谷者，以胃中虚冷；非唯不能消谷，抑且不能容纳，故吐也。

汪云：《补亡论》常器之云：可与小半夏汤。又云：宜小温中汤。

太阳病，过经十余日，心下温温欲吐，而胸中痛，大便反溏，腹微满，郁郁微烦，先此时，自极吐下者，与调胃承气汤。若不尔者，不可与。但欲呕，胸中痛，微溏者，此非柴胡汤证，以呕故知极吐下也。

《玉函》"温温"作"嗢嗢"，"而"下有"又"字，"但"作"反"，无"柴胡"二字。《脉经》无"调胃"二字。成本无"柴胡汤"之"汤"。《千金翼》无"若不"以下三十字，柯本亦删。

钱云：此辨症似少阳，而实非柴胡证也。言邪在太阳，过一候而至十余日，已过经矣，而有"心下温温欲吐，胸中痛，大便反溏，腹微满，郁郁微烦"之证。若先此未有诸症之时，已自极其吐下之者，则知胃气为误吐误下所伤，致温温欲吐而大便反溏；邪气乘虚入里，故胸中痛而腹微满；热邪在里，所以郁郁微烦，乃邪气内陷，胃实之证也。胃实则当用攻下之法，以胃气既为吐下所虚，不宜峻下，唯当和其胃气而已，故与调胃承气汤，《阳明篇》所谓胃和则愈也。若不尔者，谓先此时未曾极吐下也。若未因吐下而见此诸症者，此非由邪陷所致，盖胸为太阳之分，邪在胸膈，故温温欲吐而胸中痛。大便反溏，热邪未结于里也。腹满郁烦，邪将入里而烦满也。若此者，邪气犹在太阳，为将次入里之征，若以承气汤下之，必致邪热陷入而为结胸矣，故曰"不可与"也。但前所谓欲呕、胸中痛、微溏者，虽有似乎少阳之"心烦喜呕、胸胁苦满、腹中痛"之证，然此非柴胡证也。更何以知其为先此时极吐下乎？以欲呕乃胃气受伤之见证，故知极吐下也。

锡云：呕者，即温温欲吐也。欲吐而不得吐，故呕。

程云：心中温温欲吐而胸中痛，是言欲吐时之象。欲吐则气逆，故痛。著一"而"字，则知痛从欲呕时见，不尔亦不痛。凡此之故，缘胃有邪畜，而胃之上口被浊熏也。大便溏，腹微满，郁郁微烦，是言大便时之象。气逆则不下行，故以大便溏为反。大便溏则气得下泄，腹不应满，烦不应郁郁；今仍腹微满、郁郁微烦，凡此之故，缘胃有阻留，而胃于下后仍不快畅也。云"先其时"者，见未吐下之先，向无此证，缘吐下徒虚其上下二焦，而中焦之气阻升降，遂从津液干燥处涩结成实，胃实则溏，故日进之水谷，只从胃旁溜下，不得胃气坚结之，大便反溏而屎气之留中者，自搅扰不宁，而见出诸证；其遏在胃，故与调胃承气，一荡除之。

丹云：王氏云：按经文"温温"，当作"嗢嗢"。此本于《玉函》。程氏云：温温者，热气泛沃之状；欲吐而不能吐，则其为干呕，可知矣。此以温热之义为解，并不可从矣。盖"温温"与"愠愠"同，《素问·玉机真藏》"背痛愠愠"，马氏注：愠愠，不舒畅也。《脉经》作"温温"，可以证矣。（《少阴篇》第三十九条，"心中温温"，《千金》作"愠愠"。）

又云：非柴胡证，汪氏用葛根加半夏汤。郭白云云：宜大半夏加橘皮汤。《金鉴》则云：须从太阳、少阳合病，下利若呕者，与黄芩加半夏生姜汤可也。魏氏云：若不尔者，指心下郁郁微烦言；若不郁郁微烦，则其人但正虚，而无邪以相涸，岂调胃承气可用乎？又系建中、甘草附子等汤之证矣，又岂诸柴胡可言耶？示禁甚深也。以上三说，未知孰是。王氏云："以呕"下，当有阙文。徐大椿云：此段疑有误字。《千金翼》删"若不"以下三十字，柯氏遂从之。要之，此条极难解，姑举数说备考。（志聪、锡驹注，以若不尔者为里虚，意与魏氏同。）

铁樵按：治热病所当注意者，为"表里、虚实、寒热、上下"八字。本条之反复告诫者，即在此八字。心下温温欲吐，胃气上逆，不下降也。既不下降，不当便溏，而又便溏，故云"反"。通常有上证，便不当有下证，今上下证互见，是当求其故。"温温"，通"愠愠"，所以形容不适之状，并非"温凉"之"温"。不适而吐，有寒证，亦有热证。胸痛、便溏、腹满皆然。若是邪热内攻而不适，则不当腹痛、便溏；若热结旁流而下利，则不当温温欲吐，于是须问先时是否极吐下。若未尝极吐下而有此证象，则当如钱注所云，有许

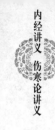

多斟酌；若先时曾极吐下，是胃气因吐而逆。调胃承气非攻坚之剂，不过使上逆之胃气仍归故辙，故名"调胃"。

"但欲呕"以下三句，最令人疑惑，故诸家多删去之。百零七节云"伤寒中风，有柴胡证，但见一证便是，不必悉具"，今云"但欲呕，胸痛，便溏，非柴胡证"，语意冲突，令人无可适从，是即注家释百零七节不分主从之过。须知柴胡证之必具条件，是寒热往来；其余或然证，乃不必悉具，故此条云：但欲呕，胸中痛，微溏者，此非柴胡证。若曰"寒热往来，呕而胸痛，微溏者"，乃柴胡证；若无寒热往来，但欲呕而胸痛、微溏者，非柴胡证也。柴胡证为半在表、半在里之少阳，所以既有恶寒之表证，复有发热之里证；既见上逆之呕吐证，又见微溏之陷里证。若非柴胡证，便不得二者兼见。今既非柴胡证，而呕与便溏兼见，便知是误吐使胃气上逆，故曰"以呕，故知极吐下也"。然曰"以呕，故知极吐下"，不曰"以微溏，故知极吐下"，何以故？曰：误下致脾阳下陷，则利不止矣，不止微溏也。观调胃承气之用，可知病属阳证，微溏而下之，其溏自止，是不成问题；所当注意者在呕，故但从呕一边说，立言亦有主从也。

太阳病六七日，表证仍在，脉微而沉，反不结胸，其人发狂者，以热在下焦，少腹当硬满，小便自利者，下血乃愈。所以然者，以太阳随经，瘀热在里故也。抵当汤主之。

《玉函》"六七"作"七八"，"当硬满"作"坚而满"。

钱云： 太阳病至六七日，乃邪当入里之候，不应表证仍在；若表证仍在者，法当脉浮；今反脉微而沉，又非邪气在表之脉矣。邪气既不在表，则太阳之邪当陷入而为结胸矣；今又反不结胸，而其人发狂者，何也？盖以邪不在阳分、气分，故脉微；邪不在上焦胸膈，而在下，故脉沉。热在下焦者，即桃核承气条所谓"热结膀胱"也。热邪煎迫，血沸妄溢，留于少腹，故少腹当硬满；热在阴分、血分，无伤于阳分、气分，则三焦之气化仍得运行，故小便自利也。若此者，当下其血乃愈。其所以然者，太阳以膀胱为府，其太阳在经之表邪随经内入于府，其郁热之邪瘀蓄于里故也。热瘀膀胱，逼血妄行，溢入回肠，所以少腹当硬满也。桃核承气条不言脉，此言"脉微而沉"；彼言"如狂"，此言"发狂"；彼云"少腹急结"，此云"少腹硬满"。彼条之血，尚有自下而愈者，其不下者，方以桃仁承气下之；此条之血，必下之乃愈。证之轻重，迥然不同，故不用桃仁承气汤，而以攻坚破瘀之抵当汤主之。

方云：瘀，血气壅秘也。

丹云：按：瘀，《伤寒直格》，於预切，积也。又音於。

又云：吴氏《瘟疫论》曰：按伤寒太阳病不解，从经传府，热结膀胱，其人如狂，血自下者，愈；血结不行者，宜抵当汤。今温疫起无表证，而惟胃实，故肠胃蓄血多，膀胱蓄血少。然抵当汤，行瘀逐血之最者，无分前后二便，并可取用。然蓄血结甚者，在桃仁力所不及，宜抵当汤。盖非大毒猛厉之剂，不足以抵当，故名之。然抵当证，所遇亦少。

铁樵按：本条钱注极明畅，可从。其所以瘀热随经之理，已详前桃核承气条下。

抵当汤方

水蛭熬　虻虫各三十个，去翅、足，熬　桃仁二十个，去皮、尖。《千金》"二十三个"。《翼》同本文，有"熬"字　大黄三两，酒洗。《玉函》、成本，"酒浸"。《千金翼》作"二两，破六片"

上四味，以水五升，煮取三升，去滓，温服一升，不下更服。

"四味"下，《玉函》、成本有"为末"二字。

柯云：蛭，昆虫之巧于饮血者也；虻，飞虫之猛于吮血者也。兹取水陆之善取血者攻之，同气相求耳。更佐桃仁之推陈致新，大黄之苦寒，以荡涤邪热。

钱云：抵当者，言瘀血凝聚，固结胶粘，即用桃仁承气及破血活血诸药，皆未足以破其坚结，非此尖锐钻研之性，不能抵当，故曰"抵当"。

丹云：张氏《医通》曰：如无虻、蛭，以干漆灰代之。

又云：按抵当，方氏云：抵，至也，亦至当不易之正治也。喻氏、汪氏辈皆同。锡驹云：抵拒大敌，四物当之。柯氏云：抵当者，谓直抵其当攻之所也。

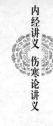
太阳病，身黄，脉沉结，少腹硬，小便不利者，为无血也；小便自利，其人如狂者，血证谛也，抵当汤主之。

《千金》"黄"作"重"，"硬"下有"满"字。

钱云：此又以小便之利与不利，以别血证之是与非是也。身黄，遍身俱黄也。沉为在里而主下焦，结则脉来动而中止，气血凝滞，不相接续之脉也。前云"少腹当硬满"，此则竟云"少腹硬"，脉证如此，若犹小便不利者，终是胃中瘀热郁蒸之发黄，非血证发黄也，故为无血。若小便自利而如狂，则知热邪与气分无涉，故气化无乖，其邪在阴血矣。此乃为蓄血发黄。

柯云：湿热留于皮肤而发黄，卫气不行之故也；燥血结于膀胱而发黄，营气不敷之故也。水结、血结俱是膀胱病，故皆少腹硬满，小便不利是水结，小便自利是血结。"如"字，助语辞。若以"如"字实讲，与发狂分轻重，则谬矣。

方云：谛，审也，言如此则为血证审实，无复可疑也。

丹云：按小便不利者，成氏云：可与茵陈蒿汤。《补亡论》云：与五苓散。程氏云：属茵陈五苓散。柯氏云：麻黄连轺赤小豆汤症也。以上宜选而用之。

铁樵按：发黄、脉结、蓄血、聚水，病理均详前，可与本节下钱、柯两注合参。

伤寒有热，少腹满，应小便不利，今反利者，为有血也，当下之，不可余药，宜抵当丸。

"有热"下，《玉函》《脉经》《外台》有"而"字。

成云：伤寒有热，少腹满，是蓄血于下焦，若热蓄津液不通，则小便不利；其热不蓄津液，而蓄血不行，小便自利者，乃为蓄血，当与桃仁承气汤、抵当汤下之。然此无身黄屎黑，又无喜忘发狂，是未至于甚，故不可余骏峻之药也。可与抵当丸，小可下之也。

柯云：有热，即表证仍在。

抵当丸方

水蛭二十个，熬。周、吴作"二十个，猪脂熬黑" 桃仁二十五个，去皮、尖。《玉函》《外台》、成本"三十个"。《千金》"二十二个"。《翼》有"熬"字 虻虫二十个，去翅、足，熬。《玉函》"二十五个" 大黄三两

上四味，捣分四丸，以水一升，煮一丸，取七合服之，晬时当下血。若不下者，更服。

《千金》作"上四味，为末，蜜和合，分为四丸"。

柯云：小其制而丸以缓之，方变汤为丸，然名虽丸也，犹煮汤焉。

张云：煮而连滓服之，与大陷胸同意。

丹云：陶弘景云：晬时者，周时也，从今旦至明旦。

太阳病，小便利者，以饮水多，必心下悸，小便少者，必苦里急也。

《病源》作"太阳病，小便不利者，为多饮水，心下必悸云云"，非也。

成云：饮水多而小便自利者，则水不内蓄，但腹中水多，令心下悸。《金匮要略》曰：食少饮多，水停心下，甚者则悸。饮水多而小便不利，则水蓄于内而不行，必苦里急也。

钱云：水寒伤胃，停蓄不及即行，必令心下悸动。心下者，胃之部分也。悸者，水满胃中，气至不得流通而动惕也。

程云：若小便少而欲得水者，此阳热在下焦，属五苓散证，强而与之，纵不格拒，而水积不行，必里作急满也。

汪云：常器之云：可茯苓甘草汤，又猪苓汤。推常氏之意，小便利者，用茯苓甘草汤；小便少者，猪苓汤。

伤寒论讲义第十四期

辨太阳病脉证并治（下）

问曰：病有结胸，有藏结，其状何如？答曰：按之痛，寸脉浮，关脉沉，名曰结胸也。何谓藏结？答曰：如结胸状，饮食如故，时时下利，寸脉浮，关脉小细沉紧，名曰藏结。舌上白胎滑者，难治。

《玉函》作"其脉寸口浮，关上自沉"，"时时下利云云"作"时小便不利，阳脉浮，关上细沉而紧"。张锡驹本，"胎"作"苔"。

汪云：此言结胸病状，与藏结虽相似而各别。夫结胸、藏结，何以云太阳病？以二者皆太阳病误下所致也。盖结胸病，始因误下而伤其上焦之阳，阳气既伤，则风寒之邪乘虚而入，上结于胸。按之则痛者，胸中实也；寸浮关沉者，邪气相结而为实之证也。若藏结病则不然，其始亦因误下而伤其中焦之阴，阴血既伤，则风寒之邪亦乘虚而入，内结于藏。状如结胸者，以藏气不平，逆于心下故也；饮食如故者，胸无邪阻而胃中空也；时时下利者，藏虚邪结，不能运化，胃中之水谷，不泌别，不厘清，因偏渗于大肠而作利也。寸浮关沉者，结胸脉也。今诊关脉，兼得小细紧者，则是藏虚而风寒之邪内结可知。舌上白苔者，经云"丹田有热，胸中有寒"，今者苔滑，则是舌湿润而冷也。此系误下太过而变成藏寒之证，故难治也。按结胸证，其人本胃中挟食，下之太早，则食不能去，外邪反入，结于胸中，以故按之则痛，不能饮食；藏结证，其人胃中本无食，下之太过，则藏虚邪入，冷积于肠，所以状如结胸，按之不痛，能饮食，时下利，舌上苔滑，此非真寒证，乃过下之误也。

魏云：人知仲景辨结胸非藏结为论，不知仲景正谓藏结与痞有相类，而与结胸实不同耳。盖结胸者，阳邪也；痞与藏结，阴邪也。痞则尚有阳浮于上，藏结则上下俱无阳独阴矣，阴气内满，四逆汤证也。

《鉴》云：按此条"舌上白胎滑者，难治"句，前人旧注皆单指藏结而言，未见明晰，误人不少。盖舌苔白滑，即结胸证具，亦是假实；舌苔干黄，虽藏结证具，每伏真热。藏结阴邪，白滑为顺，尚可温散；结胸阳邪，见此为逆，不堪攻下，故为难治。由此可知，著书立论，必须躬亲体验，真知灼见，方有济于用，若徒就纸上陈言，牵强附会，又何异按图索骥耶？

丹云：按《金鉴》此说，未知于经旨如何，然系于实验，故附于此。

又云：按汪注，结胸伤上焦之阳气，藏结伤中焦之阴气，于理未允。

又云：按"胎"，锡驹作"苔"，原于庞氏《总病论》，知是"胎"本"苔"字，从"肉"作"胎"，与"胚胎"之"胎"义自别。又，《圣惠方》载本经文，亦并作"苔"。

藏结无阳证，不往来寒热，（原注：一云"寒而不热"。）其人反静，舌上胎滑者，不可攻也。

"不往来寒热"，《脉经》作"寒而不热"。"胎滑"，巢《源》作"不胎"。庞氏"胎"作"苔"，锡驹同。

柯云：结胸是阳邪下陷，尚有阳证见于外，故脉虽沉紧，有可下之理；藏结是积渐凝结而为阴，五藏之阳已竭也，外无烦躁潮热之阳，舌无黄黑芒刺之苔，虽有硬满之症，慎不可攻，理中、四逆辈温之，尚有可生之义。

丹云：按藏结，《补亡论》王朝奉刺关元穴，非也。汪氏云：宜用艾灸之。《蕴要》曰：灸气海、关元穴，宜人参三白汤加干姜，寒甚者加附子。《全生集》曰：灸关元，与茱萸四逆加附子汤。以上宜选用。《准绳》曰：王朝奉服小柴胡汤，其已云"不往来寒热"，何用小柴胡汤？是甚谬矣。《金鉴》程知云：经于藏结白苔滑者，只言难治，未尝言不可治也；只言藏结无热、舌苔滑者不可攻，未尝言藏结有热、舌苔不滑者亦不可攻也。意者丹田有热、胸中有寒之证，必有和解其热、温散其寒之法，俾内邪潜消，外邪渐解者，斯则良

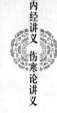

工之苦心乎。

汪氏云：藏结本无可下之证，成注云"于法当下"者误。《集注》潘氏曰：案文义，若藏结有阳证，亦属可攻。此说亦恐不必矣。

丹云：按"反"字，对结胸烦躁而言。

病发于阳而反下之，热入因作结胸；病发于阴而反下之，（原注：一作"汗出"。）因作痞也。所以成结胸者，以下之太早故也。

成本"痞"下无"也"字，《玉函》同，"病"上冠"夫"字。下"而反下之"，《千金翼》作"而反汗之"。"痞"，巢《源》作"否"。

成云：发热恶寒者，发于阳也，而反下之，则表中阳邪入里，结于胸中为结胸。无热恶寒者，发于阴也，而反下之，表中之阴入里，结于心下为痞。

钱云：发于阳者，邪在阳经之谓也；发于阴者，邪在阴经之谓也。反下之者，不当下而下也。两"反下之"，其义迥别，一则以表邪未解而曰反下，一则以始终不可下而曰反下也。因者，因误下之虚也。结胸则言热入者，以发热恶寒，表邪未解，误下则热邪乘虚陷入而为结胸。以热邪实于里，故以大小陷胸攻之。痞不言热入者，盖阴病本属无阳，一误下之，则阳气愈虚，阴邪愈盛，客气上逆，即因之而为痞硬，如甘草、半夏、生姜三泻心汤证是也。末句但言下早为结胸之故，而不及痞者，以邪在阳经而未解，邪犹在表，若早下之，则里虚而邪热陷入，致成结胸；若表邪已解而下之，自无变逆之患，故以下早为嫌。至于邪入阴经之证，本无可下之理。阴经虽有急下之条，亦皆由热邪传里，非阴经本病也，除此以外，其可反下之乎？

程云：发于阳者，从发热恶寒而来，否则热多寒少者，下则表热陷入，为膻中之阳所格，两阳相搏，是为结胸，结胸为实邪。发于阴者，从无热恶寒而来，否亦寒多热少者，下则虚邪上逆，亦为膻中之阳所拒，阴阳互结，是为痞，痞为虚邪。

张云：病发于阳者，太阳表证误下，邪结于胸也。病发于阴者，皆是内挟痰饮，外感风寒，中气先伤，所以汗下不解而心下痞也。或言中风为阳邪，伤寒为阴邪，（方、喻、《金鉴》皆然。）安有风伤卫气，气受伤而反变为结胸；寒伤营血，血受伤而反成痞之理？复有误认直中阴寒之阴，下早变成痞者，则阴寒本无实热，何得有下早之变？设阴结阴躁而误下之，立变危逆，恐不至于成痞，停日待变而死也。

丹云：按发于阳、发于阴，成氏、程氏、钱氏皆原于《太阳上篇》第八条之义。然所谓阴，非少阴直中之谓，但是寒邪有余，后世所谓挟阴之证。若果直中纯阴，则下之有不立毙者乎？张氏所论，虽似于经旨未明切，而验之病者，往往有如此者，故并采而录之。张兼善驳成氏，以阴阳为表里，柯氏亦以为外内，周氏则云"发于阴者，洵是阴证，但是阳经传入之邪"，皆不可从也。

又云：《总病论》曰：发热恶寒，为发于阳，误下则为结胸；无热恶寒，为发于阴，误下则为痞气。按：成注原于此。

又云：《病源候论》，结胸者，谓热毒结聚于心胸也。否则心下满也，按之自软，但气否耳，不可复下也。又，痞者，塞也，言府藏否塞不宣通也。《释名》曰：脏，否也，气否结也。《说文》徐曰：痞，病结也。《直指方》曰：乾上坤下，其卦为否。阳隔阴而不降，阴无阳而不升，此否之所以痞而不通也。《伤寒百问·经络图》曰：但满而不痛者为痞，任人揉按，手不占护，按之且快意。

结胸者，项亦强，如柔痓状，下之则和，宜大陷胸丸。

《玉函》《千金翼》"项"上有"其"字。《玉函》《脉经》"痓"作"痉"，是。

成云：结胸病项强者，为邪结胸中，胸膈结满，心下紧实，但能仰而不能俯，是项强也。

程云：夫从胸上结硬而势连甚于下者，大陷胸汤，不容移易矣。若从胸上结硬而势连甚于上者，缓急之形既殊，则汤丸之制稍异。结胸而至项亦强，如柔痓状，如邪液布满胸中，升而上阻，更不容一毫正液和养其筋脉矣。胸邪至此，紧逼较甚，下之则和，去邪液即所以和正液也。改大陷胸汤为大陷胸丸，峻治而行以缓，得建瓴之势，而复与邪相当，是其法也。

柯云：头不痛而项犹强，不恶寒而头汗出，故如柔痓状。

大陷胸丸方

大黄半斤　葶苈子半升，熬　芒硝半升　杏仁半升，去皮、尖，熬黑

上四味，捣筛二味，内杏仁、芒硝，合研如脂，和散，取如弹

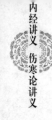

丸一枚，别捣甘遂末一钱匕、白蜜二合，水二升，煮取一升，温顿服之，一宿乃下。如不下。更服，取下为效。禁如药法。

"白蜜二合"，《玉函》《千金》并《翼》《外台》作"一两"。

钱云：大黄、芒硝、甘遂，即大陷胸汤；白蜜一合，亦即十枣汤中之大枣十枚也。增入葶苈、杏仁者，盖以胸为肺之所处，膻中为气之海，上通于肺而为呼吸，邪结胸膈，硬满而痛，气道阻塞，则有少气躁烦、水结胸胁之害，故用葶苈、甘遂以逐水泻肺，杏仁以利肺下气也。所用不过一弹丸，剂虽大而用实小也；和之以白蜜，药虽峻而佐则缓也。岂如承气、陷胸汤之人行十里二十里之迅速哉？

吴氏曰：凡云丸者，皆大弹丸，煮化而和滓服之也。后抵当丸、理中丸同。凡云弹丸及鸡子黄者，以四十梧桐子准之。（案：出《本草·序例》。）

又云：《千金方·秘涩门》本方不用甘遂，蜜丸如梧子大，服七丸，名练中丸，主宿食不消，大便难。《肘后方》名承气丸。

庞氏《总病论》曰：虚弱家，不耐大陷胸汤，即以大陷胸丸下之。

结胸证，其脉浮大者，不可下，下之则死。

喻云：胸既结矣，本当下以开其结，然脉浮大，则表邪未尽，下之是令其结而又结也，所以主死。此见一误不堪再误也。

张兼善曰：脉浮大，心下虽结，其表邪尚多，未全结也。若辄下之，重虚其里，外邪复聚而必死矣。柴胡加桂枝干姜汤，以和解之。

丹云：汪氏引《补亡论》常器之云：可与增损理中丸，如未效，用黄连、巴豆，捣如泥，封脐上，灼艾灸热渐效。此盖藏结治法，恐与此条证不相涉也。汪氏以为不可用，是矣。

又云：按方氏、钱氏、程氏以大为虚脉，恐非是也。

结胸证悉具，烦躁者亦死。

《玉函》"烦"作"而"。

喻云："亦"字承上。

成云：结胸证悉具，邪结已深也。烦躁者，正气散乱也。邪气胜正，病者必死。

程云：此时下之则死，不下亦死，惟从前失下，至于如此。须玩一"悉"字。

　　太阳病，脉浮而动数，浮则为风，数则为热，动则为痛，数则为虚，头痛发热，微盗汗出，而反恶寒者，表未解也。医反下之，动数变迟，膈内拒痛，（原注：一云"头痛即眩"。）胃中空虚，客气动膈，短气躁烦，心中懊憹，阳气内陷，心下因硬，则为结胸，大陷胸汤主之。若不结胸，但头汗出，余处无汗，剂颈而还，小便不利，身必发黄。

　　"膈内拒痛"，《玉函》《脉经》《千金翼》作"头痛即眩"。"客气"，《外台》作"客热"。"余处"，《玉函》《脉经》作"其余"，《全书》脱"处"字。"剂"，《脉经》《千金翼》作"齐"。"黄"下，成本有"也"字，袁表、沈际飞本《脉经》，有"属柴胡栀子汤"六字。《金鉴》云"'数则为虚'句，疑是衍文"，是也。"心下因硬"，程本作"心中因硬"，非也。

　　成云：动数皆阳脉也，当责邪在表。睡而汗出者，谓之盗汗，为邪气在半表半里，则不恶寒。此头痛发热，微盗汗出，反恶寒者，表未解也。当发其汗，医反下之，虚其胃气，表邪乘虚则陷。邪在表则见阳脉，邪在里则见阴脉，邪气内陷，动数之脉所以变迟，而浮脉独不变者，以邪结胸中，上焦阳结，脉不得而沉也。客气者，外邪乘胃中空虚入里，结于胸膈，膈中拒痛者，客气动膈也。《金匮要略》曰：短气不足以息者，实也。短气躁烦，心中懊憹，皆邪热为实，阳气内陷，气不得通于膈，壅于心下，为硬满而痛，成结胸也。与大陷胸汤，以下结热。若胃中空虚，阳气内陷，不结于胸膈，下入于胃中者，遍身汗出，则为热越，不能发黄；若但头汗出，身无汗，剂颈而还，小便不利者，热不得越，必发黄也。

　　方云：太阳之脉本浮，动数者，欲传也。"浮则为风"四句，承上文以释其义，头痛至表未解也，言前证。然太阳本自汗而言微盗汗，本恶寒而言反恶寒者，稽久而然也。"医反下之"至"大陷胸汤主之"，言误治之变，与救变之治。膈，心胸之间也。拒，格拒也。言邪气入膈，膈气与邪气相格拒而为痛也。空虚，言真气与食气皆因下而致亏损也。客气，邪气也。阳气，客气之别

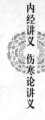

名也。以本外邪，故曰客气；以邪本风，故曰阳气。里虚而陷入，故曰内陷。

汪云：夫曰膈内，曰心中，曰心下，皆胸之分也。名曰结胸，其邪实陷于胃，胃中真气虚，斯阳邪从而陷入于胸，作结硬之形也。《补亡论》常器之云：发黄者，与茵陈蒿汤；煎茵陈浓汁，调五苓散，亦可。

钱氏云：表未解，乃桂枝汤证也。窃疑当是柴胡桂枝汤证。又云：动数之脉，变迟之后，阳邪已陷，岂尚有浮脉乎？必无浮脉再见之理矣。

丹云：《明理论》曰：伤寒盗汗，非若杂病者之责其阳虚而已，是由邪在半表半里使然也。何者？若邪气一切在表，干卫则自汗出；此则邪气侵行于里，外连于表邪，及睡则卫气行于里，乘表中阳气不致，津液得泄而为盗汗。亦非若自汗有为之虚者，有为之实者；其于盗汗，悉当和表而已。

又云：按"客气"，《外台》作"客热"，知是阳气，乃阳热之邪气也。

又云：《证治准绳》载朱震亨说云：胃中空虚，短气烦躁，虚之甚矣，岂可迅攻之乎？以栀子豉汤，吐胸中之邪而可也。钱氏则称朱氏不善读书者，因历举七条，以辨其误，可谓至当矣。文繁，今省之。

大陷胸汤方

大黄六两，去皮。《千金》及《翼》无"去皮"二字　芒硝一升　甘遂一钱匕。《千金》及《翼》《外台》"一"上有"末"字。成本脱"匕"字

上三味，以水六升，先煮大黄，取二升，去滓，内芒硝，煮一两沸，内甘遂末，温服一升，得快利，止后服。

成云：大黄谓之将军，以苦荡涤。芒硝一名硝石，以其咸能软硬，夫间有遂，以通水也。甘遂，若夫间之遂，其气可以直达透结，陷胸三物为允。

汪按：甘遂，若夫间之遂。考《周礼》：凡治野，夫间有遂。注云：自一夫至千夫之田，为遂沟洫浍，所以通水于川。遂者，通水之道也。广深各三尺曰遂。则是甘遂乃通水之要药，陷胸汤中以之为君，乃知结胸证非但实热，此系水邪结于心下故也。按《周礼·遂人·上》：地夫一廛，夫间有遂，遂上有径，十夫有沟。郑玄注云：遂沟，皆所以通水于川也。遂深二尺，沟倍之。

钱云：大黄六两，汉之六两，即宋之一两六钱二分。李时珍云：古之一升，今之二合半，约即今之一瓯也。每服一瓯，约大黄五钱外，结胸恶证，理

亦宜然，未为太过，况快利止后服乎？《明理论》曰：结胸为高邪，陷下以平之，故治结胸曰"陷胸汤"，利药中此为驶剂。伤寒错恶，结胸为甚，非此汤则不能通利。大而数少，取其迅疾，分解结邪也。

丹云：柯琴方论曰：以上二方，比大承气更峻，治水肿痢疾之初起者甚捷，然必视其人之壮实者施之。如平素虚弱，或病后不任攻伐者，当念虚虚之祸。《玉函》又大陷胸汤方：桂枝四两、甘遂四两、大枣十二枚、栝楼实一枚，去皮、人参四两，上五味，以水七升，煮取三升，去滓，温服一升。胸中无坚，勿服之。《古方选注》曰：栝楼陷胸中之痰，甘遂陷经隧之水，以桂枝回护经气，以人参奠安里气，仍以大枣泄营，徐徐纵热下行，得成陷下清化之功。按此方，大陷胸汤证而兼里虚者宜用也，故附载于此。又按，亦见《活人书》，分两少异。《千金翼》陷胸汤，主胸中心下结坚，食饮不消方：甘遂、大黄各一两，栝楼、甘草各一两，黄连六两，上以水五升，煮取二升五合，分三服。《千金》无甘遂。

伤寒六七日，结胸热实，脉沉而紧，心下痛，按之石硬者，大陷胸汤主之。

"脉沉而紧"，《玉函》作"其脉浮紧"。"石硬者"，《玉函》《脉经》《千金翼》作"如石坚"。

程云：结胸一证，虽曰阳邪陷入，然阴阳二字，从虚实、寒热上区别，非从中风、伤寒上区别。表热盛实，转入胃府，则为阳明证；表热盛实，不转入胃府而陷入膈，则为结胸证，故不必误下始成。伤寒六七日，有竟成结胸者，以热已成实而填塞在胸也。脉沉紧，心下痛，按之石硬，知邪热聚于此一处矣。不因下而成结胸者，必其人胸有燥邪，以失汗而表邪合之，遂成里实。此处之紧脉，从痛得之，不作寒断。

魏云：六七日之久，表寒不解而内热大盛，于是寒邪能变热于里，在胃则为传阳明，在胸则为结胸矣。入胃则为胃实，入胸则为胸实。实者，邪热已盛而实也。

兼云：下早结胸，事之常；热实结胸，事之变，所入之因不同，其证治则一理而已。

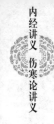

伤寒十余日，热结在里，复往来寒热者，与大柴胡汤；但结胸，无大热者，此为水结在胸胁也，但头微汗出者，大陷胸汤主之。

《玉函》无"也，但"二字。

喻云：治结胸之证，取用陷胸之法者，以外邪挟内饮，抟结胸间，未全入于里也。若十余日，热结在里，则是无形之邪热蕴结，必不定在胸上，加以往来寒热，仍兼半表，当用大柴胡汤，以两解表里之热邪，于陷胸之义无取矣。"无大热"与上文"热实"互意，内陷之邪但结胸间，表里之热反不炽盛，是为水饮结在胸胁；其人头有微汗，乃邪结在高而阳气不能下达之明征，此则主用大陷胸汤，允为的对也。后人反谓结胸之外，复有水结胸一证，（按：《活人书》另用小半夏加茯苓汤。）可笑极矣。

程云：热尽入里，表无大热矣。无大热，更无往来之寒可知。

钱云：若是水饮，必不与热邪并结，则大陷胸方中何必有逐水利痰之甘遂乎？可谓一言破惑。

太阳病，重发汗而复下之，不大便五六日，舌上燥而渴，日晡所小有潮热，（原注：一云"日晡所发心胸大烦"。）从心下至少腹硬满而痛不可近者，大陷胸汤主之。

"所"，《玉函》无，《千金翼》作"如"。《千金》作"日晡有小潮热，心胸大烦，从心下云云"，盖原于《小品方》。《内台方议》"所"下补"发"字。《总病》"所"作"则"。

喻云：不大便、燥渴、日晡潮热、少腹硬满，证与阳明颇同，但小有潮热，则不似阳明大热；从心上至少腹手不可近，则阳明又不似此大痛。因是，辨其为太阳结胸兼阳明内实也。缘误汗复误下，重伤津液，不大便而燥渴潮热，虽太阳阳明，亦属下证。但痰饮内结，必用陷胸汤，由胸胁以及胃肠，荡涤始无余；若但下肠胃结热，反遗胸上痰饮，则非法矣。

钱云：日晡，未、申之时也。所者，即书云"多历年所"之"所"也。邪从太阳误入阳明，故从心上至少腹，无少空隙，皆硬满而痛，至手不可近也。

丹云：《证治准绳》朱震亨云：汗下之后，表里俱虚矣；不大便五六日，可见津液之耗。今虽有硬痛，而可以迅攻之乎？调胃承气缓取之乎？此乃与前用栀子豉汤之见同矣，皆坐不熟经旨而已。

又云：舌上燥干而渴，与藏结之舌上滑白，大分别处。

铁樵按：《伤寒论》至"太阳下篇"，各家注释几乎无一而可。今之医家所赖者，即是各注，注既无一不模糊，斯医者亦无一不模糊，而《伤寒论》乃仅存半部矣。结胸一证，余反复推敲，亘七八年，迄不能得其要领。盖所言之病状，其所处之方药，证之实验，轻重不侔，不可据以为法。试推论之如下。

太阳病，表邪未解而下之，按之痛者，结胸也。所按之处，既云"结胸"，自是胸膛，不烦解释。夫云"按之痛"，可知不按并不痛，既不痛则不按，则有何症状乎？百四二节云"膈内拒痛，胃中空虚，客气动膈，短气躁烦，心中懊恼，阳气内陷，心下因硬"是也。所谓"阳气内陷"，即百三八节"病发于阳而反下之，热入因作结胸"之文。曰"热入因作结胸"，未结胸时，热在表也。热在表，所谓太阳病，胸中本不病，故云"胃中空虚"。客气者，外热也。客气动膈，谓客热自外而入。凡文字两句相连者，有垫入一句以明其所欲言之真义者，所欲言句为主句，垫入一句为宾句。宾句专为显明主句而设，别无何种特殊。此例不胜枚举，"胃中空虚，客气动膈"二语，即是此种。因胃中空虚，故客气动膈，明病在表，因误下之故，遂自外入内也。故"胃中空虚"句无须繁解。然则"短气躁烦，心中懊恼，阳气内陷，心下因硬"，所谓结胸证也。百三六节之"寸脉浮，关脉沉"，百四二节之"动数变迟"，百四三节之"脉沉而紧"者，结胸之脉也。

百四一节"结胸证悉具"，自是指上列各证；乃继之曰"躁烦者亦死"，则殊可疑，因结胸症未有"短气躁烦"句，乃百四二节不言死，百四一节独言死，何也？结胸之状，深究其理，有可得而言者。关上所以候胸中，寸口所以候上焦；浮以候外，沉以候里。太阳病误下，藏气为药所伤，则病之重心反在内而不在外，营卫之行乱，而胸中乃窄缩而为结胸。若问藏气何以受伤，则因药与病不相当之故。胸中所以能受悍药者，为有病当之。今病在躯体之外层，而药入躯体之里面，故云"误下"。里面无病，故云"胃中空虚"。戕伐无辜，体温津液皆奔集里面以为救济，此所以结也。病在外，浮脉应之；病在里，沉脉应之。重心在头与胸腹上焦，寸脉应之；重心在腹肋、小腹、腰膝、胫踝，尺脉应之；重心在胸中，关脉应之。此所以关脉沉，其寸脉浮者。太阳病误下，虽变为结胸症，乃是太阳病之外，加一结胸症，其本有之太阳病，初不因误下，关脉所以浮也。寸口所以独浮者，亦非寸脉应太阳之谓。盖太阳病，寸关尺三部皆浮，因结胸之势暴，关脉猝然见沉，寸脉不随之俱沉而已，故"寸脉浮，关脉沉"两句，所重者在"关脉沉"一句。不及于尺脉者，即因重要在关脉之故。然则结胸之为病，与小孩热病之误服回春丹等药者相等，断非大陷胸汤丸所可疗治。（参观《药盦医案》第三则。）

鄙人尝谓：发热而手足微寒，是体温奔集里层之故。经文之"客气动膈"，实即此意。百三九节云"结胸者，项亦强，如柔痉状，下之则和"，非谓项强当下，谓如柔痉状当下也。结胸而状如柔痉，实因胃中热实，胃神经起变化，影响运动神经，而显抽搐症状。如是者，固当下。观如柔痉状当下，则不如柔痉状，岂得妄下？况甘遂力量猛于大黄十倍，吾尝以治水肿之脉实者，每用一分，便得快利水肿焉，夫病重于结胸亦不啻十倍；又况结胸之为病，本从误下来，更从而再下之乎？鄙人因其理不可通，迄不敢用。观各注家之说，皆不过望文生义，初非经验有得之言，欲后人之盲从之，亦大难矣。故吾敢正告吾同学：宁缺此数页《伤寒论》，不得以人命供吾等试验也。如欲试验，未尝不可，须先自服，此亦欲度众生，先自入地狱之义。吾尝因病而服甘遂，致须发缥白；又尝无病而服少许葶苈、犀角、羚羊各一次，致胸中如被石压，历久而后得差，故吾视葶苈、犀角、羚羊皆敬而远之。此可供读者一举者也。

又，结胸、藏结、痞三项病，其症状、病理，经文不甚分明；注家解释，言人人殊，令人无所适从，皆无益而有害。今吾以意释之，虽不必便为定论，要亦研究之所许也。

结胸为热实，经文已明白言之，且是可下之证，是必表热内攻，藏气格拒，更挟食积，因而实硬拒痛。所谓"胃中空虚"者，谓胃中本无病，非谓胃中无食物。盖客热未入，胃气安其故常，只问太阳之病不病，不问胃中虚与实。常人肠实胃虚，胃实肠虚，肠胃更迭为虚实，断无肠胃同时并虚之理，故病而结，不于肠，即于胃。不但结胸如此，即病之传阳明者，亦是此理，惟其夹食，所以可下，此无可疑。所可疑者，在甘遂、葶苈之太峻耳。

结胸之外，又有藏结之名。藏结之界说如何，仅百三六、三七两条，尤为不易捉摸。盖仅仅据此两条，不足识藏结证也。藏结之脉，异于结胸者，为小细沉紧。而百四十条云"结胸症，脉浮大者，不可下"，是结胸之可下者，脉固细小。百六十条云"脉浮而紧，而复下之，紧反入里；则作痞"，是痞脉亦沉紧。然则何者为藏结乎？注家之所以模糊影响，即因此故。

愚按：藏结与结胸，对待言之。结胸既是胃中空虚，因误下热入而结，是为府病，则藏结是藏病。准《内经》之定象，所谓藏即阴证之谓；府即阳证之谓。惟其结胸是阳证，所以可下；惟其藏结是阴证，所以不可下。然则藏结者，即后文之少阴自利而胸脘拒痛如结胸状者，是其症也。自来医案中罕见藏结之证，则因藏结之界说未明，即遇此症，亦以少阴法治之，不名为藏结欤？

至于胸痞，则较藏结为轻。病发于阳而反下之，热入因作结胸；发于阴而反下之，因作痞。发于阳而误下，表热入里，与胃中本有之食物相结，是其病纯由外铄；发于阴而误下之痞，并非热入，乃藏气格拒之故。所以格拒，因药力暴，胸中清旷之地无端受攻，体工起而救济，失其故常，遂致痞满不适。是痞之为病，非风寒、食积，乃药误与本身气血互相格拒而成也。故结胸曰"热入"，痞不曰"热入"。

吴又可对于下症，有温邪到胃、未到胃之辨。所谓到胃者，谓拒按、矢气、舌黄；舌未黄者，谓之未到胃，不可攻下，而用槟榔、枳实、柴胡。《伤寒论》所谓阳明府证，即是已化燥者；所谓阳明经症，即是已化热，未化燥者。准此，则结胸症必是已化燥而舌黄之证，故藏结症有"舌上苔滑不可攻"之文。

"痞"字似非专名，不过一种见证，其病仍在阳分，与藏结迥然不同，不过其舌苔必不黄，有断然者。故胸痞症不言"可下"。前人以可开关利膈散治格食，其实格食之病，多半由于胃燥，有当用石斛者；开关利膈散纯燥药，殊不宜。若施之于无热恶寒、下之太早之胸痞，则甚适当。即用吴又可达原饮，亦必能取效也。

凡吾以上所言，皆本诸经验与病理。所谓病理，亦即散见于《伤寒论》各节中者，非鄙人所杜撰。故吾所言者，字字可以施诸实用。各注望文生义，牵强附会，泰半不可从也。大陷胸与十枣两条，皆极可疑，必不得已而用之，宁舍汤用丸，每服少许，以知为度，则孙思邈用毒药之方法也。他日论《千金方》，当申说其理。本篇因怀疑处颇多，故综合论之，不复逐节为说。

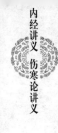

小结胸病，正在心下，按之则痛，脉浮滑者，小陷胸汤主之。

《玉函》"病"作"者"，"滑"下无"者"字。

成云：心下硬痛，手不可近者，结胸也；正在心下，按之则痛，是热气犹浅，谓之小结胸。结胸脉沉紧，或寸浮关沉，今脉浮滑，知热未深结，与小陷胸汤，以除胸膈上结热也。

王云：上文云"硬满而痛不可近者"，是不待按而亦痛也；此云"按之则痛"，是手按之，然后作痛尔。上文云"至少腹"，是通一腹而言之；此云"正在心下"，则少腹不硬痛，可知矣。热微于前，故云小结胸也。

喻云：其人外邪陷入原微，但痰饮素盛，挟热邪而内结，所以脉见浮滑也。

小陷胸汤方

黄连一两。《玉函》作"二两" 半夏半升，洗 栝楼实大者一枚。成本作"一个"

上三味，以水六升，先煮栝楼，取三升，去滓，内诸药，煮取二升，去滓，分温三服。

"三服"下，《总病论》有"微解，下黄涎，即愈"七字，《活人书》《准绳》并同。

钱云：夫邪结虽小，同是热结，故以黄连之苦寒，以解热开结，非比大黄之苦寒荡涤也。邪结胸中，则胃气不行，痰饮留聚，故以半夏之辛温滑利，化痰蠲饮而散其滞结也。栝楼实之甘寒，能降上焦之火，使痰气下降也。此方之制，病小则制方亦小，即《内经》所云：有毒无毒，所治为主，适大小为制也。

《内台方议》曰：又治心下结痛，气喘而闷者。

汪昂《医方集解》：刘心山曰：结胸多挟痰饮，凝结心胸，故陷胸泻心，用甘遂、半夏、栝楼、枳实、旋覆之类，皆为痰饮而设也。

汪氏云：大抵此汤，病人痰热内结者，正宜用之。

锡驹云：按：汤有大小之别，症有轻重之殊。今人多以小陷胸汤治大结胸症，皆致不救，遂诿结胸为不可治之证。不知结胸之不可治者，止一二节，余皆可治者也。苟不体认经旨，以致临时推诿，误人性命，深可叹也。

《伤寒直格》曰：栝楼实，惟锉其壳，子则不锉，或但用其中子者，非也。

《医学纲目》曰：工部郎中郑忠厚，因患伤寒，胸腹满，面黄如金色，诸翰林医官商议，略不定，推让曰：胸满可下，恐脉浮虚。召孙兆至，曰：诸公虽疑，不用下药，郑之福也，下之必死。某有一二服药，服之必瘥。遂下小陷胸汤，寻利，其病遂良愈，明日面色改白，京城人称服。

又曰：孙主簿述之母，患胸中痞急，不得喘息，按之则痛，脉数且涩，此胸痹也。因与仲景三物小陷胸汤，一剂而和，二剂而愈。

《医垒元戎》小陷胸汤，去半夏，加大黄。

《赤水玄珠》：徐文学三泉先生令郎，每下午发热，直至天明，夜发更甚，右胁胀痛，咳嗽吊疼，坐卧俱疼。医以疟治，罔效。逆予诊之，左弦大，右滑大搏指。予曰：《内经》云：左右者，阴阳之道路。据脉，肝胆之火为痰所凝，必强作文，过思不决，郁而为疼。夜甚者，肝邪实也。乃以仲景小陷胸汤为主，栝楼一两，黄连三钱，半夏二钱，前胡、青皮各一钱，水煎饮之；夜服当归龙荟丸，微下之，夜半痛止热退，两帖全安。

《医林集要》加味陷胸汤，治壅热痞满，胸膈痛，或两胁痛，于本方加桔梗、黄芩、黄连、麦门冬，姜水煎，饥时服，利下黄涎，即安。凡疟痢病后余热，留滞胸膈，及有饮酒过度，胸结痛，亦宜服此，神效。一法，只用小陷胸汤，加桔梗、枳壳，甚效。

《医学入门》小调中汤，治一切痰火，及百般怪病，善调脾胃，甚效，于本方加甘草、生姜。

《证治大还》加味小陷胸汤，（秘方）治火动其痰，嘈杂，于本方加枳实、栀子。

张氏《医通》：凡咳嗽面赤，胸腹胁常热，惟手足有凉时，其脉洪者，热痰在膈上也，小陷胸汤。（即本方）

铁樵按：小结胸正在心下，则大结胸不止心下；大结胸既不止心下，则与大承气症相似，惟不如阳明府之壮热；又观陷胸汤与大承气之分别，可知大承气症重心在回肠，大陷胸症重心在脘下。此皆是与前章互相发明者。观方中用黄连，则知小陷胸症皆属热者，不热则此方不适用，可知小结胸无寒证；既

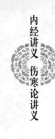

用半夏、栝楼实，则谓有饮，亦是古无"痰"字，饮即痰也。凡伤寒系热病，胸闷者，用此方为副药，颇效。惟属虚寒者当禁。

又，考《尊生方》张兼善曰：从心下至少腹，实硬而痛不可近者，大结胸也；正在心下，未及腹肋，按之痛，未至石板，小结胸也，形证之分如此。盖大结胸者，是水结在胸腹，故其脉沉紧；小结胸者，是痰结于心下，故其脉浮滑。水结宜下，故用甘遂、葶、杏、硝、黄等；痰结宜消，故用瓜蒌、半夏等。

又，陈士铎云：瓜蒌一物，乃陷胸之圣药，平人服之，必至心如遗落然。食结在胸，非硝、黄、枳、朴、槟榔等可祛，必得瓜蒌，始能陷之；尤恐其过于下也，可加甘草留之。又，王朴庄亦有"栝楼实能洞穿心气"之说，并可为小陷胸汤释疑辨惑。（《尊生方》瓜/栝楼不分。）

太阳病二三日，不能卧，但欲起，心下必结，脉微弱者，此本有寒分也，反下之，若利止，必作结胸；未止者，四日复下之，此作协热利也。

《玉函》《脉经》《千金翼》"起"下有"者"字，作"此本寒也"，"反"上有"而"字，"四"下有"五"字，"复"下有"重"字，"协"作"挟"。《脉经》"不"上有"终"字。《外台》"寒分"作"久寒"。《神巧万全方》"分"作"故"。王本删"分"字。《金鉴》云："复下之"，"之"字当是"利"字，上文利未止，岂有复下之理乎？细玩自知，是必传写之误。方云：末句"此"下，疑有脱误。是不必矣。

钱云：二三日，表邪未解，将入里而未入里之时也。不能卧，但欲起者，邪势搅扰，坐卧不宁之状也。若此，则知邪已在胸次之阳位矣。以尚未入胃，故知心下必结。必者，决词也。本文虽不言治法，以理推之，即栀子豉汤之类证也。若此证而脉见微弱者，其中气本属虚寒，尤为不可下之证。而反下之，若利随下止，则陷入之邪，不得乘势下走，必硬结于胸中矣。若三日下之而利未止者，第四日复下之，则已误再误，有不至中气不守，胃气下陷，以虚协热而下利者乎？此所以重以为戒也。桂枝人参汤证，误下而利下不止，故因虚寒而成痞硬；此条误下利止，亦因虚寒而成结胸，均属太阳未解之证。一痞一结，似有虚实之殊，然脉微弱而本有寒分者，其可竟以实热待之耶？"协热"二字，当与桂枝人参汤条不甚相远也。

丹云：按寒分，汪氏云：痰饮也。以痰饮本寒，故曰寒分。然"分"字不成义，当从《外台》而作"久寒"，或依《玉函》等删之亦得。"协热"之"协"，成本作"恊"，并"挟"同。成注作"挟热利"。程氏云"里寒夹表热而下利，是曰协热"，是也。况《玉函》等作"挟"，可为确证矣。方氏云：协，互相和同之谓。后世注家多宗其说，不可从矣。

又云：此条结胸证，乃属虚寒。常器之云：可增损理中丸。方出《外台·天行病》，即理中丸加栝楼根、枳实、茯苓、牡蛎，云：治下后虚逆，而气已不理，而毒复上攻，结于胸中。乃于此条证为切当矣。协热利，成氏而降，皆云邪热下攻肠胃为热利，常氏主以白头翁汤；而此条曰"脉微弱"，曰"有寒分"，岂是热利耶？钱氏注似于经旨不相戾也。

铁樵按：此条本不可解，钱注牵强之极，简直不知所云，不可从也。魏荔彤云：直中有寒，传经悉热。太阳结胸证与痞症，皆经误下而成，亦属风寒在表之邪，日久变热，遂成结胸。特风阳邪，聚于高分；寒阴邪，聚于低分。然风因、寒因俱为已变热之邪，无异也，所以陷胸、泻心方内俱有苦寒之味。大抵太阳未误下，用辛温；已误下，用苦寒云云。魏氏此说，本为解释《太阴篇》而发，若用以解释此节，实较钱说优胜。"直中有寒，传经皆热"，即吾所言体温反应之理。"太阳病，二三日，不能卧，但欲起"，以经验言之，实即鄙谚所谓"竖头伤寒"。若问何以但欲起，仲景之意，以为是心下结之故，但观其但欲起，便可知心下结，故曰"心下必结"。此非由误下而结，乃自结也。自结之治法若何？则有两途：其一，病人手足厥冷，脉乍紧，邪结在胸中，心中满而烦，饥不能食者，当须吐之；其二，脉浮大，心下反硬，有热，属实者，当须攻之。（此说本赵嗣真。）余皆曾经验，成效颇良。今心下自结而脉渐弱，则非复可吐可攻之证，何以故？以脉渐弱非实热证，故曰"此本有寒分也"。"分"字似当从《万全方》作"故"字。此寒之所从来，即是太阳受病尚未化热之寒。既是有寒，便不当下，而乃下之，故云"反"。

"若利止"三字，亦自有说。张元素注《太阴篇》第一条云："太阴本证惟腹满自利而已，若邪迫于上，则吐而食不下也；若邪迫于下，则利甚而腹满也；上下相迫，必上下交乱，胃中空虚，法只可行温散之剂，其病自瘥。若误下之，必在下之邪去，而在上之邪陷，有不至于胸下结硬者哉？"经文《太阴篇》第一条本云："腹满而吐食不下，自利益甚，时腹自痛。若下之，必胸下

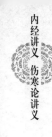

结硬。"以彼证此，是本条"不能卧，但欲起"之下，尚有省文"自利"两字。下之，而在下之邪去，在上之邪陷，故云"若利止，必结胸"。结胸证具，当然是用陷胸。倘然下之而利不止，是在上者不结，在下者不去，此可于第四五日再下之。何以可再下？因为寒已化热之故，故又自下注脚曰"此作协热利也"。如此解释，较为妥当，而钱氏之说完全相反，与丹氏所引各注亦不同。各注实不圆满，故为之征引旧说，纠正之如此。

太阳病下之，其脉促，（原注：一作"纵"。）不结胸者，此为欲解也；脉浮者，必结胸；脉紧者，必咽痛；脉弦者，必两胁拘急；脉细数者，头痛未止；脉沉紧者，必欲呕；脉沉滑者，协热利；脉浮滑者，必下血。

《玉函》《脉经》"脉"上并有"其"字，"协"作"挟"。

钱云：此条详言误下之脉证，以尽其变。误下之后脉促，即不能盛于上而为喘汗，亦不至陷于内而为结胸，脉虽促而阳分之邪已自不能为患，是邪势将衰，故为欲解，此误下之侥幸者也。若脉仍浮者，可见表邪甚盛，不为下衰，将必乘误下之里虚，陷入上焦清阳之分，而为结胸矣。若脉见紧者，则下后下焦之虚阳，为少阴之阴寒所逼，循经上冲，必作咽痛也。脉弦者，邪传少阳，经云"尺寸俱弦者，少阳受病"，少阳之脉循胁，故云必两胁拘急也。脉细数者，细则为虚，数则为热，下后虚阳上奔，故头痛未止。若脉见沉紧，则为下后阳虚，致下焦阴邪上逆而呕也。沉为在里，沉主下焦；滑为阳动，滑主里实。误下之后沉滑，热在里而仍挟表，水谷下趋，随其误下之势，必为协热下利也。若脉浮滑，阳邪止在阳分，而邪热下走，扰动其血，故必下血也。

《鉴》云：咽痛，少阴寒热俱有之证也，咽干肿痛者为热，不干不肿而痛者为寒。故少阴论中，有甘桔汤、通脉四逆汤二治法也。

锡云：不曰"必头痛"，而曰"头痛未止"者，以见太阳原有之头痛，因脉细数而未止也。

程云：据脉见证，各著一"必"字，见势所必然。考其源头，总在太阳病下之而来。故虽有已成坏病、未成坏病之分，但宜以活法治之，不得据脉治脉，据证治证也。

脉浮者，必结胸，王日休云：桂枝去芍药汤。

脉紧者，必咽痛者，王日休云：甘草汤。汪氏云：桔梗汤，更妙。

脉弦者，两胁拘急者，王日休云：小柴胡加桂枝。

脉细数者，头痛未止，王日休云：当归四逆汤。常器之云：可葱须汤。

脉沉紧者，必欲呕，王日休云：甘草干姜汤。常器之云：七物黄连汤。

脉沉滑者，协热利，王日休云：白头翁汤。

脉浮滑者，必下血，芍药甘草汤加秦皮，常氏云：可与《类要》柏皮汤。汪氏云：愚以临证用药亦当活变，古方不宜执也。

《金鉴》曰："脉促"当是"脉浮"，始与"不结胸，为欲解"之文义相属。"脉浮"当是"脉促"，始与论中结胸胸满同义。"脉紧"当是"脉细数"，"脉细数"当是"脉紧"，始合论中二经本脉。"脉浮滑"当是"脉数滑"，浮滑是论中白虎汤证之脉，数滑是论中下脓血之脉。细玩诸篇自知。

丹云：《金鉴》所改，未知旧文果如是否。然此条以脉断证，文势略与辨、平二脉相似，疑非仲景原文，柯氏删之，可谓有所见矣。

铁樵按：此节当从《金鉴》改订者为是，否则于理不可通。且《全书》自乱其例，即《全书》之脉皆不可为训矣。读者第参之《脉学讲义》，自能了然。

病在阳，应以汗解之，反以冷水潠之，若灌之，其热被劫不得去，弥更益烦，肉上粟起，意欲得水，反不渴者，服文蛤散；若不瘥者，与五苓散。

《全书》《脉经》《千金翼》"潠"作"噀"，程、钱亦同。《玉函》《脉经》无"冷"字。《脉经》《外台》无"被"字，"劫"作"却"。《玉函》《脉经》《外台》无"弥更"二字，"肉"作"皮"。

此条，旧与小陷胸、白散合为一条，今从张氏、周氏、柯氏及《金鉴》，分为二条。喻氏、魏氏，并缺此条及白散条，可疑。

汪云：病在阳者，为邪热在表也，法当以汗解之，医反以冷水潠之。潠者，口含水喷也。若灌之。灌，浇也。灌则更甚于潠矣。表热被水止劫，则不得去，阳邪无出路，其烦热必更甚于未用水之前矣。弥更益者，犹言甚之极也。水寒之气客于皮肤，则汗孔闭，故肉上起粒如粟也。意欲饮水，不渴者，邪热虽甚，反为水寒所制也。先与文蛤散，以解烦导水；若不瘥者，水寒与热

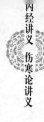

相搏，下传太阳之府，与五苓散，内以消之，外以散之，乃表里两解之法也。

《伤寒类方》曰：此热结在皮肤肌肉之中，不在胃口，故欲饮而不渴，文蛤取其软坚逐水。

文蛤散方

文蛤五两

上一味，为散，以沸汤和一方寸匕服，汤用五合。

"一方寸匕"，成本作"一钱匕"。《玉函》"和"下有"服"字，无"服"以下五字。

方云：文蛤，即海蛤之有文理者。

王云：文蛤，即海蛤粉也。河间丹溪多用之，大能治痰。

钱云：文蛤，似蛤而背有紫斑，即今吴中所食花蛤，俗误呼为苍蠃或昌蛾者是也。

丹云：沈括《梦溪笔谈》曰：文蛤，即今吴人所食花蛤也。其形一头小、一头大，壳有花斑的便是。王氏以海蛤粉为文蛤，恐不然也。李时珍《本草》附方，收此方于文蛤条，而不载于海蛤条，其意可见也。

又云：文蛤、海蛤，其实无大分别。《神农本经》海蛤，主治咳逆上气，喘息烦满。唐本云：主十二水，满急痛，利膀胱、大小肠。甄权云：治水气浮肿，下小便。本方所用，皆取于此义。《古方选注》曰：文蛤，取用紫斑纹者，得阴阳之气；若黯色无纹者，饵之令人狂走赴水。《金鉴》曰：文蛤，即五倍子也。按：《三因方》云"文蛤，即五倍子，最能回津。《本草》在海蛤文，甚失其性，识者当知之"，《金鉴》乃袭其误耳。

丹云：柯氏云："文蛤一味为散，以沸汤和方寸匕，服满五合，此等轻剂，恐难散湿热之重邪，弥更益烦者。《金匮要略》云：渴欲得水而贪饮者，文蛤汤主之，兼治微风脉紧头痛。审症用方，则移彼方而补入于此而可也。其方，麻黄汤去桂枝，加文蛤、石膏、姜枣，此亦大青龙之变局也。"此说颇有理，故附载此。文蛤汤，出《呕吐哕下利篇》。又，《消渴篇》：渴欲饮水不止者，文蛤散主之。即与本方同。

铁樵按：文蛤散，不知是否有讹误。吾尝用海蛤壳治消症，有小效，于伤寒未曾试验。五苓散，理宜有效。又，本条是当日时医手笔，大约自仲景书公布之后，冷水潠灌之法，已尽知其非，无用之者。然在今日，西医之用冰与时医之潠，用寒凉遏邪，其弊正同。肉上起粟与滥用石斛之后出白㾦者，病能虽不相同，以白㾦比肤粟，皆汗腺与神经末梢变化也。本节之五苓散，利水，散寒，解肌；文蛤散之用，主意亦在解烦消水，不问肤之粟不粟。是吾侪之治热郁不透而成白㾦之症，亦当解郁热，不当问白㾦，此甚易晓之理也。时医方案往往有"白㾦已透"字样，其语气似以白㾦之透归功于药，是何异以肤粟归功于消水邪？

寒实结胸，无热证者，与三物小陷胸汤。白散亦可服。

原注：一云"与三物小白散"。《玉函》《千金翼》无"陷胸汤"及"亦可服"三字，作"与三物小白散"。《金鉴》云："无热证"之下，"与三物小陷胸汤"，当是"三物白散"，"小陷胸汤"四字必是传写之误。桔梗、贝母、巴豆三物，其色皆白，有三物白散之义，温而能攻，与寒实之理相属。小陷胸汤乃性寒之品，岂可以治寒实结胸之证乎？"亦可服"三字，亦衍文也。柯氏改作"三白小陷胸汤，为散亦可服"。按：《金鉴》改订为是。

《鉴》云：结胸证，身无大热，口不燥渴，则为无热实证，乃寒实也，与三物白散。然此证脉必当沉紧，若脉沉迟，或证见三阴，则又非寒实结胸可比，当以枳实理中丸治之矣。

郑云：水寒结实在胸，则心阳被据，自非细故，用三物白散下寒而破结，皆不得已之兵也。

《总病论》曰：寒实结胸，无热症者，与三物白散。注云小陷胸者，非也。

《伤寒类方》曰：结胸皆系热陷之症，此云寒实，乃水气寒冷所结之痰饮也。《活人书》云"与三物白散"，无"小陷胸汤亦可用"七字，盖小陷胸寒剂，非无热之所宜也。

《医方考》曰：此证或由表解里热之时，过食冷物，故令寒实结胸，然必无热证者为是。

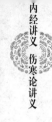

白散方

桔梗三分 巴豆一分，去皮、心，熬黑，研如脂。《玉函》作"六铢"，无"如脂"字 贝母三分。《玉函》桔梗、贝母各十八铢

上三味为散，内巴豆，更于白中杵之，以白饮和服，强人半钱匕，羸者减之。病在膈上必吐，在膈下必利。不利，进热粥一杯；利过不止，进冷粥一杯。身热皮粟不解，欲引衣自覆，若以水潠之洗之，益令热劫不得出，当汗而不汗则烦。假令汗出已，腹中痛，与芍药三两，如上法。

"冷粥一杯"，《千金翼》注：一云"冷水一杯"。"身热皮粟"以下四十九字，《玉函》《外台》并无，钱本、柯本亦删之，为是。锡驹亦同。志聪删"病在膈上"以下七十六字。

钱云：寒实结于胸中，水寒伤肺，必有喘咳气逆，故以桔梗开之；贝母入肺解结；又以巴豆之辛热有毒，斩关夺门之将，以破胸中之坚结，盖非热不足以开其水寒，非峻不足以破其实结耳。

柯云：白饮和服者，甘以缓之，取其留恋于胸，不使速下耳。散者，散其结塞，比汤以荡之更精也。"身热皮粟"一段，使人难解，今从删。

汪云：不利进热粥，利不止进冷粥者，以热能助药力，冷能解药力也。

锡云：巴豆性大热，进热粥者，助其热性以行之也；进冷粥者，制其热势以止之也。俱用粥者，助胃气也。

丹云：《本草》徐子才云：中巴豆毒者，用冷水。《外台秘要》仲景桔梗白散，治咳而胸满，振寒脉数，咽干不渴，时出浊唾腥臭，久久吐脓如米粥者，为肺痈。即本方，分两同。方后云：若利不止者，饮冷水一杯则定。《伤寒类方》曰：古法二钱五分为一分。按：此宋以降事，今以一两为一钱，则一分为二分五厘。《类方》又云：半钱匕，今秤约重三分。

铁樵按：结胸无热证之理，已详前章。然病固自有寒实之一种，故又出此条经文。"与三物小陷胸"两句似误，当从《活人书》。方后"身热皮粟不解"以下亦误，详其语气，似当在百四九节文蛤散方后，然仍有错误，未能吻合，只可阙疑。

太阳与少阳并病，头项强痛，或眩冒，时如结胸，心下痞硬者，当刺大椎第一间、肺俞、肝俞。慎不可发汗，发汗则谵语、脉弦，五日谵语不止，当刺期门。

"五"下，成本、《玉函》有"六"字。

《鉴》云：太阳与少阳并病，故见头项强痛，或眩冒，时如结胸，心下痞硬之证。而曰"或"，曰"时如"者，谓两阳归并未定之病状也。病状未定，不可以药，当刺肺俞，以泻太阳，以太阳与肺通也；当刺肝俞，以泻少阳，以肝与胆合也，故刺而俟之，以待其机也。苟不如此而发其汗，两阳之邪乘燥入胃，则发谵语，设脉长大，则犹为顺，可以下之；今脉不大而弦，五六日谵语不止，是土病而见木脉也，慎不可下，当刺期门，以直泻其肝可也。

汪云：当刺大椎第一间者，谓当刺大椎一穴，在第一椎之间，为背部中行之穴，乃手足三阳督脉之会，先刺之以泻太少并病之邪。

丹云：《金鉴》以大椎第一间为肺俞，其说原于成氏，果然，则当曰第三间。又，《金鉴》载林澜说云：第一间，疑即商阳，在手食指内侧。此乃依有二间、三间穴而云尔者，尤属牵强。又按后条云"太阳、少阳并病，心下硬，颈项强而眩者，当刺大椎、肺俞、肝俞，慎勿下之"，正与此条同义。

《本事方》曰：记一妇人，患热入血室证，医者不识，用补血调气药，涵养数日，遂成血结胸。或劝用小柴胡汤，予曰：小柴胡用已迟，不可行也。无已，则有一焉，刺期门穴，斯可矣。予不能针，请善针者治之。如言而愈。或者问云：热入血室，何为而成结胸也？予曰：邪气传入经络，与正气相搏，上下流行，或遇经水适来适断，邪气乘虚而入血室，为邪迫上入肝经，肝受邪则谵言而见鬼，复入膻中则血结于胸也。何以言之？妇人平居，水当养于木，血当养于肝也。方未受孕，则下行之以为月事；既妊娠，则中蓄之以养胎；及已产，则上壅之以为乳，皆血也。今邪逐血，并归肝经，聚于膻中，结于乳下，故手触之则痛，非汤剂可及，故当刺期门也。

《活人书》**海蛤散**，治血结胸。海蛤、滑石、甘草，炙，各一两，芒硝半两。上为末，每服二钱，鸡子清调下。小肠通利，则胸膈血散；膻中血聚，则小肠壅。小肠壅，膻中血不流行，宜此方。小便血数行，更宜桂枝红花汤，发其汗则愈。

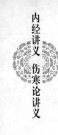

　　铁樵按：太阳病，麻、桂为主，所以驱外来之邪，其驱之法在发汗；少阳则不能发汗，所以不能发汗，因少阳是伏邪，若发汗，徒伤在内之阴液与在外之卫气。此理已详第十期《伤寒论讲义》。本条为太阳、少阳并病之证，亦不能发汗。并病者，太阳之病将并入少阳之谓，是即今人所谓转属病。既是转属病，虽太少两阳并见，而太阳已处宾位，因外表之邪均将入于半表半里，而成纯粹之少阳证也。惟其少阳为主，故不可发汗。汗之，太阳之邪虽除，只是副病，液体因汗而少，心下愈痞硬胸结，胃神经起变化，液少则神经失养；阴分既亏，热则愈炽，热炽则神经受炙。凡此，皆可以致谵语，故曰"慎不可发汗"。据朱肱《活人书》云：伤寒结胸欲绝，心膈高起，手不得近，若下后而然者，谓之虚逆，当用枳实理中丸。古今用之如神，可以应手而愈，是则一比较稳妥之法也。

　　又，魏荔彤云：考图穴，大椎为督脉之穴，居身后；肺俞、肝俞俱属膀胱之穴，次第由大椎而下，同居于背，是太阳行身后之道路也。于此三刺，皆所以泻太阳经表之邪，而于肺、肝、膀胱无涉，诸家牵附，总由不知刺三穴泻经邪之义耳。（按：魏氏所谓肺、肝、膀胱，该期门而言。期门为足厥阴经穴，刺之所以泻肝者，计两穴在巨阙穴旁同身寸四寸五分。巨阙是任脉穴，在脐上同身寸六寸五分。）据此，是刺可以导伏邪使出而不伤阴液，与汗不同，故不可汗而可刺。

伤寒论讲义第十五期

妇人中风，发热恶寒，经水适来，得之七八日，热除而脉迟身凉，胸胁下满，如结胸状，谵语者，此为热入血室也，当刺期门，随其实而取之。

"其实"间，《玉函》《脉经》有"虚"字。"取"，成本作"写"。《脉经》"取之"下有"平病云'热入血室，无犯胃气及上二焦'，与此相反，岂谓药不谓针耶？"二十六字。

程云：妇人中风，发热恶寒，自是表证，无关于里，乃经水适来，且七八日之久，于是血室空虚，阳热之表邪，乘虚而内据之。阳入里，是以热除而脉迟身凉；经停邪，是以胸胁满，如结胸状；阴被阳扰，是以如见鬼状而谵语。凡此，热入血室故也。邪热入而居之，实非其所实矣。刺期门以泻之，实者去而虚者回，即泻法为补法耳。

汪云：热入血室，而瘀积必归于肝，故随其经之实，而用刺法以泻之也。成注反云"审看何经气实，更随其实而泻之"，殊出不解。邪传少阳，热入血室，故作谵语等证，仲景恐人误认为阳明府实证，轻用三承气以伐胃气，故特出一刺期门法疗之。

丹云：血室，方氏云：为营血停留之所，经血集会之处，即冲脉，所谓血海是也。诸家皆从其说，只柯氏云：血室者，肝也。肝为藏血之藏，故称血室。以上并未见明据。陈自明《妇人良方》云：巢氏《病源》并《产宝方》并谓之胞门子户，张仲景谓之血室。《卫生宝鉴》云：血室者，《素问》所谓女子胞，即产肠也。程氏《医彀》云：子宫，即血室也。张介宾《类经附翼》云：

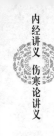

子户者，即子宫也，俗名子肠，医家以冲任之脉盛于此，则月事以时下，故名之曰血室。

又云： 方注原于《明理论》。

铁樵按： 血室之解释，诸家纷歧，竟无定义。巢氏《病源》最古，其说当有所本。柯氏竟谓指肝，其义亦长。肝为藏血之藏，已详《幼科讲义》。且期门是肝穴，胁下为肝之部位，殆柯氏所以有此主张之故。刺期门所以泻肝，故曰"随其实而取之"，文义悉合，是可信也。

刺法今虽不传，其理则有可得而言者。论刺之所以为泻，并非泻血。针锋所入本无血，即有血，亦不过濡缕而止，何以能泻？盖针灸之理，亦利用体工之自然以疗病者。例如本节之所谓状如结胸者，即是血结。经水之来，本有其一定程序，因发热之故，乱其程序，血行不能循常轨，聚于胁下，则胁下郁满。何以聚于胁下？因是厥阴、少阳之经路也。肝胆之气条达则血行通畅，不条达而郁结斯聚矣。郁结之因有两种：其一因环境之拂逆，观妇人月经不调或月事竟不行，而成俗所谓干血痨者，其病因辄由于甚深之肝郁，可以证明血结之属肝；其二即本论之柴胡证、抵当证，及本节、前节之刺期门，此皆由于外感发热，月事适行，因而成病。综观本论各条，是从少阳论治者，于是可得一公例，曰：由忧郁而来之血结从肝治，由外感而来之血结从胆治。胆者，肝之府也。然则"血室"云者，殆古时医家之习惯语，仲景固未言是肝是子宫。巢源谓是胞门子户，柯氏释之为肝，两说固皆可通也。

妇人中风七八日，续得寒热，发作有时，经水适断者，此为热入血室，其血必结，故使如疟状，发作有时，小柴胡汤主之。

程云： 前条之热入血室，由中风在血来之前，邪乘尽其室而入之，室中略无血而浑是邪，故可用刺法，尽泻其实。此条之热入血室，由中风在血来之后，邪乘血半离其室而入之，血与热搏所以结，正邪争，所以如疟状而休作有时，邪半实而血半虚，故只可用小柴胡为和解法。

方云： 适来者，因热入室，迫使血来，血出而热遂遗也。适断者，热乘血来而遂入之，与后血相搏，俱留而不出，故曰其血必结也。

志云： 按"经水适断"四字，当在"七八日"之下。

钱云： 小柴胡汤中，应量加血药，如牛膝、桃仁、丹皮之类。其脉迟身凉者，或少加姜、桂，及酒制大黄少许，取效尤速，所谓随其实而泻之也。若不应用补者，人参亦当去取，尤未可执方以为治也。按：热入血室，许叔微小柴胡汤加地黄，张璧加牡丹皮，杨士瀛云：小柴胡汤力不及者，于内加五灵脂。

铁樵按：小柴胡之用，自来皆言和解，不知实所以疏达肝胆。以本条证前条，吾说乃益圆满。

妇人伤寒发热，经水适来，昼日明了，暮则谵语，如见鬼状者，此为热入血室，无犯胃气及上二焦，必自愈。

"明了"，《脉经》作"了了"。"必"下，《玉函》《脉经》有"当"字。《脉经》注云："二"字疑。

成云：伤寒发热者，寒已成热也，经水适来，则血室虚空，邪热乘虚入于血室，若昼日谵语，为邪客于府而阳争也；此昼日明了，暮则谵语，如见鬼状，是邪不入府，入于血室阴争也。阳盛谵语则宜下，此热入血室，不可与下药，犯其胃气。热入血室，血结寒热者，与小柴胡汤，散邪发汗；此虽热入血室，而无血结寒热，不可与小柴胡汤发汗，以犯上焦。热入血室，胸胁满，如结胸状者，可刺期门；此虽热入血室，而无满结，不可刺期门，犯其中焦。必自愈者，以经行则热随血去而下也，已则邪热悉除而愈矣。所谓发汗为犯上焦者，发汗则动卫气，卫气出上焦故也；刺期门为犯中焦者，刺期门则动营气，营气出中焦故也。

方云：无，禁止之辞。犯胃气，言下也。必自愈者，言伺其经行血下，则邪热得以随血而俱出，犹之鼻衄红汗，故自愈也。盖警人勿妄攻以致变乱之意。

丹云："胃气及上二焦"，方氏、程氏、汪氏并云"言汗吐也"，柯氏改作"上下焦"，盖僭妄耳。《脉经》疑之，似是。成氏以汗为小柴胡，且以刺期门为犯中焦，于义未妥，然亦他无明注，故姑揭成注尔。

又云：程林《金匮直解》曰：上章以往来寒热如疟，故用小柴胡，以解其邪；下章以胸胁下满，如结胸状，故刺期门，以泻其实；此章则无上下二证，似待其经行血去，邪热得以随血出而解也。

铁樵按：昼日明了，暮则谵语，蓄血固如此，阳明经府证亦如此，体工

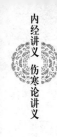

上有此一种变化；又，在阴虚肝旺之人，往往昼则昏倦，夜则清明，与热病适相反，皆可以证天时与人体之关系。若问何以如此，注家以阴阳为说，未能丝丝入扣，余亦不能言其所以然之故。

谵语亦有可资研究者。古人分虚实两种：曰郑声，曰谵语。（"谵"与"譫"义同。）其实不足以尽之。非但有虚实，亦有轻重。实甚则谵语，阳明府燥矢是也；虚甚则谵语，少阴证郑声是也；热甚则谵语，三阳合病之白虎证是也；蓄血则谵语，抵当汤证是也。实甚谵语，为有燥矢，府气不通；虚甚谵语，为亡阳脉短，血不养筋；热甚，则神经被灸；蓄血，则脉管不通。其中复有交互作用，白虎证热盛是主因，汗多亦是副因；少阴证亡阳是主因，热不解亦是副因；阳明府燥矢为主因，热壮乃副因；蓄血证一部分充血为主因，他部分贫血为副因。治法只攻主因，亡阳用辛温回阳敛汗，蓄血用抵当下血，热盛用白虎清之，矢燥用承气荡之是也。惟其有主因、副因错杂其间，故不易辨识。《活人书》云"仲景谓'实则谵语，虚则郑声'，世多不别，然亦相似难辨，须凭外证与脉别之"，即是因有主因，复有副因之故。吾侪苟能明主副因，更能知谵语所以然之故，虽病状疑似之间，不能淆惑，否则凭脉证亦不能应付适当，此医学所以贵根本解决也。

抑不但如以上所述等是热，体强者不必便谵语，虚则热不甚亦见；苟无积热，甚亦不必见有积，则见等是蓄血。平日神经过敏者，必更易见，是副因之中更有副因。尤不止此。谵语见鬼者，乃神经已乱，灼然可见之病证。若命此为病之程度已至七十分，则前乎此之六十分、五十分、四十、三十分，虽未至谵语见鬼，亦有可见之病机。十年前，鄙人患病，奇重奇剧，病源是药蛊，是肝气；见症则神经过敏，消化不良，脾脏肿大，脚肿，心跳，手颤，舌本亦强；而当病最剧时，往往发言不由自主，盖已有渐入癫痫范围之倾向。嗣后服龙胆泻肝及耆婆丸等，久之又久，便血数次，病乃渐愈。嗣又屡治便血之证，凡将便血，或血未尽之顷，留心体察其人言行，必小有异征，至血下已尽，则言动较为安详。然后悟得《伤寒论》抵当证及妇人热入血室各条所以然之故。否则，仲景用抵当攻血，谓"血下乃愈"，其理极不可通；而妇人热入血室之证，必谓"谵语如见鬼"等，亦难知其故矣。《伤寒论·太阳篇·下卷》，千余年来，解人难索。痢疾肠穿孔本是死证，与此各条不同，近有误引《伤寒》，断为必愈，致此次腾之报章，以为取缔中医之口实，则不明伤寒原理之故也。

伤寒六七日，发热，微恶寒，支节烦疼，微呕，心下支结，外证未去者，柴胡桂枝汤主之。

"支节"，《玉函》作"肢节"。成本"柴胡"下有"加"字。

柯云：伤寒至六七日，正寒热当退之时，反见发热恶寒证，此表证而兼心下支结之里证，表里未解也。然恶寒微，则发热亦微；但肢节烦疼，则一身骨节不烦疼。可知表证微，故取桂枝之半；内证微，故取柴胡之半。此因内外俱虚，故以此轻剂和解之也。

王云：支节，犹云枝节，古字通也。支结，犹云支撑而结。南阳云：外证未解，心下妨闷者，非痞也，谓之支结。

丹云：方氏云：支节者，四肢百节也。若言百节，则似周身百节烦疼；此恐不然，当是四肢之关节烦疼。柯注为得。《明理论》曰：烦疼，即热疼。

又云：钱氏云：成氏曰"支，散也"，王肯堂云"支结，支撑而结也"，若训作散，则不能结矣。方注云：支结，言支饮搏聚而结也。喻氏云：心下支结，邪结于心下偏旁，不中正也；若谓支饮结于心下，梦语喃喃，吾不识支饮为何物也。诸说纷纷，略无定论，当以支撑之解为近是。

又云：《金鉴》云："支，侧也，小也。支结者，即心下侧之小结也。"此解尤非。《伤寒百问·经络图》曰：心下妨闷者，非痞也，谓之支结。王冰曰：支，拄妨也。

又云：王说见"六元正纪"支痛注，为是。

柴胡桂枝汤方

黄芩一两半 人参一两半 甘草一两，炙 半夏二合半，洗 芍药一两半 大枣六枚，擘 生姜一两半，切 柴胡四两 桂枝去皮。成本《玉函》"一两半"

上九味，以水七升，煮取三升，去滓，温服一升。

本云：人参汤，作如桂枝法，加半夏、柴胡、黄芩，复如柴胡法。今用人参，作半剂。

成本不见此方，载在第十卷，无"本云"二十九字，《玉函》同。

《鉴》云：不名"桂枝柴胡汤"者，以太阳外证虽未去，而病机已见于少

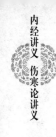

阳里也。故以柴胡冠桂枝之上，意在解少阳为主，而散太阳为兼也。

《外台秘要》疗寒疝腹中痛者，柴胡桂枝汤。（即本方）

铁樵按：《金匮》支饮、悬饮之支，是指痰饮之停蓄两旁者；此处支结，当是胁下满之义。外证未去用桂枝，胁下满用柴胡，辞义明白，并无可疑之处。

伤寒五六日，已发汗而复下之，胸胁满微结，小便不利，渴而不呕，但头汗出，往来寒热，心烦者，此为未解也，柴胡桂枝干姜汤主之。

成云：伤寒五六日，已经汗下之后，则邪当解；今胸胁满微结，小便不利，渴而不呕，但头汗出，往来寒热，心烦者，即邪气犹在半表半里之间，为未解也。胸胁满微结，寒热心烦者，邪在半表半里之间也。小便不利而渴者，汗下后亡津液内燥也。若热消津液，令小便不利而渴者，其人必呕；今渴而不呕，知非里热也。伤寒汗出则和，今但头汗出，而余处无汗者，津液不足而阳虚于上也。与柴胡桂枝干姜汤，以解表里之邪，复津液而助阳也。

汪云：微结者，言其邪不甚，未入于府，正当表里之间也。小便不利者，此因汗下之后而津液少也。惟津液少而非停饮，以故渴而不呕。但头汗出者，此热郁于经，不得外越，故但升于头而汗出也。

柴胡桂枝干姜汤方

《外台》名小柴胡汤，而主疗系中篇第六十八条。

柴胡半斤 桂枝三两，去皮 栝楼根四两 干姜二两。《全书》《外台》作"三两" 黄芩三两 甘草二两，炙 牡蛎二两，熬。《全书》《外台》作"三两"

上七味，以水一斗二升，煮取六升，去滓再煎，取三升，温服一升，日三服。初服微烦，复服，汗出便愈。

汪云：即小柴胡汤加减方也。据原方加减法云"胸中烦而不呕者，去半夏、人参，加栝楼实；若渴者，去半夏"，兹者心烦、渴而不呕，故去人参、半夏，加栝楼根四两。"若胁下痞硬，去大枣，加牡蛎"，兹者胸胁满微结，即痞硬也，故去大枣，加牡蛎二两。"若心悸，小便不利者，去黄芩，加茯苓"，兹者小便不利，心不悸而但烦，是为津液少而躁热，非水蓄也，故留黄芩，不加茯苓。又云"若咳者，去人参、大枣、生姜，加五味子、干姜"，兹不因咳而以干姜易生姜者，何也？盖干姜味辛而气热，其用有二：一以辛散胸胁之微结，一以热济黄芩、栝楼根之苦寒，使阴阳和而寒热已焉。

丹云：《金匮要略》附方，《外台》柴胡桂姜汤，治疟，寒多，微有热，或但寒不热，服一剂如神。（按：今《外台》无所考。）

又云：《活人书》干姜柴胡汤，妇人伤寒，经脉方来初断，寒热如疟，狂言见鬼。（即本方，无黄芩。）

铁樵按：凡用桂枝、干姜，皆病之感寒而未化燥者；若已化燥者，不可用。今所见伤寒五六日之后，鲜有不化燥者，此或由气候关系，或由于饮食居处关系。若不问已否化燥，仅据经文，疑似之间，率尔用之，无不败事。后人疑仲景书无用，皆因此故。头汗，诸家释为阳郁，因热郁于经，不得外越，故升于头，是成氏所谓"津液不足，阳虚于上"，为头汗之真确原因矣。然有一疑问，柴胡为升阳之品，既头汗是热不得越，虚阳上升，何得更用柴胡升之？此非理论上不可通乎？凡稍涉疑似理不可通，则不得轻易尝试，此为吾侪业医者之紧要条件。

然则苟非经文有误，非求其所以然之故不可。本谓有"阳明病，下血，谵语者，此为热入血室，但头汗出者，刺期门，随其实而泻之，濈然汗出则愈"之文，是本节绝好注脚也。曰"刺期门，随其实而泻之"，则刺期门之意义为泻肝。准吾前条所释，肝之猝病治少阳，则期门虽是泻肝，其实是疏达少阳。其"濈然汗出"句，对"头汗出"而言，谓遍身汗出也。疏泄少阳即遍身汗出，执果索因，是遍身汗不出、但头汗出者，即因少阳不得疏泄之故。惟其病在少阳，故可以用柴胡，非头汗可以用柴胡，则又何畏柴胡升阳哉？其阳微结一条，主小柴胡，亦同一蹊径。

此外又有栀豉症、茵陈蒿症，皆但头汗出，所以主栀豉，以懊憹为主；所以主茵陈者，以发黄为主。头汗是副症，故不注重也。吾于《伤寒广要》，曾言但头汗出、脚踡为少阴，乃举头汗之最危险者而言。学员某君举以为问，因略举各节释之如此。

又，暑温亦有但头汗、踡卧者，当从暑温治，不可从伤寒少阴治，亦不可不知。

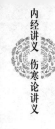

伤寒五六日，头汗出，微恶寒，手足冷，心下满，口不欲食，大便硬，脉细者，此为阳微结，必有表复有里也。脉沉，亦在里也。汗出为阳微。假令纯阴结，不得复有外证，悉入在里。此为半在里，半在外也。脉虽沉紧，不得为少阴病，所以然者，阴不得有汗，今头汗出，故知非少阴也。可与小柴胡汤。设不了了者，得屎而解。

《玉函》"在里也"作"为病在里"。

知云：此言少阳病有似少阴者，当细辨其脉证也。

成云：伤寒五六日，邪当传里之时，头汗出，微恶寒者，表仍未解也。手足冷，心下满，口不欲食，大便硬，脉细者，邪结于里也。大便硬为阳结，此邪热虽传于里，然以外带表邪，则热结犹浅，故曰阳微结。脉沉虽为在里，若纯阴结，则更无头汗、恶寒之表证。诸阴脉皆至颈、胸中而还，不上循头，今头汗出，知非少阴也。与小柴胡汤，以除半表半里之邪。服汤已，外证罢而不了了者，为里热未除，与汤，取其微利则愈，故云得屎而解。

程云：半里之热，以怫郁不能外达，故头汗出；半表之寒，以持久不能解散，故微恶寒。两邪互拒，知阳气郁滞而成结矣。唯其阳气郁而滞也，所以手足冷，心下满，口不欲食，大便硬。既有结滞之证，便成结滞之脉，所以脉亦细。所云阳证似阴者，此其类也。凡脉细、脉沉、脉紧，皆阳热郁结之诊，无关少阴也。可见阳气一经郁结，不但阳证似阴，并阳脉似阴矣。只据头汗出一证，其人阳气郁结，必夹口苦、咽干、目眩而成。其余半在表证，但一审之微恶寒，而凡往来寒热等证不必一具，即可作少阳病处治，与以小柴胡汤矣。得屎自解，即大柴胡与柴胡加芒硝汤，皆所当斟酌者耳。

丹云：汗出为阳微。锡驹云：汗出为太阳表气虚微，与阳微结之微不同。钱氏以为阳微而结与汗出为阳微，同为阳气衰微之义，汪氏则并下阳微为阴微结之义，俱失之。《金鉴》云："脉细"当是"脉沉细"，观本条下文"脉沉亦在里也"之"亦"字自知。"脉虽沉紧"之"紧"字，当是"细"字，本条上文并无"紧"字，如何说"虽沉紧"？"虽"字何所谓耶？必是传写之误。

又云：汪氏云：《补亡论》郭白云云"实者大柴胡汤，虚者蜜煎导之"，其说甚是。而今推成氏之意，当是调胃承气汤。《本事方》曰：有人患伤寒五六日，头汗出，自颈以下无汗，手足冷，心下痞闷，大便秘结。或者见四肢冷，又汗出、满闷，以为阴证。予诊其脉沉而紧，予曰：此证诚可疑，然大便结，非虚结也，安得为阴？脉虽沉紧为少阴，多是自利，未有秘结者。予谓此正半在里半在表，授以小柴胡得愈。仲景称"伤寒五六日，头汗出云云"，此疾证候同，故得屎而解也。

铁樵按：本条自"伤寒五六日"句起，至"脉沉亦在里也"止，文字虽简，直有绘影绘声之妙，非屡诊此病者不知。"阴不得有汗，今头汗出，故知非少阴"三句，不得凿解。少阴明明有但头汗出者，不过少阴之头汗，张景岳、王肯堂皆谓之脱汗，是即亡阳。亡阳者，阳扰于外，阴争于内，此虽有汗，当不名为汗，大约《内经》所谓"绝汗乃出"者是。于此之时，医者之目光所注者在脱绝。盖病至于此，目光必异常，呼吸必不续，脉必或沉、或细、或硬、或散，面色或灰败、或戴阳，舌色或干枯、或鲜明如锦。凡此种种，皆藏气乖绝之象。医者所注意，当在此等处，虽头汗，岂复得与寻常汗出相提并论？故此处直言"阴不得有汗"。因本条病证不过少阳，与阴证相差甚远，仲景，弦外之音，正多妙谛。若死煞句下，以"阴不得有汗"为疑，便失题万里矣。此非余之曲说，学者他日率功之境界，自能领会。史公谓"九方皋相马，得其牝牡骊黄之外"，实于此节文字，亦觉有此蹊径也。

伤寒五六日，呕而发热者，柴胡汤证具，而以他药下之，柴胡证仍在者，复与柴胡汤，此虽已下之，不为逆，必蒸蒸而振，却发热汗出而解；若心下满而硬痛者，此为结胸也，大陷胸汤主之；但满而不痛者，此为痞，柴胡不中与之，宜半夏泻心汤。

《外台》此条作"太阳病下之，其脉促，不结胸者，此为欲解也；若心下满，硬痛者，此为结胸也，大陷胸汤主之；但满而不痛者，此为痞，柴胡不中与之，宜半夏泻心汤主之"。《玉函》"发热"下无"者"字，"已"作"以"，"但"作"若"，"不中与之"作"不中复与之也"。

志云：此节分三段，上段言柴胡证具，虽下，不为逆，复可与柴胡汤；中段言下之而成结胸，大陷胸汤；下段言痞证，但满，不痛，不可与柴胡，而宜半夏泻心汤。

柯云：呕而发热者，小柴胡症也。呕多，虽有阳明证，不可攻之；若有下证，亦宜大柴胡，而以他药下之，误矣。误下后，有二证者，少阳为半表半里之经，不全发阳，不全发阴，故误下之变，亦因偏于半表者成结胸，偏于半里者心下痞耳。此条本为半夏泻心而发，故只以痛、不痛分结胸与痞，未及他症。

钱云：他药者，即承气之类，非有别药也。蒸蒸，身热汗欲出之状也。振者，振振然动摇之貌，即寒战也。以下后正气已虚，难于胜邪，故必战而后汗也。

魏云：结胸不言"柴胡汤不中与"，痞证乃言"柴胡汤不中与"者，何也？结胸证显而易认，痞证甚微难认，且大类于前条所言支结，故明示之，意详哉。

半夏泻心汤方

半夏半升，洗。《外台》注：一方"五两" 黄芩 干姜 人参 甘草炙，各三两 黄连一两 大枣十二枚，擘。《玉函》作"十六枚"

上七味，以水一斗，煮取六升，去滓再煎，取三升，温服一升，日三服。须大陷胸汤者，方用前第二法。

"再煎"，成本、《玉函》作"再煮"。"须"以下十二字，成本无。

程云：泻心虽同，而证中具呕，则功专涤饮，故以半夏名汤耳。曰泻心者，言满在心下清阳之位，热邪挟饮，尚未成实，故清热涤饮，使心下之气得通，上下自无阻留，阴阳自然交互矣。然枢机全在于胃，故复补胃家之虚，以为之斡旋，与实热入胃而泻其蓄满者，大相径庭矣。痞虽虚邪，乃表气入里，寒成热矣。寒虽成热，而热非实，故用苦寒，以泻其热；兼佐辛甘，以补其虚，不必攻痞而痞自散，所以一方之中，寒热互用也。

柯云：即小柴胡去柴胡加黄连干姜汤也。不往来寒热，是无半表证，故不用柴胡；痞因寒热之气互结而成，用黄连、干姜之大寒大热者为之两解也。

吴云：去滓复煎者，要使药性合而为一，漫无异同，并停胃中，少顷随胃气以敷布，而里之未知者，遂无不和。

《医方考》曰：伤寒下之早，以既伤之中气而邪乘之，则不能升清降浊，痞塞于中，如天地不交而成否，故曰痞。泻心者，泻心下之邪也。姜、夏之辛，所以散痞气；芩、连之苦，所以泻痞热；已下之后，脾气必虚，人参、甘草、大枣所以补脾之虚。

《伤寒选录》曰：凡言泻心者，少阳邪将入太阴，邪在胸中之下，非心经受邪也。

《伤寒蕴要》曰：泻心，非泻心火之热，乃泻心下痞之满也。

《千金·心虚实门》泻心汤，治老少下利，水谷不消，肠中雷鸣，心下痞满，干呕不安。（即本方）煮法后云：并治霍乱。若寒，加附子一枚；渴，加栝楼根二两；呕，加橘皮一两；痛，加当归一两；客热，以生姜代干姜。又"冷痢门"泻心汤，治卒大下利热，唇干口燥，呕逆引饮，于本方去大枣，加栝楼根、橘皮。（注引胡洽，文与"心虚实门"同，唯云：仲景用大枣十二枚。）

《三因·心实热门》泻心汤，治心实热，心下痞满，身重发热，干呕不安，腹中雷鸣，泾溲不利，水谷不消，欲吐不吐，烦闷喘急，于本方去大枣。

铁樵按： 本节意义自明，惟柴胡、陷胸、半夏泻心三方，总觉阶级相差太远，固知本节之主意只在泻心，然三方之证相去无几，三方之药夷险悬绝，则陷胸总属可疑。柴胡证，亦痞满，不过少阳之满，乃连及胁下者；泻心证，痞满只在胸中。观泻心方，以芩、连为主药，是即集表之体温，因误下之故，返而救里，所谓内陷者。是有积者为结胸，故按之硬；无积者为痞，故按之濡虚者。下之则入阴分，故云藏结。藏结、结胸与痞证，皆是内陷，陷者当举，高者以瓜蒂散吐之颇效；其结之地位略低者，大柴胡表里分疏亦效。何故忽出一奇悍药品之大陷胸汤？至于痞，亦是热陷，外不解者，仍当解外；外已解者，但余里热，恐未必发热而呕吐。此于理论既甚真确，于经验亦复习见不鲜，而经文乃不可解矣。泻心非不可用，事实上往往只用为副药。泻心出专条，而更有种种泻心，已属可疑。至于陷胸，仅小陷可用，大陷胸汤丸皆无可用之理。后文之十枣汤，尤属谬妄。而各条散见之陷胸汤，可以前后互证，绝非一节偶误可知。故吾疑《伤寒论·太阳下篇》竟是伪书，若必认定是仲景之书，曲为之解，则各家注释捉襟露肘，亦已淋漓尽致，若竟盲从而尝试，则有杀人而已矣。

太阳、少阴并病，而反下之，成结胸，心下硬，下利不止，水

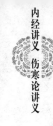

浆不下，其人心烦。

　　《玉函》《脉经》"利"下有"复"字，"不下"间有"肯"字，"其人"下有"必"字。

　　汪云：太阳病在经者，不可下；少阳病下之，亦所当禁，故以下之为反也。下之则阳邪乘虚，上结于胸，则心下硬；下入于肠，则利不止；中伤其胃，则水浆不入；其人心烦者，正气已虚，邪热躁极也。

　　《条辨》云："心烦"下疑有脱简，大抵其候为不治之证。仲景云"结胸证悉具，烦躁者亦死"，况兼下利、水浆不下者邪？其为不治之证，宜也。

　　锡云：凡遇此病，宜重用温补，即小陷胸亦不可与也。

　　丹云：此条证，喻氏以降，皆以为死证。特钱氏云：愚恐未必尽皆死证，或有治法，未可知也。当于仲景诸烦证中，约略寻讨其活法可也。

　　铁樵按：此条有阙文，以语气未完也。若各注家之说，以为是死证，故仲景不出方，此正不然。若仅仅水浆不下、心下硬与心烦，便委为死证，不立方，则平心而论，仲景尚不算高手。论中阳证三承气，阴证四逆、通脉、白通，较此危险倍蓰，仲景未尝委之而去，此症乃无方药，是何说欤？

　　脉浮而紧，而复下之，紧反入里，则作痞，按之自濡，但气痞耳。

　　《玉函》"复"作"反"。

　　方云：濡与软同，古字通用。复，亦反也。紧反入里，言寒邪转内伏也。濡，言不硬不痛而柔软也。痞，言气隔不通而痞塞也。

　　钱云：脉浮而紧，浮为在表，紧则为寒，乃头痛发热，身疼腰痛，恶风无汗，寒邪在表之脉，麻黄汤证也。而复下之者，言不以汗解，而反误下之也。紧反入里者，言前所见紧脉之寒邪，因误下之虚，陷入于里，而作心下痞满之症也。此不过因表邪未解，误下里虚，无形之邪气陷入于里而成痞耳。其脉证不同，治法各异者，又于下条分出，以为临证施治之用。

　　丹云：此条症，常器之主小陷胸汤、生姜泻心汤，郭白云主半夏泻心汤、枳实理中丸，喻氏、程氏、魏氏主大黄黄连泻心汤，《金鉴》主甘草泻心汤，未如钱氏不主一方也。

太阳中风，下利呕逆，表解者，乃可攻之。其人漐漐汗出，发作有时，头痛，心下痞硬满，引胁下痛，干呕短气，汗出不恶寒者，此表解里未和也。十枣汤主之。

"干呕短气"，《玉函》作"呕即短气"。《玉函》无"汗出不恶寒者"六字。《玉函》《脉经》《千金翼》"此"下有"为"字。

柯云：中风，下利呕逆，本葛根加半夏证，若表既解而水气淫溢，不用十枣攻之，胃气大虚，后难为力矣。然下利呕逆固为里证，而本于中风，不可不细审其表也。若其人漐漐汗出，似乎表证，然发作有时，则病不在表矣。头痛是表证，然既不恶寒，又不发热，但心下痞硬而满，胁下牵引而痛，是心下水气泛溢，上攻于脑而头痛也，与"伤寒不大便六七日而头痛，与承气汤"同。干呕汗出为在表，然而汗出而有时，更不恶寒。干呕而短气，为里证也，明矣。此可以见表之风邪已解，而里之水气不和也。然诸水气为患，或喘，或渴，或噎，或悸，或烦，或利而不吐，或吐而不利，或吐利而无汗；此则外走皮毛而汗出，上走咽喉而呕逆，下走肠胃而下利，浩浩莫御，非得利水之峻剂以直折之，中气不支矣。此十枣之剂，与五苓、青龙、泻心等法悬殊矣。

丹云：《金鉴》云："下利"之"下"，当是"不"字；"发作"之"作"字，当是"热"字。汪氏云："头痛"二字，当在"发作有时"之上。二说并非也。

十枣汤方

芫花熬 甘遂 大戟

上三味，等分，各别捣为散，以水一升半，先煮大枣肥者十枚，取八合，去滓，内药末，强人服一钱匕，羸人服半钱，温服之，平旦服。若下少，病不除者，明日更服，加半钱。得快下利后，糜粥自养。

柯云：头痛短气，心腹胁下皆痞硬满痛，是水邪尚留结于中，三焦升降之气拒隔而难通也。表邪已罢，非汗散所宜；里邪充斥，又非渗泄之品所能治，非选利水之至锐者以直折之，中气不支，亡可立待矣。甘遂、芫花、大戟

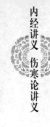

皆辛苦气寒而秉性最毒，并举而任之，气同味合，相须相济，决渎而大下，一举而水患可平矣。然邪之所凑，其气已虚，而毒药攻邪，脾胃必弱，使无健脾调胃之品主宰其间，邪气尽而元气亦随之尽，故选枣之大肥者为君，预培脾土之虚，且制水势之横，又和诸药之毒，既不使邪气之盛而不制，又不使元气之虚而不支，此仲景立方之尽善也。张子和制浚川、禹功、神祐等方，治水肿痰饮，而不知君补剂以护本，但知用毒药以攻邪，所以善全者鲜。

方云：羸，瘦劣也。糜粥，取糜烂过熟，易化而有能补之意。

吴云：一钱匕者，匕者匙也，谓钱大之匙也。

《千金》云：钱匕者，以大钱上全抄之；若云半钱匕者，则是一钱抄取一边尔，并用五铢钱也。

《金匮要略》：病悬饮者，此汤主之。又，咳家，其脉弦，为有水，此汤主之。又，有支饮家，咳烦，胸中痛者，不卒死，至一百日或一岁，宜此汤。

《外台秘要》深师朱雀汤，疗久病癖饮，停痰不消，在胸膈上液液，时头眩，病苦挛，眼暗，身体、手足十指甲尽黄；亦疗胁下支满，饮辄引胁下痛。（即本方，用甘遂、芫花各一分，大戟三分，大枣十二枚。）

《圣济总录》三圣散，治久病饮癖停痰，及胁满支饮，辄引胸下痛。（即本方）

汪氏云：陈无择《三因方》以十枣汤药为末，用枣肉和丸，以治水气，四肢浮肿，上气喘急，大小便不通，盖善变通者也。

《医学纲目》：昔杜壬问孙兆曰：十枣汤毕竟治甚病？孙曰：治太阳中风，表解里未和。杜曰：何以知里未和？孙曰：头痛，心下痞满，胁下痛，干呕，汗出，此知里未和也。杜曰：公但言病症而所以里未和之故，要紧总未言也。孙曰：某尝于此未决，愿闻开谕。杜曰：里未和者，盖痰与燥气壅于中焦，故头痛干呕，短气汗出，是痰膈也，非十枣汤不治；但此汤不得轻用，恐损人于倏忽，用药者慎之。

《宣明论》：此汤兼下水肿腹胀，并酒食积，肠垢积滞，痃癖坚积，蓄热暴痛，疟气久不已；或表之正气与邪热并甚于里，热极似阴，反寒战，表气入里，阳厥极深，脉微而绝；并风热燥甚，结于下焦，大小便不通，实热腰痛，及小儿热结，乳癖积热，作发风潮搐，斑疹热毒，不能了绝者。

又云：芫花，慢火炒变色。仲景乡语，云"炒"作"熬"，下凡言熬者，皆干炒也。按：扬雄《方言》云"凡以火而干五谷之类，自山而东，齐楚以往，谓之熬"，即其义也。

《嘉定县志》：唐杲，字德明，善医。太仓武指挥妻，起立如常，卧则气绝欲死。杲言是为悬饮，饮在喉间，坐之则坠，故无害；卧则壅塞诸窍，不得出入而欲死也。投以十枣汤而平。

《医学六要》：一人饮茶过度，且多愤懑，腹中常辘辘有声，秋来发热寒似疟。以十枣汤料，黑豆煮，晒干，研末，枣肉和丸，芥子大，而以枣汤下之。初服五分，不动；又治五分，无何腹痛甚，以大枣汤饮，大便五六行，皆溏粪无水，时盖晡时也；夜半乃大下数斗积水而疾平，当其下时，瞑眩特甚，手足厥冷，绝而复苏。举家号泣，咸咎药峻。嗟乎，药可轻哉？

《方脉正宗》：治五种饮证。芫花，醋煮；大戟，醋煮；甘遂，童便煮，三处煮过，各等分，焙干为末，每服二钱，大枣十枚煎汤调下。（出《本草汇言》）

《直指方》：治小瘤方，先用甘草煎膏，笔蘸妆瘤四围，干而复妆，凡三次；复以大戟、芫花、甘遂，上等为细末，米醋调，别笔妆傅其中，不得近着甘草处；次日缩小，又以甘草膏妆小晕三次，中间仍用大戟、芫花、甘遂如前，自然焦缩。

《活人书》用此汤，合下不下，令人胀满，通身浮肿而死。

铁樵按：大戟、芫花可以治水肿，甘遂可以除积聚。若伤寒太阳中风，下利呕逆，表解里未和，乃病之小者，而用此大方，不伦极矣。且此方后无分量，仅云"三味等分，服一钱匙"，既服药末，当云"散"，不可为汤；抑此三味药决不等分，为其等分，大戟、芫花等于未用，因大戟、芫花与甘遂轻重不侔。吾治水肿，大戟、芫花皆用一钱至钱半，甘遂仅用一分，所以知此者，吾曾自服故也。江南医生固无敢用此者，不知四川、广东曾有用此者否？屡见四川、广东医生之方，姜、萸、附、桂，少则三钱，多至一两，细辛、川椒亦有用至二三钱者。病人服此等方药，并不即死，但神色异常，莫名病状。吾曾见有形与神离，大有"精气已去，其魄独居"之雅，是暂时不死，终竟必死而已，更不得以不死为借口。况伤寒太阳中风，表解里不和，而用十枣，能否暂时不死，尚在未可知之数乎？

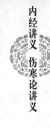
太阳病，医发汗，遂发热恶寒，因复下之，心下痞，表里俱虚，阴阳气并竭，无阳则阴独，复加烧针，因胸烦，面色青黄，肤瞤者难治；今色微黄，手足温者，易愈。

"心"上，《玉函》《脉经》有"则"字，下有"如此"二字。"烧"，《脉经》作"火"。

成云：太阳病，因发汗，遂发热恶寒者，外虚阳气，邪复不除也；因复下之，又虚其里，表中虚邪内陷，传于心下为痞。发汗表虚为竭阳，下之里虚为竭阴；表证罢为无阳，里有痞为阴独。又加烧针，虚不胜火，火气内攻，致胸烦也。伤寒之病，以阳为主，其人面色青，肤肉瞤动者，阳气大虚，故云难治；若面色微黄，手足温者，阳气得复，故云易愈。

丹云：既云"阴阳气并竭"，而又云"无阳则阴独"，义不明切。方氏云：无阳，以俱虚言也；阴独，谓痞也。喻氏云：虽曰"阴阳气并竭"，实緣心下无阳，故阴独痞塞也。程氏云：阴阳气并竭，则并陷入之阳邪，亦不成其为阳，而兼并于阴矣。无阳则阴独，恐发热者，不发热而单恶寒矣。志聪云：无太阳之表阳，有阴邪之独陷也。锡驹云：言无阳气于外，则阴血独守于内也。钱氏云：并竭之阴阳者，乃人身之真气也；此所谓无阳者，指胃中之阳气空虚也；阴独者，谓唯有阴邪否塞于中也。魏氏云：阴阳之正气虽俱竭，而阴药之性痞塞于心下之阴分者独不散，故曰"无阳则阴独"。《金鉴》云：阴阳并竭，已成坏证矣；况无阳则阴不生，阴独则阳不化，而复加烧针，火气内攻，阴阳皆病。汪氏云：痞证为天气不降，地气不升，气属阳，二气不能交通，故曰无阳；中州之土闭塞，犹之孟冬之月，则纯阴用事，故曰阴独。以上数说，糊涂不道，特柯氏于此二句不敢解释，岂其遵阙如之圣训耶？

郭白云云：此为难治之证，须临时更详轻重，痞甚先泻心汤，发热恶寒甚则先小柴胡，火逆甚则先救逆汤，从所重治之。汪氏云：小柴胡不宜用，发热恶寒甚乃太阳表证在也，仲景法宜更用桂枝汤以解肌。按：《医垒元戎》，此条证，治以大黄黄连泻心汤，恐不允矣。钱氏云：手足温，则知阳气犹未败亡，温经复阳之治，尚可施也。锡驹云：予亲遇此证，不啻十百，皆从温补而愈。二家之言，当切当矣。

宗印曰：本经多有立论而无方者，有借医之汗下而为说辞者，多意在言外，读论者当活泼泼看去，若留着于眼，便为糟粕；如补立方剂，何异悬瘤？

铁樵按：此亦明明有讹，注家虽强为之说，都不可信。凡经文讹误处，欲纠正之，须统观前后，不背公例者为准，如百四八条，《金鉴》所改者是也。若文字无可证，则当准之病理，如大陷胸、十枣，因无可用之病理，所以知其误也。若本条，于文字既无可证，胸痞、色黄、手足温之病，固常常遇之；胸痞、面青、肤瞤者，亦常常遇之；第汗下之后，何以阴阳气并竭？阴阳气毕竟何指，则不可晓，是当阙疑。至于胸痞、面青、肤瞤，自有理论，读者可于《幼科讲义·惊风门》详参之。

心下痞，按之濡，其脉关上浮者，大黄黄连泻心汤主之。

《千金翼》"濡"上有"自"字。《玉函》"浮"上有"自"字。

汪云：关上浮者，诸阳之脉皆浮也。以手按其痞处虽濡，纯是邪热壅聚，故用此汤，以导其热而下其邪也。成注云虚热者误，夫中气虽虚，邪热则聚，故仲景以实热治之；若系虚热，则不用大黄、黄连矣。

钱云：心下者，心之下，中脘之上，胃之上脘也。胃居心之下，故曰心下也。其脉关上浮者，浮为阳邪，浮主在上；关为中焦，寸为上焦，因邪在中焦，故关上浮也。按之濡，乃无形之邪热也。热虽无形，然非苦寒以泄之不能去也，故以此汤主之。柯氏改"濡"作"硬"，柯氏《方论》又以"濡"为"汗出湿濡"之义，徐灵胎亦为"心下濡湿"，《金鉴》"濡"上补"不"字，并非也。

大黄黄连泻心汤方

大黄二两　黄连一两

上二味，以麻沸汤二升渍之，须臾绞去滓，分温再服。

原注：臣亿等看详大黄黄连泻心汤，诸本皆二味，又后附子泻心汤用大黄、黄连、黄芩、附子，恐是前方中亦有黄芩，后但加附子也，故后云"附子泻心汤，本云加附子也"。

汪云：麻沸汤者，熟汤也。汤将熟时，其面沸泡如麻，以故云麻。痞病者，邪热聚于心下，不比结胸之大实大坚，故用沸汤渍绞大黄、黄连之汁温服，取其气味皆薄，则性缓恋膈，能泄心下痞热之气，此为邪热稍轻之证，大抵非虚热也。

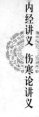

钱云：麻沸汤者，言汤沸时泛沫之多，其乱如麻也。《全生集》作"麻黄沸汤"，谬甚。

《千金翼》注：此方必有黄芩。

《医垒元戎》：本方加黄芩，为伊尹三黄汤。

《金匮要略》：心气不足，吐血衄血，泻心汤主之。于本方加黄芩一两，以水三升，煮取一升，顿服之。

《千金方》：巴郡太守奏三黄圆，治男子五劳七伤，消渴，不生肌肉，妇人带下，手足寒热。（加减随四时。）

又，三黄汤，治下焦结热，不得大便，于本方去黄连，加栀子、甘草。若大便秘，加芒硝二两。

《外台秘要》：《集验》疗黄疸，身体面目皆黄，大黄散，三味各等分，捣筛为散，先食服方寸匕，日三服，亦可为丸服。（又出《千金》。）

《圣惠方》：治热蒸在内，不得宣散，先心腹胀满，气急，然后身面悉黄，名为内黄。（即本方）

《和剂局方》三黄圆，治丈夫、妇人三焦积热，上焦有热攻冲，眼目赤肿，头项肿痛，口舌生疮；中焦有热，心膈烦躁，不美饮食；下焦有热，小便赤涩，大便秘结，五藏俱热，即生痈疖疮痍；及治五般痔疾，粪门肿痛，或下鲜血。三味各等分，为细末，炼蜜为丸，如梧桐子大，每服三十丸，熟水吞下。小儿积热，亦宜服之。（按本出《圣惠方·热病门》。）

《活人书》泻心三黄汤，妇人伤寒六七日，胃中有燥屎，大便难，烦躁，谵语，目赤，毒气闭塞不通。（即本方）如目赤睛疼，宜加白茯苓、嫩竹叶，泻肝余之气。

《拔萃方》犀角地黄汤，治主脉浮，客脉芤，浮芤相合，血积胸中，热之甚，血在上焦，此药主之。于本方加地黄。

张氏《医通》：噤口痢，有积秽太多，恶气熏蒸者，大黄黄连泻心汤加木香。

铁樵按：心下痞，用大黄黄连泻心汤，固知汤属阳证，属热证，故用三黄正治。然"关上脉浮大者"一句，却不可为训。

其一，痞为病在里，脉决不浮。浮为太阳脉，因体温集表，然后脉浮应之也。如云太阳病脉亦有不浮者，"浮"字未可执一而论，却亦不必关上浮大，寸尺两部不浮大。寸以候咽喉、头部，尺以候腰膝胫股，关上以候胸中，是经验上之事，难以理解者，我亦知之。特痞证而云关上浮大，则事实不如此。

其二，热向里攻，指尖渐厥，心下温温欲吐，关上脉滑数，确是事实。然则"浮大"字当改正，因吾所根据者，为人体之病理，自较宋版《伤寒论》为可靠也。

其三，"心下痞，按之濡"为证，"脉关上浮"为脉，证与脉二者合参，以为用药之标准，是矣。然学者若仅凭此证、此脉而用大黄黄连泻心汤，什九不免偾事，迨既误之后，执此条经文自解，可以为诿过之计，于事实无益；不但于事实无益，或且因此不愿读书，则为害大矣。

然则奈何？"浮大"字当改正固然，改正之后仍不是为用药之标准，当更注意舌色。例如大承气本为吾人习用之药，而其难用，较泻心为甚，根据种种见证之外，更须根据舌苔，此所谓合色脉也。舌苔，吴又可论之最详。（指用承气言。）惟其色不可图，前年见有用三色版印舌图者，仍失真，不足为据。笔舌所不能达，自我视之，殆较脉为难喻，非从师临诊由口授不可。今言其大略，舌绛而干，复见滑数之脉，再有胸痞按之濡之证，然后可用大黄黄连泻心汤矣。

心下痞而复恶寒汗出者，附子泻心汤主之。

《玉函》"心"上有"若"字。

钱云：伤寒郁热之邪，误入而为痞，原非大实，而复见恶寒汗出者，其命门真阳已虚，以致卫气不密，故玄府不得紧闭而汗出，阳虚不任外气而恶寒也。

程云："伤寒大下后，复发汗，心下痞，恶寒者，表未解也，不可攻痞，当先解表，表解乃可攻痞，解表宜桂枝汤，攻痞宜大黄黄连泻心汤"，与此条宜参看。彼条何以主桂枝解表？此条何以主附子回阳？缘彼条发汗，汗未出，而原来之恶寒不罢，故属之表；此条汗已出，恶寒已罢而复恶寒汗出，故属之虚。凡看论中文字，须于异同处细细参考互勘，方得立法处方之意耳。

附子泻心汤方

大黄二两　黄连一两　黄芩一两　附子二枚，炮，去皮，破，别煮取汁。成本、

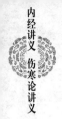

《玉函》《千金翼》作"一枚"

上四味，切三味，以麻沸汤二升渍之，须臾绞去滓，内附子汁，分温再服。

"切"，《玉函》作"哎咀"二字。

钱云：以热邪痞于心下，则仍以大黄黄连泻之；加附子以扶真阳，助其蒸腾之卫气，则外卫固密矣。因既有附子之加，并入黄芩，以为彻热之助，而寒热并施，各司其治，而阴阳之患息，倾否之功又立矣。

程云：二证俱用大黄，以条中无自利证，则知从前下后，肠中反成滞涩，闭住阴邪，势不得不破其结，使阴邪有出路也。此虽曰"泻心"，而泻热之中，即具回阳之力，故以附子名汤耳。

《鉴》云：其妙尤在以麻沸汤渍三黄，须臾绞去滓，内附子别煮汁，义在泻痞之意轻，扶阳之意重也。

舒云：案此汤治上热下寒之证，确乎有理。三黄略浸即绞去滓，但取轻清之气，以去上焦之热；附子煮取浓汁，以治下焦之寒，是上用凉而下用温，上行泻而下行补，泻取轻而补取重，制度之妙，全在神明运用之中。是必阳热结于上，阴寒结于下，用之乃为的对；若阴气上逆之痞证，不可用也。

铁樵按：恶寒为阳虚，读者苟小小注意于以前所讲附子之用法，则不待程注，已可了然于胸中。所当讨论者，既用芩连，又用附子，在初学鲜有不以寒热并用为疑者。因用附子为阳虚而设，则胸痞之热当亦属虚热，而芩连却是治实热之苦寒药，然则此病毕竟为寒乎？热乎？虚乎？实乎？此中有一关键，即躯体无绝对之寒，亦无绝对之热；无绝对之虚，亦无绝对之实。谈哲理者，谓各种学说与主义，无绝对之善，亦无绝对之恶，正与病理相同。《内经》明主从，谈胜复，是此理。若云绝对之寒，绝对之虚，惟死人则然耳。以故桂枝汤有桂枝之阳药，却有白芍之阴药；麻黄汤有麻黄之发表，却有甘草之和中；小柴胡之扶正达邪，大柴胡之解表攻里，均是双管齐下，亦犹之附子泻心汤之温凉并用而已。舒驰远致疑于桂枝汤中之不当有白芍，后世医家往往喜用大队甘凉，皆未达一间者也。至于大承气之单纯攻下，四逆汤之专事回阳，固由于病势至此，已在十万火急之列，不暇兼顾。然亦须明胜复之道。举例以明之，霍乱无阳症，（凡言有热霍乱者，妄也。理由详《伤寒论》末卷。）救急无不用单纯温药，峰险已过，反当清暑是也。（参观《药盦医案·霍乱案》。）明乎此，则又何疑乎芩连、附子之并用，况此方三黄皆泡而不煎，固显然分主从乎？

本以下之，故心下痞，与泻心汤，痞不解，其人渴而口燥，烦，小便不利者，五苓散主之。

一方云：忍之一日乃愈。

《脉经》无"烦"字。成本无"一方"以下九字，而注中释其义，则系于遗脱。

成云：本因下后成痞，当与泻心汤除之；若服之痞不解，其人渴而口燥，烦，小便不利者，为水饮内蓄，津液不行，非热痞也。与五苓散，发汗散水则愈。一方忍之一日乃愈者，不饮者外水不入，所停之水得行，而痞亦愈也。

丹云："口燥烦"之"烦"，诸家不解，特魏氏及《金鉴》云"渴而口燥心烦"，然则"烦"字当是一字句。

伤寒汗出解之后，胃中不和，心下痞硬，干噫食臭，胁下有水气，腹中雷鸣下利者，生姜泻心汤主之。

柯本"噫"作"呕"，非。《玉函》"下利"作"而利"。

方云：解，谓大邪退散也。胃为中土，温润则和；不和者，汗后亡津液，邪乍退散，正未全复而尚弱也。痞硬，伏饮搏膈也。噫，饱食息也。食臭，嗳气也。平人过饱伤食，则噫食臭；病人初痞，脾胃尚弱，化输未强，虽无过饱，犹之过饱而然也。水气，亦谓饮也。雷鸣者，脾胃不和，薄动之声也。下利者，水谷不厘清，所以杂进而走注也。

成云：干噫食臭者，胃虚而不杀谷也。胁下有水气，腹中雷鸣，土弱不能胜水也。

钱云：伤寒汗出解之后，言表邪俱从汗出而悉解也。胃中不和以下，皆言里证未除也。

丹云："干噫"之"干"，诸家无注义。程氏解"干呕"云：干，空也。此原郑玄注《礼记》，正与此同义。噫，有吐出酸苦水者，今无之，故曰干噫。柯氏改作"干呕"，大失经旨矣。

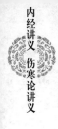
生姜泻心汤方

生姜四两，切　甘草三两，炙　人参三两　干姜一两　黄芩三两　半夏半升，洗　黄连一两　大枣十二枚，擘

上八味，以水一斗，煮取六升，去滓，再煎，取三升，温服一升，日三服。

附子泻心汤，本云：加附子。半夏泻心汤、甘草泻心汤，同体别名耳。生姜泻心汤，本云：理中人参黄芩汤去桂枝、术，加黄连，并泻肝法。

"附子泻心汤"以下，《玉函》、成本无。

《鉴》云：名"生姜泻心汤"者，其义重在散水气之痞也。生姜、半夏散胁下之水气，人参、大枣补中州之虚，干姜、甘草以温里寒，黄芩、黄连以泻痞热，备乎虚、水、寒、热之治，胃中不和、下利之痞，焉有不愈者乎？

施氏《续易简方》：生姜泻心汤，治大病新瘥，脾胃尚弱，谷气未复，强食过多，停积不化，心下痞硬，干噫食臭，胁下有水，腹中雷鸣，下利发热，名曰食复，最宜服之。

铁樵按：云"解之后"，是表邪已解，其里复痞而不结，是仅病之余波。本条之生姜泻心，后条之甘草泻心，只是轻剂善后，其方药之力量等于栀豉、五苓，参观栀豉条下按语。本条是伤食轻、胃寒重，甘草泻心是误下轻、胃虚重，总之非重剂。既明乎此，则知意不在战，宜用极轻分量以观其后，原注药量不必泥也。

伤寒中风，医反下之，其人下利，日数十行，谷不化，腹中雷鸣，心中痞硬而满，干呕，心烦不得安。医见心下痞，谓病不尽，复下之，其痞益甚，此非热结，但以胃中虚，客气上逆，故使硬也。甘草泻心汤主之。

"谷"上，《外台》有"水"字。"心烦"，《玉函》《脉经》作"而烦"。"不得"间，《外台》有"能"字。《脉经》《千金翼》"谓"作"为"，"复"下有"重"字，"使硬"作"使之坚"，《外台》并同，《玉函》亦有"之"字。

《鉴》云：毋论伤寒中风，表未解，总不当下，医反下之，或成痞，或作利。今其人以误下之故，下利日数十行，水谷不化，腹中雷鸣，是邪乘里虚而利也。心下痞硬而满，干呕，心烦不得安，是邪陷胸虚而上逆也。似此痞利，表里兼病，法当用桂枝加人参汤两解之。医惟以心下痞，谓病不尽，复下之，其痞益甚，可见此痞非热结，亦非寒结，乃乘误下中虚而邪气上逆，阳陷阴凝之痞也。故以甘草泻心汤，以缓其急而和其中也。

志云：挟邪内入，有乖蒸变，故谷不化而腹中雷鸣。

丹云："谷不化"，喻氏、钱氏、张氏、柯氏以"完谷不化"为解，非也。谓胃弱不能转运，故水谷不得化，留滞于腹中，作响而雷鸣也。

甘草泻心汤方

甘草四两，炙　黄芩三两　干姜三两。《外台》作"二两"　半夏半升，洗。《外台》有"去滑"二字　大枣十二枚，擘　黄连一两

上六味，以水一斗，煮取六升，去滓，再煎，取三升，温服一升，日三服。

原注：臣亿等谨按：上生姜泻心汤法，本云"理中人参黄芩汤"，今详泻心以疗痞，痞气因发阴而生，是半夏、生姜、甘草泻心三方，皆本于理中也。其方必各有人参，今甘草泻心中无者，脱落之也。又按：《千金》并《外台秘要》治伤寒䘌食，用此方，皆有人参，知脱落无疑。《外台》云：一方有人参三两。

《鉴》云：方以甘草命名者，取和缓之意也。用甘草、大枣之甘，补中之虚，缓中之急；半夏之辛，降逆止呕；芩连之寒，泻阳陷之痞热；干姜之热，散阴凝之痞寒，缓中降逆，泻痞除烦，寒热并用也。

丹云：《总病论》本方有人参，注云：胃虚，故加甘味。《医垒元戎》伊尹甘草泻心汤，即本方，有人参，云：伊尹《汤液》此汤也七味，今监本无人参，脱落之也。又按《元戎》文，《医方类聚》引《南阳活人书》，今所传无求子《活人书》无此文。

《金匮要略》曰：狐惑之为病，状如伤寒，默默欲眠，目不得闭，卧起不安，蚀于喉为惑，蚀于阴为狐，不欲饮食，恶闻食臭，其面目乍赤乍黑乍白，蚀于上部则声喝，甘草泻心汤主之。（即本方，亦用人参三两。）

张氏《医通》曰：痢不纳食，俗名噤口，如因邪留胃中，胃气伏而不宣，

脾气因而滞涩者，香、连、枳、朴、橘红、茯苓之属；热毒冲心，头疼心烦，呕而不食，手足温暖者，甘草泻心汤去大枣，易生姜，此证胃口有热，不可用温药。

伤寒服汤药，下利不止，心下痞硬，服泻心汤已，复以他药下之，利不止。医以理中与之，利益甚，理中者，理中焦，此利在下焦，赤石脂禹余粮汤主之；复不止者，当利其小便。

"汤药"下，《脉经》《千金》有"而"字。"复不止"，《玉函》《脉经》作"若不止"。"复"下，成本有"利"字。"已"，《千金》作"竟"。庞氏末句改作"复利不止，当以五苓散利小便"。

成云：伤寒服汤药下后，利不止而心下痞硬者，气虚而客气上逆也，与泻心汤攻之则痞也。医复以他药下之，又虚其里，致利不止也。理中丸，脾胃虚寒下利者服之愈，此以下焦虚，故与之其利益甚。《圣济经》曰：滑则气脱，欲其收也。如开肠洞泄，便溺遗失，涩剂所以收之。此利由下焦不约，与赤石脂禹余粮汤，以涩洞泄。下焦主厘清浊，下利者水谷不分也，若服涩剂而利不止，当利小便，以分其气。

汪云：利其小便，仲景无方，《补亡论》常器之云：可五苓散。

赤石脂禹余粮汤方

赤石脂一斤，碎　太一禹余粮一斤，碎。《玉函》、成本无"太一"二字

上二味，以水六升，煮取二升，去滓，分温三服。

成本"上"字作"已上"二字，误，脱"分温"二字。

成云：《本草》云"涩可去脱"，石脂之涩，以收敛之；"重可去怯"，余粮之重，以镇固之。

柯云：甘、姜、参、术，可以补中宫火气之虚，而不足以固下焦脂膏之脱，此利在下焦，未可以理中之剂收功也。然大肠之不固，仍责在胃；关门之不紧，仍责在脾。此二味皆土之精气所结，能实胃而涩肠，盖急以治下焦之标者，实以培中宫之本也。要之，此证是主土虚，而非火虚，故不宜于姜附；若水不利而湿甚，复利不止者，则又当利其小便矣。凡下焦虚脱者，以二物为

本，参汤调服，最效。

丹云：志聪云：按《神农本经》，太乙余粮、禹余粮各为一种，既云"太乙禹余粮"，此方宜于三味，或相传有误。此说大误。《证类本草图经》云：《本草》有太乙余粮、禹余粮两种，治体犹同。

铁樵按：此条有误。表邪未尽者，误下而利不止，为陷，陷者当举；表邪已尽，下之过当，利不止，轻者只须谷芽、扁衣、建曲、怀药、芡实之类，重者宜理中与石脂、川芎并用，良效。若仅用石脂、余粮，药力单纯，于医理为非法；且二味皆重坠，于误下而利亦非宜。

伤寒吐下后发汗，虚烦，脉甚微，八九日心下痞硬，胁下痛，气上冲咽喉，眩冒，经脉动惕者，久而成痿。

《脉经》"发"上无"后"字。

成云：伤寒吐下后发汗，则表里之气俱虚，虚烦，脉甚微，为正气内虚，邪气独在；至七八日，正气当复，邪气当罢，而心下痞，胁下痛，气上冲咽喉，眩冒者，正气内虚而不复，邪气留结而不去；经脉动惕者，经络之气虚极，久则热气还经，必成痿弱。

锡云：痿者，肢体委废而不为我用也。久而成痿者，经血不外行于四末也。

钱云：如此阴盛阳虚之证，虽或侥幸而不至危殆，若经久不愈，必至阳虚不治，筋弛骨痿而成废疾矣。

魏云：此条证，仍用茯苓桂枝白术甘草汤，或加附子，倍加桂枝为对也。

丹云：成注"热气还经"，于义未允。汪氏引作"表气虚，不能充养于身"，似是。《金鉴》云："八九日心下痞硬，胁下痛，气上冲咽喉"三句，与上下文义不属，必是错简。注家因此三句，皆蔓衍支离，牵强注释，不知此证总因汗出过多，大伤津液而成，当用补气补血、益筋壮骨之药，经年始可愈也。未知此说果是否，姑存俟考。汪氏引《补亡论》云：可茯苓甘草白术生姜汤。郭白云云：当作茯苓桂枝白术甘草汤；成痿者，振痿汤。

铁樵按：既云"气上冲咽喉，眩冒"，必上盛下虚；云"筋脉动惕"，则入脑，波及运动神经。详"虚烦"字，乃肝阳胆火上燔，致神经受影响，宜乎久而成痿。各注非是。

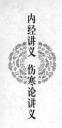

伤寒发汗，若吐若下，解后，心下痞硬，噫气不除者，旋复代赭汤主之。

《玉函》《脉经》"发汗"作"汗出"，"复"作"覆"，成本、《玉函》"赭"下有"石"字。

方云：解，谓大邪已散也。心下痞硬，噫气不除者，正气未复，胃气尚弱，而伏饮为逆也。

汪云：此噫气，比前生姜泻心汤之干噫不同，是虽噫而不至食臭，故知其为中气虚也。与旋复代赭石汤，以补虚散痞，下逆气。

旋复代赭汤方

旋复花三两　人参二两　生姜五两。成本有"切"字　代赭一两。《玉函》、成本"代赭石"　甘草三两，炙　半夏半升，洗　大枣十二枚，擘

上七味，以水一斗，煮取六升，去滓，再煎，取三升，温服一升，日三服。

成本"上"下有"件"字。

周云：旋复花，能消痰结，软痞，治噫气；代赭石，止反胃，除五藏血脉中热，健脾，乃痞而噫气者用之，谁曰不宜？于是佐以生姜之辛，可以开结也；半夏，逐饮也；人参，补正也；甘草、大枣，益胃也。予每借之以治反胃噎食，气逆不降者，靡不神效。

《伤寒类方》曰：《灵枢·口问篇》云：寒气客于胃，厥逆从下上散，复出于胃，故为噫，俗名嗳气，皆阴阳不和于中之故。此乃病已向愈，中有留邪，在于心胃之间，与前诸泻心法大约相近。《本草》云：旋复治结气胁下满，代赭治腹中邪毒气。如此二物，以治噫气，余则散痞补虚之法也。

吴仪洛《方论》曰：去滓复煎，亦取共行其事之义，与生姜泻心汤等同义。

《活人书》曰：有旋复代赭石证，其人或咳逆，气虚者先服四逆汤，胃寒者先服理中丸，次服旋复代赭汤为良。

喻氏《寓意草》曰：治一人膈气，粒食不入，始吐清水，次吐绿水，次吐黑水，次吐臭水，呼吸将绝，一昼夜。先服理中汤六剂，不令其绝，来早转方，一剂而安。《金匮》有云：噫气不除者，旋复代赭石汤主之。吾于此病分

别用之者，有二道：一者，以黑水为胃底之水，此水且出，则胃中之津久已不存，不敢用半夏以燥其胃也；一者，以将绝之气，止存一系，以代赭坠之，恐其立断，必先以理中分理阴阳，使气易于降下，然后代赭得以建奇奏绩。乃用旋复花一味，煎汤，调代赭石末二匙与之，才入口即觉其转入丹田矣，但困倦之极，服补药二十剂，将息二月而愈。

铁樵按：此条亦误。既云汗吐若下而病解，是汗吐下不误，不当见心下痞、噫气不除。既见心下痞、噫气不除，是必汗吐下有未当者在，详痞与噫皆下之过当之反应，是汗吐不误，下必有误。既云噫气，与上条气上冲咽喉是同一蹊径，不过有轻重之辨。既是气上冲，便不当镇坠，强镇则反应愈剧，故旋复代赭不适用。喻昌《寓意草》极言旋复代赭之神，屡用不一用，然吾见近人用之多不效而反剧。见上逆即用镇坠之药，医理固不如是简单也。

下后不可更行桂枝汤，若汗出而喘，无大热者，可与麻黄杏子甘草石膏汤。

《玉函》作"大下以后"，"杏子"作"杏仁"。

成云：前第三卷十六证云"发汗后不可更行桂枝汤，汗出而喘，无大热者"，为与此证治法同。汗下虽殊，既不当损正气则一，邪气所传既同，遂用一法治之，经所谓"若发汗、若下、若吐后者"是矣。

程云：下在用桂枝后，是从"更"字上看出。

丹云：志聪、锡驹并云"此节重出，'下'字疑本'汗'字"，非也。

铁樵按：此条亦误。汗出无用麻黄理，已详前。

太阳病，外证未除，而数下之，遂协热而利，利下不止，心下痞硬，表里不解者，桂枝人参汤主之。

"协"，成本作"协"，《玉函》《脉经》《千金翼》作"挟"。

程云：太阳病，外证未除，而数下之，表热不去，而里虚作利，是曰协热。利下不止，心下痞硬者，里气虚而土来心下也。表里不解者，阳因痞而被格于外也。桂枝行阳于外以解表，理中助阳于内以止利，阴阳两治，总是补正，令邪自却。缘此痞无客气上逆动膈之阳邪，辄防阳欲入阴，故不但泻心中芩连不可用，并桂枝中芍药不可用也。协热而利，向来俱作阳邪陷入下焦，果

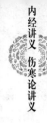

尔，安得用理中耶？利有寒、热二证，但表热不罢者，皆为协热利也。

丹云：此条，方氏诸家并为热邪陷入证，至汪氏则云此系邪热未解，乃实热之证，非虚寒也。桂枝人参汤，大都是叔和撰次时传写之误。此盖以"协热"之"协"为"协议"之义，而不知与"挟"同，皆坐不博考之弊也。程氏辨晰之，极是矣。锡驹以"挟热"为解，然而未能免陷入之说，殊可惜也。案此心下痞硬，与《金匮》"胸痹，心中痞，与人参汤"之证略同。

桂枝人参汤方

桂枝四两，别切。"别切"二字，《玉函》、成本作"去皮" 甘草四两，炙 白术三两 人参三两 干姜三两

上五味，以水九升，先煮四味，取五升，内桂，更煮，取三升，去滓，温服一升，日再夜一服。

"五升"下，《玉函》有"去滓"二字。成本"三升"下脱"去滓"二字。方氏圈"白术"之"白"，吴本删。

喻云：此方即理中加桂枝而易其名，亦治虚痞下利之圣法也。

吴云：桂枝辛香，经火久煎则气散，而力有不及矣，故须迟入。凡用桂枝诸方，俱当依此为例。用肉桂亦当临用去粗皮，切碎，俟群药煎好方入，煎二三沸即服。

《伤寒类方》曰：桂独后煮，欲其于治里症药中，越出于表，以散其邪也。

铁樵按：此条药证皆丝丝入扣，程注尤佳，可为法。

伤寒大下后，复发汗，心下痞，恶寒者，表未解也。不可攻痞，当先解表，表解乃可攻痞。解表宜桂枝汤，攻痞宜大黄黄连泻心汤。

《玉函》《脉经》"发"下有"其"字。

柯云：心下痞是误下后里症，恶寒是汗后未解症，里实表虚，内外俱病，皆因汗下倒施所致，表里交持，仍当遵先表后里、先汗后下正法。盖恶寒之表

甚于身疼，心下之痞轻于清谷，与救急之法不同。

钱云：心下已痞而仍恶寒者，犹有表邪未解也。前条同是痞证而恶寒，以附子泻心者，因恶寒汗出，所以知其为阳虚之恶寒也；此则恶寒而不汗出，是以知其为表未解也。

方云：伤寒病初之表当发，故用麻黄汤；此以汗后之表当解，故曰宜桂枝汤。

《活人书》曰：大抵结胸、痞皆应下，然表未解者不可攻也。

《总病论》曰：前加附子，是汗出多而恶寒，表汗解而里结未除故也；此症是发后无汗恶寒故也，先须解表也。

铁樵按：此条当是原文。《内经》"病从外而之内者，先治其外；病从外而之内，甚于内者，先治其外，后治其内"，正与此条互相发明，证诸实验亦然。凡外未解者，先解外，不犯内，则病愈不出三五日。是证诸病理而合，征诸实验而信，与前数节迥然不同。惟钱氏及《活人书》金谓此条是发汗后无汗，故不用附子，是又大谬不然。同是有汗，有表不解与亡阳之辨，附子为亡阳而设，桂枝为有汗表不解而设，故知此条必有汗。若汗后无汗，是桂枝麻黄各半汤所主也。

伤寒论讲义第十六期

伤寒发热，汗出不解，心中痞硬，呕吐而下利者，大柴胡汤主之。

"中"，《玉函》《正脉》作"下"，方本、汪本同。

程云："心中痞硬，呕吐而下利"，较之"心腹濡软，呕吐而下利，为里虚者"不同；"发热，汗出不解"，较之"呕吐下利，表解者，乃可攻之，竟用十枣汤者"又不同。况其痞不因下后而成，并非阳邪陷入之痞，而里气内拒之痞，痞气填入心中，以致上下不交，故呕吐而下利也。大柴胡汤虽属攻剂，然实管领表里上中之邪，总从下焦为出路，则攻中自寓和解之义，主之是为合法。

丹云：《金鉴》云："下利"之"下"字，当是"不"字；若是"下"字，岂有上吐下利而以大柴胡汤下之之理乎？此说似是而实非也。所谓"下利"，乃是热利；若改作"不利"，则与小便何别？可谓失考矣。

铁樵按：程注以里虚及表解两条比较为言，十枣汤有疑义，自不可同日而语。大柴胡方中既有大黄，当然是里实，且此所云心下痞硬，必是连及胁下者，云呕吐必口苦者，盖胸胁痞满方是柴胡的证，里面是实热，而兼少阳则口无不苦。经文简单，读者当自己理会也。至于《金鉴》改"下利"之"下"字为"不"字，全书实无此句法，丹氏驳之，甚是。然热利何以当攻，亦一问题。鄙意旁流与协热利皆体工反应之见证。

肠胃皆主降。所谓降，谓使食物下行也。自食物下咽，在食管中，即起降之作用。其方法，食管之壁，包裹食物处，略略膨胀，食物所在之上部管腔与下部管腔则较小，然食物上部之管腔收缩力甚大，下部之收缩力较小，如此，食物下降则顺，上行则逆，故下咽不久，便达于胃部。至胃中，则略停顿，以营消化工作；消化既竟，胃之迫食物下行，亦如食管腔，胃上口收缩，下口开放，食物仍是上行则逆，下行则顺；继此至十二指肠，再营消化之工作，是为第二次消化工作。二次工作既竟，然后入于小肠，此时则有吸收与分泌之工作。小肠壁膜吸收精华，使入血分，以成血液；与小肠相通之肾脏毛细管，承剩余之液体，以事排泄。继此，食物入大肠，已成完全之粪块；仍复迫之下行，至于直肠，以出肛门。故食物从入咽起，至出肛止，一路下行，非由其重量为地心吸力吸收而下行，乃生理作用迫之使下行也。

从咽至胃，其行速；在胃中，因须营第一次消化工作，则停顿；入十二指肠，因须营第二次消化工作，则亦停顿；入小肠，因须营吸收与排泄之工作，则行缓；入大肠，因既成粪块，亦行缓；入直肠，则无复余事，乃行速。胃下口曰幽门，有括约筋，司启闭，凡食物之未完全消化者，不许通过。是幽门括约筋之设施，其目的在使食物得停顿胃中，而不致急遽下行。观直肠之设施，可以悟大小肠之回环曲折，因各种工作之未竟，有借此回环曲折，使其行迟缓，得各部分从容竟其工作之意味。

又，从咽至胃，迫食物下行之方法，在上部收缩，下部微弛；在胃与小肠，则收缩方法之外，更加一蠕动；在大肠，则蠕动方法之外，更于肠壁放出液体濡润之，以为之助。故吸鸦片者与患藏燥者，容易便闭与积聚，即因大肠壁不但不放出液汁濡润，且吸收粪块中黏液，致令非常燥结故也。

又，胃中之消化工作，乃磨砻消化兼化学消化者；十二指肠之消化，乃纯粹化学之消化，胃中之胃酸，十二指肠之胆汁、膵液，其重要成分也。然观于粪便中之有胆汁，尿液中亦有胆汁，则可知胆汁不但有消化作用，兼有迫令食物下行之作用，胆汁亦主降者也。因此可以悟得《内经》"苦降"之义，而川连所以能治呕，正因胃气上逆，得苦则降之故。患肝病者往往便闭，其甚者致作恶呕吐，皆因肝郁，胆汁不能循常轨输送至十二指肠，第二次消化作用不健全，故胃逆；胆汁入于小肠者少，粪便不能下降，故便闭也。

至于泄泻，就实地经验言之，大都是寒。感寒固泄，饮冷亦泄。再就药效执果溯因以求之，泄泻为寒因亦确，理中之姜术，附子理中之附，乃至治霍乱之十滴水，皆大热之品，而能止洞泄，为昭然共见之事实也。西医籍用药，大都无所谓寒热，独于泄泻则谓与冷热有关，谓冷则肠蠕动亢进，故泻；热则反是。故涤肠当用略凉之水，热则不效。故肠之蠕动，亦神经为之。通常冷则能安神经，以故热病预防脑炎，则用冰枕。何以肠病得冷，反使蠕动亢进？是可知温凉各有所宜。头部，虽严冬沍寒，苟御狐腋之冠，老年尚嫌其太热；腹部，虽盛夏酷暑，苟为风露所侵，即疼痛而雷鸣。

中医籍太阴指脾，然不当死煞句下。腹部者，太阴之领域也，故伤寒太阴证重要之证据曰腹满。少阳指胆，亦不当死煞句下。头目乃少阳之领域，故头昏目眩者，谓之肝阳胆火。惟其如此，故身半以上为阳，身半以下为阴，而阳明从燥化，太阴从湿化，乃不烦言而可解。十二经之阴阳太少，皆本此意推勘，入细之言耳。昧者不察，一开口即云太阴湿土、阳明燥金，求其故而不得，造为种种曲说；复不能明《内经》之旨趣，专拾一二玄谈，借其艰深，自文浅陋，愈趋愈远，致不可究诘，是则晋唐以后先哲，亦不得辞其咎也。

至于旁流为反应，其事极易明了。吾尝谓：各种疾病，皆体工之本能驱逐病毒而起之变化。例如咳嗽，乃因气管内有作梗之物而起之反应，是咳嗽非病。前已言之，兹不复赘。旁流之为反应，其理正同。因病热之故，肠中起变化，当消化者既不得充分消化，当吸收者复不得充分吸收，于是养正之食品，反为胃肠之阻梗，生理乃起反应，欲驱而去之。其去之之法，不外乎肠蠕动与肠壁分泌液汁。驱之不去，则蠕动愈剧而分泌愈多，剧则痛，多则泄矣。凡治病之法，无非顺生理，以药力助之。苟见泄泻，不知其为旁流，而用理中以止之，是与生理为难也，则其治为误，其病当剧；以承气或麻仁丸下之，则为顺生理之所需求，而以药为之助，是为正当之治法，而其病当退也。

所谓协热之利，亦属反应者。协热多半由于误下，误下则表热陷里。其在胃者，则温温欲吐。温温欲吐之意义，因热聚于里，胃中不通，则体工起反应而驱逐其热，其驱逐之法以呕，而药力复持之使不得呕，故温温欲吐而复不得吐。其在肠者，则蠕动以为驱逐，驱之不得，更分泌液体以佐之，则为利。协热之利，虽由误下而来，然下之则为顺生理之需求，故虽因误下而陷，有时揣度形势，仍当用下法以为救济。

若呕且利者，纯用下法，则中焦因抵抗药力之故，或更呈剧烈之反应，而协热又不得不下，于是用柴胡疏达少阳以安胃气，一面仍用大黄以治协热，遂成大柴胡表里分疏之局。此其斡旋之功，用意之精，在二千年前有如此医术，洵不愧"医圣"两字，夫岂西国之希伯克来、东国之吉益东洞所能望其项背者？

自金元以迄盛清，医家无有不尊仲景者，然真能知仲景者，实无一人。刘河间仿大柴胡法，制双解散，以麻桂、硝黄并用，是仅懂得表里分疏，彼又宁知大柴胡之为方，有如许曲折？故以双解散与大柴胡比较，貌似神非，精粗判若霄壤。

余因简单言之，必然解人难索，故不辞词费，备论之如上。

病如桂枝证，头不痛，项不强，寸脉微浮，胸中痞硬，气上冲喉咽，不得息者，此为胸有寒也，当吐之，宜瓜蒂散。

"头"上、"项"上，《脉经》有"其"字。《千金翼》作"头项不强痛"。"喉咽"，《玉函》、成本作"咽喉"。"此为胸有寒"，《千金》作"此以内有久痰"。

成云：病如桂枝证，为发热汗出恶风也。

方云：头不痛，项不强，言太阳经中无外入之风邪，以明非中风也。寸候身半以上，微浮，邪自内出也。胸中痞硬，痰涎塞膈也。气上冲咽喉者，痰涌上逆，或谓喉中声如曳锯是也。"寒"以"痰"言。

喻云：寒者，痰也。痰饮内动，身必有汗，加以发热恶寒，全似中风；但头不痛，项不强，此非外入之风，乃内蕴之痰，窒塞胸间，宜用瓜蒂散，以涌出其痰也。

周云：寒饮停蓄，阻遏胸中之阳，使卫气不能外固，故发热恶寒汗出也。

程云：邪气蕴蓄于膈间，此为胸有寒也。痞硬一证，因吐下者为虚，不因吐下者为实，实邪填塞心胸，中下二焦为之阻绝，自不得不从上焦为出路，所谓"在上者，因而越之"是也。

丹云：案方氏诸家，以寒为痰，盖瓜蒂能吐膈间之顽痰，故有此说，而不可以寒直斥为痰；程氏则为"邪"字看，极稳当矣。如钱氏单为"风寒"之"寒"，亦恐不尔。厥阴篇瓜蒂散条云"邪结在胸中"，又云"病在胸中"，程说有所据。

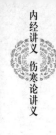

瓜蒂散方

瓜蒂一分，熬黄　赤小豆一分。《玉函》作"各六铢"

上二味，各别捣筛为散已，合治之，取一钱匕；以香豉一合，用热汤七合，煮作稀糜，去滓，取汁和散，温顿服之。不吐者，少少加，得快吐乃止。诸亡血虚家，不可与瓜蒂散。

"一钱匕"，《千金翼》作"半钱匕"。

《鉴》云：胸中者，清阳之府。诸邪入胸府，阻遏阳气，不得宣达，以致胸满痞硬，热气上冲，燥渴心烦欲吐，脉数促者，此热郁结也；胸满痞硬，气上冲咽喉不得息，手足寒冷，欲吐不能吐，脉迟紧者，此寒郁结也。凡胸中寒热，与气与饮郁结为病，谅非汗下之法所能治，必得酸苦涌泄之品，因而越之，上焦得通，阳气得复，痞硬可消，胸中可和也。瓜蒂极苦，赤豆味酸，相须相益，能疏胸中实邪，为吐剂中第一品也；而佐香豉汁合服者，借谷气以保胃气也。服之不吐，少少加服，得快吐即止者，恐伤胸中元气也。此方奏功之捷，胜于汗下，所谓汗吐下三大法也。今人不知仲景、子和之精义，置之不用，可胜惜哉。然诸亡血虚家，胸中气液已亏，不可轻与，特为申禁。

汪云：伤寒一病，吐法不可不讲。华元化云：伤寒至四日在胸，宜吐之。巢元方云：伤寒病三日以上，气浮在上部，胸心填塞满闷，当吐之则愈。仲景以此条论，特出之太阳下编者，以吐不宜迟，与太阳汗证相等，当于两三日间，审其证而用其法也。《条辨》以"胸有寒"为痰，亦通，盖胸有风寒，则其人平素饮食之积，必郁而成热，变而为痰，所以瓜蒂散亦涌痰热之药也。《尚论篇》以此条证竟列入痰病中，误矣。煮作稀糜，言以汤七合，煮香豉如糜粥之烂也。方氏以稀糜为另是稀粥，大谬之极。

《古方选注》曰：瓜蒂散，乃酸苦涌泄重剂，以吐胸寒者，邪结于胸，不涉太阳表实，只以三物为散，煮作稀糜，留恋中焦以吐之，能事毕矣。瓜蒂性升，味苦而涌；豆性酸敛，味苦而泄；恐其未必即能宣越，故复以香豉汤，陈腐之性，开发实邪，定当越上而吐矣。

《外台秘要》曰：张文仲瓜蒂散，主伤寒胸中痞塞，瓜蒂、赤小豆各一两，上二味捣散，白汤服一钱匕。又范汪疗伤寒及天行，瓜蒂散方，同上，二味捣作散，温汤二合，服一钱匕，药下便卧，若吐便且急忍也；候食顷不吐者，取钱五匕散，二合汤和服之，便吐矣；不吐，复稍增，以吐为度，吐出青黄如菜汁者五升以上为佳。若吐少，病不除者，明日如前法，复服之，可至再三，不令人虚也。药力过时不吐，服汤一升，助药力也。吐出便可食，无复余毒。若服药过多者，益饮冷水解之。（和服之下，《活人书》有"以手指擿之"五字。）

《东垣试效方》曰：若有宿食而烦者，仲景以栀子大黄汤主之。气口三盛，则食伤太阴，填塞闷乱，极则心胃大疼，兀兀欲吐，得吐则已，俗呼"食迷风"是也。经云"上部有脉，下部无脉，其人当吐，不吐者死"，宜瓜蒂散之类吐之，经云"高者因而越之"，此之谓也。

《医方集解》曰：治卒中痰迷，涎潮壅盛，癫狂烦乱，人事昏沉，五痫痰壅上膈；及火气上冲，喉不得息，食填中脘，欲吐不出。量人虚实服之，吐时须令闭目，紧束肚皮。吐不止者，葱白汤解之；良久不出者，含砂糖一块，即吐。

丹云：按张子和不用豆豉，加人参、甘草，齑汁调下；吐不止者，用煎麝香汤，瓜苗闻麝香即死，所以立解。

《活人指掌辨疑》曰：瓜蒂，即丝瓜蒂，俗名藤罗。

丹云：按此说，本草所不载，录以俟试验。舒氏亦云：如无甜瓜，丝瓜蒂可代。

铁樵按：气上冲咽喉，此证常遇之，乃胃不能降，肺气因以上逆之故，与痰涎塞膈无与。本论可吐不可吐各节，文简而意义不甚明了，注家复多循文敷衍，致读者无可遵循。瓜蒂散一方，今人绝少用者，殆以此故。今按寒饮、寒痰各说，是注家节外生枝，不可为训。

本文"此为胸中有寒也"句，"寒"字可疑。例如"膈上有寒饮，干呕者，不可吐也"，"干呕，吐涎沫，头痛者，吴茱萸汤主之"，以上两条皆属寒，而云"不可吐"。又，"少阴证，饮食入口则吐，心中温温欲吐，复不能吐，始得之，手足寒，脉弦迟者，此胸中实，不可下也，当吐之"，"若膈上有寒饮，干呕者，不可吐也，当温之，宜四逆汤"，皆言寒不可吐。是其他无标准可言，而寒之不可吐已确。"寒"字既不得强解为"热"，亦不得强解为"邪"，直误字耳。

至于气上冲胸，如桂枝白术甘草汤一条，由吐下后，心下逆满而起者；气上冲咽喉，如经脉动惕，久而成痿一条，由于吐下后发汗，虚烦脉微，八九

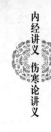

日心下痞硬而起者，皆属虚证，非可用瓜蒂散者。然则本条所云，岂非全无凭准？

窃疑"胸中有寒"句，不但讹字，兼有脱落。吾侪若从根本着想，则虽脱落，亦尚无妨。所谓根本者，无他，即上节所释"顺生理为治"一语是也。凡病为日浅，正气未虚，邪热内攻，胃不能容，生理起反应而呕者，皆可吐也。其要点在病须阳证，正气未虚，否则禁吐。此为鄙人历数十次经验，无一或误者。用以治婴儿之病，奏效尤捷，而无流弊。

病胁下素有痞，连在脐旁，痛引少腹，入阴筋者，此名藏结，死。

《玉函》《脉经》"病"下有"者若"二字，"入阴筋"作"入阴挟阴筋"。

程云：其人胁下素有痞积，阴邪之伏里者，根柢深且固也。今因新得伤寒，未察其阴经之痞，误行攻下，致邪气入里，与宿积相互，使藏之真气结而不通，因连在脐旁，痛引少腹入阴筋，故名藏结，盖痞为阴邪而脐旁阴分也。在藏为阴，以阴邪结于阴经之藏，阳气难开，至此而结势已成，于法为死。

钱云：其痛下引少腹，入厥阴而控引睾丸之阴筋者，此等藏结，以阴气过极，阳气竭绝，故曰死。

锡云：上文论藏结，曰"难治"，曰"不可攻"，此复论藏结之死症，以见藏结可生而亦可死也。

伤寒若吐若下后七八日，不解，热结在里，表里俱热，时时恶风，大渴，舌上干燥而烦，欲饮水数升者，白虎加人参汤主之。

"白虎加人参汤"，《脉经》《千金》《千金翼》作"白虎汤"。"伤寒"下，成本有"病"字。

成云：若吐若下后七八日，则当解，复不解，而热结在里。表热者，身热也；里热者，内热也。本因吐下后，邪气乘虚内陷为结热，若无表热，而纯为里热，则邪热结而为实；此以表热未罢，时时恶风。若邪气纯在表，则恶风无时；若邪气纯在里，则更不恶风。以时时恶风，知表里俱有热也。邪热结而为实者，则无大渴；邪热散漫则渴。今虽热结在里，表里俱热，未为结实，邪气散漫，熏蒸焦膈，故大渴，舌上干燥而烦，欲饮水数升。与白虎加人参汤，散热生津。

钱云：大渴，舌上干燥而烦，欲饮水数升，则里热甚于表热矣。谓之表热者，乃热邪已结于里，非尚有表邪也。因里热太甚，其气腾达于外，故表间亦热，即《阳明篇》所谓"蒸蒸发热"，自内达外之热也。

汪云：时时恶风者，乃热极汗多，不能收摄，腠理疏，以故时时恶风也。里热，则胃府中燥热，以故大渴，舌上干燥而烦。欲饮水数升，此因吐下之后，胃气虚，内亡津液，以故燥渴甚极也。

周云：口至干，舌至燥，无津液极矣。能生津液而神速者，莫若人参，故加之。

丹云：按《金鉴》云："'伤寒'二字之下，当有'若汗'二字，盖发汗较吐下更伤津液为多也。'时时恶风'当是'时汗恶风'，若非'汗'字，则'时时恶风'是表不解，白虎汤在所禁也。论中谓'发热无汗，表不解者，不可与白虎汤；渴欲饮水，无表证者，白虎加人参汤主之'，读者细玩经文自知。"此说难从。柯氏云"当汗不汗，反行吐下，是治之逆也，吐则津液亡于上，下得津液亡于下"，是也。

又云：《伤寒类方》曰：胃液已尽，不在经，不在府，亦非若承气症之有实邪，因胃口津液枯竭，内火如焚，欲引水自救，故其证如此，与热邪在府者迥别。

又云：《外台秘要》：仲景《伤寒论》疗伤寒汗出，恶寒身热，大渴不止，欲饮水一二斗者，白虎加人参汤主之。此条，本经不载，姑附存于此。

白虎加人参汤方

*知母*六两　*石膏*一斤，碎　*甘草*二两，炙　*人参*二两。上篇、《玉函》作"三两"　*粳米*六两

上五味，以水一斗，煮米熟汤成，去滓，温服一升，日三服。

此方，立夏后、立秋前乃可服，立秋后不可服；正月、二月、三月尚凛冷，亦不可与服之，与之则呕利而腹痛。诸亡血虚家，亦不可与，得之则腹痛利者，但可温之当愈。

《玉函》作"春三月，病常苦里冷"。按：此方已见《太阳上篇》，而无"此方，立夏"以下六十二字，故再举于斯，此六十二字疑是后人所添；而《玉函》《千金》及《翼

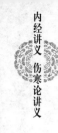

方》《外台秘要》并有之，故不可妄删，姑存其旧耳。

《内台方议》：问曰：《活人书》云白虎汤惟夏至后可用，何耶？答曰：非也。古人一方对一证，若严冬之时，果有白虎汤证，安得不用石膏？盛夏之时，果有真武汤证，安得不用附子？若老人可下，岂得不用硝黄？壮人可温，岂得不用姜附？此乃合用者必需之，若是不合用者，强而用之，不问四时，皆能为害也。

汪氏引徐春沂云："立夏后云云"疑是后人所加。

张氏《伤寒百问·经络图》曰：白虎加人参，名化斑汤，出异书。

铁樵按：白虎汤、大青龙、人参白虎，陆九芝《世补斋医书》论其用法最详，可以遵守，兹不俱赘。"时时恶风"句，各注所释不澈底，须知此非外感，如其有一分外感，白虎便不真确可用。其一，因病理重心在里，表不固，里蒸热，故汗大出；因汗大出，血中液少，故热而燥。汗出愈多，表阳愈虚，故当恶风。其二，因体温外散，外界之温度与体内之温度骤然变更，其相差之程度，因空气热度骤低于表层体温，故肌肤有洒淅恶风意。此云恶风，并非真有风，须臾之间，即能中和，故恶风旋罢，而里热蒸发不已，其热作阵，故时时恶风。用人参者，非为补，而用增加白虎之力也。白虎得参则缓，缓则力长，故增白虎之重量无用，必须加参。

伤寒无大热，口燥渴，心烦，背微恶寒者，白虎加人参汤主之。

《玉函》"心"作"而"。《千金》及《翼》《外台》作"白虎汤"。

《鉴》云：伤寒身无大热，不烦不渴，口中和，背恶寒，附子汤主之者，属少阴病也。今伤寒身无大热，知热渐去表入里也。口燥渴，心烦，知热已入阳明也。虽有背微恶寒一证，似乎少阴，但少阴证口中和，今口燥渴，是口中不和也。背恶寒，非阳虚，恶寒乃阳明内热，熏蒸于背，汗出肌疏，故微恶之也。主白虎汤，以直走阳明，大清其热；加人参者，盖有意以顾肌疏也。

钱云：此条之背恶寒、口燥渴而心烦者，乃内热生外寒也，非口中和之背恶寒可比拟而论也。

汪云：内蒸热而表必多汗，以故恶寒，与上条恶风之义相同。

丹云：按背恶寒，成氏以为表邪未尽，程氏以为阳虚，并非也。《伤寒类方》曰：此亦虚燥之症，微恶寒，谓虽恶寒而甚微，又周身不寒，寒独在背，知外邪已解；若大恶寒，则不得用此汤矣。

铁樵按：此条与前条比类而观，则无大热、背微恶寒，非白虎证也。背微恶寒，与背几几同，与时时恶风不同。此症状不当有汗，纵有汗亦不多。

伤寒脉浮，发热无汗，其表不解，不可与白虎汤；渴欲饮水，无表证者，白虎加人参汤主之。

"解"下，成本、《玉函》《外台》有"者"字。《千金》及《翼》《外台》作"白虎汤"。

魏云：脉浮而不至于滑，则热未变而深入，正发热无汗，表证显然如此，不可与白虎汤，徒伤胃气，言当于麻黄汤、大青龙、桂枝二越婢一之间求治法也。如其人渴欲饮水，与之水，果能饮者，是表邪变热，已深入矣；再诊脉无浮缓、浮紧之表脉，审证无头身疼痛、发热无汗之表证，即用白虎加人参，补中益气，止其燥渴。

钱云：若渴欲饮水，则知邪热已入阳明之里，胃中之津液枯燥矣。然犹必审其无表证者，方以白虎汤解其烦热，又加人参以救其津液也。

太阳、少阳并病，心下硬，颈项强而眩者，当刺大椎、肺俞、肝俞，慎勿下之。

《玉函》"太阳"下有"与"字，"硬"作"痞坚"二字，"大椎"下有"一间"二字。成本无"肝俞"二字，考注文，系脱文。

成云：心下痞硬而眩者，少阳也。颈项强者，太阳也。刺大椎、肺俞，以泻太阳之邪，而以太阳脉下项挟脊故尔；肝俞以泻少阳之邪，以胆为肝之府故尔。太阳为在表，少阳为在里，明是半表半里证。前第八证云"不可发汗，发汗则谵语"，是发汗攻太阳之邪，少阳之邪益甚于胃，以发谵语；此云"慎勿下之"，攻少阳之邪，太阳之邪乘虚入里，必作结胸。经曰：太阳、少阳并病，而反下之，成结胸。

方云："颈项"，亦"头项"之互词。前条言眩冒，此有眩无冒，差互详略耳。

汪云：大椎一穴，实合太少而齐泻。诸家注皆不明用针之理，竟置大椎而不论，大误之极。

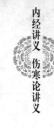

铁樵按：本条意义自明，注亦精当可法。太少并病，发汗则谵语，误下则结胸，眩则有肝阳胆火郁而上逆之象，柴胡主升，故有时宜刺。然仅曰"慎勿下之"，盖用柴胡尚无大害，下则为逆，将起反应。曰"慎勿下之"，有大柴胡亦不可用之意。于此可悟，凡上逆之症，均不可强抑。近人盲从喻嘉言之说，以旋复代赭汤用于喘逆之症，什九败事。然有积而胃逆，因胃逆而头痛，有非下不愈者，故吴又可以头痛为下症，验之事实而信。活法在人，不可执滞，固非老于阅历不为工也。

太阳与少阳合病，自下利者，与黄芩汤；若呕者，黄芩加半夏生姜汤主之。

成云：太阳、阳明合病，自下利，为在表，当与葛根汤发汗；阳明、少阳合病，自下利，为在里，可与承气汤下之；此太阳、少阳合病，自下利，为在半表半里，非汗下所宜，故与黄芩汤，以和解半表半里之邪。呕者，胃气逆也，故加半夏、生姜，以散逆气。

钱云：太少两阳经之证并见而为合病，太阳虽在表而少阳逼处于里，已为半表半里，以两经之热邪内攻，令胃中之水谷下奔，故自下利。

汪云：太少合病而至自利，则在表之寒邪，悉郁而为里热矣。里热不实，故与黄芩汤以清热益阴，使里热清而阴气得复，斯在表之阳热自解。所以此条病，不但太阳桂枝在所当禁，并少阳柴胡亦不须用也。

《鉴》云：太阳与少阳合病，谓太阳发热头痛，或口苦咽干目眩，或胸满，脉或大而弦也。若表邪盛，肢节烦疼，则宜与柴胡桂枝汤两解其表矣。今里热盛而自下利，则当与黄芩汤清之，以和其里也。

丹云：按此条证，张璐、周禹载以为温病，魏氏驳之，是也。

又云：《医方集解》曰：合病者，谓有太阳证之身热、头痛、脊强，又有少阳证之耳聋、胁痛、呕而口苦、寒热往来也。自利者，不因攻下而泄泻也。自利固多可温，然肠胃有积结，与下焦客热，又非温剂所能止，或分利之，或攻泄之可也。

黄芩汤方

黄芩三两。《玉函》作"二两" 芍药二两 甘草二两 炙 大枣十二枚,擘

上四味,以水一斗,煮取三升,去滓,温服一升,日再夜一服。

成本"一服"下有"若呕者,加半夏半升、生姜三两"十二字,而无黄芩加半夏生姜汤方。成本第十卷,"生姜一两半"。

黄芩加半夏生姜汤方

黄芩三两 芍药二两 甘草二两,炙 大枣十二枚,擘 半夏半升,洗 生姜一两半。一方"三两,切"

上六味,以水一斗,煮取三升,去滓,温服一升,日再夜一服。

汪云:此小柴胡加减方也。热不在半表,已入半里,故以黄芩主之;虽非胃实,亦非胃虚,故不须人参补中也。

钱云:黄芩彻其热,而以芍药敛其阴,甘草、大枣和中而缓其津液之下奔也。若呕者,是邪不下走而上逆,邪在胃口,胸中气逆而为呕也,故加半夏之辛滑,生姜之辛散,为蠲饮治呕之专剂也。

徐云:因此而推广之,凡杂证因里未和而下利者,黄芩汤可为万世之主方矣。

丹云:《玉函经》黄芩人参汤方,黄芩、人参、桂枝、干姜各二两,半夏半升,大枣十二枚。上六味,以水七升,煮取二升,去滓,分温再服。此方无治证,盖与黄连汤略同。(此方,《外台》名黄芩汤,治干呕下利。)

又云:《医方集解》曰:昂按二经合病,何以不用二经之药?盖合病而兼下利,是阳邪入里,则所重者在里,故用黄芩,以彻其热;而以甘、芍、大枣,和其太阴,使里气和,则外证自解。和解之法,非一端也。仲景之书,一字不苟,此证单言下利,故此方亦单治下利。《机要》用之治热痢腹痛,更名黄芩芍药汤;又加木香、槟榔、大黄、黄连、当归、官桂,更名芍药汤,治下痢。仲景此方,遂为万世治痢之祖矣。本方除大枣,名黄芩芍药汤,治火升鼻衄及热痢。(出《活人书》)黄芩加半夏生姜汤,亦治胆府发咳,呕苦水如胆汁。

铁樵按:此条不用下法,即吴又可所谓"温邪未到胃"之证,亦即吾所

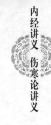

谓"未化燥"之症。黄芩之用，以口苦为标准。口苦，少阳证也。此条之例，其原因在少阳上逆，胆汁不循常轨，消化不良，因而作利，治以黄芩，使上逆者重复下行，乃根治也。

伤寒胸中有热，胃中有邪气，腹中痛，欲呕吐者，黄连汤主之。

成云：此伤寒邪气传里，而为下寒上热也。胃中有邪气，使阴阳不交，阴不得升而独治于下，为下寒，腹中痛；阳不得降而独治于上，为胸中热，欲呕吐。与黄连汤，升降阴阳之气。

程云：此等证，皆本气所生之寒热，无关于表，故著二"有"字。

《鉴》云：伤寒未解，欲呕吐者，胸中有热邪上逆也。腹中痛者，胃中有寒邪内攻也。此热邪在胸，寒邪在胃，阴阳之气不和，失其升降之常，故用黄连汤，寒温互用，甘苦并施，以调理阴阳而和解之也。伤寒邪气入里，因人藏气素有之寒热而化，此则随胃中有寒、胸中有热而化，腹中痛，欲呕吐，故以是方主之。

汪云：《条辨》《尚论篇》皆以风寒二邪分阴阳寒热，殊不知风之初来，未必非寒；寒之既入，亦能成热，不可拘也。

丹云：《诸病源候论·冷热不调候》曰：夫人营卫不调，致令阴阳否塞，阳并于上则上热，阴并于下则下冷。上焦有热，或喉口生疮，胸膈烦满；下焦有冷，则腹胀肠鸣，绞痛泄利。

又云：《宣明论》曰：腹痛欲呕吐者，上热下寒也，以阳不得降而胸热欲呕，阴不得升而下寒腹痛，是升降失常也。

黄连汤方

黄连三两。《玉函》作"二两"　甘草三两，炙。《玉函》作"一两"　干姜三两。《玉函》作"一两"　桂枝三两，去皮。《玉函》作"二两"　人参二两。《千金翼》作"三两"　半夏半升，洗。《玉函》作"五合"　大枣十二枚，擘

上七味，以水一斗，煮取六升，去滓，温服，昼三夜二。

疑非仲景方。

成本作"温服一升，日三服，夜二服"，无"疑非仲景方"五字，《玉函》亦无。

《鉴》云：君黄连，以清胸中之热；臣干姜，以温胃中之寒；半夏降逆，佐黄连，呕吐可止；人参补中，佐干姜，腹痛可除；桂枝所以安外，大枣所以培中也；然此汤寒温不一，甘苦并投，故必加甘草，协和诸药。此为阴阳相格，寒热并施之治法也。

柯云：此与泻心汤大同，而不名"泻心"者，以胸中素有之热，而非寒热相结于心下也。看其君臣更换处，大有分寸。

丹云：《伤寒类方》曰：即半夏泻心汤去黄芩，加桂枝。诸泻心之法，皆治心胃之间寒热不调，全属里证；此方以黄芩易桂枝，去泻心之名，而曰黄连汤，乃表邪尚有一分未尽，胃中邪气，尚当外达，故加桂枝一味，以和表里，则意无不到矣。

铁樵按：前节着眼处是太阳、少阳，此节着眼处实是阳明、太阴。腹为太阴之领域，姜为脾药，其显著也。推究其所以然之故，当亦是胆汁不能输送至十二指肠之故。凡粪带褐色者，因有胆汁之故；其无胆汁者，粪呈淡黄带白色。感寒而腹痛者，其粪正是淡黄带白，则谓此节所言乃胆汁不能达十二指肠之病，盖确。黄连泻心，"心"字即指胸中，亦可以本节与泻心汤诸节互证。腹痛为寒，呕吐为热；腹部为脾，胸中为胃。质言之，脾寒胃热耳，亦即后世医生常言之太阴湿土、阳明燥金。徒因《伤寒论》文字毫无一定，遂致解人难索。

例如胃之一物，有时谓之"胸中"，有时谓之"心"，其实皆指"阳明胃家实"之"胃"；脾之一物，有时谓之"腹"，有时谓之"中焦"，有时乃谓之"胃"，其实皆指"足太阴脾约"之"脾"。《伤寒论》文字如此不可捉摸，是否本文如此，抑由后人改窜而然，不得而知。吾侪若不能从病理上根本探讨，鲜有不为其炫惑者。注家既不敢直揭本文之非，又必强作解人，不甘自居于不知之例，处处迁就，处处牵强，遂如着败絮行荆棘中，无在不感罣碍之苦，则不知根本解决之为害也。

喻嘉言有进退黄连汤，谓本方之黄连、姜桂，可以随病症之寒热为进退，故名。舒驰远为喻氏再传弟子，谓进退黄连汤，试之颇效，然其理不可晓，不敢再试。自今观之，有何不可晓？是亦可见喻氏学说之颠顸，能堕人五里雾中。舒驰远注《伤寒》，于不可解，辄大骂王叔和，于本节直注曰"不懂"。近世读《伤寒论》者，全无真信仰心，《温病条辨》《广温热论》

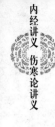

等恶浊书籍，遂得横行一时，皆《伤寒论》文字不可捉摸，而研医者不能根本探讨之为害也。

伤寒八九日，风湿相搏，身体疼烦，不能自转侧，不呕不渴，脉浮虚而涩者，桂枝附子汤主之；若其人大便硬，（原注：一云"脐下心下硬"。）小便自利者，去桂加白术汤主之。

"疼烦"，成本作"烦疼"，《脉经》作"疼痛"。"不渴"下，《外台》有"下之"二字，《千金翼》有"下已"二字。"去桂加白术汤"，《玉函》《脉经》《千金翼》作"术附子汤"。成本"桂"下有"枝"字。

《鉴》云：伤寒八九日，不呕不渴，是无伤寒里病之证也；脉浮虚涩，是无伤寒表病之脉也。脉浮虚，主在表虚风也；涩者，主在经寒湿也。身体疼烦，属风也；不能转侧，属湿也。乃风湿相搏之证，非伤寒也，与桂枝附子汤，温散其风湿，使从表而解也。若脉浮实者，则又当以麻黄加术汤，大发其风湿也。如其人有是证，虽大便硬、小便自利，而不议下者，以其非邪热入里之硬，乃风燥湿去之硬，故仍以桂枝附子汤，去桂枝，以大便硬、小便自利，不欲其发汗再夺津液也；加白术，以身重着湿在肉分，用以佐附子逐湿气于肌也。

程林《金匮直解》曰：风淫所胜，则身烦疼；湿淫所胜，则身体难转侧；风湿相搏于营卫之间，不干于里，故不呕不渴也。脉浮为风，涩为湿，以其脉近于虚，故用桂枝附子汤，温经以散风湿。小便利者，大便必硬，桂枝近于解肌，恐大汗，故去之；白术去肌湿，不妨乎内，故加之。

《内台方议》曰：问曰：此书皆是伤寒之法，又兼此风湿之证杂之，何耶？答曰：此人先有湿气，因伤中风寒，合而成此证，以此添入伤寒法中。昔自祖师张仲景开化以来，此风湿、风温、湿温等证，皆在金镜外台法中，因三国混乱，书多亡失，外台之书流荡不全，因王叔和得伤寒足六经之法，集成《伤寒论》，间得风湿数篇，杂入此中，故曰"痉湿暍三种"，宜应别论，惟得正传者方知之。

丹云：按"相搏"之"搏"，方氏改作"抟"，注云：抟，聚也。言风与湿合，团聚共为一家之病也。此说非也。盖"搏""薄"同，王冰《平人气象论》注引《辨脉》"阴阳相搏名曰动"，作"相薄"，可以证也。

桂枝附子汤方

桂枝四两，去皮　附子三枚，炮，去皮，破。成本"破八片"，钱本作"二枚"
生姜三两，切　大枣十二枚，擘　甘草二两，炙

上五味，以水六升，煮取二升，去滓，分温三服。

去桂加白术汤方

《金匮》白术附子汤即是，《玉函》名"术附汤"，《金鉴》作"桂枝附子去桂
枝加白术汤"。

附子三枚，炮，去皮，破　白术四两　生姜三两，切。《玉函》作"二两"　甘
草二两，炙。《玉函》作"三两"　大枣十二枚，擘。《玉函》作"十五枚"

上五味，以水六升，煮取二升，去滓，分温三服。初一服，其
人身如痹，半日许复服之，三服都尽，其人如冒状，勿怪，此以附
子、术并走皮内，逐水气，未得除，故使之耳。法当加桂四两，此
本一方二法，以大便硬，小便自利，去桂也；以大便不硬，小便不
利，当加桂。附子三枚，恐多也。虚弱家及产妇，宜减服之。

去桂加白术汤，《金匮》用附子一枚，白术二两，生姜、甘草各一两，大枣六枚。
"水六升"作"三升"，"二升"作"一升"。《外台》引仲景《伤寒论》：本云：附子
一枚，今加之二枚，名附子汤；又云：此二方但治风湿，非治伤寒也。

徐云：是风湿相搏，以不头疼，不呕渴，知风湿之邪，不在表，不在里，
而在躯壳，然其原因于寒，几于风寒湿合而为痹矣。桂枝汤本属阳剂，而芍药
非寒湿证所宜，故易以附子之辛热，多至三枚，从桂枝之后，为纯阳刚剂，以
开凝结之阴邪。然脉不单涩，而浮虚，先见是湿少而风多也，故借一附子而迅
扫有余；否则又宜去桂枝加术汤，驱湿为主矣。

吴仪洛《方论》曰：此即桂枝去芍药加附子汤，又加附子二枚；又即后
条之甘草附子汤，以姜、枣易术之变制也。

汪氏云：若其人大便硬，小便自利者，《后条辨》云：此湿虽盛，而津液

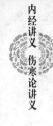

自虚也，于上汤中去桂，以其能走津液；加术，以其能生津液。或问云：小便利则湿去矣，何以犹言湿盛？余答云：湿热郁于里，则小便不利；寒湿搏于经，则小便自利。又有昧理者云：大便溏，宜加白术。殊不知白术为脾家主药，《后条辨》云：燥湿以之，滋液亦以之。

《直指方·带下论》云：经曰：卫气者，所以温分肉，充皮肤，肥腠理，司开阖。卫气若虚，则分肉不温，皮肤不充，腠理不肥，而开阖失其司耳。况胃为血海，水液会焉；胃者，中央之土，又所以主肌肉而约血水也。卫气与胃气俱虚，则肌弱而肤空，血之与水不能约制，是以涓涓漏卮，休作无时，而不暂停矣。然则封之止之，其可不加意于固卫厚脾之剂乎？此桂枝附子汤以之固卫，而人参、白术、茯苓、草果、丁香、木香以之厚脾，二者俱不可阙也。

铁樵按：此节有可疑者，在大便硬、小便利，去桂加术，而仍用附子。《金鉴》"非邪热入里之硬，乃风燥湿去之硬"两语甚不妥当，既风燥湿去，何得仍用术附？《金匮直解》之"桂枝恐大汗，白术去肌湿"两语亦不妥，术桂皆为湿而用，不为燥而用，苓桂术甘汤之治痰饮即是其例。痰饮，湿也。湿家有大便硬者，乃燥湿不能互化之故，其理由可以两字明之，曰"津"，曰"淖"，读者可参观拙著《内经讲义》"肝气以津"及"淖则刚柔不和"句下所集之解释。今日所见津淖之病，强半属于腺体者，预防则可；渴而掘井，斗而铸兵，结果多不良。诸君毕业时，"心得篇"中当略为论列，兹姑置之。

风湿相搏，骨节疼烦掣痛，不得屈伸，近之则痛剧，汗出短气，小便不利，恶风不欲去衣，或身微肿者，甘草附子汤主之。

"疼烦"，成本作"烦疼"，是。

喻云：此条复互上条之意，而辨其症之较重者。痛不可近，汗出短气，恶风不欲去衣，小便不利，或身微肿，正相搏之最剧处。

钱云：掣痛者，谓筋骨肢节抽掣疼痛也。不得屈伸，寒湿之邪流著于筋骨肢节之间，故拘挛不得屈伸也。近之则痛剧者，即烦疼之甚也。疼而烦甚，人近之则声步皆畏，如动触之，而其痛愈剧也。汗出，即中风汗自出也。短气，邪在胸膈而气不得伸也。小便不利，寒湿在中，清浊不得升降，下焦真阳之气化不行也。恶风不欲去衣，风邪在表也。或微肿者，湿淫肌肉，经所谓"湿伤肉"也。风邪寒湿搏聚而不散，故以甘草附子汤主之。

方云：或，未定之词。身微肿，湿外薄也。不外薄则不肿，故曰"或"也。

程云：以上二条，虽云风湿相搏，其实各夹有一"寒"字在内，即三气合而为痹之证也。邪留于筋骨之间，寒多则筋挛骨痛。

甘草附子汤方

甘草二两，炙。《玉函》《外台》作"三两"　附子二枚，炮，去皮。汪、周作"破八片"　白术二两。《玉函》作"三两"　桂枝四两，去皮

上四味，以水六升，煮取二升，去滓，温服一升，日三服。初服得微汗则解，能食，汗止，复烦者，将服五合。恐一升多者，宜服六七合为始。

《玉函》"二升"作"三升"。"汗止"，《金匮》、成本作"汗出"，无"将"字。"始"，《金匮》、成本作"妙"，《千金翼》作"愈"，徐彬《金匮论注》、沈明宗《编注》作"佳"。

徐云：此与桂枝附子汤证，同是风湿相搏，然彼以病浅寒多，故肢体为风湿所困，而患止躯壳之中；此则风湿两胜，挟身中之阳气，而奔逸为灾，故骨节间风入增劲，不能屈伸，大伤其卫而汗出、短气、恶风，水亦乘风作势而身微肿，其病势方欲扰乱于肌表，与静而困者不侔矣。

吴云：此方用附子除湿温经，桂枝祛风和营，术去湿实卫，甘草辅诸药而成敛散之功也。

周云：此证较前条更重，且里已受伤，曷为反减去附子耶？前条风湿尚在外，在外者利其速去；此条风湿半入里，入里者妙在缓攻。仲景止恐附子多则性猛且急，筋节之窍未必骤开，风湿之邪岂能托出？徒使汗大出而邪不尽耳。君甘草也，欲其缓也，和中之力短，恋药之用长也。此仲景所以前条用附子三枚者，分三服；此条止二枚者，初服五合，恐一升为多，宜服六七合，全是不欲尽剂之意。学人于仲景书有未解，即于本文中求之自得矣。

钱云：虽名之曰甘草附子汤，实用桂枝去芍药汤以汗解风邪，增入附子、白术，以驱寒燥湿也。

汪云：《后条辨》云：以上三方俱用附子者，以风伤卫而表阳已虚，加寒湿而里阴更胜，凡所见证，皆阳气不充，故经络关节得著湿而卫阳愈虚耳。愚

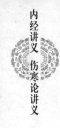
以此言实发仲景奥义。

丹云：按《千金方·脚气门》四物附子汤即是，方后云：体肿者，加防己四两；悸气、小便不利，加茯苓三两。《三因方》六物附子汤即是。

伤寒脉浮滑，此以表有热，里有寒，白虎汤主之。

原注：巨亿等谨按前篇云"热结在里，表里俱热者，白虎汤主之"，又云"其表不解，不可与白虎汤"，此云"脉浮滑，表有热，里有寒"者，必"表""里"字差矣。又，阳明一证云"脉浮迟，表热里寒，四逆汤主之"，又，少阴一证云"里寒外热，通脉四逆汤主之"，以此"表""里"字差，明矣。《千金翼》云"白通汤"，非也。《玉函》作"伤寒脉浮滑，而表热里寒者，白通汤主之"。旧云"白通汤，一云白虎"者，恐非。注云："旧云"以下，出叔和。今考《千金翼》作"白虎汤"，疑《玉函》误矣。"此"字，《玉函》作"而"。成本无"以"字。程本、张本作里有热，表有寒"，盖原于林亿说也。柯氏作"表有热，里有邪"，盖原于成注。

《鉴》云：王三阳云：经文"寒"字当"邪"字解，亦热也。其说甚是。若是"寒"字，非白虎汤证矣。此言伤寒太阳证罢，邪传阳明，表里俱热，而未成胃实之病也。脉浮滑者，浮为表有热之脉，阳明表有热，当发热汗出；滑为里有热之脉，阳明里有热，当烦渴引饮，故曰"表有热，里有热"也。此为阳明表里俱热之证，白虎乃解阳明表里俱热之药，故主之也。不加人参者，以其未经汗吐下，不虚也。

钱云：若胃实而痛者，为有形之邪，当以承气汤下之；此但外邪入里，为无形之热邪，故用寒凉清肃之白虎汤，以解阳明胃府之邪热也。

丹云：按此条，诸说不一。成氏云：里有寒，有邪气传里也。以邪未入府，故止言寒，如瓜蒂散证云"胸上有寒"者是也。方氏云：里有寒者，"里"字非对表而称，以热之里言。盖伤寒之热，本寒因也，故谓热，"里有寒"指热之所以然者言。喻氏云：里有寒者，伤寒传入于里，更增里热，但因起于寒，故推本而曰"里有寒"。程氏云：读厥阴篇中"脉滑而厥者，里有热也，白虎汤主之"，则知此处"表""里"二字为错简。里有热，表有寒，亦是热结在里，郁住表气于外，但较之时时恶风、背微恶寒者，少倾忽零星之状。张氏亦改"表有寒，里有热"，云：热邪初乘肌表，表气不能胜邪，其外反显假寒，故言"表有寒"；而伏邪始发未尽，里热犹盛，故云"里有热"。志聪云：

此表有太阳之热，里有癸水之寒，夫癸水虽寒，而与阳明相搏，则戊己化火，为阳热有余，故以白虎汤清两阳之热，锡驹云：太阳之标热在表，此表有热也；太阳之本寒在里，此里有寒也。凡伤于寒，则为病热，故宜白虎汤主之。魏氏云：此里尚为经络之里，非藏府之里，亦如卫为表，营为里，非指藏府而言也。钱氏云：白虎汤为表邪未解之所忌用，若云"伤寒表有热"，固非所宜；而曰"里有寒"，尤所当忌，而仲景反以白虎汤主之，何也？以意推之，恐是先受之寒邪已经入里，郁而为热，本属寒因，故曰"里有寒"；邪既入里，已入阳明，发而为蒸蒸之热，其热自内达外，故曰"表有热"。柯氏改"寒"作"邪"，云：旧本作"里有寒"者误，此虽表里并言，而重在里热，所谓结热在里，表里俱热者也。以上诸说如此，特林氏、程氏解，似义甚切当；其余则含糊牵扭，难以适从；至其顺文平稳，则《金鉴》为得，故姑揭其说尔。《汤液本草》东垣云：胸中有寒者，瓜蒂散吐之；又，表热里寒者，白虎汤主之。瓜蒂、知母，味苦寒而治胸中寒，又里寒，何也？答曰：成无己注云：即伤寒寒邪之毒，为热病也。读者要逆识之。如《论语》言"乱臣十人"，《书》言"唯以乱民共能而乱四方"，乱皆治也，乃治乱者也，故云"乱臣""乱四方"也。仲景所言"寒"之一字，举其初而言之，热病在其中矣。若以"寒"为"寒冷"之"冷"，无复用苦寒之剂。兼言白虎，订脉尺寸俱长，则热可知矣。

白虎汤方

知母六两　石膏一斤，碎　甘草二两，炙　粳米六合

上四味，以水一斗，煮米熟汤成，去滓，温服一升，日三服。

《外台》作"水一斗二升，煮取米熟，去米，内药，煮取六升，去滓，分六服"。

柯云：阳明邪从热化，故不恶寒而恶热。热蒸外越，故热汗出。热烁胃中，故渴欲饮水。邪盛而实，故脉滑；然犹在经，故兼浮也。盖阳明属胃，外主肌肉，虽内外大热而未实，终非苦寒之味所宜也。石膏辛寒，辛能解肌热，寒能胜胃火，寒能沉内，辛能走外，此味两擅内外之能，故以为君；知母苦润，苦以泻火，润以滋燥，故用为臣；甘草、粳米调和于中宫，且能土中泻火，稼穑作甘，寒剂得之缓其寒，苦剂得之平其苦，使二味为佐，庶大寒大苦之品，无伤损脾胃之虑也。煮汤入胃，输脾归肺，水精四布，大烦大渴可除

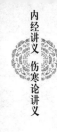
矣。白虎为西方金神，取以名汤者，秋金得令而炎暑自解。

《伤寒明理论》曰：白虎，西方金神也，应秋而归肺。热甚于内者，以寒下之；热甚于外者，以凉解之；其有中外俱热，内不得泄，外不得发者，非此汤则不能解也。夏热秋凉，暑之气得秋而止，秋之令曰处暑，是汤以白虎名之，谓能止热也。《活人书》化斑汤，治斑毒，于本方加葳蕤，用糯米，云：大抵发斑不可用表药，表虚里实，若发汗开泄，更增斑烂也，当用此汤。

又曰：问两胫逆冷，胸腹满，多汗，头目痛，苦妄言，此名湿温病；苦两胫逆冷，腹满，又胸多汗，头目痛，苦妄言，其脉阳濡而弱、阴小而急，治在太阴，不可发汗，汗出必不能言，耳聋，不知痛所在，身青面色变，名曰重暍，如此死者，医杀之耳。白虎加苍术汤，于本方加苍术三两。此方出《伤寒微旨》，亦仿《金匮》白虎加桂汤。

《和剂局方》白虎汤，治伤寒大汗出后，表证已解，心胸大烦，渴欲饮水；及吐或下后，七八日邪毒不解，热结在里，表里俱热，时时恶风大渴，舌上干燥而烦，欲饮水数升者，宜服之；又治夏月中暑毒，汗出恶寒，身热而渴。

《医学纲目》曰：孙兆治一人，自汗，两足逆冷至膝下，腹满，不省人事。孙诊六脉小弱而急，问其所服药，取视，皆阴病药也。孙曰：此非受病重，药能重病耳。遂用五苓散、白虎汤十余帖，病少苏，再服痊愈。或问治法，孙曰：病人伤暑也，始则阳微厥而脉小无力，医谓阴病，遂误药，其病厥，用五苓散利小便，则腹减；白虎解利邪热，则病愈。凡阴病胫冷，则臂亦冷。汝今胫冷，臂不冷，则非下厥上行，所以知是阳微厥也。

又曰：火喘，用本方加栝楼仁、枳壳、黄芩，神效。（出初虞世。）《医方选要》人参石膏汤，治膈消，上焦燥渴，不饮多食，于本方加黄芩、杏仁、人参。《活人大全》：病在半表半里，热不退，脉尚浮洪者，当微表者，小柴胡汤合本方和之。《方脉正宗》治胃家实热，或嘈杂，消渴善饥，或齿痛，于本方去粳米，加竹叶、芍药。（出《本草汇言》。）

铁樵按：此条之误，甚为显明。表有热，里有寒，既非白虎汤证，仅仅"脉浮滑"三字，亦何能断定"表有热，里有寒"？白虎汤之用法，前章及《阳明篇》中可资研究，此条缺之，亦无甚关系。

伤寒脉结代，心动悸，炙甘草汤主之。

"心动悸"，《玉函》作"心中惊悸"。

《鉴》云：心动悸者，谓心下筑筑惕惕然，动而不自安也。若因汗下者多虚，不因汗下者多热，欲饮水、小便不利者属饮，厥而下利者属寒。今病伤寒，不因汗下而心动悸，又无饮热寒虚之证，但据结代不足之阴脉，即主以炙甘草汤者，以其人平日血气衰微，不任寒邪，故脉不能续行也。此时虽有伤寒之表未罢，亦在所罔顾，总以补中生血复脉为急，通行营卫为主也。

炙甘草汤方

甘草四两，炙　生姜三两，切　人参二两　生地黄一斤。《金匮》有"酒洗"字，《千金翼》有"切"字　桂枝三两，去皮　阿胶二两　麦门冬半升，去心　麻仁半升。成本作"麻子仁"　大枣三十枚，擘。成本、《玉函》作"十二枚"

上九味，以清酒七升、水八升，先煮八味，取三升，去滓，内胶，烊消尽，温服一升，日三服。一名复脉汤。

柯云：一百十三方，未有用及地黄、麦冬者，恐亦叔和所附。然以二味已载《神农本经》，为滋阴之上品，因《伤寒》一书，故置之不用耳。此或阳亢阴竭而然，复出补阴制阳之路，以开后学滋阴一法。生地黄、麦冬、阿胶滋阴，人参、桂枝、清酒以通脉，甘草、姜、枣以和营卫，结代可和，而悸动可止矣。

张云：津液枯槁之人，宜预防二便秘涩之虞，麦冬、生地溥滋膀胱之化源，麻仁、阿胶专主大肠之枯约，免致阴虚泉竭，火燥血枯，此仲景救阴退阳之妙法也。

柯氏《方论》曰：仲景凡于不足之脉，阴弱者用芍药以益阴，阳虚者用桂枝以通阳，甚则加人参以生脉，此以中虚，脉结代，用生地黄为君，麦冬为臣，峻补真阴者。然地黄、麦冬味虽甘，而气则寒，非发陈蕃秀之品，必得人参、桂枝以通阳脉，生姜、大枣以和营卫，阿胶补血，甘草之缓，不使速下，清酒之猛，捷于上行，内外调和，悸可宁而脉可复矣。酒七升、水八升，只取三升者，久煎之则气不峻，此虚家用酒之法，且知地黄、麦冬得酒则良。此证当用酸枣仁，肺痿用麻子仁可也。如无真阿胶，以龟板胶代之。

丹云：按《名医别录》：甘草，通经脉，利血气。《证类本草》《伤寒类要》治伤寒心悸，脉结代者，甘草二两，水三升，煮一半，服七合，日一服。由是观之，心悸、脉结代专主甘草，乃是取乎通经脉、利血气，此所以命方曰炙甘草汤也。诸家厝而不释者何？

《千金翼》复脉汤，治虚劳不足，汗出而闷，脉结心悸，行动如常，不出百日，危急者，二十一日死。越公杨素，因患失脉七日，服五剂而复。

《千金方》炙甘草汤，治肺痿，涎唾多出血，心中温温液液者。（即本方。《外台秘要》引仲景《伤寒论》，主疗并同。）

《卫生宝鉴》：至元庚辰六月中，许伯威五旬有四，中气本弱，病伤寒八九日。医者见其热甚，以凉剂下之，又食梨三四枚，伤脾胃，四肢冷，时昏愦。请予治之，诊其脉，动而中止，有时自还，乃结脉也；亦心动悸，吃噫不绝，色青黄，精神减少，目不欲开，踡卧恶人语。予以炙甘草汤治之，减生地黄，恐损阳气，锉一两，服之，不效；再于市铺选尝气味厚者，再煎，服之，其病减半，再服而愈。凡药，昆虫草木，生之有地；根叶花实，采之有时。失其地，性味少异；失其时，气味不全。又况新陈不同，精粗不等，倘不择用，用之不效，医之过也。

张氏《医通》曰：酒色过度，虚劳少血，津液内耗，心火自炎，致令燥热乘肺，咯唾脓血，上气涎潮，其嗽连续不已，加以邪客皮毛，入伤于肺，而自背得之尤速，当炙甘草汤。

徐彬《金匮论注》曰：余外家曾病此，初时涎沫成碗，服过半月，痰少而愈，但最难吃，三四日内猝无捷效耳。

脉按之来缓，时一止复来者，名曰结。又，脉来动而中止，更来小数，中有还者反动，名曰结阴也。脉来动而中止，不能自还，因而复动者，名曰代阴也。得此脉者，必难治。

成本"缓"下有"而"字，无"复动者"之"者"。《玉函》无此条。

喻云：此段本为结代二脉下注脚。

方云：此承结代而推言结阴、代阴，以各皆详辨其状，与辨脉第九章意同。

汪云：脉以指按之来，来者，滑伯仁云"自骨肉之分而出于皮肤之际，气之升者"是也。

钱云：结者，邪结也，脉来停止暂歇之名，犹绳之有结也。凡物之贯于绳上者，遇结必碍，虽流走之甚者，亦必少有逗留，乃得过也。此因气虚血涩，邪气间隔于经脉之间耳。虚衰则气力短浅，间隔则经络阻碍，故不得快于流行而止歇也。动而中止者，非辨脉法中阴阳相搏之动也，谓缓脉正动之时，忽然中止，若有所遏而不得动也。更来小数者，言止后更勉强作小数。小数者，郁而复伸之象也。小数之中，有脉还而反动者，名曰结阴。辨脉法云"阴盛则结"，故谓之结阴也。代，替代也。气血虚惫，真气衰微，力不支给，如欲求代也。"动而中止"句，与结脉同。不能自还，因而复动者，前因中止之后，更来小数，随即有还者反动，故可言自还；此则止而未即复动，若有不复再动之状，故谓之不能自还，又略久复动，故曰因而复动，本从缓脉中来，为阴盛之脉，故谓之代阴也。上文虽云脉结代者，皆以炙甘草汤主之，然结为病脉，代为危候，故又有"得此脉者，必难治"句，以申明其义。

丹云：案"脉来动"之"动"，周氏、柯氏、志聪并以为阴阳相搏之动脉，非也。

《脉经》曰：代脉来数，中止不能自还，因而复动，脉结者生，代者死。

《诊家正眼》曰：结脉之止，一止即来，代脉之止，良久方至。《内经》以代脉之见，为藏气衰微，脾气脱绝之诊也。惟伤寒心悸，怀胎三月，或七情太过，或跌仆重伤，及风家、痛家俱不忌，代脉未可断其必死。

丹云：按方氏云：本条结代，下文无代，而有代阴，中间疑漏代一节。《金鉴》云："脉按之来缓，时一止至，名曰结阴也"数语，文义不顺，且前论促结之脉已明，当是衍文。二书所论如是，要之，此条实可疑尔。

铁樵按：以上两条皆言脉者，既知《脉学讲义》中各节，则此两条所包之意气若何、价值若何，已灼然，不受兹惑，存而不论可矣。

辨阳明病脉证并治

问曰：病有太阳阳明，有正阳阳明，有少阳阳明，何谓也？

答曰：太阳阳明者，脾约（原注：一云"络"。）是也；正阳阳明者，胃家实是也；少阳阳明者，发汗、利小便已，胃中燥烦实，大便难是也。

《玉函》二"少阳"字并作"微阳"，无"烦实"字，云："脾约"，一作"脾结"。《千金翼》同。柯氏删此条。按：《玉函》无"烦实"二字，似甚允当。

《鉴》云：阳明可下之证，不止于胃家实也，其纲有三，故又设问答以明之也。太阳之邪乘胃燥热，传入阳明，谓之太阳阳明，不更衣无所苦，名脾约者是也。太阳之邪乘胃宿食，与燥热结，谓之正阳阳明，不大便，内实满痛，名胃家实者是也。太阳之邪，已到少阳，法当和解，而反发汗利小便，伤其津液，少阳之邪复乘胃燥，转属阳明，谓之少阳阳明，大便涩而难出，名大便难者是也。

钱云：太阳阳明者，太阳证犹未罢者，若发汗，若下，若利小便，亡津液，而胃中干燥，大便难者，遂为脾约也。脾约以胃中之津液言，胃无津液，脾气无以转输，故如穷约而不能舒展也，所以有和胃润燥之法。正阳阳明，乃热邪宿垢，实满于胃，而有荡涤之剂。少阳阳明，以少阳证而发其汗，且利其小便，令胃中之津液干燥而烦，是少阳之邪并归于胃，故曰燥烦实，实则大便难也，其治当与太阳阳明之脾约不远矣。

汪云：愚以大抵太阳阳明宜桂枝加大黄汤，正阳阳明宜三承气汤选用，少阳阳明宜大柴胡汤，此为不易之法。

铁樵按：如《金鉴》所说，第三条少阳阳明有疑义。因少阳为病，照例不能汗吐下，少阳而误用汗吐下，其流弊不止胃中燥烦实、大便难。因病从太少两阳传阳明为顺，传少阳而汗下分利为误治，误治者逆，不能得顺传之结果。从钱说，谓少阳阳明之燥烦实治法与太阳阳明脾约不远，则何取分太阳、少阳？从汪说，桂枝加大黄，恐亦不免纸上谈兵，不能施诸实用。

故陆九芝"阳明病释"，谓此节言其人未病时，津液素亏而阳王者，为巨阳；因病中发汗、利小便，亏其津液而致阳王者，为微阳；若其津液既非素亏，又非误治所亏，而病邪入胃，以致胃燥者为正阳。故所谓太阳者，巨阳也；所谓少阳者，微阳也，非三阳经之太阳、少阳也。

今按：凡患热病，仅有风寒而无食积者，若其人复非虚体，无其他弱点，则往往虽发热，不致病。仲景云"伤寒二三日，阳明、少阳证不见者，为不传也"，即是此种。吾故曰：单丝不成线。凡风寒感受于外，食积应之于内，因有外感，消化失职；因有食积，发热愈甚，二者交相济恶，则当热病初起，便非单纯太阳，如此者，其病殆无不传然。若不经误治，则为顺传，顺传则化热，化热则阳明。凡若此者，其病胃实，所谓正阳阳明胃家实是也。若病在太阳，其人之秉赋为阴不足，阴不足者不任热，热则化燥，燥则不复口中和，且溲少便难，初起虽恶寒，旋即恶寒罢而恶热，是则因有本来之弱点而病传者，所谓太阳阳明脾约者是已。其少阳阳明，由于发汗、利小便，则由于服药时去液过多而化燥者，较之太阳阳明，有自然、非自然之辨，故别之曰少阳阳明。准此以谈，则陆氏所说为是，吾所其他注释为非。然吾犹疑之。

以疑者不止各家之注释，而在《伤寒论》之本文。此为第一百八十三节，为《阳明篇》开卷第一节，第一节而如此措辞，是综论阳明之为病，循绎语气，当为全篇之总纲。曰太阳，曰正阳，曰少阳，而以"病有"两字冠首，是必阳明病不出此三种而后可。今观脾约、胃实、胃燥实，只说得阳明府证，并未及阳明经证，是此三者不足为阳明篇之纲领也。汉晋文字与后之所谓古文者略异，其总纲与条目原不必分条承接。然详观以后各节，有相应者，有不相应者，相应者什一，不相应者什九。既什九不应，何取乎有此一节？然则所为太阳阳明、少阳阳明，可于议论上壮观瞻而已，于病理乃无当要领，吾将认此一节为徒乱人意之文字。

阳明之为病，胃家实（原注：一作"寒"）是也。

《玉函》以此条冠本篇之首，是也。成本无"是"字。

柯云：阳明为传化之府，当更实更虚，食入，胃实而肠虚；食下，肠实而胃虚。若但实不虚，斯为阳明之病根矣。胃实不是阳明病，而阳明之为病，悉从胃实上得来，故以胃家实为阳明一经之总纲也。然致实之由，最宜详审。有实于未病之先者，有实于得病之后者；有风寒外束，热不得越而实者；有妄汗吐下，重亡津液而实者；有从本经热盛而实者，有从他经转属而实者。此只举其病根在实耳。按：阳明提纲，与《内经·热论》不同，《热论》重在经络，病为在表；此经里证为主，里不和即是阳明病，是二经所由分也。

方云：实者，大便结为硬满而不得出也，作于迟早不同，非日数所可拘。

铁樵按：此节，柯氏所释各种致实之由，极为允当；并云"与《内经·热论》不同"，则未允洽；曰"里不和即为阳明病"，亦不为圆满之论。读者详观前后拙按自明。

问曰：何缘得阳明病？

答曰：太阳病，若发汗，若下，若利小便，此亡津液，胃中干燥，因转属阳明，不更衣，内实，大便难者，此名阳明也。

《玉函》"也"上有"病"字。《千金翼》"衣"下有"而"字。

成云：本太阳病不解，因汗、利小便，亡津液，胃中干燥，太阳之邪入府，转属阳明。古人登厕必更衣，不更衣者，通为不大便。不更衣，则胃中物不得泄，故为内实。胃无津液，加之蓄热，大便则难，为阳明里实也。

汪云：或问：太阳病若下，则胃中之物已去，纵亡津液，胃中干燥，未必复成内实。余答云：方其太阳初病时，下之不当，徒亡津液，胃中之物依然不泄，必转属阳明而成燥粪，故成内实之证。

丹云：《总病论》曰：更衣，即登厕也，非颜师古注《汉书》"更衣"之义，《集验方》"痔有更衣挺出，妨于更衣，更衣出清血"，故以知之。《集验方》之说，今见《外台·五痔论》。

铁樵按：阳明病只是胜复，若云必汗下分利而后成阳明病，正未必然。纵经文如此说，亦不可泥。谓有因汗下分利，太阳病而转属阳明者，则可。

问曰：阳明病，外证云何？

答曰：身热，汗自出，不恶寒，反恶热也。

《玉函》《千金翼》"反"上有"但"字。

汪云：上言阳明病条，胃家内实，其外见证，从未言及，故此条又设为问答。夫身热与发热异，以其热在肌肉之分，非若发热之翕翕然，仅在皮肤以外也。汗自出者，胃中实热，则津液受其蒸迫，故其汗自出，与"太阳中风，汗虽出，而不能透，故其出甚少"亦有异。此条病则汗由内热蒸出，其出必多而不能止也。不恶寒者，邪不在表也。反恶热者，明其热在里也。伤寒当恶寒，故以恶热为反。夫恶热虽在内之证，其状必见于外，或扬手掷足，迸去覆盖，势所必至，因外以征内，其为阳明胃实证无疑矣。《尚论篇》以此条病辨阳明中风证兼太阳，若以其邪犹在于经，大误之极。大抵此条病乃承气汤证。

柯云：四证是阳明外证之提纲，故胃中虚冷，亦得称阳明病者，因其外证如此也。

丹云：按方氏、魏氏、《金鉴》并以此条证为阳明病由太阳中风而传入者，非也。

铁樵按：此即现在所根据以认识阳明病者，身热、汗自出、反恶热、不恶寒，阳明经府所共也。若问何故云"反恶热"，曰"反"字，对"汗自出"句言。汗自出则表虚也，表虚为阳虚，当恶寒，而乃不恶寒而恶热，故云"反恶热"。若问何故汗自出，不恶寒，反恶热，曰：伤寒之为病，为寒邪袭人，太阳为寒所伤，故曰伤寒。寒为阴邪，阳为寒伤，是为阴胜，故无论已发热、未发热，必恶寒，体工之公例。苟未至于死，有胜必有复，阴胜则阳复，阳复则发热，故人之伤于寒也，则为病热。胜以渐者，复亦以渐。人之伤于寒也，恒先不适数日，故于其复也，虽发热，仍有数日之恶寒。伤于风者则不然，风为阳邪，故始虽恶寒一二日，即恶寒罢而但恶热矣。但恶热，不恶寒，是为阳胜，阳胜则阳盛。自伤寒至于发热，发热而恶寒，为太阳病，至恶寒既罢，则为一段落；自不恶寒而恶热，为别一段落，因别名之曰阳明病。阳明者，盛阳也。故撮要言之，伤寒之已化热，不恶寒者，谓之阳明。此为根据《内经》，根据全部《伤寒论》而得之简明正确的阳明界说。而一八八条之"脾约、燥烦实云云"，吾则疑之。以《太阳上中两篇》病理为例，觉《太阳下篇》与《阳明篇》及后之三阴，皆非仲景之原文也。

问曰：病有得之一日，不发热而恶寒者，何也？

答曰：虽得之一日，恶寒将自罢，即自汗出而恶热也。

"发热"，《玉函》作"恶热"。《千金翼》"发"上无"不"字。

周云：按：承上言，虽云反恶热，亦有得之一日而恶寒者，曰此尚在太阳居多耳；若至转阳明，未有不罢而恶热者。

程云：阳明恶寒，终是带表；至于府病，不唯不恶寒，且恶热。表罢不罢，须于此验之，故从反诘以辨出。

丹云：按：无热恶寒发于阴，此云"不发热而恶寒"，恐不得为阳明内实之证。《玉函》作"恶热"，似极是。

铁樵按：此即伤寒之中风证，亦即我所谓伤寒系之风温证（陆九芝以此种为温病，主用葛根芩连、白虎，而叱《温病条辨》《温热经纬》之非。余病其未能将与伤寒相滥之湿暍病提出分别论治，为一大缺点，故明此种曰"伤寒系之风温"，以清界限。），为近顷最多最习见之热病。今按此条与第一条脾约、胃实、胃燥实三个阳明无干，是不相应也。

问曰：恶寒何故自罢？

答曰：阳明居中，主土也，万物所归，无所复传。始虽恶寒，二日自止，此为阳明病也。

成本、《玉函》《千金翼》无"主"字。

《鉴》云：此释上条阳明恶寒自罢之义。阳明属胃，居中，土也。土为万物所归，故邪热归胃，则无所复传，亦万物归土之义。阳明初病一日，虽仍恶寒，是太阳之表未罢也；至二日，恶寒自止，则是太阳之邪已悉归并阳明，此为阳明病也。

柯云：太阳病八九日尚有恶寒证，若少阳寒热往来，三阴恶寒转甚，非发汗、温中，何能自罢？惟阳明恶寒，未经表散，即能自止，与他经不同。始虽"恶寒"二句，语意在"阳明居中"句上。夫知阳明之恶寒易止，便知阳明为病之本矣。胃为戊土，位处中州，表里寒热之邪，无所不归，无所不化，皆从燥化而为实，实则无所复传，此胃家实所以为阳明之病根也。

铁樵按："土为万物所归"，甚费解。"无所复传云云"，因热病化热化燥之后，只是热不退，而渐渐胃实，其时间恒甚长，故曰"无所复传"。若其末路神昏谵语、扬手掷足，则病为传脑，虽其时仍是胃家实，不得谓之"不传"。

本太阳初得病时，发其汗，汗先出不彻，因转属阳明也。

方云：彻，除也。言汗发不对，病不除也。此言由发太阳汗不如法，致病入胃之大意。

程云：汗出不透，则邪未尽出，而辛热之药性反内留，而助动燥邪，因转属阳明，《辨脉篇》所云"汗多则热愈，汗少则便难"是也。

魏云：太阳初受风寒之时，发其汗而汗终出不彻者，则在表之邪亦可以日久变热于外，内郁之热日久耗津于内，汗虽出未太过，而津已坐耗为多，其阳盛津亡，大便因硬，转属阳明，无二也。

丹云：按《太阳中篇》第四十八条"二阳并病，太阳初得病时，发其汗，汗先出不彻，因转属阳明云云"，正与此条同义。

铁樵按：此条之意义，若病在太阳时汗出能彻，病便愈于太阳；不彻，乃转属阳明。证之实验，甚确无误。但与卷首"脾约"等三个阳明，又了不相涉。

伤寒发热无汗，呕不能食，而反汗出濈濈然者，是转属阳明也。

"伤寒"二字，《玉函》《千金翼》作"病"一字。

成云：伤寒发热无汗，呕不能食者，太阳受病也；若反汗出濈濈然者，太阳之邪转属阳明也。经曰：阳明病，法多汗。

钱云：寒邪在表，则发热无汗；寒邪在胸，则呕不能食，皆太阳寒伤营之表证也。

程云：反汗出濈濈然者，知大便已燥结于内，虽表证未罢，已是转属阳明也。濈濈，连绵之意，俗云汗一身不了又一身也。

铁樵按：伤寒则胃不能消化，能消化则降，不能消化则逆，逆故呕，此为表证未罢，兼见里证之病。若热聚于里，则温温欲吐；若里热蒸发，则汗出，汗出则胃中燥而结。前者为阳明经证，后者为阳明府证。此所谓濈濈汗出，转属阳明者，乃阳明府证之初步也。

伤寒三日，阳明，脉大。

《鉴》云：伤寒一日太阳，二日阳明，三日少阳，乃《内经》言传经之次第，非必以日数拘也。此云"三日，阳明，脉大"者，谓不兼太阳阳明之浮大，亦不兼少阳阳明之弦大，而正见正阳阳明之大脉也。盖由去表传里，邪热入胃，而成内实之诊，故其脉象有如此者。

铁樵按：当"阳明"字断句。参观《药盦医案》陶宝宝案。

伤寒脉浮而缓，手足自温者，是为系在太阴。太阴者，身当发黄。若小便自利者，不能发黄，至七八日，大便硬者，为阳明病也。

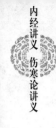

程云：脉浮而缓，是为表脉，然无头痛、发热、恶寒等外证，而只手足温，是邪不在表而在里。但入里有阴阳之分，须以小便别之，小便不利者，湿蒸瘀热而发黄，以其人胃中原来无燥气也；小便自利者，胃干便硬而成实，以其人胃中本来有燥气也。病虽成于八九日，而其始证却脉浮而缓、手足自温，则实是太阴病转属来也。既已转系阳明，其脉之浮缓者，转为沉大，不必言矣；而手足之温，不止温已也，必濈然微汗出。盖阴证无汗，汗出者，必阳气充于内，而后溢于外，其大便之实可知也。

丹云：按《太阴篇》云：伤寒脉浮而缓，手足自温者，系在太阴，太阴当发身黄；若小便自利者，不能发黄，至七八日，虽暴烦下利，日十余行，必自止，以脾家实，腐秽当去故也。当与此条互考。

铁樵按：阳黄之病，皆胆汁混入血中所致。胆居肝短叶内，胆汁司消化，从输胆管达十二指肠，与胰腺分泌物合营，为消化最重要之区。肝藏之胆囊为其源，十二指肠为其委，无论源或委，及输胆管有异常时，皆能发黄。伤寒之发黄，颇类西医籍所谓"急性热性黄疸"，盖疸病之慢性者多不发热，伤寒之黄则因热也。发热之疸病，多便闭溲难，脾脏肿大，与本条"系在太阴，身当发黄；小便自利者，不能发黄"之说正合。

伤寒转系阳明者，其人濈然微汗出也。

《玉函》作"濈濈然"。《千金翼》"转"作"传"。方本、喻本、魏本亦作"濈濈然"。程本此条接上为一条。

汪云：此承上文而申言之。上言伤寒系在太阴，要之既转而系于阳明，其人外证不但小便利，当然微汗出，盖热蒸于内，汗润于外，汗虽微，而府实之证的矣。

阳明中风，口苦咽干，腹满微喘，发热恶寒，脉浮而紧，若下之，则腹满小便难也。

知云：此言阳明兼有太阳、少阳表邪，即不可攻也。阳明中风，热邪也。腹满而喘，热入里矣；然喘而微，则未全入里也。发热恶寒，脉浮而紧，皆太阳未除之证；口苦咽干，为有少阳之半表半里。若误下之，表邪乘虚内陷，而腹益满矣；兼以重亡津液，故小便难也。

丹云：按下条云：阳明病，能食者，为中风。《金鉴》则云"阳明谓阳明里证，中风谓太阳表证"，非也。

又云：按此条，常器之云：可桂枝麻黄各半汤，又小柴胡汤。汪氏云：以葛根汤为主，加黄芩等凉药以治之。《金鉴》云：太阳阳明病多，则以桂枝加大黄汤两解之；少阳阳明病多，则以大柴胡汤和而下之。若惟从里治，而遽下之，则表邪乘虚复陷，故腹更满也。里热愈竭其液，故小便难也。

铁樵按：阳明中风，即吾所谓伤寒系之温病，而兼见太阳、少阳症者。既兼见太阳、少阳症，何以不谓之"三阳合病"，而曰"阳明中风"？此条与一九二条相应，虽云脉紧恶寒，不过一日，恶寒将自罢，即自汗出而恶热也。按：脉浮而紧是无汗者，所以定位阳明中风者，盖中风与伤寒之辨，不仅在脉紧无汗、脉缓有汗，其最重要之关键，在《内经》定冬之热病为伤寒、春之热病为中风，临诊时极有注意价值。又，无论其为伤寒、中风，既脉紧无汗，是当汗不当下。

阳明病，若能食，名中风；不能食，名中寒。

二"名"字，《玉函》《千金翼》作"为"。

程云：本因有热，则阳邪应之，阳化谷，故能食。就能食者名之曰中风，其实乃瘀热在里证也。本因有寒，则阴邪应之，阴不化谷，故不能食。就不能食者，名之曰中寒，其实乃胃中虚冷证也。

柯云：此不特以能食、不能食别风寒，更以能食、不能食审胃家虚实也。要知风寒本一体，随人胃气而别。

方云："名"，犹言"为"也。"中寒"，即"伤寒"之互词。

丹云：按程氏云：论中总无"中寒"字，独此处见之，犹云风与寒自内得也。此解恐未允。

铁樵按："能食为中风"之"中"字，当然是去声，此句既是去声，下句当然亦是去声。程氏谓"自内得"，似读下句之"中"字为平声，置于文字上既不当，于病理上又未言其理由，吾意其说非是。详"名中寒"之"名"字，是指明如此区别，非谓真个中寒。真个中寒，当中于太阳，无中于阳明之理。因阳明者，乃中寒化热而成盛阳之名称。若中寒，便是太阳经事，非阳明经事也。六经以气化言，自当以病证划界限，不得自乱其例。准此以谈，则可以定一界说，曰：热病之已化燥而内实者，为阳明府证；热病之已化热，恶寒罢，未燥为实者，为阳明经证。

伤寒论讲义第十七期

阳明病，若中寒者，不能食，小便不利，手足濈然汗出，此欲作固瘕，必大便初硬后溏，所以然者，以胃中冷，水谷不别故也。

成本"寒"下无"者"字，《玉函》《千金翼》无"若"字，"食"下有"而"字，"固"作"坚"。

周云：此条阳明中之变证，着眼只在"中寒，不能食"句，此系胃弱，素有积饮之人，兼膀胱之气不化，故邪热虽入，未能实结；况小便不利，则水并大肠，故第手足汗出，不若热潮之遍身漐漐有汗，此欲作固瘕也。其大便始虽硬，后必溏者，岂非以胃中阳气向衰，不能蒸腐水谷，尔时急以理中温胃尚恐不胜，况可误以寒下之药乎？仲景惧人于阳明证中但知有下法，及有结未定俟日而下之法，全不知有不可下、反用温之法，故特揭此以为戒。

程云：此之手足濈然汗出者，小便不利所致，水溢非胃蒸也。固瘕者，固而成癖，水气所结，其腹必有响声，特以结在胸为水结胸，结在腹为固瘕，阴阳冷热攸别。

钱云：注家以前人"坚固积聚"为谬，而大便初硬后溏，因成瘕泄。瘕泄，即溏泄也。久而不止，则为固积。按：此喻注，后柯氏、张氏志聪、《金鉴》并宗其说。愚以"固瘕"二字推之，其为坚凝固结之寒积可知，岂可但以溏泄久而不止为解？况初硬后溏乃欲作固瘕之征，非谓已作固瘕，然后初硬后溏也。观"欲作"二字及"必"字之义，皆逆料之词，未可竟以为然也。

铁樵按：不化热，不名为阳明病；化热之后，不必便可下，因有能食、不能食之辨。其云胃中冷，"胃"字竟是指肠，故后文屡言"胃中有燥矢五六

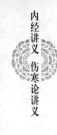
枚"。西人名此病为肠炎，亦可互证胃中冷者不必真冷，因不能消化耳。不能消化，故水谷不别。抑水谷不别亦肠中事，胃中本自水谷不别，不病则各种机体不失职，胃肠能消化，能降，能吸收，能分泌；病则不能消化，一种机能失职，他种亦相因而至，一方面不能充分吸收，同时他方面不能充分分泌，故云水谷不别，故云小便不利。既水谷不别，小便不利，当然不能食，如此者，名之为中寒。如此解释，则头头是道。若如注家之言，胃肠素有积饮云云，只是硬装。后文二零四、二零六两节有"其人本虚"及"久虚故也"两语，皆经文自下注脚，与此节"胃中冷，水谷不别故也"句法同，何得节外生枝？加"胃肠素有积饮"一语，其"理中温胃"一语亦误。此种病非太阴证，误用理中，是以热治热，病型必乱。固瘕是指粪块，亦即后文之燥矢。欲作固瘕者，矢尚未燥，故云先硬后溏。手足汗与燥矢之关系亦是一种病能，故用大承气以手足汗为一种证据。

阳明病，初欲食，小便反不利，大便自调，其人骨节疼，翕翕如有热状，奄然发狂，濈然汗出而解者，此水不胜谷气，与汗共并，脉紧则愈。

成本无"初"字。"不利"，《玉函》作"不数"。并，成本、《玉函》作"并"。"脉紧"《千金翼》作"坚"一字。喻本、程本有"初"字。

成云：阳病客热，初传入胃，胃热则消谷而欲食。阳明病热为实者，则小便当数，大便当硬。今小便反不利，大便自调者，热气散漫，不为实也。欲食，则胃中谷多，谷多则阳气胜，热消津液则水少，水少则阴血弱。《金匮要略》曰："阴气不通，即骨疼。"其人骨节疼者，阴气不足也。热甚于表者，翕翕发热；热甚于里者，蒸蒸发热。此热气散漫，不专著于表里，故翕翕如有热状。奄，忽也。忽然发狂者，阴不胜阳也。阳明蕴热，为实者，须下之愈；热气散漫，不为实者，必待汗出而愈，故云濈然而汗出解也。水谷之等者，阴阳气平也。水不胜谷气，是阴不胜阳也，汗出则阳气衰，脉紧则阴气生，阴阳气平，两无偏胜则愈，故曰："与汗共并，脉紧则愈。"

汪氏云："脉紧则愈"，《补亡论》阙疑，常器之云：一本作"脉去则愈"。郭白云云：《千金》作"坚者则愈"，无"脉"字。是误以脉"紧"为"去"，为"坚"者，或漏"脉"字，或漏"者"字，当云"脉紧者则愈"。愚今校正，当云"脉紧去则愈"。

喻氏云：脉坚则愈，言不迟也，脉坚疾与胃气强盛。周氏、柯氏并同。

程氏云：脉坚则愈者，言脉坚者得此则愈也。

张氏宗印云：此直中之寒邪，不能胜谷精之正气，与汗共并而出，故其脉亦如蛇之迂回而欲出也。

魏氏云：紧者，缓之对言。脉紧者，言不若病脉之级而已，非必如伤寒之紧也。

钱氏云：紧则浮去，而里气充实也。

丹云：按以上数说，未审孰是，姑从成注。

铁樵按："脉紧则愈"句，于病理不合，当阙疑。小便反不利，大便自调，则组织中有过剩水分，不是阴气不足而骨节疼，是水分过剩而骨节疼，故有待于汗出而解。胃与肌表之联带关系，为肌表受寒则胃停积，胃气有权则发汗祛邪，此胃气所谓谷气也。汗为疏泄体温之荣气所化，有时虽有汗，过剩之水分并不与汗俱出，此所以说"水不胜谷气，与汗俱并"。

阳明病欲解时，从申至戌上。

成云：四月为阳，土王于申、酉、戌。向王时，是为欲解。

柯云：申酉为阳明主时，即日晡也。

阳明病，不能食，攻其热必哕，所以然者，胃中虚冷故也。以其人本虚，攻其热必哕。

魏云：阳明病不能食，即使有手足濈然汗出等证之假热见于肤表、面目之间，一考验之于不能食，自不可妄言攻下；若以为胃实之热而攻之，则胃阳愈陷而脱，寒邪愈盛而冲，必作哕证，谷气将绝矣。再明其所以然，确为胃中虚冷之故，以其人本属胃冷而虚，并非胃热之实，误加攻下，下陷上逆，则医不辨寒热虚实，而概为阳明病，必当下之之过也。

志云：高子曰：遍阅诸经，止有哕而无呃，则哕之为呃也，确乎不易。《诗》云"銮声哕哕"，谓呃之发声有序，如车銮声之有节奏也。凡经论之言"哕"者，俱作"呃"解无疑。

钱云：胃阳败绝，而成呃逆，虽治之证也。

汪云：愚谓宜用附子理中汤。

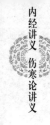

阳明病，脉迟，食难用饱，饱则微烦、头眩，必小便难，此欲作谷瘅，虽下之，腹满如故，所以然者，脉迟故也。

"瘅"，成本作"疸"。"微"，《玉函》作"发"。柯本"脉迟"下补"腹满"二字。《金匮》"迟""食"间有"者"字，"微"作"发"，"必小便难"作"小便必难"。

程云：脉迟濡寒，寒则不能实行胃气，故非不能饱，特难用饱耳。饥时气尚流通，饱即填滞，以故上焦不行而有微烦、头眩证，下脘不通而有小便难证，小便难中包有腹满证在内。欲作谷疸者，中焦升降失职，则水谷之气不行，郁黩而成煮也。曰谷疸者，明非邪热也。下之，兼前后部言，茵陈蒿汤、五苓散之类也。曰腹满如故，则小便仍难，而疸不得除可知。再出"脉迟"，欲人从脉上悟出胃中冷来。热蓄成黄之腹满，下之可去；此则谷气不得宣泄，属胃气虚寒使然，下之益虚其虚矣，故腹满如故。

印云：按：《金匮》谷疸有二证，此则虚寒而冷者也。

钱云：谓之"欲作"，盖将作未作之时也。《阴阳应象论》云："寒气生浊，热气生清。"又云："浊气在上，则生膜胀。"若不温中散寒，徒下无益也。

丹云：按：汪氏云：《补亡论》常器之云："宜猪苓汤，五苓散。"愚以上二方未成谷疸时加减出入，可随证选用。郭白云云：已发黄者，茵陈蒿汤，此为不可易之剂。张氏云：脉迟，胃虚，下之无益，则发汗、利小便之法用之无益，惟当用和法，如甘草干姜汤先温其中，然后少与调胃，微和胃气是也。以上二说似未妥帖，当考。

铁樵按：小便难即是不能分泌，食难用饱即是不消化，脉迟亦即是肠胃虚冷，烦与眩兼少阳证，腹满兼太阴证。据西医籍，输胆管若被压，则胆汁不能照常输送，却从胆带渗出，混入血中，因而发黄。此与本条所谓谷疸者，于理为近，盖本是食难用饱，而又强食，胃气不降，肝胆亦逆也。

阳明病，法多汗，反无汗，其身如虫行皮中状者，此以久虚故也。

《玉函》《千金翼》作"阳明病，久久而坚者，阳明当多汗，而反无汗"云云。

成云：胃为津液之本，气虚津液少，病则反无汗；胃候身之肌肉，其身如虫行皮中者，知胃气久虚也。

程云：阳明病，阳气充盛之候也，故法多汗，今反无汗，胃阳不足，其人不能食可知，盖汗生于谷精，阳气所宜发也。胃阳既虚，不能透出肌表，故怫郁，皮中如虫行状。"虚"字指胃言，兼有寒。"久"字指未病时言。

柯云：此又当益津液，和营卫，使阴阳自和而汗出也。

丹云：按汪氏云：常器之云"可桂枝加黄芪汤"，郭白云云"桂枝麻黄各半汤"，愚以还当用葛根汤主之。《金鉴》云：宜葛根汤小剂，微汗，和其肌表，自可愈也。魏氏云：补虚清热，人参白虎汤之类。并似与经旨相畔矣。

铁樵按：身如虫行皮中，乃浅层感觉神经变性，自是久虚之故。惟此病乃毛囊、汗腺与末梢神经并病，著于外者，不过如虫行皮中，然决非仅仅一"虚"字而能有此。若谓久虚，阴液不能作汗，而见如虫行皮中，则与事实相去甚远。盖此乃内风大病，绝非细故，亦断非桂枝、白虎等药所能济事。仲景能辨王仲宣眉落，岂有并此不知而误认为阳明证之理？此一节病理背谬，此下两节辨头痛、咽痛，文气小巧而不厚，疑皆非仲景本文之旧。

阳明病，反无汗，而小便利，二三日呕而咳，手足厥者，必苦头痛；若不咳不吐，手足不厥者，头不痛。

原注：一云"冬阳明"，《玉函》作"各阳明病"，《千金翼》作"冬阳明病"。

成云：阳明病，法多汗，反无汗，而小便利者，阳明伤寒，而寒气内攻也；至二三日，呕咳而支厥者，寒邪发于外也，必苦头痛。若不咳不呕，手足不厥者，是寒邪但攻里，而不外发，其头亦不痛也。

丹云：按此条难解，录数说于下。方氏云：此亦寒胜，故小便利、呕、手足厥。喻氏云：得之寒因，而邪热深也，然小便利，则邪热不在内而在外，不在下而在上，故苦头痛也。程氏云：胃中独治之寒，厥逆上攻，故头痛者标，咳、呕、手足厥者本。张璐注与喻同，云：仍宜小青龙主之。汪氏云：此阳明经伤寒，热气上攻，必苦头痛，当用葛根汤。《类要》用小建中汤，常氏用小柴胡汤，并非也。钱氏云：其所以无汗者，寒在阳明之经，而小便不利者，里无热邪也。柯氏云：此胃阳不敷布于四肢，故厥；不上升于额颅，故痛；缘邪中于膺，结在胸中，致呕、咳而伤阳也。当用瓜蒂散吐之，呕、咳止，厥痛自除矣。两"者"字作"时"看，更醒。

阳明病，但头眩，不恶寒，故能食而咳，其人咽必痛；若不咳者，咽不痛。

原注：一云"冬阳明"。《玉函》作"各阳明病"，《千金翼》作"冬阳明病"。

钱云：但头眩者，热在上也。不恶寒，即阳明篇首所谓"不恶寒，反恶寒热"之义也。能食，阳明中风也。咳者，热在上焦，而肺气受伤也。中风之阳邪壅于上焦，故咽门必痛也。若不咳者，上焦之邪热不甚，故咽亦不痛。此条纯是热邪，当与前条之不咳、不呕、手足不厥、头不痛一条两相对待，示人以风寒之辨也。

程云：夫咽痛，惟少阴有之，今此以咳伤致痛。若不咳，则咽不痛。况更有头眩、不恶寒以证之，不难辨其为阳明之郁热也。

丹云：按此条证，常器之、张璐并云：茯苓桂枝白术甘草汤。常氏又云：咽痛者，桔梗汤。柯氏云：此邪结胸中，而胃家未实也，当从小柴胡加减法。

阳明病，无汗、小便不利、心中懊憹者，身必发黄。

成云：阳明病，无汗而小便不利者，热蕴于内而不得越。心中懊憹者，热气郁蒸，欲发于外而为黄也。

志云：阳明之气，不行于表里上下，则内逆于心中而为懊憹。阳热之气留中，入胃之饮不布，则湿热蕴蓄而身必发黄。

柯云：口不渴、腹不满，非茵陈汤所宜，与栀子柏皮汤，黄自解矣。

丹云：按《金鉴》云：心中懊憹，湿瘀热郁于里也，宜麻黄连轺赤小豆汤；若经汗吐下后，或小便利而心中懊憹著，热郁也，便硬者宜调胃承气汤，便软者宜栀子豉汤。较之柯注，却似于经旨不切矣。

阳明病，被火，额上微汗出，而小便不利者，必发黄。

成本无"而"字，《玉函》同。

喻云：阳明病，湿停热郁，而烦渴有加，势必发黄；然汗出，热从外越，则黄可免；小便多，热从下泄，则黄可免。若误攻之，其热邪愈陷，清液愈伤，而汗与小便愈不可得矣；误火之，则热邪愈炽，津液上奔，额虽微汗，而周身之汗与小便愈不可得矣，发黄之变安能免乎？

柯云：非栀子柏皮汤，何以挽津液于涸竭之余耶？

丹云：按常氏云：可与茵陈蒿汤。汪氏云：五苓散去桂枝加葛根，白术当改用苍术。《金鉴》云：若小便利，则从燥化，必烦渴，宜白虎汤；小便利，则从湿化，必发黄，茵陈蒿汤。并于经旨未妥。

铁樵按：发黄皆胆汁不循常轨所致，今所见者均属湿热证，阳明病热郁湿阻，其黄可必。二零五条谷疸属寒，却不常见。

阳明病，脉浮而紧者，必潮热发作有时；但浮者，必盗汗出。

《玉函》《千金翼》作"其热必潮"。

钱云：邪在太阳，以浮紧为寒，浮缓为风；在阳明则紧为在里，浮为在表。脉浮而紧者，言浮而且紧也，谓邪虽在经，大半已入于里也。邪入于里，必发潮热，其发作有时者，阳明气王于申酉，故曰晡时潮热也，潮热则已成可下之证矣。若但脉浮者，风邪全未入里，其在经之邪未解，必盗汗出，犹未可下也。阳明本多汗、多眠，故有盗汗。然不必阳明始有盗汗，如太阳上篇"脉浮而动数，因自汗出"之中风即有盗汗，盖由目瞑则卫气内入，皮肤不阖，则盗汗出矣。此示人当以脉证辨认表里，未可因潮热而轻用下法也。

锡云：睡中汗出，如盗贼乘人之不觉而窃去也。

丹云：按《补亡论》：与柴胡桂枝汤。汪氏及《金鉴》云：桂枝加葛根汤。《补亡论》为是。

又云：按程氏云："脉浮而紧者，缘里伏阴寒，系阳于外故也。阴盛，阳不敢争，仅乘王时而一争，故潮热，发作有时也。但浮者，胃阳虚而中气失守也。睡则阴气盛，阳益不能入，而盗汗出也。夫潮热、汗出皆阳明里实证，而今属之虚寒，则于其脉辨之，更可互参及能食、不能食之内法也。"此亦一说，故表而出。又，《集注》金氏曰："无病之人则日有潮而不觉，病则随潮外现矣。"此说太奇，故附于此。《金鉴》曰："自汗是阳明证，盗汗是少阳证。'盗汗'当是'自汗'文，义始属。"按：此说大误。

铁樵按：经文仅仅凡有脉而云必见某证者，疑皆是叔和手笔。叔和著《脉经》，其意欲以脉解决医学，卒之自误误人。仲景则不尔，其注重者在证，统观全文自知。此云"必潮热""必盗汗出"，两"必"字皆在不可必之数也。

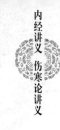

阳明病，口燥，但欲漱水不欲嚥者，此必衄。

"嚥"，《千金翼》作"咽"。

喻云：口中干燥与渴异，漱水不欲咽，知不渴也。阳明气血俱多，以漱水不欲咽，知邪入血分。阳明之脉起于鼻，故知血得热而妄行，必由鼻而出也。

魏氏云：漱水非渴也，口中黏也。

周氏云：使此时以葛根汤汗之，不亦可以夺汗而无血乎？此必衄者，仲景正欲人之早为治，不致衄，后更问成流与否也。

汪氏云：常器之曰：可黄芩芍药地黄汤。一云：当作黄芩芍药甘草汤。愚以此二汤乃衄后之药，于未衄时还宜用葛根等汤加减主之。

柯氏云：宜桃仁承气、犀角地黄辈。

丹云：按本条下一"必"字，宜衄前防衄，犀角地黄之类当为的对矣。

铁樵按：此节确是事实，周氏葛根汤汗之，可以夺汗无血，亦是事实，当葛根、芩、连、鲜生地并用。口鼻黏膜干而胃中不干，故漱水不欲咽。

阳明病，本自汗出，医更重发汗，病已差，尚微烦不了了者，此必大便硬故也。以亡津液，胃中干燥，故令大便硬。当问其小便日几行，若本小便日三四行，今日再行，故知大便不久出。今为小便数少，以津液当还入胃中，故知不久必大便也。

"此必大便硬"，成本作"此大便必硬"。"津液"，《玉函》作"精液"。汪氏云"'当还'二字作'还当'，其义乃顺"，非也。按：据柯注，"数"如字。

柯云：胃者，津液之本也，汗与溲皆本于津液。不自汗出，本小便利，其人胃家之津液本多，仲景揭出"亡津液"句，为世之不惜津液者告也。病差，指身热、汗出言。烦即恶热之谓，烦而微，知恶热将自罢，以尚不了，故大便硬耳。数少，即再行之谓。大便硬、小便少，皆因胃亡津液所致，不是阳盛于里也。因胃中干燥，则饮入于胃，不能上输于肺，通调水道，下输膀胱，故小便反少；而游溢之气尚能输精于脾，津液相成，还归于胃，胃气因和，则大便自出，更无用导法矣。以此见津液素盛者，虽亡津液，而津液终自还，正以见胃家实者每踌躇顾虑，示人以勿妄下与妄汗也。历举治法，脉迟不可攻，心下满不可攻，呕多不可攻，小便自利与小便数少不可攻，总见胃家实不是可攻证。

方云：盖水谷入胃，其清者为津液，粗者成渣滓。津液之渗而外出者，则为汗潴而下行者为小便，故汗与小便出多皆能令人亡津液，所以渣滓之为大便者，干燥结硬而难出也。然二便者，水谷分行之道路，此通则彼塞，此塞则彼通，小便出少，则津液还停胃中，胃中津液足，则大便软滑，此其所以必出，可知也。

汪云：病家如欲用药，宜少与麻仁丸。

铁樵按：本条真是绝妙文字。本自汗出，不可汗也，重发其汗，津液骤少则胃燥，肠亦燥，而粪块坚，坚则肠胃起反应以祛除此障碍物，其祛除之法即前文所云蠕动之外，更分泌液体以润之；小便本日三四行，今忽减少者，乃浥彼注兹故也。虽属误汗，未至大坏，体工能自起救济，故见小便减少，而知大便之将下。大便既下，则微烦不了了当自除。心知其故，则不啻见垣一方，注家之言去真际远矣。

伤寒呕多，虽有阳明证，不可攻之。

沈云：呕多则气已上逆，邪气偏侵上脘，或带少阳，故虽有阳明证，慎不可攻也。

方云："虽"字当玩味。

柯云：呕多是水气在上焦，虽有胃实证，只宜小柴胡以通液，攻之恐有利遂不止之祸。要知阳明病，津液未亡者，慎不可攻。盖腹满呕吐是太阴、阳明相关证，胃实胃虚是阳明、太阴分别处。胃家实虽变证百出，不失为生阳；下利不止，参附不能挽回，便是死阴矣。

常氏云：宜小柴胡汤。

汪氏云：兼有阳明证，宜用葛根加半夏汤。

丹云：按：汪以葛根为阳明药，不可从。

喻氏云：呕多，诸病不可攻下，不特伤寒也。

铁樵按：呕者，胃气上逆也。攻者，抑之下行也。何以呕？胃欲祛除作梗之物，故呕。如其食物不消化而梗，其不消化原因属寒，则当有寒证，寒者当温；如其因化学成分不平衡而为梗，则当有中毒证，则当吐；如其因热聚于

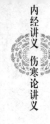

里之故，热为无形质者，体工虽起反应祛之，不能去，如是者，则有热证，热者当清。凡此皆根治，亦皆顺生理而为治。若下之，则逆生理而为治，故曰：虽有阳明证，不可攻之。

阳明病，心下硬满者，不可攻之。攻之，利遂不止者死，利止者愈。

《玉函》《千金翼》作"遂利"。

成云：阳明病，腹满者，为邪气入府，可下之；心下硬满，则邪气尚浅，未全入府，不可便下之。得利止者，为邪气去，正气安，正气安则愈；若因下利不止者，为正气脱而死。

魏云：言阳明病，则发热、汗出之证具。若胃实者，硬满在中焦。今阳明病而见心下硬满，非胃实可知矣，虽阳明，亦可以痞论也。主治者，仍当察其虚实寒热，于泻心诸方中求治法。

汪云：结胸证，心下硬满而痛，此为胃中实，故可下；此证不痛，当是虚满，虚满，故云不可攻也。常器之云：未攻者，可与生姜泻心汤；利不止者，四逆汤。愚以须理中汤救之。

程氏云：心下硬满者，邪聚阳明之膈，膈实者腹必虚，气从虚闭，亦见阳明假实证，攻之是为重虚。

锡驹云：心下硬满者，胃中水谷空虚，胃无所仰，虚气上逆，反硬满也，故《太阳篇》曰：此非结热，但以胃中空虚，客气上逆，故使硬也。

丹云：按以上二说，以心下硬满为虚满假证，此证世多有之，然今考经文，唯云心下硬满，并不拈出虚候，故难信据焉。

铁樵按：前节呕不可攻，示人当顺生理为治；此节言虽不呕，亦不可攻，是更进一层。心下硬满者，邪正相持也，攻之则邪陷而正负，故利。利止者，正虽暂负，尚能自复，故得愈也。

阳明病，面色合赤，不可攻之，必发热、色黄者，小便不利也。

《玉函》、成本"色赤"作"赤色"，"黄"下无"者"字。《玉函》"必"上更有"攻之"二字。案：无"者"字为是。

成云：合，通也。阳明病，面色通赤者，热在经也，不可下之。下之，虚其胃气，耗其津液，经中之热乘虚入胃，必发热、色黄、小便不利也。

柯云：面色正赤者，阳气怫郁在表，当以汗解而反下之，热不得越，故复发热而赤转为黄也。总因津液枯涸，不能通调水道而然，须栀子柏皮滋化源而致津液，非渗泄之剂所宜也。

汪氏云：郭白云曰：既明可攻，但茵陈蒿汤调五苓散服，大谬之极。此与二阳并病面色缘缘正赤相同，可小发汗，宜桂枝加葛根汤以微汗之。

丹云：按：张璐云："下虚之人，才感外邪，则挟虚火而面色通红，总由真阳素虚，无根之火随表药之性上升"云云。世素有此证，然与本条之义不相干焉。

铁樵按：面色赤者，阳在上也。观下文之发黄，则知此面赤乃兼少阳者。肝阳、胆火在上，则下必虚，故不可攻。攻之肠胃气乱，消化与分泌两俱失职，故小便不利而发黄也。似当从《玉函》"必"上加"攻之"二字，"黄"下去"者"字，文理方顺。

阳明病，不吐不下，心烦者，可与调胃承气汤。

《玉函》《千金翼》作"不吐下而烦"，《脉经》同，无"调胃"二字。

柯云：言阳明病，则身热、汗出，不恶寒，反恶热矣。若吐下后而烦，为虚邪，宜栀子豉汤。

汪云：不吐不下者，热邪上不得越，下不得泄，郁胃府之中，其气必上熏于膈，则心烦、烦闷而热也。

钱云："但心烦"不若"潮热、便硬"之胃实，所以不必攻下，而可与调胃承气汤也。

张云：可与者，欲人临病裁酌，不可竟行攻击也。

舒云：案心烦一证，阴阳互关，宜加细察而后用药，调胃承气不可轻试。

铁樵按：舒氏之意，以阴证亦有心烦，当温，不当凉，故云不可轻试。然学者实不易了解，以余躬亲经验者言之，病至吃紧时，实有不易辨别之苦，各种病情多涉疑似，用药得当，应手而愈；失当，祸不旋踵。出入如此之大，若无真知灼见，岂非极可怕之事？然阅历既深，一望可辨，诸多疑似决不能淆惑，其关键在分别症之主从。盖阳明症之烦躁为主症，少阴症之烦躁为副症也。

伤寒论讲义第十七期

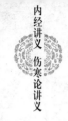

阳明病脉迟，虽汗出，不恶寒者，其身必重，短气、腹满而喘，有潮热者，此外欲解，可攻里也，手足濈然汗出者，此大便已硬也，大承气汤主之。若汗多，微发热恶寒者，外未解也，（原注：一法与桂枝汤。）其热不潮，未可与承气汤；若腹大满不通者，可与小承气汤微和胃气，勿令至大泄下。

"攻里"间，《玉函》《脉经》有"其"字。"濈然"下，成本有"而"字。"汗多"间，《玉函》有"出"字。"外未解也"下，《千金》《外台》有"桂枝汤主之"五字。"不通"，《脉经》《千金》作"不大便"。"勿令"下，成本无"至"字。《外台》"至"作"致"。

魏云：汗出，太阳所有，而不恶寒则太阳所无也。身疼体痛，太阳所有，而身重则太阳所无也。兼以短气、腹满，喘而潮热，纯见里证，而不见表证，知此外之太阳病欲解而非解也，乃转属阳明，而阳明之胃实将成也。考验于此八者，乃可攻里，无疑矣。但攻里又非一途，更必于汗、于热辨之。如手足濈然而汗出者，胃热盛而逼汗于四末，津液知其内亡矣，大便必已干硬，胃实之成，确乎不易，大承气汤荡积通幽，何容缓乎？若汗虽多，而发热反微，且带恶寒，仍存于表可知矣；再谛之于热，汗出虽多，热却不潮，则阳明之病未尽痊，仍当从太阳表治可也。或病人患腹大满不通者，则胃家已有闷塞之征，小承气调和胃气，下而非下，勿令大泄下以伤正气也。

张云：仲景既言"脉迟，尚未可攻"，而此证首言脉迟，复言可攻者，何也？夫所谓"脉迟，尚未可攻"者，以腹中热尚未甚，燥结未定，故尚未宜攻下，攻之必胀满不食，而变结胸痞满等证。须俟脉实结定后，方可攻之。此条虽云脉迟，而按之必实。（"按之必实"句是纸上谈兵，不明病理。大承气症有脉全伏者，迟正是伏之前一步，并非不经见之事，何得胡说？且其证一一尽显胃实，故当攻下无疑。若以脉迟妨碍一切下证，则大陷胸之下证最急者，亦将因循缩手待毙乎？）

程云：身重者，经脉有所阻也。表里邪盛皆能令经脉阻，邪气在表而喘者，满或在胸，而不在腹；此则腹满而喘，知外欲解，可攻里也。

丹云：按程氏以脉迟为尚未可攻之迟脉，柯氏、钱氏为中寒无阳之迟脉，并与经旨左矣。

钱氏云：热邪归胃，邪气依附于宿食粕滓，而郁蒸煎迫，致胃中之津液枯竭，故发潮热，而大便硬也。若不以大承气汤下之，必至热邪败胃，谵语狂乱，循衣摸床等变，而至不救。

锡驹云：四肢皆禀气于胃，手足汗出者，阳明胃气盛也。

舒氏云：吾家有时宗者，三月病热，予与仲子同往视之，身壮热而谵语，胎刺满口，秽气逼人，少腹硬满，大便闭，小便短，脉实大而迟。仲远谓热结在里，其人发狂、小腹硬满，胃实而重蓄血也，法以救胃为急；但此人年已六旬，证兼蓄血，下药中宜重加生地黄，一以保护元阴，一以破瘀行血。予然其言，主大承气汤，硝、黄各用八钱，加生地一两，捣如泥。先煎数十沸，乃纳诸药同煎，连进五剂，得大下数次，人事贴然。少进米饮一二口，辄不食，呼之不应，欲言不言，但见舌胎干燥异常，口内喷热如火，则知里燥尚未衰减，复用犀角地黄汤加大黄，三剂，又下胶滞二次，色如败酱，臭恶无状，于是口臭乃除，里燥仍盛，三四日无小便，忽自取夜壶，小便一回，予令其子取出视之，半壶鲜血，观者骇然。经言"血自下，下者愈"，亦生地之功也。复诊之，脉转浮矣，此溃邪有向表之机，合以柴胡汤，迎其机而导之；但此时表里俱还热极，阴津所存无几，柴胡亦非所宜，惟宜白虎汤加生地、黄芩以救里，倍用石膏之质重气轻，专达肌表而兼解外也。如是二剂，得微汗而脉静身凉，舌胎退而人事清矣。再用清燥养荣汤二十剂而全愈。（只是说得好听，别无要用重药标准，贸然学步，鲜不败事。）

大承气汤方

大黄四两，酒洗。《外台》无"酒洗"字　厚朴半斤，炙，去皮　枳实五枚，炙
芒硝三合

上四味，以水一斗，先煮二物，取五升，去滓，内大黄，更煮取二升，去滓，内芒硝，更上微火一两沸，分温再服，得下，余勿服。

成本"煮"上无"更"字，"微火"作"火微"，非也。

《鉴》云：诸积热结于里而成满、痞、燥、实者，均以大承气汤下之也。满者，胸胁满急、膜胀，故用厚朴以消气壅；痞者，心下痞塞、硬坚，故用枳

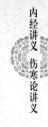

实以破气结；燥者，肠中燥屎干结，故用芒硝润燥软坚；实者，腹痛、大便不通，故用大黄攻积泻热。然必审四证之轻重，四药之多少适其宜，始可与也。若邪重剂轻，则邪气不服；邪轻剂重，则正气转伤，不可不慎也。

柯云：诸病皆因于气，秽物之不去，由气之不顺也。故攻积之剂，必用气分之药，故以承气名汤。煎法更有妙义，大承气用水一斗，煮朴、枳，取五升，去滓，内大黄，再煮取二升，内芒硝，何哉？盖生者气锐而先行，熟者气纯而和缓，仲景欲使芒硝先化燥屎，大黄继通地道，而后枳、朴除其痞满。若小承气，以三味同煎，不分次第，同一大黄而煎法不同，此可见仲景微和之意也。

程云：调胃承气，大黄用酒浸；大承气，大黄用酒洗，皆为芒硝之咸寒，而以酒制之。若小承气，不用芒硝，则亦不事酒浸洗矣。

丹云：《明理论》曰：承，顺也。伤寒邪气入胃者，谓之入府；府之为言，聚也。胃为水谷之海、荣卫之源，水谷会聚于胃，变化而为荣卫。邪气入于胃也，胃中气郁滞，糟粕秘结，壅而为实，是正气不得舒顺也。《本草》曰：通可去滞，泄可去邪。塞而不利，闭而不通，以汤荡涤，使塞者利而闭者通，正气得以舒顺，是以承气名之。

又云：《总病论》：凡脉沉、细、数为热在里，又兼腹满、咽干，或口燥、舌干而渴者；或六七日不大便、小便自如，或目中瞳子不明，无外证者；或汗后脉沉实者，或下利，三部脉皆平，心下坚者；或连发汗已，不恶寒者；或已经下，其脉浮沉按之有力者，宜大承气汤。

《医垒元戎》曰：大承气汤治大实大满。满则胸腹胀满，状若合瓦；大实，则不大便也。痞、满、燥、实四证俱备则用之，杂病则进退用之。

丹云：按王叔和《伤寒例》云：若表已解而内不消，大满大实，坚有燥屎，自可除下之，虽四五日，不能为祸也。好古之说盖原于此。

《内台方议》曰：仲景所用大承气者，二十五证，虽曰各异，然即下泄之法也。其法虽多，不出大满、大热、大实，其脉沉、实、滑者之所当用也。

《伤寒蕴要》曰：大抵下药，必切脉沉实或沉滑、沉疾有力者，可下也；再以手按脐腹硬者，或叫痛不可按者，则下之无疑也。凡下后不解者，再按脐腹有无硬处，如有手不可按，下未尽也，复再下之；若下后腹中虚软，脉无力者，此为虚也。

《外台》崔氏承气丸，疗十余日不大便者，于本方去厚朴，加杏仁二两，蜜和，丸如弹子，以生姜汤六合，研一丸，服之，须臾即通。

《卫生宝鉴》治发狂，因触冒寒邪，失于解利，因转属阳明证，胃实，谵语，本方加黄连。

《理伤续断方》大成汤，一名大承气汤，治伤损瘀血不散，腹肚膨胀，大小便不通，上攻心腹，闷乱至死者，急将此药通下瘀血后，方可服损药。于大承气汤，加甘草、陈皮、红花、当归、苏木、木通。损药乃本方小承气汤。

《医经会解》加味承气汤，治痢疾邪毒在里，于本方加黄连、木香、皂角刺。

《本草汇言》嘉祐方，治伤寒热实结胸，铁锈磨水，入承气汤，服之极验。

《医学正传》治一人，六月投渊取鱼，至深秋雨凉，半夜小腹痛甚，大汗，脉沉、弦、细、实，沉重取如循刀责责然。夫腹痛，脉沉、弦、细、实，如循刀责责然，阴邪固结之象，便不当有汗，今大汗出，此必瘀血留结，营气不能内守，而渗泄于外也；且弦脉亦肝血受伤之候，与大承气加桂二服，微利，痛减。连日于未申时复坚硬不可近，与前药加桃仁泥，下紫血升余，痛止。脉虽稍减，而责责然犹在，又以前药加川附子，下大便四五行，有紫黑血如破絮者二升而愈。

吴勉学《汇聚单方》：余治一少年，腹痛，目不见人，阴茎缩入，喊声彻天。医方炙脐，愈痛，欲得附子理中汤。余偶过其门，诸亲友邀入。余曰：非阴证也。主人曰：晚于他处有失，已审侍儿矣。余曰：阴症声低小，止呻吟耳；今高厉有力，非也。脉之伏而数且弦，肝为甚。外肾为筋之会，肝主筋，肝火盛也。肝脉达阴茎，肝开窍于目，故目不明。用承气汤，一服立止，知有结粪在下故也。凡痛，须审察寒热虚实，诸症皆然。久腹痛多有积，宜消之。

《医方集解》曰：古人有治恶寒、战栗，用大承气下燥屎而愈者。此阳邪入里，热结于里，表虚无阳，故恶寒、战栗，此阳盛格阴，乃热病，非寒证，误投热药则死矣。

朱丹溪曰：初下利腹痛，不可用参术，然气虚胃虚者可用；初得之，亦可用大承气、调胃承气下之，看其气病、血病，然后加减用药。尝治叶先生，患滞下，后甚逼迫，正合承气症，但气口虚，形虽实而面黄白，此必平昔过食

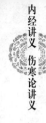

伤胃，宁忍二三日辛苦。遂与参、术、陈、芍药十余帖，至三日后胃气稍完，与承气二帖而安。苟不先补完胃气之伤，而遽行承气，宁免后患乎？此先补后下例之变也。

《伤寒直格》曰：《活人书》大承气最紧，小承气次之，调胃承气又次之，而缓下、急下，善开发，而虽郁结，可通用者，大承气汤最为妙也。故今加甘草，名曰三一承气汤，通治三承气汤，于效甚速，而无加害也。

《儒门事亲》曰：大承气汤，刘河间加甘草，以为三一承气，以甘和其中。余尝以大承汤改作调中汤，加以姜枣煎。俗见姜枣，以为补脾胃而喜服。

《卫生宝鉴》曰：若大承气证，反用调胃承气治之，则邪气不散；小承气汤证，反以大承气汤下之，则过伤正气，此仲景所以分而治之。后之学者，以此三药合而为一，且云通治三药之证，及伤寒、杂病，内外一切所伤。与仲景之方甚相违背，失轩岐缓急之旨，使病人暗受其弊，将谁咎哉？

小承气汤方

大黄四两 厚朴二两，炙，去皮 枳实二枚，大者，炙

上三味，以水四升，煮取一升二合，去滓，分温二服。初服汤，当更衣，不尔者，尽饮之。若更衣者，勿服之。

《千金翼》作"初服，谵语即止，服汤当更衣，不尔，尽服之"。《外台》作"若一服得利，谵语止，勿服之"。

钱云：小承气者，即大承气而小其制也。大邪大热之实于胃者，以大承气汤下之；邪热轻者，及无大热，但胃中津液干燥，而大便难者，以小承气微利之，以和其胃气，胃和则止，非大攻大下之骏剂也。以无大坚实，故于大承气中去芒硝，又以邪气未大结满，故减厚朴、枳实也。创法立方，惟量其缓急、轻重而增损之，使无太过、不及，适中病情耳。

丹云：按钱氏云："大黄四两"，既名之曰"小"，当是二两。汉之二两，即宋之五钱外，分二次服耳。此说无明证，唯《外台》崔氏承气汤即本方，用厚朴、大黄各三两，枳实六片。庞氏用大黄二两，而减厚朴一两、枳实一枚。吴有性《瘟疫论》曰：按三承气汤功用仿佛，热邪传里，但上焦痞满者，宜小承气汤；中有坚结者，加芒硝软坚而润燥；病久失下，虽无结粪，然多黏腻

结臭恶物，得芒硝则大黄有荡涤之能；设无痞满，惟存宿结而有瘀热者，调胃承气宜之。三承气功效俱在大黄，余皆治标之品也。不耐药汤者，或呕，或畏，当为细末，蜜丸，汤下。《医垒元戎》小承气汤治痞实而微满，状若饥人，食饱腹中无转失气，即大承气只去芒硝。心下痞，大便或通，热甚，宜此方。《金匮要略》治腹满痛而闭者，厚朴三物汤。（即本方用厚朴八两、枳实五枚。）又，治停饮胸满，厚朴大黄汤。（即本方用厚朴一尺、大黄六两、枳实四枚。）《直指方》枳壳锉散，治热证胀满，于本方加桔梗、甘草、乌梅、姜、枣。《保命集》顺气散，治中热在胃而能食，小便赤黄微利，至不欲食为效，不可多利。（即本方。）又，三化汤，治中风邪气作实，二便不通，于本方加羌活。《拔萃方》顺气散，消中者，热在胃而能饮食，小便赤黄，以此下之。不可多利，微微利，至不欲食而愈。（即本方。）

　　阳明病，潮热，大便微硬者，可与大承气汤；不硬者，不可与之。若不大便六七日，恐有燥屎。欲知之法，少与小承气汤，汤入腹中，转失气者，此有燥屎也，乃可攻之；若不转失气者，此但初头硬，后必溏，不可攻之，攻之必胀满，不能食也。欲饮水者，与水则哕，其后发热者，必大便复硬而少也，以小承气汤和之，不转失气者，慎不可攻也。

　　　"不可与之"，成本脱"可"字，《玉函》作"勿与之，此有燥屎也"，成本无"也"字。"转失气"，《玉函》并作"转矢气"。"其后发热"，《玉函》作"其后发潮热"。周本、钱本"失"作"矢"。《千金》下二"转矢气"作"转气"。

　　成云：潮热者，实，得大便微硬者，便可攻之；若不硬者，则热未成实，虽有潮热，亦未可攻。若不大便六七日，恐有燥屎，当先与小承气赜（《正脉全书》作"渍"，汪校作"探"）之。如有燥屎，小承气汤药势缓，不能宣泄，必转气下失；若不转失气，是胃中无燥屎，但肠间少硬尔，止初头硬，后必溏，攻之则虚其胃气，致腹胀满、不能食也。胃中干燥则欲饮水，水入胃中，虚寒相搏，气逆则哕，其后却发热者，则热气乘虚，还复聚于胃中，胃燥得热，必大便复硬，而少与小承气汤，微利与（《全书》作"以"）和之，故以重云"不转失气，不可攻内"，慎之至也。

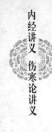

程云：上条曰"外欲解，可攻里"，曰"外未解，未可与承气"，曰"可与小承气，微和胃气，勿令大泄下"，此条曰"可与"，曰"不可与"，曰"乃可攻之""不可攻之"，曰"少与小承气"，曰"以小承气和之""慎不可攻"，多少商量慎重之意。故惟手足濈然汗出、大便燥硬者，殆主之以大承气；若小承气，犹是微和胃气之法也。

汪云：转矢气，则知其人大便已硬，肠胃中燥热亢甚，故其气不外宣，时转而下；不转矢气，则肠胃中虽有热，而渗孔未至于燥，此但初头硬，后必溏也。

黄仲理曰：作五段看之。

钱氏云："其后发热"句当从"不转矢气"句落下为是，观末句复云"不转矢气者，慎不可攻"，则前后照应，显然矣。而注家谓攻后重复发热，胃热至此方炽，此必无之事。下笔详慎、智虑周密者，当不应若是。

魏氏曰："欲饮水者"以下，细玩原文，明系吊起一头脑，而注家含混，故文离愈甚。

丹云：按虚变为实，寒转为热，岂是必无之事？发热，即言潮热，《玉函》可证。成氏顺文注释，却觉允当。

舒氏云：按此条原文，止在攻之必胀，从"不能食也"，文意已毕，其下数句平空插入，亦后人之误。

丹云：按转失气，《伤寒直格》谓动转失泄之气也，为是。《条辨》曰：黄氏曰："矢"，《汉书》作"屎"，古"矢""屎"通。"失"，传写误。《续医说》《医学全书》曰：是下焦泄气，俗云去屁也。考之篇韵，"矢""屎"通用，窃恐传写之误"矢"为"失"耳，宜从"转矢气"为是，且文理颇顺；若以"失"字，则于义为难训矣。

舒氏云：按"矢气"二字，从前书中皆云"失气"，此误也，缘"矢"字误写出头耳。盖"矢"与"屎'同，矢气者，屁，乃矢之气也。且"失"字之上无"转"字之理，转乃转运也，以其气由转运而出。若果失下，夫何转之有？确为"矢"字无疑。然考《内经》有"失气"语，咳而失气，气与咳俱失之类是也，乃改作"矢"者，确凿矣。

张兼善曰：或问：《伤寒论》中所言"转矢气"者，未审其气何如，若非腹中雷鸣滚动，转矢气也。予曰：不然，凡泄泻之人，不能泻气，惟腹中雷鸣滚动而已。然滚动者，水势奔流则声响；泄气者，矢气下趋而为鼓泻。空虚则声响，充实则气泄，故腹滚与泄气为不同耳。其转矢气，先硬后溏者，而气犹不能转也，况大便不实者乎？

夫实则谵语，虚则郑声。郑声者，重语也。直视、谵语、喘满者，死；下利者，亦死。

"也"上，《玉函》有"是"字。《外台》以"郑声者，重语也"为细注。"直视"以下，成氏以降，分为别条，只志聪、锡驹为一条。

锡云：此章统论谵语有虚实之不同，生死之各异也。实则谵语者，阳明燥热甚，而神昏气乱，故不避亲疏，妄言骂詈也；虚则郑声者，神气虚而不能自主，故声音不正，而语言重复，即《素问》所谓"言而微，终日乃复言"者是也。直视者，精不灌目，目系急而不转也。夫谵语当无死证，若喘满者，脾肺不交，而气脱于上，故死。下利者，脾液不收，而气陷于下，亦死。郑声者，即谵语之声，聆其声有不正之声。轻微、重复之语即是郑声，非谵语之中别有一种郑声也，故止首提郑声，而后无郑声之证。

张云：喘满者，邪乘阳位而上争，气从上脱，故主死。下利者，邪聚阴位而下夺，气从下脱，亦死也。设谵语、内结，下傍流清水者，又不可误认死证也。

钱云：喘则膻中迫促而气不接，满则传化不通而胃气绝，故死。

《证治要诀》曰：谵语者，颠倒错乱，言出无伦，常对空独语，如见鬼状；郑声者，郑重频繁，语虽谬而谆谆重复不自已。年老之人，遇事则谇语不休，以阳气虚也。二者本不难辨，须以他证别之。大便秘、小便赤、身热、烦渴而妄言者，乃里实之谵语也；小便如常，大便洞下，或发躁，或反发热，而妄言者，乃阴隔阳之谵语也。此谵语、郑声，虚实之所以不同也。

《医学纲目》曰：谵语者，谓乱语无次第，数数更端也；郑声者，谓郑重频烦也，只将一句旧言重叠频言之，终日殷勤，不换他声也。盖神有余则能机变，而乱语数数更端；神不足则无机变，而只守一声也。成无己谓"郑声"为"郑卫之声"，非是。

《伤寒选录》曰：郑声，说过又说也。

舒氏云：李肇夫曰："重"字读平声，重语当是絮絮叨叨，说了又说，细

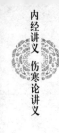
语呢喃，声低息短，身重恶寒，与谵语之声雄气粗、身轻、恶热者迥别。

铁樵按：直视为脑病，喘满为肺病，因胃神经紧张，影响及于中枢神经，间接影响于识阈，则谵语、昏不知人；间接波及视神经床，滑车神经变硬，则直视；由交感神经之关系，自无不兼涉肺与心，心病则脉变，肺病则喘满。但举直视、喘满，不言脉者，就重要者言之也。热病，肺、脑症并见者，为末路。阳明亦不能外此例，阳明府证，至于此极，大满大实，轻药攻，必不应；重药攻之，却不任，故当死也。曰"下利者，亦死"，注家以为是陷，鄙意其说不足据。此云下利者，当即是旁流，盖矢燥者为大实，下利者亦为大实，肠中起反应祛此燥矢不得，故成旁流，其理已详前。惟其是实，实而至于谵语、直视，无论利、不利，皆死也。若虚而下陷，便不喘满、直视。虚证有喘者，属气短，不是喘满；有入脑者，目辄歧视，不喘满也。云"下利者，亦死"，当然无"喘满者，死"句，相并同属于直视、谵语之下。抑郑声为虚，亦非指阴症。吾尝谓辨阴阳症，须合四面八方种种见症考虑，若仅从郑声、谵语上辨别，则无标准，而易误会肠胃为燥矢所窒，则府气不通；神经反射起救济，则血行必失职；至血行失职，则肠胃局部之病是实，而全体气血却虚。以故大实之证，至于峰极则见虚象；大热之证，至于峰极则见寒象，所以《内经》有"重寒则热，热极反寒"而立正治之法，以治浅一层病；立从治之法，以治深一层病。然则可以郑声、谵语为辨别，仅据此一节，以定用药之标准乎？自古医家皆言热极则从寒化，而不言何以热极反从寒化，则学者自不能彻底明了，不能彻底，读书时如行荆棘丛中矣。

发汗多，若重发汗者，亡其阳，谵语，脉短者死，脉自和者不死。

《玉函》"重发汗"下无"者"字，有"若已下，复发其汗"七字句，"多"下无"若"字。

汪云：此系太阳病转属阳明谵语之证，本太阳经得病时，发汗多，转属阳明，重发其汗，汗多亡阳，汗本血之液，阳亡则阴亦亏，津血耗竭，胃中燥实而谵语。谵语者，脉当弦实，或洪滑，为自和。自和者，言脉与病不相背也，是病虽甚，不死。若谵语、脉短者，为邪热盛，正气衰，乃阳证见阴脉也，以故主死。或以阳亡为脱阳，脱阳者见鬼，故谵语，拟欲以四逆汤急回其阳，大误之极。

柯云：亡阳，即津液越出之互解。

丹云：按方氏以此条为太阳经错简，喻氏辨其误，是也。程氏、锡驹并以此条证为脱阳，亦非是。

铁樵按：脉短之真相若何未详，就实验言之，亡阳谵语之病，脉起落不宽，数而乱气急者，必死症也。

伤寒若吐若下后，不解，不大便五六日，上至十余日，日晡所发潮热，不恶寒，独语如见鬼状，若剧者发则不识人，循衣摸床，惕而不安（原注：一云"顺衣妄撮，怵惕不安"。），微喘直视，脉弦者生，涩者死；微者但发热、谵语者，大承气汤主之。若一服利，则止后服。

成本"止"上脱"则"字。"晡"下"所"字，《玉函》作"时"。"摸床"，《玉函》作"撮空"，《脉经》作"妄撮"，庞氏亦作"妄撮"，注云：常见有此撮空候，故改之。"惕而"，《玉函》《脉经》作"怵惕"。《脉经》"谵语"下无"者"字，是，"五六日"下无"上"字。

汪云：此条举谵语之势重者而言。伤寒若吐若下后，津液亡而邪未尽去，是为不解。邪热内结，不大便五六日，上至十余日，此为可下之时，日晡所发潮热者，府实燥甚，故当其王时发潮热也。不恶寒者，表证罢也。独语者，即谵语也，乃阳明府实而妄见妄闻，病剧则不识人。剧者，甚也。热气甚大，昏冒正气，故不识人。循衣摸床者，阳热偏胜，而躁动于手也。惕而不安者，胃热冲膈，心神为之不宁也。又，胃热甚而气上逆则喘，今者喘虽微而直视，直视则邪干藏矣。故其死生之际，须于脉候决之。

《后条辨》云：以上见证，莫非阳亢阴绝，孤阳无依而扰乱之象。弦、涩皆阴脉，脉弦者为阴未绝，犹带长养，故可生；脉涩者为阴绝，已成涸竭，以故云死。其热邪微而未至于剧者，但发潮热、谵语，宜以大承气汤下胃中实热、肠中燥结。一服利，止后服者，盖大承气虽能抑阳通阴，若利而再服，恐下多反亡其阴，必至危殆，可不禁之？

钱云：伤寒法当先汗，此但曰"若吐、若下后，不解"，明是当汗不汗，而误吐、误下，以致外邪内陷而不解也。

柯云：如见鬼状，独语与郑声、谵语不同，潮热、不恶寒、不大便是可下证，目直视不识人、循衣摸床等症是日晡发热时事，不发热自安，故勿竟断为死症。凡直视、谵语、喘满者死，此微喘而不满也。

《伤寒准绳》赵嗣真云：此段当分作三截看，自"伤寒"云云，止"如见鬼状"，为上一截，是将潮热、谵语、不恶寒、不大便对为现证；下文又分作一截，以辨剧者、微者之殊，微者但发热、谵语。"但"字为义，以发热、谵语之外，别无他证。又云：弦者，阳也；涩者，阴也。阳病见阴脉者生，在仲景法中，弦、涩者属阴，不属阳，得无疑乎？

《金鉴》曰：今观本文内"脉弦者生"之"弦"字当是"滑"字，若是"弦"字，弦为阴负之脉，岂有必生之理？惟滑脉为阳，始有生理。滑者通，涩者塞，凡物理皆以通为生，塞为死。玩后条"脉滑而疾者，小承气主之；脉微涩者，里虚，为难治"，益见其误。

丹按：辨脉以弦为阴脉，故《金鉴》依赵氏之言，有此说。然而"弦"与"滑"，字形、音韵迥别，决无相误之理。汪注原于成氏，为允当，不复容他议也。"弦"义，详予所著《脉学辑要》。

《本事方》曰：有人病伤寒，大便不利，日晡发潮热，手循衣缝，两手撮空，直视，喘急。更数医矣，见之皆走。此诚恶候，得之者十中九死，仲景虽有证而无法，但言"脉弦者生，涩者死"。已经吐下，难以下药，漫且救之，若大便得通而脉弦者，庶可治也。与小承气汤一服，而大便利，诸疾渐退，脉且微弦，半月愈。予尝观钱仲阳《小儿直诀》云：手寻衣领及捻物者，肝热也。此证在《玉函》列于阳明部，盖阳明者胃也，肝有热邪淫于胃经，故以承气泻之；且得弦脉，则肝平而胃不受克，此所谓有生之理。读仲景论，不能博通诸医书以发明其隐奥，吾未之见也。

张氏《直解》曰：丁巳秋，予治一妇人，伤寒九日，发狂、面白、谵语、不识人、循衣摸床、口目瞤动、肌肉抽搐、遍身手足尽冷、六脉皆脱，死证悉具。诸医皆辞不治，予因审视良久，闻其声重而且长，句句有力，乃曰：此阳明内实，热郁于内，故令脉不通，非脱也；若真元败绝而脉脱，必气息奄奄，不久即死，安得有如许气力，大呼疾声，久而不绝乎？遂用大承气汤，启齿而下，夜间解黑粪满床，脉出，身热，神清，舌燥而黑；更服小陷胸汤，二剂而愈。因思此症大类四逆，若误投之，立死。硝黄固不可以误投，参附又岂可以轻试也哉？

《金鉴》曰：循衣摸床，危恶之候也。大抵此证多生于汗、吐、下后，阳气大虚，精神失守。经曰"四肢，诸阳之本也"，阳虚，故四肢扰乱，失所倚也，以独参汤救之；汗多者，以参芪汤；厥冷者，以参附汤治之，愈者不少，不可概谓阳极阴竭也。

铁樵按：此节各注颇详，《本事方》弦脉从《小儿直诀》悟出，《直解》辨证以声为据，皆古人不吝以金针度人处。余治吴小姐案，脉与舌均不可见，专就动静上定承气证，亦与《直解》同一蹊径，皆宜潜玩，合参丹波氏《脉学辑要》。余无其书，大约不过如景岳《脉神章》。鄙意脉弦、脉涩与前章之脉短，皆不必泥，当以有胃、无胃为辨。所谓胃，即一"圆"字，已详《脉学讲义》。病人之脉，决不能如平人之和，第略有圆意即是有胃，知其生气尚在也。

直视，神经紧张，脉自当弦涩则虚。然云涩者死，似未必然。肠为燥矢所窒，则见循衣摸床诸恶候，有迟、弱、涩、伏诸脉，皆不必死。近治高姓女孩结胸症，目不能见物，而遍身微肿，主小陷胸而愈，亦是一种形能。

阳明病，其人多汗，以津液外出，胃中燥，大便必硬，硬则谵语，小承气汤主之。若一服谵语止者，更莫复服。

成本"止"下无"者"字。

程云：阳明病法多汗，其人又属汗家，则不必发其汗，而津液外出，自致胃燥便硬而谵语，证在虚实之间，故虽小承气汤，亦只一服为率。谵语止，更莫后服者，虽燥硬未全除，辄于实处防虚也。

柯云：多汗是胃燥之因，便硬是谵语之根，一服谵语止，大便虽未利，而胃濡可知矣。

周云：经云"少阳不可发汗，发汗则谵语"者，今自汗亦如是耶？

汪云：武陵陈氏亮斯云：大承气证，必如前条不大便五六日或至十余日之久，渐渐搏实，而后用之。今则汗多、燥硬而谵语，其机甚速，此亡津液之故，而非渐渐搏实，虽坚而不大满，故正当用小承气主之；且津液不足，非大承气所宜。服药后谵语虽止，即未大便，亦莫尽剂，恐过伤元气耳。

阳明病，谵语，发潮热，脉滑而疾者，小承气汤主之。因与承气汤一升，腹中转气者，更服一升；若不转气者，勿更与之。明日又不大便，脉反微涩者，里虚也，为难治，不可更与承气汤也。

"转气"，成本并作"转失气"，《玉函》作"转矢气"。成本脱"勿"上"者"字及"又"字。《千金翼》"谵语"下有"妄言"二字。《脉经》《千金翼》无"小承气汤"之"小"字。

成云：阳明病，谵语，发潮热，若脉沉实者，内实者也，则可下；若脉滑疾，为里热未实，则未可下。先与小承气汤和之，汤入腹中，得失气者，中有燥屎，可更与小承气汤一升以除之；若不转失气者，是无燥屎，不可更与小承气汤。至明日邪气传时，脉得沉、实、紧、牢之类，是里实也；反得微涩者，里气大虚也。若大便利后，脉微涩者，止为里虚而犹可。此不曾大便，脉反微涩，是正气内衰，为邪气所胜，故云难治。

魏云：滑虽热盛于里之兆，而疾则热未成实之征。热之初传入府，脉又变沉大而兼带迟滞之象，迟乃疾之对，向之滑疾，今乃沉大而迟滞，斯见胃以成实矣。今脉见滑疾，是犹带数，热变而传入，尚未坚凝结聚，小承气汤主之，消热调津，足以已病矣。

柯云：虚甚者与四逆汤，阴得阳则解矣。

汪氏云：按《后条辨》云：谵语、潮热、脉反微涩，为里气大虚，并前此之脉滑疾，亦属虚阳泛上之假象。其言似是而非。愚以谵语、潮热、脉滑疾者乃阳证见阳脉，其人邪气盛而正气未衰也，故云可与承气汤；脉反微涩者，是阳证见阴脉，其人邪气盛，正气衰，故云不可更与承气汤也。不转失气，并不大便，非肠中空虚而无物，乃胃家正气既衰，虽得汤药内助，其恶浊之物仍然不能下泄，故云难治。后之人议用补虚回阳之法，是与仲景初时用承气之意相反。《补亡论》常器之云"可用黄芪人参建中汤"亦与论不合。大抵此条病但云难治，其非不治之证，明矣。如欲用药，还宜补泻兼施之剂。

丹云：案白虎证脉滑，方氏以降，多以宿食解之，盖原于《脉诀》，不可从也。

铁樵按：脉滑而疾，主小承气，此滑脉似因将作旁流而见，何以言之？旁流者，肠胃之反应救济也，因矢燥不得出，肠胃增多分泌以事驱逐，不足，则液汁之本入膀胱者，改道入大肠，以厚驱逐之力，因成旁流。小承气者，为燥矢而设之药也。滑脉者，荣气不虚之脉也。所谓荣气不虚，谓脉管中能分泌液体，以供给各腺体濡润各机件之谓。故《脉学讲义》谓滑脉非病脉。脉疾者，血行速也；血行速，所以脉疾者，因心房之弛张加数也；心房弛张所以加数者，由于神经其命意在供给多量之血液，以应付侵害躯体之病毒。又，躯体各部分皆有连带关系，一处疾速动作，则他处亦不期然而然见疾速动作。既明以上各义，于是可知因肠中矢燥，生理起自然救济，多分泌液体以事驱逐；肠部多分泌液体，心藏因连带关系，同时增加速率，故脉疾；肠中分泌液体既较多，脉管因血行疾速之故，分泌液体亦较多，多则荣盛，故脉疾而滑，合之谵语、潮热，非将作旁流而何？得汤，腹中转气者，燥矢有动意也；得汤，不转矢气者，肠中矢虽燥，胃中未实也。俟之一日，脉反涩者，涩为血少；先一日，因救济作用，分泌骤多；后一日，因一方血液不充，而增多之分泌难乎为继，一方客热太盛，阴液被灼烁而供不应求，是欲作旁流而不能矣。故云"里虚难治，不可更予承气"，疑当以清热存阴为主，勿犯《内经》虚虚之禁。不出方者，清热更有种种证据，读者当自求之清热诸法也。黄芪建中及补虚回阳诸说，皆不可通，疑非是。

阳明病，谵语，有潮热，反不能食者，胃中必有燥屎五六枚也；若能食者，但硬耳。宜大承气汤下之。

"耳"，成本作"尔"。"反"上，《玉函》《脉经》有"而"字。《玉函》无"宜"字，《脉经》无"大承气"之"大"。"宜大承气汤主之"七字，柯本移在"若能食者"上，张本同，周氏亦同，《金鉴》以为错误，非也。

张云：此以能食、不能食辨燥结之微甚也。详仲景言病人潮热、谵语皆胃中热盛所致，胃热则能消谷，今反不能食，此必热伤胃中津液，气化不能下行，燥屎逆攻于胃之故，宜大承气汤急祛亢极之阳，以救垂绝之阴。若能食者，胃中气化自行，热邪原不为盛，津液不致大伤，大便虽硬，而不久自行，不必用药反伤其气也。若以能食、便硬而用承气，殊失仲景平昔顾虑津液之旨。

汪云：《补亡论》云："宜大承气汤下之"句在"若能食者"之前，盖能食既异，治法必不相同，仲景法宜另以调胃承气汤主之也。

周云：按：大承气汤宜单承"燥屎五六枚"来，何者？至于不能食，为患已深，故宜大下。若能食、但硬，未必燥屎五六枚，口气原是带说，只宜小承气汤可耳。《此事难知》曰：胃实者，非有物也，地道塞而不通也。《难经》云："胃上口为贲门，胃下口为幽门，幽门接小肠上口，小肠下口即大肠上口也，大、小二肠相会为阑门。"水渗泄入于膀胱，渣滓入于大肠，结广肠。广肠者，地道也。地道不通，土壅塞也，则火逆上行至胃，名曰胃实。所以言阳明当下者，言上下阳明经不通也。言胃中有燥屎五六枚者，非在胃中也，言胃，是连及大肠也。

丹云：按魏氏云：胃中必有燥屎五六枚阻塞于胃底、肠间。此言得之。徐灵胎云：燥屎当在肠中，今云胃中，何也？盖邪气结成，糟粕未下，则在胃中；欲下，则在肠中已续者，即谓之燥屎。言胃，则肠已该矣。又云：不能食者，客热不能消谷；能食，非真欲食，不过粥饮犹入口耳。不能食，则谷气全不近肠胃，实极故也。

丹云：按阳明病谵语、潮热、燥结甚者，皆不能食，而今下一"反"字，为可疑矣。注家消谷之说，乃是热中消瘅证，邪热而杀谷，伤寒家之常，何言之反？顺文解释，往往有如是者。

又按：程氏、钱氏、志聪、锡驹，不论不能食与能食，并以大承气汤为主，非也。

阳明病，下血，谵语者，此为热入血室，但头汗出者，刺期门，随其实而写之，濈然汗出则愈。

"写"，成本作"泻"。《玉函》《千金翼》"刺"上有"当"字，"则"上有"者"字，《脉经》同。《金匮要略·妇人杂病篇》有此条，"刺"上有"当"字，"则"作"者"。

汪云：案此条当亦是妇人病，邪热郁于阳明之经，迫血从下而行，血下则经脉空虚，热得乘虚而入其室，亦作谵语。

《后条辨》云：血室虽冲脉所属，而心君实血室之主，室被热扰，其主必昏故也。但头汗出者，血下夺则无汗，热上扰则汗蒸也。刺期门以泻经中之实，则邪热得除，而津液回复，遂濈然汗出而解矣。或问：此条病，仲景不言是妇人，所以《尚论》诸家直指为男子，今子偏以妇人论之，何也？余答云：仲景于《太阳篇》中，一则曰妇人中风云云，经水适来，此为热入血室；再则曰妇人中风云云，经水适断，此为热入血室；三则曰妇人伤寒云云，经水适来，此为热入血室，则是热入血室明系妇人之证，至此实不待言而可知矣。且也，此条言下血，当是经水及期而交错妄行，以故血室有亏，而邪热得以乘之，故成热入血室之证。考之《灵枢·海论》云：冲脉为十二经之海。注云：此即血海也，冲脉起于胞中。又考《素问·天真论》云：女子二七而天癸至，任脉通，太冲脉盛，月事以时下。夫任也，冲也，其经脉皆行于腹，故其血必由前阴而下。斯血室有亏，邪热方得而入，则是仲景云下血，乃经水交错妄行，又不问而自明矣。

《金鉴》云：血已止，其热不去，蓄于阳明，不得外越而上蒸，故但头汗出也。

钱氏云：肝为藏血之藏，邪既入血，则热邪实满于经脉，故刺之以泄其实邪。然不以桃仁承气及抵当等汤治之者，仲景原云"毋犯胃气及上二焦"，盖以此也。

丹云：按此条证，喻氏断为男子病，方氏以降，志聪、锡驹、柯氏、周氏皆为男女俱有之证，《金鉴》则与喻同。特汪氏以妇人论之，可谓超卓之见矣，然而知血室即是胞，殊可惜耳。程氏、魏氏、钱氏并无男女之说，疑是疑而不决欤？

铁樵按：此条当从汪氏、钱氏说。"血室"字即已揭明是妇人，假使是男子，血从大便下为肠风，从小便下是淋病，皆当求之杂病门。期门是肝穴，与女子胞通，皆可互证。

汗出（原注："汗"一作"卧"。）谵语者，以有燥屎在胃中，此为风也，须下者，过经乃可下之。下之若早，语言必乱，以表虚里实故也。下之愈，宜大承气汤。

原注：一云大柴胡汤。成本、《玉函》"下者"作"下之"，"愈"上有"则"字。

成云：胃中有燥屎则谵语，以汗出为表未罢，故云风也。燥屎在胃则当下，以表未和，则未可下，须过太阳经，无表证，乃可下之。

汪云：阳明多汗，况有谵语，故又当下；但风家有汗，恐汗出则表未罢，故须过经可下。若早，燥屎虽除，表邪乘虚复陷，又将为表虚里实矣。"下之则愈"二句又申明"乃可下之"一句耳。

钱氏云：若下早，则胃气一虚，外邪内陷，必至热盛神昏，语言必乱，盖以表间之邪气皆陷入于里，表空无邪，邪皆在里，故谓表虚里实也。

汪氏云：《补亡论》以末二句移之"过经乃可下之"句下，误矣。

丹云：按《补亡论》移原文者，固误矣，然而经旨必当如此耳。又按：魏氏以此条证为《内经》所谓胃风、肠风，汪氏则为风燥症，并非也。

伤寒四五日，脉沉而喘满，沉为在里，而反发其汗，津液越出，大便为难，表虚里实，久则谵语。

张云：伤寒四五日，正热邪传里之时，况见脉沉、喘满，里证已具，而反汗之，必致燥结、谵语矣。盖燥结、谵语颇似大承气证，此以过汗伤津，而非大实、大满、腹痛，止宜小承气为允当耳。

舒云：脉沉而喘满，则知为阳明宿燥阻滞，浊气上干而然也，故曰"沉为在里"，明非表也。而反发其汗，则津越便难而成实矣。至久则谵语者，自宜大承气汤。此因夺液而成燥者，原非大热入胃者比，故仲景不出方，尚有微甚之斟酌耳。

方云：越出，谓枉道而出也。

铁樵按：此条与前一条互相发明，再参看二百二十三条"其人多汗，津液外出，胃中燥，大便必硬"，则可知人身液体仅有此数，洞泄者溲必少，汗多者矢必燥，误汗者阴必伤，责少阴汗者必动血，皆连成一串，病理形能皆从此处有所领悟，然后能逐节发明。所谓活医学者，此也。

三阳合病，腹满，身重难以转侧，口不仁，面垢（原注：又作"枯"，一云"向经"。），谵语，遗尿，发汗则谵语，下之则额上生汗，手足逆冷。若自汗出者，白虎汤主之。

"口"下，《脉经》有"中"字。成本、《玉函》"面"上有"而"字。"面垢"二字，《千金翼》作"言语向经"四字。"则谵语"，《玉函》作"则谵语甚"，"逆冷"作"厥冷"，《千金翼》同。

《鉴》云：三阳合病者，必太阳之头痛、发热，阳明之恶热、不眠，少阳之耳聋、寒热等证皆具也。太阳主背，阳明主腹，少阳主侧，今一身尽为三阳热邪所困，故身重难以转侧也。胃之窍出于口，热邪上攻，故口不仁也。阳明主面，热邪蒸越，故面垢也。热结于里则腹满，热盛于胃故谵语也。热迫膀胱则遗尿，热蒸肌腠故自汗也。证虽属于三阳，而热皆聚胃中，故当从阳明热证主治也。若从太阳之表发汗，则津液愈渴，而胃热愈深，必更增谵语；若从阳明之里下之，则阴益伤，而阳无依则散，故额汗、肢冷也。要当审其未经汗下而身热、自汗出者，始为阳明的证，宜主以白虎汤，大清胃热，急救津液，以存其阴可也。

柯云：里热而非里实，故当用白虎，而不当用承气。若妄汗则津竭而谵语，误下则亡阳而额汗出、手足厥也。此自汗出为内热甚者言耳，接"遗尿"句来。若自汗而无大烦大渴证，无洪大浮滑脉，当从虚治，不得妄用白虎；若额上汗出、手足冷者，见烦渴、谵语等证与洪滑之脉，亦可用白虎汤。

方云：口不仁谓不正，而饮食不利便，无口之知觉也。

钱云：《灵枢》曰："胃和则口能知五味矣。"此所云口不仁，是亦阳明胃家之病也。

方云：生汗，生，不流也。

丹云：按手足逆冷，成氏、程氏、魏氏、汪氏、宗印皆为热厥，误矣；周氏以此条移于《温热病篇》，亦非也。又按《玉函》"则谵语"下有"甚"字，文意尤明矣。

二阳并病。太阳证罢，但发潮热，手足漐漐汗出，大便难而谵语者，下之则愈，宜大承气汤。

成云：本太阳病，并于阳明，名曰并病。太阳证罢是无表证，但发潮热是热并阳明，一身汗出为热越，今手足漐漐汗出是热聚于胃也，必大便难而谵语。经曰手足漐然而汗出者，必大便已硬也，与大承气汤，以下胃中实热。

柯云：太阳证罢，是全属阳明矣，先揭二阳并病者，见未罢时便有可下之症，今太阳一罢，则种种皆下症。

阳明病，脉浮而紧，咽燥口苦，腹满而喘，发热汗出，不恶寒，反恶热，身重。若发汗则躁，心愦愦，反谵语；若加温针，必怵惕，烦躁，不得眠；若下之，则胃中空虚，客气动膈，心中懊憹，舌上

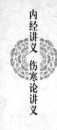

苔者，栀子豉汤主之；若渴欲饮水，口干舌燥者，白虎加人参汤主之；若脉浮，发热，渴欲饮水，小便不利者，猪苓汤主之。

"反恶热"，《脉经》《千金翼》作"反偏恶热"。"心"下，《千金翼》有"中"字。"温针"，成本作"烧针"。"舌上胎"，《总病论》作"苔生舌上"。《玉函》《千金翼》无"加人参"三字。

《鉴》云：此条表里混淆，脉证错杂，不但不可误下，亦不可误汗也。若以脉浮而紧，误发其汗，则夺液伤阴；或加烧针，必益助阳邪，故谵语、烦躁、怵惕、愦乱、不眠也。或以证之腹满、恶热，而误下之，则胃中空虚，客气邪热扰动胸膈，心中懊憹，舌上生苔，是皆误下之过，宜以栀子豉汤，一涌而可安也。若脉浮不紧，证无懊憹，惟发热、渴欲饮水、口干舌燥者，为太阳表邪已衰，阳明燥热正甚，宜白虎加人参汤滋液以生津；若发热、渴欲饮水、小便不利者，是阳明饮热并盛，宜猪苓汤利水以滋干。

成云：舌上苔黄者，热气客于胃中，舌上苔白，知热气客于胸中，与栀子豉汤以吐胸中之邪。

柯云：连用五"若"字，见仲景设法御病之详，栀豉汤所不及者，白虎汤继之；白虎汤不及者，猪苓汤继之，此阳明起手之三法。所以然者，总为胃家惜津液，既不肯令胃燥，亦不肯令水渍入胃耳。

程云：热在上焦，故用栀子豉汤；热在中焦，故用白虎加人参汤；热在下焦，故用猪苓汤。

汪云：陈亮斯云：按本文汗、下、烧针，独详言误下治法者，以阳明一篇所重在下，故辨之独深悉焉。

喻云：汗出，不恶寒，反恶热，身重，四端则皆阳明之见症。

钱云：舌上苔，当是邪初入里，胃邪未实，其色犹未至于黄、黑、焦、紫，必是白中微黄耳。

丹云：按若脉浮之浮，其义未详，魏氏、钱氏、锡驹并云表邪未尽，果然，则与五苓散证何别？汪氏云：非风邪在表之脉浮，乃热邪伤气之脉浮也。此亦未见经中有其说，张氏乃以此条编入《温热病篇》，云："伤寒，小便不利，以脉浮者属气分，五苓散；脉沉者属血分，猪苓汤。而温热病之小便不利、脉浮者属表证，猪苓汤；脉沉者属里证，承气汤。"此说亦是臆造，经无明文，不可从也。特《活人书》："若伤寒引饮，下焦有热，小便不通，脉浮者，五苓散；脉沉者，猪苓汤。"王氏则云此条"浮"字误也，若"脉"字下脱一"不"字矣。成氏直以脉浮释之，而朱氏却以脉沉言之，胥失之矣。若曰脉浮者五苓散，不浮者猪苓汤，则得仲景之意矣。盖其作沉不作浮，未知本经旧文果然否，然推之于处方之理，极觉明确，故姑从其说焉。

汪昂云：改"脉浮"为"不浮"，方书中无此文法。

丹云：案喻氏云：四段总顶首段。《医学纲目》引本条云："阳明病，脉浮紧，咽燥口苦，腹满，发热，汗出，不恶寒。若下后脉浮，发热，渴欲饮水，小便不利者，猪苓汤主之。"正与喻意符矣。汪氏云：白虎汤证，即或有小便不利者，但病人汗出多，水气得以外泄。今观下条云"汗出多，不可与猪苓汤"，乃知此证其汗亦少，汗与溺俱无，则所饮之水安得不停？故用猪苓汤，上以润燥渴，下以利湿热也。

又云：今人病热，大渴引饮，饮愈多则渴愈甚，所饮之水既多，一时小便岂能尽去？况人既病热，则气必偏胜，水自趋下，火自炎上，此即是水湿停而燥渴之征，故猪苓汤润燥渴而利湿热也。

猪苓汤方

猪苓去皮　茯苓　泽泻　阿胶《外台》有"炙"字　滑石碎，各一两。《外台》有"绵裹"二字

上五味，以水四升，先煎四味，取二升，去滓，内阿胶，烊消，温服七合，日三服。

成本"内"下有"下"字。"烊消"，《玉函》作"消尽"。

《鉴》云：赵羽皇曰：仲景制猪苓汤，以行阳明、少阴二经水热，然其旨全在益阴，不专利水。盖伤寒表虚最忌亡阳，而里虚又患亡阴。亡阴者，亡肾中之阴与胃家之津液也。故阴虚之人，不但大便不可轻动，即小水亦忌下通。倘阴虚过于渗利，则津液反致竭。方中阿胶质膏，养阴而滋燥；滑石性滑，去热而利水；佐以二苓之渗泻，既疏浊热而不留其壅瘀，亦润真阴而不苦其枯燥，是利水而不伤阴之善剂也。故利水之法，于太阳用五苓加桂者，温之以行水也；于阳明、少阴用猪苓加阿胶、滑石者，润之以滋养无形，以行有形也。利水虽同，寒温迥别，惟明者知之。

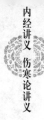

《医方考》曰：四物皆渗利，则又有下多亡阴之惧，故用阿胶佐之，以存津液于决渎耳。

铁樵按：今以所见之病验之，可疑之点不在第二句"脉浮"，转在第一句"脉浮紧"。因以理衡之，脉浮紧者当无汗；以事实证之，凡浮紧之脉皆无汗，但乍有汗，便不浮紧，绝对无或然之例外。今原文一串说下，大为可疑。阳明病，脉浮紧，咽燥口苦，今日流行之喉症近之。喉症初起，却恶寒，治以麻杏石甘，应手而愈。其所以能应手而愈，妙在得药而汗，若不汗便不愈，并无"发汗则躁，愦愦谵语"之弊。且其症是发热无汗，并非发热汗出。凡温病皆发热汗出，有恶寒，有不恶寒，皆不可发汗，所以然之故，因其病是里热向外蒸发，并非因抵抗外寒，体温集表而表实，此而误汗，确有躁烦、谵语诸弊。但病既有汗，脉亦不浮紧，与本条不符。又有素禀阴虚，病温而暵热，此其病不可发汗，所以然之故，因其人素禀阴虚，阴液不能作汗也。其病确为咽燥口苦，然是发热汗不出，与本条不符。其治法当斟酌于桂麻各半、麻黄二越婢一及葳蕤汤诸方，与本条之人参白虎亦不符。此外有因特殊原因，如房后感冒，如剧劳冒雨，皆能发壮热、身重、腹满、喘急诸症，然脉紧则无汗，有汗则脉缓，所谓绝对无例外也。然则本节"脉浮而紧""发热汗出"两语，必然有误。

本节文字以"者"字、"若"字为连续词，"若发汗"以下三个"若"字，是大段中插入一段文字；"舌上苔者"以下三个"者"字，均与"身重"句相承接。

又，此病初起，必是无汗，观三个"若"字可知。因无汗，时师以发汗为治，故仲景以误汗为戒；因脉浮紧，时师有温针之治，故仲景以温针为戒；因腹满，时师有攻下之治，故仲景以误下为戒。而人参白虎则治有汗之热者，审是，则"发热汗出"四字当在"渴欲饮水"之下，"口干舌燥"之上。

阳明病，汗出多而渴者，不可与猪苓汤，以汗多，胃中燥，猪苓汤复利其小便故也。

成云：《针经》曰：水谷入于口，输于肠胃，其液别为五，天寒衣薄则为溺，天热衣厚则为汗，是汗、溺一液也。汗多为津液外泄，胃中干燥，故不可与猪苓汤利小便也。（按《针经》文出"五癃""津液别论"。）

柯云：汗多而渴，当白虎汤；胃中燥，当承气汤，自在言外。

丹云：按魏氏云：若见虚，则炙甘草之证，实则调胃承气之证。炙甘草盖为不对矣。

脉浮而迟，表热里寒，下利清谷者，四逆汤主之。

钱云：此与少阴厥则里寒外热同义。若风脉浮而表热，则浮脉必数；今表虽热而脉迟，则知阴寒在里，阴盛格阳于外而表热也。虚阳在外，故脉浮；阴寒在里，故脉迟；所以下利清谷，此为真寒假热，故以四逆汤祛除寒气，恢复真阳也。若以为表邪而汗之，则殆矣。

魏云：此虽有表证，且不治表而治里，则虽有阳明假热之证，宁容不治真寒而治假热乎？是皆学者所宜明辨而慎出之者也。

丹云：按此其实少阴病，而假现汗出、恶热等阳明外证者，故特揭出斯篇。方氏云"此疑《少阴篇》错简"，恐不然也。

若胃中虚冷，不能食者，饮水则哕。

《玉函》"冷"下有"其人"二字。《千金翼》无"若"字。《脉经》"若"上有"阳明病"三字，"冷"下有"其人"二字，是。

锡云：此论阳明中焦虚冷也。"若"者，承上文而言也，言不特下焦生阳不启而为虚寒，即中焦火土衰微而亦虚冷也。夫胃气壮则谷消而水化，若胃中虚冷，则谷不消而不能食；夫既不能食，则水必不化，两寒相得，是以发哕。

汪云：武陵陈氏云：法当大温，上节已用四逆，故不更言治法。愚者常器之云：宜温中汤。然不若用茯苓四逆汤，即四逆汤中加人参以补虚，茯苓以利水也。

《鉴》云：宜理中汤加丁香、吴茱萸，温而降之可也。

脉浮，发热，口干鼻燥，能食者，则衄。

王肯堂校《千金翼》，"鼻"作"舌"。

魏云：脉浮、发热，太阳为尚有存者；而口干、鼻燥、能食，虽阳明里证未全成，即明内热已太盛，热盛则上逆，上逆则引血，血上则衄。此又气足阳亢之故，热邪亦随之而泄。

锡云：能食者则衄，言病不在胃，非因能食而致衄也。

汪云：常器之云：可与黄芩汤。愚云：宜犀角地黄汤。

丹云：按舒氏云：热病得衄则解，能食者胃气强，邪当自解，故曰"能食者则衄"。俗谓红衣伤寒，不治之证，何其陋也。太阳发衄者，曰"衄乃解"，曰"自衄者愈"；以火劫致变者，亦云"邪从衄解"，即以阴邪激动营血者，当有四逆汤可救，安见衄证皆为不可治乎？大低俗医见衄，概以寒凉冰凝生变，酿成不治，故创此名色，以欺世而逃其责耳。

铁樵按：舒氏说可商。衄为鼻黏膜充血，其人体盛热壮，所患者为阳证，正气未伤，血中液体未耗，因热盛之故而血上壅，所谓阳者亲上也。因鼻膜最薄，而疏泄之势盛，故衄。此衄等于出汗，故古人谓之夺汗为血，衄后热亦随之而解，故云"衄乃解"。此是有余之衄，故老于医者，一望而知此衄之不足为患。"阴邪激动营血，尚有四逆可解"两语，意思不甚明了。若少阴亦有衄者，其所以致衄之故，乃因血液为热熏灼而干涸，血干则运行不利，神经失养，脉管变硬，微丝血管之浅在肌表者，辄破裂而出血，故其血多见于牙龈夹缝中，是为齿衄。若是者，乃不足之症，故古人以齿衄属少阴，鼻衄属阳明；而谓阳明多血多气，少阴多气少血。知此，则太阳、阳明之病衄乃解，而少阴热病乃绝险之症，血液涸竭，四逆非其治也。

阳明病，下之后，外有热，手足温，不结胸，心中懊恼，饥不能食，但头汗出者，栀子豉汤主之。

《脉经》《千金翼》"饥"上有"者"字。

汪云：此亦阳明病误下之变证。阳明误下，邪热虽应内陷，不比太阳病误下之深，故其身外犹有余热，手足温，不结胸。手足温者，征其表和而无大邪；不结胸者，征其里和而无大邪；表里已无大邪，其邪但在胸膈之间，以故心中懊恼；饥不能食者，言懊恼之甚，则似饥非饿，嘈杂不能食也；但头汗出者，成注云：热自胸中熏蒸于上，故但头汗出而身无汗也。

志云：栀豉汤解心中之虚热，以下交则上下调和，而在外之热亦清矣。

阳明病，发潮热，大便溏，小便自可，胸胁满不去者，与小柴胡汤。

成本无"与"字，"汤"下有"主之"二字。《玉函》同，"胸"上有"而"字。

《千金翼》同。

王云：阳明为病，胃实是也。今便溏而言阳明病者，谓阳明外证身热、汗出、不恶寒、反恶热之病也。

成云：阳明病，潮热为胃实，大便硬而小便数。今大便溏、小便自可，则胃热未实，而水谷不别也。大便溏者，应气降而胸胁满去，今反不去者，邪气犹在半表半里之间，与小柴胡汤以去表里之邪。

钱云：盖阳明虽属主病，而仲景已云"伤寒中风，有柴胡证，但见一证便是，不必悉具"，故凡见少阳一证，便不可汗下，惟宜以小柴胡汤和解之也。

阳明病，胁下硬满，不大便而呕，舌上白苔者，可与小柴胡汤，上焦得通，津液得下，胃气因和，身濈然汗出而解。

成本"解"下有"也"字。

成云：阳明病，腹满，不大便，舌上苔黄者，为邪热入府，可下；若胁下硬满，虽不大便而呕，舌上白苔者，为邪未入府，在表里之间，与小柴胡汤以和解之，上焦得通则呕止，津液得下则胃气因和，汗出而解。

钱云：不大便为阳明里热，然呕则又少阳证也，若热邪实于胃，则舌苔非黄即黑，或干硬，或芒刺矣。舌上白苔，为舌苔之初现。若夫邪初在表，舌当无苔，既有白苔，邪虽未必全在于表，然犹未尽入于里，故仍为半表半里之证。

方云：津液下，大便行也。

程云：胁下硬痛，不大便而呕，自是大柴胡汤证，其用小柴胡汤者，以舌上白苔，犹带表寒故也；若苔不滑而涩，则所谓"舌上干燥而烦，欲饮水数升"之谓，热已耗及津液，此汤不可主矣。

锡云：不大便者，下焦不通，津液不得下也；呕者，中焦不治，胃气不和也；舌上白苔者，上焦不通，火郁于上也。可与小柴胡汤，调和三焦之气，上焦得通而白苔去，津液得下而大便利，胃气因和而呕止，三焦通畅，气机旋转，身濈然汗出而解也。

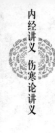

伤寒论讲义第十八期

　　阳明中风，脉弦、浮、大，而短气、腹都满，胁下及心痛，久按之气不通，鼻干，不得汗，嗜卧，一身及目悉黄，小便难，有潮热，时时哕，耳前后肿，刺之，小差。外不解，病过十日，脉续浮者，与小柴胡汤；脉但浮，无余证者，与麻黄汤；若不尿，腹满，加哕者，不治。

　　成本、《玉函》"目"上有"面"字。《脉经》注云："按之气不通"，一作"按之不痛"。《正脉》"腹都"作"腹部"。

　　方云：弦，少阳；浮，太阳；大，阳明。胁下痛，少阳也；小便难，太阳之膀胱不利也；腹满、鼻干、嗜卧、一身及面目悉黄、潮热，阳明也；时时哕，三阳具见，而气逆甚也。耳前后肿，阳明之脉出大迎，循颊车，上耳前；太阳之脉，其支者从巅至耳；少阳之脉下耳后，其支者从耳后入耳中，出走耳前也。然则三阳俱见证，而曰阳明者，以阳明居多而任重也。

　　钱云：久按之，气不通者，言不按已自短气，若久按之则气愈不通，盖言其邪气充斥也。嗜卧，阳明里邪也。小便难者，邪热闭塞三焦，气化不行也。若小便利，则不能发黄矣。

　　程云：此条证以"不得汗"三字为主，盖风热两壅，阳气重矣，怫郁不得越，欲出不得出，欲入不得入，经缠被扰，无所不至，究竟无宣泄处，故见证如此。刺法，从经脉中泄其热耳。其风邪被缠者，固未去也，故纡而缓之，乃酌量于柴胡、麻黄二汤间，以通其久闭，总是要得汗耳。不尿、腹满加哕，胃气已竭，而三焦不复流通，邪无出路矣。

柯云：本条不言发热，看"中风"二字，便藏表热在内；"外不解"即指表热而言，即暗伏"内已解"句。病过十日，已是内解之互文也，当作"外不解"句上。"无余证"句接"外不解"句来。"刺之"，是刺足阳明，随其实而泻之。"小差"句，言内病俱减，但外证未解耳；非刺耳前后，其肿少差之谓也。脉弦浮者，向之浮大减少，而弦是阳明之证已罢，惟少阳之表邪尚存，故可用小柴胡以解外。若脉但浮而不弦大，则非阳明、少阳。脉无余证，则上文诸证悉罢，是无阳明、少阳证，惟太阳之表邪未散，故可与麻黄汤以解外。"若不尿、腹满加哕"是接"耳前后肿"来，此是内不解，故小便难者竟不尿，腹部满者竟不减，时时哕者更加哕矣；非刺后所致，亦非用柴胡、麻黄后变证也。

志云：耳前后肿，即伤寒中风之发颐证，但发颐之证有死有生，阴阳并逆者死，气机旋转者生。朱氏曰：此与太阳篇中"十日以去，胸满、胸痛者，与小柴胡汤；脉但浮者，与麻黄汤"同一义也。（按：出第三十七条中篇。）

《金鉴》云：此等阴阳错杂、表里混淆之证，但教人俟其病势所向，乘机而施治也，故用刺法，待其小差。

丹云：按《金鉴》云："续浮"之"浮"字，当是"弦"字，始与文义相属，则可与小柴胡汤。若俱是"浮"字，则上之"浮"既宜用小柴胡汤，下之"浮"又如何用麻黄汤耶？此说近是。

铁樵按：本条哕即呃逆也，俗名吃忒，又曰呃忒，因方言而殊。此病之原理，上下焦气不相等，横隔膜及肺叶震动而然。其所以致此，种类甚多，有虚实、寒热之辨，有痰、食、肝、胃、肾气之分。小孩大笑时，冷空气骤入气管，辄作呃逆，此其呃因冷热丽气仓猝不得中和而发，须臾即能自已。又，壮盛之人偶因食进而噎，噎甚者亦作呃，此因食道骤涨，挤逼气管，仓卒之间气不得伸，则亦作呃；食物既下，旋亦自止。凡此乃呃逆之最轻微而不足为病者。然就其形能观之，则呃逆乃驱逐冷空气及梗噎之食物之一种紧急反应；其所以有此紧急反应者，则因冷气与食物入之太暴之故。惟其如此，故大病时之呃逆，因病而作者不过十之一二，因药误而作者乃居十之八九。

以我历年经验所得，伤寒、温病，有伧医误用海南子四钱之多，而见呃逆亘两昼夜不止，卒至不可救药者；又有湿热交阻之阳明证，误用舒驰远之香、砂、术、半而呃逆者；又有肝王阴亏，冲任之气上逆，误用喻嘉言之神

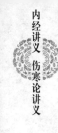

圣妙药旋覆代赭强镇，因而作呃逆者。（旋覆代赭本仲景方，喻氏《寓意草》中每于无可如何，辄用旋覆代赭搪塞。今人敢于妄用此药，皆喻氏为之厉阶，故云。凡上逆之证，当问其何以上逆。若冲气上逆，鲜有不与肝气相连者。肝为将军之官，不受厌抑，故用强镇，其上逆必反甚。又，仅仅冲气上逆，用代赭不致作呃，若虚甚则呃矣。）凡若此者，皆因药力太暴故也。本节之发黄，亦属胆汁病，发黄不必兼呃，黄而误下则见呃矣。又，凡肺寒者尿多，肺热者尿少，今云发黄，云腹满，云不尿而加哕，其为误用烧针、误用攻下之坏病，已意在言外。

阳明病，自汗出，若发汗，小便自利者，此为津液内竭，虽硬，不可攻之，当须自欲大便，宜蜜煎导而通之。若土瓜根及大猪胆汁，皆可为导。

成本"及"下有"与"字。《玉函》《脉经》"猪"上无"大"字。

成云：津液内竭，肠胃干燥，大便因硬，此非结热，故不可攻，宜以药外治而导引之。

《鉴》云：阳明病，自汗出，或发汗，小便自利者，此为津液内竭，虽大便硬，而无满痛之苦，不可攻之，当待津液还胃，自欲大便，燥屎已至直肠，难出肛门之时，则用蜜煎润窍滋燥，导而利之。或土瓜根宣气通燥，或猪胆汁清热润燥，皆可为引导法，择而用之可也。

柯云：连用三"自"字，见胃实而无变证者，当任其自然，而不可妄治。更当探苦欲之情，于欲大便时，因其势而利导之；不欲便者，宜静以俟之矣。

丹云：按方氏云："虽"上或下当有"大便"二字，可谓拘矣。汪氏云：或问：小便自利，大便硬，何以不用麻仁丸？余答云：麻仁丸治胃热屎结于回肠以内，兹者胃无热证，屎已近肛门之上、直肠之中，故云因其势而导之也。

蜜煎方

成本作"蜜煎导"。

食蜜七合

成本、《玉函》《千金翼》无"食"字。

上一味，于铜器内微火煎，当须凝如饴状，搅之勿令焦著，欲可丸，并手捻作挺，令头锐，大如指，长二寸许。当热时急作，冷则硬。以内谷道中，以手急抱，欲大便时乃去之。（疑非仲景意，已试，甚良。）又，大猪胆一枚，泻汁，和少许法醋，以灌谷道内，如一食顷，当大便出宿食、恶物，甚效。

成本、《玉函》"于铜器内"，作"内铜器中"，"当须"作"之稍"，"如"作"似"，无"疑"以下九字。"和少许法醋"作"和醋少许"，"谷道内"作"谷道中"，无"宿"以下六字。《正脉》"搅"作"扰"。《玉函》"欲可丸"作"俟可丸"。成本"大猪胆"，下无"枚"字。方本"挺"下有"子"字。王本"并手"作"以手"，"抱"字作"捺住"二字。

汪云：《内台方》用蜜五合，煎凝时加皂角末五钱，蘸捻作挺，以猪胆汁或油润谷道，内之。猪胆汁方不用醋，以小竹管插入胆口，留一头，用油润，内入谷道中，以手将胆捻之，其汁自入内，此法用之甚便。土瓜根方缺，《肘后方》治大便不通，土瓜根采根捣汁，筒吹入肛门内取通。此与上猪胆方同义。《内台方》用土瓜根削如挺，内入谷道中，误矣。盖蜜挺入谷道，能烊化而润大便；土瓜根不能烊化，如削挺用之，恐失仲景制方之义。

志聪：本蜜煎后，有"或用土瓜根捣汁，竹管灌入谷道"十三字，盖据《肘后》补添者。钱本蜜煎及猪胆汁法，与原文异，今录下。

蜜煎导法：白蜜七合，一味，入铜铫中，微火煎老，试其冷则硬，勿令焦，入猪牙皂角末少许，热时手捻作挺，令头锐根凹，长寸半者三枚，待冷硬，蘸油少许，纳谷道中，其次以锐头顶凹而入，三枚尽，以布著手指抵定；若即欲大便，勿轻去，俟先入者已化，大便急甚，有旁流者出，方去手，随大便出。

猪胆导法：极大猪胆一枚，用芦管长三寸余，通之，磨光一头以便押入谷道；用尖锋刀刺开胆口，以管插入胆中，用线扎定；管口抹油，捻入谷道，插尽芦管，外以布衬手，用力捻之，则胆汁尽入，方去之，少顷，大便即出。

《伤寒准绳》曰：凡多汗伤津，或屡汗不解，或尺中脉迟弱，元气素虚人，便欲下而不能出者，并宜导法。但须分津液枯者用蜜导，邪热盛者用胆导，湿热、痰饮固结，姜汁、麻油浸栝楼根导。惟下傍流水者，导之无益，非诸承气汤攻之不效，以实结在内而不在下也。至于阴结便闭者，宜蜜煎中加姜汁、生附子末，或削陈酱姜导之。凡此，皆善于推广仲景之法者也。

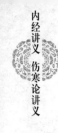

《外台秘要》崔氏：胃中有燥粪，令人错语；正热盛，令人错语，宜服承气汤，亦应外用生姜兑（读作"锐"，下同。），使必去燥粪。姜兑法：削生姜如小指，长二寸，盐涂之，内下部，立通。

《三因方》蜜兑法：蜜三合，盐少许，煎如饧，出冷水中，捏如指大，长三寸许，纳下部，立通。

《得效方》蜜兑法：蜜三合，入猪胆汁两枚在内，煎如饴，以井水出冷，候凝，捻如指大，长三寸许，纳下部，立通。

《活人书》单用蜜，一法入皂角末，在人斟酌用；一法入薄荷末代皂角用，尤好；又，或偶无蜜，只嚼薄荷，以津液调作挺，用之亦妙。

《丹溪心法》：凡诸秘，服药不通，或兼他证，又或老弱虚极不可用药者，用蜜熬，入皂角末少许，作兑以导之。冷秘，生姜兑亦可。《丹溪纂要》蜜导方，以纸捻为骨，便。

《医学入门》：白蜜半盏，于铜杓内微火熬。令滴水不散，入皂角末二钱，搅匀，捻成小枣大，长寸，两头锐，蘸香油，推入谷道中，大便即急而去。如不通，再易一条。外以布掩肛门，须忍住蜜，待粪至，方放开布。

吴仪洛《方论》海藏法：用蜜，煎盐相合，或草乌头末相合亦可。盖盐能软坚润燥，草乌能化寒消结，可随证阴阳所宜而用。

铁樵按：蜜煎、猪胆汁导法，古人视为最稳妥办法，今则有西医之灌肠法，更不必有如许周折。然此法虽稳，亦仅宜于燥矢在直肠不得出者，若误用于阴证，则非常危险。余治张锦宏掌珠医案，可复按也。又，痢疾之里急后重者，不得用此法，盖痢疾、滞下由于气坠，初非可以涤肠济事者。然西医狃于涤肠最稳，往往施之于痢疾，阳证变为阴证者有之，不可救药者亦有之。余每年必遇此等事数次，学者不可不知也。

阳明病，脉迟，汗出多，微恶寒者，表未解也，可发汗，宜桂枝汤。

《玉函》《千金翼》"脉"上有"甚"字，"多"下有"而"字。

汪云：此条言阳明病，非胃家实之证，乃太阳病初传阳明，经中有风邪也。脉迟者，太阳中风缓脉之所变，传至阳明，邪将入里，故脉变迟。汗出多者，阳明热而肌腠疏也。微恶寒者，太阳在表之风邪未尽解也。治宜桂枝汤以解肌发汗，以其病从太阳经来，故仍从太阳经例治之。

《金鉴》曰："汗出多"之下当有"发热"二字，若无此二字，脉迟、汗出多、微恶寒乃是表阳虚，桂枝附子汤证也，岂有用桂枝汤发汗之理乎？必有传写之遗。

丹云：按揭以"阳明病"三字，其发热可不须言而知也。《金鉴》之说，却非是也。

阳明病，脉浮，无汗而喘者，发汗则愈，宜麻黄汤。

"而"字，《玉函》《千金翼》作"其人必"三字，无"者"字。

《鉴》云：是太阳之邪未悉入阳明，犹在表也，当仍从太阳伤寒治之，发汗则愈。

钱云：此条脉证、治法皆寒伤营也，若无"阳明病"三字，不几列之《太阳篇》，而仲景何故以"阳明病"冠之邪？盖以《太阳篇》曰"恶寒、体痛、脉阴阳俱紧者，名曰伤寒"，其次条又曰"恶风、无汗而喘者，麻黄汤主之"，此条虽亦无汗而喘，然无恶风、恶寒之证，即阳明所谓"不恶寒，反恶热"之意，是以谓之阳明病也。

阳明病，发热汗出者，此为热越，不能发黄也；但头汗出，身无汗，剂颈而还，小便不利，渴引水浆者，此为瘀热在里，身必发黄，茵陈蒿汤主之。

"汗出"上，《玉函》有"而"字，无"汗出者"之"者"字，成本同。"身无汗"之"汗"，《千金翼》《外台》作"有"。"剂"，《玉函》《千金翼》作"齐"。《玉函》、成本、《千金翼》无"蒿"字。程本"剂"作"跻"，《金鉴》同。方本"引"作"饮"，喻、程诸本并同。

成云：但头汗出，身无汗，剂颈而还者，热不得越也。小便不利，渴饮水浆者，热甚于胃，津液内竭也。胃为土而色黄，胃为热蒸，则色夺于外，必发黄也，与茵陈汤逐热退黄。

程云：无汗而小便利者属寒，无汗而小便不利者属湿热，两邪交郁，不得宣泄，故盦而发黄。解热除郁，何黄之不散也？

柯云：身无汗，小便不利，不得用白虎；瘀热发黄，内无津液，不得用

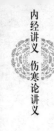

五苓，故制茵陈汤以佐，栀子、承气之所不及也。

汪昂云：热外越而表不郁，湿下渗而里不停，今小便既不利，身又无汗，故郁而为黄。

茵陈蒿汤方

茵陈蒿六两　栀子十四枚，擘。《千金》作四十枚　大黄二两，去皮

上三味，以水一斗二升，先煎茵陈，减六升，内二味，煮取三升，去滓，分三服。小便当利，尿为皂荚汁状，色正赤，一宿腹减，黄从小便去也。

"一斗二升"，《金匮》及《玉函》、成本作"一斗六升"。"六升"下，《肘后》《千金》《外台》有"去滓"二字。"分"下，《金匮》及《玉函》、成本有"温"字。"汁"，《千金》并《翼》作"沫"。"一宿"二字，《千金》作"当"一字，《千金翼》无"腹减"二字。

钱云：茵陈性虽微寒，而能治湿热黄疸，及伤寒滞热，通身发黄，小便不利。栀子苦寒，泻三焦火，除胃热、时疾、黄病，通小便，解消渴、心烦、懊憹、郁热、结气，更入血分。大黄苦寒下泄，逐邪热，通肠胃。三者皆能蠲湿热，去郁滞，故为阳明发黄之首剂云。《金匮要略》：谷疸之为病，寒热不食，食即头眩，心胸不安，久久发黄，为谷疸，茵陈蒿汤主之。《千金方》注：范汪疗谷疸，《小品方》用石膏一斤。

阳明证，其人喜忘者，必有蓄血，所以然者，本有久瘀血，故令喜忘。屎虽硬，大便反易，其色必黑者，宜抵当汤下之。

"喜忘"，《外台》作"善妄"。成本"黑"下无"者"字。《玉函》"下"作"主"。

钱云：喜忘者，语言动静，随过随忘也。言所以喜忘者，以平日本有积久之瘀血在里故也。前太阳证中，因郁热之表邪不解，故随经之瘀热内结膀胱，所以有如狂、发狂之证；此无瘀热，故但喜忘耳。《素问·调经论》云"血气未并，五藏安定，血并于下，气并于上，乱而喜忘"者是也。

锡云：喜忘，犹善忘也。

程云：血畜于下，则心窍易塞而智识昏，故应酬问答必失常也。病属阳明，故屎硬；血与粪并，故易而黑。

《伤寒准绳》曰：案邪热燥结，色未尝不黑，但瘀血则溏而黑黏如漆，燥结则硬而黑晦如煤，此为明辨也。又，海藏云：初便褐色者重，再便深褐色者愈重，三便黑色者为尤重。色变者，以其火燥也。如羊血在日色中须臾变褐色，久则渐变而为黑色，即此意也。

铁樵按：凡便血者，大便必易，其屎必黑，此在肠风下血者亦如此，不必伤寒。抑大便既易，攻下在可商之列，况抵当汤峻猛异常，勿用为是。

阳明病，下之，心中懊㦬而烦，胃中有燥屎者，可攻；腹微满，初头硬，后必溏，不可攻之。若有燥屎者，宜大承气汤。

《玉函》《脉经》《千金翼》"腹"上有"其人"二字，"初头硬，后必溏"作"头坚后溏"。

成云：下后心中懊㦬而烦者，虚烦也，当与栀子豉汤；若胃中有燥屎者，非虚烦也，可与大承气汤下之。其腹微满，初硬后溏，是无燥屎，此热不在胃而在上也，故不可攻。

《鉴》云：阳明病下之后，心中懊㦬而烦者，若腹大满、不大便、小便数，知胃中未尽之燥屎复硬也，乃可攻之。

程云：末句乃申"可攻"句，以决治法。

柯云：腹微满，犹是栀子厚朴汤证。

病人不大便五六日，绕脐痛，烦躁，发作有时者，此有燥屎，故使不大便也。

钱云：不大便五六日，而绕脐痛者，燥屎在肠胃也。烦躁，实热郁闷之所致也。发作有时者，日晡潮热之类也。阳明胃实之里证悉备，是以知其有燥屎，故使不大便也。

程云：绕脐痛，则知肠胃干屎无去路，故滞涩在一处而作痛。

志云：不言大承气汤者，省文也。上文云"若有燥屎者，宜大承气汤"，此接上文而言，此有燥屎，则亦宜大承气汤，明矣。

汪云：仲景用大承气汤，证必辨其有燥屎，则是前言潮热、谵语、手

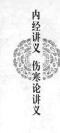

足汗出、转矢气，其法可谓备矣。此条复云绕脐痛，可见证候多端，医者所当通变而诊治之也。

病人烦热，汗出则解，又如疟状，日晡所发热者，属阳明也，脉实者宜下之，脉浮虚者宜发汗。下之与大承气汤，发汗宜桂枝汤。

《玉函》"又"作"复"，上二"宜"字并作"当"字，"与"作"宜"。

《鉴》云：病人，谓病太阳经中风、伤寒之人也。

钱云：言病人烦热，至汗出而后解者，又或如疟状，必至日晡时发热者，即潮热也，如此则邪气已属阳明矣。然表里之分，当以脉辨之，若按其脉而实大有力者，为邪在阳明之里而胃实，宜攻下之；若脉浮虚者，即浮缓之义，为风邪犹在太阳之表而未解，宜汗解之。谓之浮虚者，言浮脉按之本空，非"虚弱"之"虚"也；若虚弱，则不宜于发汗矣。宜详审之，脉实者下之，以其胃热，故宜与大承气汤；浮虚者汗之，以其风邪未解，故宜与桂枝汤。

印云：此章与太阳并病章"伤寒不大便六七日，头痛有热者，与承气汤"（《太阳中篇》五十六条。）大意相同。

大下后，六七日不大便，烦不解，腹满痛者，此有燥屎也。所以然者，本有宿食故也。宜大承气汤。

程云：烦不解，指大下后之证；腹满痛，指六七日不大便后之证。从前宿食，经大下而栖泊于回肠曲折之处，胃中尚有此，故烦不解；久则宿食结成燥屎，挡住去路，新食之浊秽总蓄于腹，故满痛。下后亡津液，亦能令不大便，然烦有解时，腹满不痛，可验。

锡云：此证着眼全在六七日上，以六七日不大便，则六七日内所食之物又为宿食，所以用得大承气。然今人本虚质弱，大下后得此者，亦什不得一耳。

舒氏云：此证虽经大下，而宿燥隐匿未去，是以大便复闭，热邪复集，则烦不解，而腹为满为痛也。所言"有宿食"者，即"胃家实"之互辞，乃正阳阳明之根因也。若其人本有宿食，下后隐匿不去者，固有此证。且三阴寒证，胃中隐匿宿燥温散之后而传实者，乃为转属阳明也。予内弟以采者，患腹痛作泄，逾月不愈，姜附药服过无数。其人禀素盛，善啖肉，因自恃强壮，病中不节饮食，而酿胃实之变，则大便转闭，自汗出，昏愦不省人事，谵语狂乱，心腹胀满，舌苔焦黄，干燥开裂，反通身冰冷，脉微如丝，寸脉更微，殊为可疑。予细察之，见其声音烈烈，扬手掷足，渴欲饮冷，而日夜不寐，参诸腹满、舌苔等证，则胃实确无疑矣。于是更察其通身冰冷者，厥热亢极，隔阴于外也；脉微者，结热阻截中焦，营气不达于四末也。正所谓阳极似阴之候，宜急下之。作大承气汤一剂，投之，无效；再投一剂，又无效；服至四剂，竟无效矣。予因忖度，此证原从三阴而来，想有阴邪未尽，观其寸脉，其事著矣。竟于大承气汤中，加附子三钱以破其阴，使各行其用而共成其功，服一剂得大下，寸脉即出，狂反大发。予知其阴已去矣，附子可以不用，乃单投承气一剂，病势略杀，复连进四剂，共前计十剂矣，硝、黄各服过半斤，诸证以渐而愈。可见三阴寒证，因有宿食，转属阳明，而反结燥者，有如是之可畏也。

病人小便不利，大便乍难乍易，时有微热，喘冒（原注：一作"息"。）不能卧者，有燥屎也，宜大承气汤。

钱云：凡小便不利，皆由三焦不运，气化不行所致。惟此条小便不利则又不然，因肠胃壅塞，大气不行，热邪内瘀，津液枯燥，故清道皆涸也。乍难，大便燥结也；乍易，旁流时出也；时有微热，潮热之余也；喘者，中满而气急也；冒者，热邪不得下泄，气蒸而郁冒也；胃邪实满，喘冒不宁，故不得卧，经所谓"胃不和则卧不安"也。若验其舌苔黄黑、按之痛而脉实大者，有燥屎在内故也，宜大承气汤。

程云：易者，新屎得润而流利；难者，燥屎不动而阻留。

汪云：此证不宜妄动，必以手按之，大便有硬块，喘冒不能卧，方可下之，何也？乍难乍易故也。

食谷欲呕，属阳明也，吴茱萸汤主之。得汤反剧者，属上焦也。

《玉函》、成本"呕"下有"者"字。

程云：食谷欲呕者，纳不能纳之象，属胃气虚寒，不能消谷使下行也。曰

"属阳明"者，别其少阳喜呕之兼半表，太阳干呕、不呕食之属表者不同，温中降逆为主。

汪云：得汤反剧者，成注云"以治上焦法治之"，而无其方，《准绳》云"葛根半夏汤"，误矣。《尚论篇》云"仍属太阳热邪，而非胃寒"，《条辨》云"上焦以膈言，戒下之意"，此又泥于"伤寒呕多，虽有阳明证，不可攻之"，皆大谬之极。窃思先贤用药，岂如今医之鲁莽？误以胃家虚寒为实热证，但虚寒在膈以上，不与胃腑之中混同一治。上条证，法以吴茱萸汤，寒热虚实，原无误也，其有得汤反剧者。《补亡论》常器之云：宜橘皮汤。汪云：《类要方》用橘皮二两、甘草一两、生姜四两、人参三两水煎服。斯言庶得之矣。

魏氏云：何以得汤反剧耶？不知者以为胃热而非胃寒矣，仲师示之曰：此固有热也，而热不在胃脘之中焦，乃在胸膈之上焦；惟其中焦有寒，所以上焦有热。吴茱萸、人参之辛温，本宜于中焦之寒者，先乖于上焦之热，此吴茱萸之所以宜用而未全宜耳。主治者见兹上热下寒之证，则因有黄连炒吴茱萸、生姜易干姜一法，似为温中而不僭上。一得之愚，不知当否？喻谓"得汤转剧，属太阳"，谬矣。程谓"仍与吴茱萸"，亦胶柱之见也。热因寒用，以猪胆为引，如用于理中汤之法，或亦有当乎？

丹云：按柯氏云：服汤反剧者，以痰饮在上焦为患，呕尽自愈，非谓不宜服也。钱氏云：得汤反剧者，邪犹在胸，当以栀子豉汤涌之，庶几近似。二氏并失经旨。

吴茱萸汤方

吴茱萸一升，洗。《肘后》作"半斤"，《外台》"洗"作"炒"　人参三两。《肘后方》作"一两"　生姜六两，切　大枣十二枚，擘

上四味，以水七升，煮取二升，去滓，温服七合，日三服。

《金匮》"七升"作"五升"，"二升"作"三升"。《外台》亦作"五升"。

汪云：呕为气逆，气逆者必散之。吴茱萸辛苦，味重下泄，治呕为最；兼以生姜，又治呕圣药，非若四逆中之干姜守而不走也。

武陵陈氏云：其所以致呕之故，因胃中虚生寒，使温而不补，呕终不愈，故用人参补中，合大枣以为和脾之剂焉。

钱氏云：吴茱萸一升，当是一合，即今之二勺半；人参三两，当是一两，即宋之二钱七分；生姜六两，当是二两，即宋之五钱余；大枣当是四五枚；水七升，亦当是三升。观小承气汤止用水四升，调胃承气只用水三升，此方以辛热补剂而用之于表里疑似之间，岂反过之？大约出之后人之手，非仲景本来升合分两，学者当应时酌用。

丹云：案此说未知然否，姑举于此。《金匮要略》："呕而胸满者，茱萸汤主之。"《肘后方》："治人食毕噫醋及醋心。"即本方。《医方集解》曰："服汤反剧者，宜葛根加半夏汤、小柴胡汤、栀子豉汤、黄芩汤。"又云："吴茱萸为厥阴本药，故又治肝气上逆，呕涎、头痛。本方加附子，名吴茱萸加附子汤，治疝寒腰痛，牵引睾丸，尺脉沉迟。"

铁樵按：本节各注均极牵强，证之实验亦复未洽，疑本文有讹误。吴茱萸辛温下降，假使上焦有寒而呕，服之必效；今云得汤反剧，属上焦，似吴茱萸汤为中焦药矣。《太阳篇》一六八条云："医以理中与之，利益甚，理中者理中焦，此利在下焦"云云，以理中与吴茱萸比较，为治虽不同，而吴茱萸为上焦药甚显。凡胃气上逆而呕，其源在肝胆，若以六经言之，则属少阳，今云属阳明，已是可商，又何以得汤反剧？苟非寒热误认，无得汤反剧理，岂有寒热误认而可著以为法者？毕竟文字若何错法，则无从悬拟。

太阳病，寸缓、关浮、尺弱，其人发热、汗出，复恶寒，不呕，但心下痞者，此以医下之也。如其不下者，病人不恶寒而渴者，转属阳明也，小便数者，大便必硬，不更衣十日无所苦也，渴欲饮水，少少与之，但以法救之，渴者宜五苓散。

《玉函》"关"下有"小"字，"如其"以下十三字，作"若不下，其人复不恶寒而渴"十一字。

成云：太阳病，脉阳浮阴弱，为邪在表，今寸缓、关浮、尺弱，邪气渐传里，则发热、汗出；复恶寒者，表未解也。传经之邪入里，里不和者必呕，此不呕，但心下痞者，医下之早，邪气留于心下也。如其不下者，必渐不恶寒而渴，太阳之邪转属阳明也。若吐、若下、若发汗后，小便数，大便硬者，当与小承气汤和之。此不因吐、下、发汗后，小便数，大便硬，若是无满硬，虽不更衣十日，无所苦也，候津液还入胃中，小便数少，大便必自出也。渴欲饮

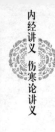

水者，少少与之，以润胃气，但审邪气所在，以法攻之，如渴不止，与五苓散是也。

吴云：寸缓，风伤卫也；关浮，邪犹在经，未入府也；尺弱，其人阴精素亏也。

王三阳云：此处五苓散难用，不然，经文"渴"字上当有缺文也。

《金鉴》云："但以法救之"五字当是"若小便不利"，方与上文"小便数"、下文"渴者"之义相合。此条病势不急，"救之"之文，殊觉无谓，必有遗误。

汪氏云："渴欲饮水"至"救之"十三字，当在"小便数者"之前，"不恶寒而渴者"，"者"字可删。吴仪洛删"渴欲"以下十九字，注云：旧本多衍文，今删之。

丹云：案此条难解，以上四家各有所见，未知何是，姑存而举于此。

脉阳微而汗出少者为自和（原注：一作"如也"），汗出多者为太过。阳脉实，因发其汗，出多者亦为太过。太过者，为阳绝于里，亡津液，大便因硬也。

成本"太过"下无"者"字，"阳脉实"以下为别条。方本、周本、钱本、汪本、魏本并同。

《鉴》云：脉阳微，谓脉浮无力而微也；阳脉实，谓脉浮有力而盛也。凡中风、伤寒，脉阳微则热微，微热蒸表作汗，若汗出少者，为自和欲解；汗出多者，为太过不解也。阳脉实则热盛，因热盛而发其汗，出多者亦为太过，则阳极于里，亡津液，大便因硬，而成内实之证矣。

汪云：阳明病，阳脉不微而实。实者，按之搏指而有力也。

魏云：经文"阳绝"之义似是阻绝，盖谓阳盛阻阴也，非"断绝"之"绝"。《内经》言"绝"多如此。

程云：阳绝于里者，燥从中起，阳气闭绝于内而不下通也。下条"其阳则绝"同此。

汪氏云：总于后条用麻仁丸主之，《补亡论》议用小柴胡汤，又，柴胡桂枝汤，以通津液；如大便益坚，议用承气等汤，大误之极。

脉浮而芤，浮为阳，芤为阴，浮芤相搏，胃气生热，其阳则绝。

二"为"字上，《玉函》有"则"字。

钱云：浮为阳邪盛，芤为阴血虚，阳邪盛则胃气生热，阴血虚则津液内竭，故其阳则绝。"绝"者，非"断绝""败绝"之"绝"，言阳邪独治，阴气虚竭，阴阳不相为用，故阴阳阻绝而不相流通也，即《生气通天论》所谓"阴阳离决，精气乃绝"之义也。注家俱谓"阻绝"乃"无阳"之互词，恐失之矣。

沈云：此辨阳明津竭之脉也。若见此脉，当养津液，不可便攻也。

跌阳脉浮而涩，浮则胃气强，涩则小便数，浮涩相搏，大便则硬，其脾为约，麻子仁丸主之。

成本无"子"字，"仁"作"人"。柯本无此条及麻仁丸方。

成云：跌阳者，脾胃之脉。诊浮为阳，知胃气强；涩为阴，知脾为约。"约"者，"俭约"之"约"，又，"约束"之"约"。《内经》曰：饮入于胃，游溢精气，上输于脾，脾气散精，上归于肺，通调水道，下输于膀胱，水精四布，五经并行，是脾主为胃行其精液者也。今胃强脾弱，约束津液，不得四布，但输膀胱，致小便数、大便难，与脾约丸，通肠润燥。

汪云：跌阳者，胃脉也，在足跌上五寸骨间，去陷谷三寸，即足阳明经冲阳二穴，按之，其脉应手而起。按：成注以胃强脾弱为"脾约"作解，推其意，以胃中之邪热盛，为阳强，故见脉浮；脾家之津液少，为阴弱，故见脉涩。

程云：脾约者，脾阴外渗，无液以滋，脾家先自干槁了，何能以余阴荫及肠胃？所以胃火盛而肠枯，大便坚而粪粒小也。麻仁丸宽肠润燥，以软其坚，欲使脾阴从内转耳。

丹云：按喻氏讥成氏脾弱之说云：脾弱即当补矣，何为麻仁丸中反用大黄、枳实、厚朴乎？汪氏则暗为成注解纷，大是。又按：胃强脾弱，究竟是中焦阳盛而阴弱之义，不必拘拘脾与胃也。

《伤寒选录》曰：愚按跌阳脉，一名会元，又名冲阳，在足背上，去陷谷三寸，脉动处是也，此阳明胃脉之用由出。夫胃者，水谷之海，五藏六府之长也。若胃气以惫，水谷不进，谷神以去，藏府无所禀受，其脉不动而死也，故

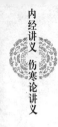

诊跌阳脉以察胃气之有无。仲景又谓跌阳脉不惟伤寒，虽杂病危急，亦当诊此以察其吉凶。

麻子仁丸方

麻子仁三升　芍药半斤　枳实半斤，炙。《千金翼》芍药、枳实各八两　大黄一斤，去皮　厚朴一尺，去皮。《玉函》作"一斤"　杏仁一升，去皮、尖，熬，别作脂。《玉函》作"一斤"

上六味，蜜和丸如梧桐子大，饮服十丸，日三服，渐加，以知为度。

"六味"下，成本、《玉函》有"为末炼"三字，"和"作"为"。成本无"梧"字。《证类本草》"饮服十丸"作"以浆水饮下十丸"。

徐云：即小承气加芍药、二仁也。

方云：麻子、杏仁能润干燥之坚，枳实、厚朴能导固结之滞，芍药敛液以辅润，大黄推陈以致新，脾虽为约，此必疏矣。

吴仪洛《方论》曰：此治素惯脾约之人，复感外邪，预防燥结之法。方中用麻、杏二仁以润肠燥，芍药以养阴血，枳实、大黄以泄实热，厚朴以破滞气也。然必因客邪加热者，用之为合辙，后世以此概治老人津枯血燥之闷结，似取一时之通利，不顾愈伤其真气，得不速其咎耶？

丹云：按《明理论》即名脾约丸。

张氏《缵论》曰：云"圆"者，如理中、陷胸、抵当，皆大弹圆，煮化而和滓服之也；云"丸"者，如麻仁、乌梅，皆用小丸，取达下焦也。盖"丸""圆"后世互用。

丹云：今据张说考论中，其言不诬，然论中"丸"字，《千金》《外台》多作"圆"，不知其义如何，拈而存疑。

丹云：按《本草·序例》"厚朴一尺"，无考。《医心方》引《小品方》云：厚朴一尺及数寸者，厚三分，广一寸半为准。

铁樵按：本节及上一节均不甚可解，所谓不甚可解者，非文字不可解，乃病理不可解也。如云"浮芤相搏，胃气生热，其阳则绝"，如注家言，阳邪独治，不过阳明化燥证，何得谓之阳绝？若云"无阳"之互词，既无阳，胃中若何生热？且凭脉之浮芤而下"阳绝"之断语，果足恃乎？本节以脉浮涩断大便硬脾约，其弊亦同。脉之浮沉迟数似乎易知，而施之实用，易滋误会。所以易滋误会之故，一因空空洞洞，毫无标准；二因不知循环真相，无基本观念。若复于浮沉迟数之外而言芤涩，则歧路之中更有歧路矣。此事在古人虽耳提面命，父子不能相喻，何况仅凭文字欲以传之后人？玄妙之论、想当然之说，为医学上绝大障碍，其起点即在此等处，故鄙意以为治伤寒当以证为主，而绝对不赞同叔和《脉经》。凡本论中言脉，如浮芤相搏、浮涩相搏诸论调，皆与《脉经》文字为近，疑皆非本文之旧。又，麻仁丸之用，自较承气为平善，然必用之于阳症，若阴症误施，为害亦烈。今人往往见十余日不大便，即恣用此药；又当用大承气时不敢用，而避重就轻用麻仁丸，亦复误事。是故医术之精粗在能辨证，辨证之真确在能明理，能明理，然后古书所言知所别择，是今日中医之立脚点也。

太阳病三日，发汗不解，蒸蒸发热者，属胃也，调胃承气汤主之。

《外台》作"发其汗，病不解"。《玉函》作"蒸蒸然"。《脉经》无"调胃"二字。

程云：何以发汗不解便属胃？盖以胃燥素盛，故他表证虽罢，而汗与热不解也。第征其热如炊笼蒸蒸而盛，则知其汗必连绵濈濈而来，此即大便已硬之征，故曰属胃也。热虽聚于胃，而未见潮热、谵语等证，主以调胃承气汤者，于下法内从乎中治，以其为日未深故也。表热未除，而里热已待，病势久蕴于前矣，只从发汗后一交替耳。凡本篇中云"太阳病"、云"伤寒"，而无"阳明病"字者，皆同此病机也。要之，脉已不浮而大，可必。

钱云：蒸蒸发热，犹釜甑之蒸物，热气蒸腾，从内达外，气蒸湿润之状，非若翕翕发热之在皮肤也。

伤寒吐后，腹胀满者，与调胃承气汤。

程云：吐法为膈邪而设，吐后无虚烦等证，必吐其所当吐者。只因胃家素实，吐亡津液，燥气不能下达，遂成土郁，是以腹胀，其实无大秽浊之在肠也，调胃承气汤一夺其郁可耳。

太阳病，若吐、若下、若发汗后，微烦，小便数，大便因硬者，与小承气汤和之愈。

成本、《玉函》无"后"字。

《鉴》云：太阳病，若吐、若下、若发汗后不解，入里微烦者，乃栀子豉汤证也。今小便数、大便因硬，是津液下夺也，当与小承气汤和之，以其结热未甚，入里未深也。

得病二三日，脉弱，无太阳、柴胡证，烦躁、心下硬，至四五日，虽能食，以小承气汤少少与，微和之，令小安；至六日，与承气汤一升。若不大便六七日，小便少者，虽不受食（原注：一云"不大便"），但初头硬，后必溏，未定成硬，攻之必溏；须小便利，屎定硬，乃可攻之，宜大承气汤。

"受"，成本、《玉函》作"能"。《千金翼》"不受食"作"不大便"，无"大承气汤"之"大"字。

汪云：得病二三日，不言伤寒与中风者，乃风寒之邪皆有，不须分辨之病也。脉弱者，谓无浮紧等在表之脉也。无太阳、柴胡证，谓无恶寒、发热，或往来寒热，在表及半表半里之证也。烦躁、心下硬者，全是阳明府热邪实。经云"肠实则胃虚"，故能食。能食者，其人不痞、不满，结在肠间，而胃火自盛，止须以小承气汤少少与，微和之，因其人烦躁，必不大便，令其小安也。至六日仍烦躁不安而不大便者，前用小承气汤可加至一升，使得大便而止，此言小承气汤不可多用之意。若"不大便"句承上文"烦躁，心下硬"而言。至六七日不大便，为可下之时，但小便少，乃小水不利，此系胃中之水谷不分清，故不能食，非谵语、潮热、有燥屎之不能食也，故云"虽不能食，但初头硬，后必溏"。未定成硬而攻之，并硬者必化而为溏矣。须待小便利，屎定成硬，乃可用大承气汤攻之，此言大承气亦不可骤用之意。

方云：太阳不言药，以有桂枝、麻黄之不同也；柴胡不言证，以专少阳也。凡似此为文者，皆互发也。以无太、少，故知诸证属阳明；以脉弱，故宜微和；至六日已下，历叙可攻、不可攻之节度。

喻云：此段之虽能食、虽不能食，全与辨风寒无涉，另有二义。见虽能食者，不可以为胃强而轻下也；虽不能食者，不可以为胃中有燥屎而轻下也。前条云"谵语有潮热，反不能食者，胃中必有燥屎五六枚"，与此互发。

丹云：按脉弱，非"微弱""虚弱"之"弱"，盖谓不浮盛实大也。钱氏云"虚寒之候"，柯氏云"无阳之征"，并误矣。

铁樵按：大承气症有脉弱者，所以然之故，府气不通，神经弛缓。其所以弛缓之故，当是一部分紧张太甚之故。府气不通，脉搏之势力范围促，故见弱脉，其甚者脉伏，弱乃伏之前一步也。此与少阴症脉硬恰恰成为对恃。金元以后，皆谓脉沉实任按者为大承气证，甚非笃论。脉弱反用承气下之，亦从治之义。凡深一层，罔不如此。

"溏"，当是"哕"字之讹。

伤寒六七日，目中不了了，睛不和，无表里证，大便难，身微热者，此为实也，急下之，宜大承气汤。

钱云：六七日，邪气在里之时也。外既无发热、恶寒之表证，内又无谵语、腹满等里邪；且非不大便，而曰大便难；又非发大热，而身仅微热，势非甚亟也。然目中不了了，是邪热伏于里，而耗竭其津液也。经云"五藏六府之精皆上注于目"，热邪内烁，津液枯燥，则精神不得上注于目，故目中不了了，睛不和也。

汪云：不了了者，病人之目视物不了了也；睛不和者，乃医者视病人之睛光，或昏暗，或散乱，是为不和。

《鉴》云：目中不了了而睛和者，阴证也；睛不和者，阳证也。此结热神昏之渐危恶之候，急以大承气汤下之，泻阳救阴，以全未竭之水可也。睛不和者，谓睛不活动也。

方云：了了，犹瞭瞭也。

《活人指掌》曰："目中不了了"，了了，谓明了也，或谓之病差。

丹云：按汪氏云："无表里证"，"里"字当是传写错误，宜从删。此说大误。《伤寒选录》删"里"字，云：无表里证，则无病，何以用承气汤下之？里实者，病可见矣。

丹云：按此说却非是。

铁樵按：目中不了了，睛不和，乃肠胃之纤微神经紧张，中枢神经受影响，视神经床亦受影响，神昏、谵语且相继而来，故云"急下之"。

阳明病，发热、汗多者，急下之，宜大承气汤。

原注：一云"大柴胡汤"。成本脱"病"字，张本"汗"下补"出"字。

钱云：潮热、自汗，阳明胃实之本证也。此曰汗多，非复阳明自汗可比矣。里热炽盛之极，津液泄尽，故当急下。然必以脉症参之，若邪气在经而发热、汗多，胃邪未实，舌苔未干厚而黄黑者，未可下也。

程云：发热而复汗多，阳气大蒸于外，虑阴液暴亡于中，虽无内实之兼证，宜急下之以大承气汤矣。此等之下，皆为救阴而设，不在夺实。夺实之下可缓，救阴之下不可缓。不急下，防成五实，经曰"五实者死"。

发汗不解，腹满痛者，急下之，宜大承气汤。

成云：发汗不解，邪热传入府，而成腹满痛者，传之迅也，是须急下之。

程云：发汗不解，津液已经外夺，腹满痛者，胃热遂尔迅攻，邪阳盛实而弥漫，不急下之，热毒熏蒸，糜烂速及肠胃矣，阴虚不任阳填也。

柯氏云：表虽不解，邪甚于里，急当救里，里和而表自解矣。

丹云：按《太阳中篇》八十九条云："本先下之，而反汗之，为逆；若先下之，治不为逆。"柯氏盖据此条为解。然而考经文"不解"，邪气不解也，非谓表不解也，故其说难凭。

腹满不减，减不足言，当下之，宜大承气汤。

成云：腹满不减，邪气实也。经曰：大满大实，自可除下之。大承气汤下其满实。若腹满时减，非内实也，则不可下。《金匮要略》曰：腹满时减，复如故，此为寒，当与温药。是减不足言也。

喻云："减不足言"四字，形容腹满如绘，见满至十分，即减去.二分不足杀其势也。

钱云：然有下之而脉症不为少减者，死证也。

舒氏云：按：以上二条俱未言其病之来由，又未明其所以当急之理，令人不无余憾。

丹云：按《玉函经》此下有一条云："伤寒腹满，按之不痛者为虚，痛者为实，当下之。舌黄未下者，下之黄自去，宜大承气汤。"《金匮要略》亦载此条，恐此经遗脱之。

阳明、少阳合病，必下利，其脉不负者，为顺也。负者，失也。互相克贼，名为负也。脉滑而数者，有宿食也，当下之，宜大承气汤。

成本"顺"上无"为"字。"负也"之"也"，《玉函》作"若"。《脉经》"当下之"以下作"属大柴胡、承气汤证"。柯本删此条。

成云：阳明土、少阳木，二经合病，气不相和，则必下利。少阳脉不胜，阳明不负，是不相克，为顺也。若少阳脉胜，阳明脉负者，是鬼贼相克，为正气失也。《脉经》曰：脉滑者为病食也。又曰：滑数则胃气实，下利者脉当微厥冷。脉滑数，知胃有宿食，与大承气汤以下之。

程云：见滑数之脉，为不负，为顺；见弦直之脉，为负，为失。

丹云：按《金匮要略》曰：脉数而滑者，实也，此有宿食也，当下之，宜大承气汤。乃知"脉滑"以下，正是别条，与阳明、少阳合病不相干。

铁樵按：两阳合病而自利，为经验上一种事实，若言生理，则自利为救济反应。病在少阳，寒热起伏，少阳既病，肝胆上逆，胃不能化食物，肠胃因食物足以为梗，起蠕动以驱逐之，因而自利。寒热往来为少阳病，胃不能化食物乃阳明病。少阳之气盛则脉弦，少阳之气盛于上，不复与肠胃相谋，肠胃虽驱逐食物，于病无补，则成上下背驰之象，于是脉之弦者自弦，而肠胃之利者自利。治少阳病当疏达，然疏达肝胆不能止利，则适助长上逆之气而自利不止，反成热陷之局。药本以止病，如此则益病矣，故云：克贼者为逆。"克贼"之意义，谓阳明弱，少阳盛也。若脉滑者，是胃肠有宿食，其利为旁流，势力集中于胃肠，故脉滑是阳明盛。治旁流，攻之即愈，初非难事，故云：不负者为顺。顺者，阳明是主证，少阳是兼证；逆者，少阳是主证，阳明是兼证。

病人无表里证，发热七八日，虽脉浮数者，可下之。假令已下，脉数不解，合热则消谷善饥，至六七日不大便者，有瘀血，宜

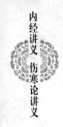

抵当汤。若脉数不解，而下不止，必协热便脓血也。

《玉函》"虽脉"作"脉虽"，"协"作"挟"。"若脉"以下，原本为别条，今依《玉函》《千金翼》合而为一条。喻本、魏本、周本、柯本、程本并同《玉函》。

《鉴》云：病人无表里证，是无太阳表、阳明里证也。但发热而无恶寒七八日，虽脉浮数，不可汗也；若屎硬，可下之；假令已下，脉不浮而数不解，是表热去，里热未去也。至六七日又不大便，若不能消谷善饥，是胃实热也，以大承气汤下之。今既能消谷善饥，是胃和合热，非胃邪合热，故屎虽硬，色必黑，乃有瘀血热结之不大便也，宜用抵当汤下之。若脉数不解，不大便硬，而下利不止，必有久瘀，协热腐化，而便脓血也，则不宜用抵当汤下之矣。

周云：《伤寒》一书，凡太阳表证未尽者，仲景戒不可攻。今发热七八日，太阳表证也；脉浮数，太阳表证也，此仲景自言者也；七八日中未尝更衣，阳明府证也，此仲景言外者也。何云病人无表里证，乃至自为矛盾耶？必始先发热，至七八日则热势已杀，且热不潮，七八日虽不更衣，未尝实满，则里不为急，故曰无表里证。然脉尚浮数，仲景以为可下者，正以浮虽在外，而数且属府，不予两解，恐内外之邪相持而不去也。尔时以大柴胡议下，不亦可乎？

柯云："七八日"下当有"不大便"句，故脉虽浮数，有可下之理。热利不止，必太阳瘀血，宜黄连阿胶汤。

汪云：成注云"可下之，与大承气汤"，以为清涤阳明里热也。《尚论编》云"可下之，如大柴胡汤之类"，误矣。便脓血者，仲景无治法，《补亡论》常器之云"可白头翁汤"。

程氏云：今之医者，不论病人表罢不罢，里全未全，但见发热七八日，虽脉浮数者，以为可下之，不知发热、脉浮，邪浑在表，岂可计日妄下？故一下而变证各出。

丹云：按依程说，下则为误治，然观文脉殊不尔，第此条亦是不明核，姑举数说。

铁樵按：本条文气不贯，证据不足，病理不可通。抵当是大方，不可妄试，当阙疑。

伤寒发汗已，身目为黄，所以然者，以寒湿（原注：一作"温"。）在里不解故也。以为不可下也，于寒湿中求之。

《玉函》"寒湿"下有"相搏"二字，"以为"下有"非瘀热而"四字，"也""于"间有"当"字。

汪云：伤寒发汗已，热气外越，何由发黄？今者发汗已，身目为黄，所以然者，以其人在里素有寒湿，在表又中寒邪，发汗已，在表之寒邪虽去，在里之寒湿未除，故云不解也。且汗为阳液，乃中焦阳气所化，汗后中气愈虚，寒湿愈滞，脾胃受寒湿所伤，而色见于外，此与湿热发黄不同，故云不可下。或问云：湿挟热则郁蒸，故发黄，今挟寒何以发黄？余答云：寒湿发黄，譬之秋冬阴雨，草木不应黄者亦黄，此冷黄也。

王海藏云：阴黄，其证身冷、汗出、脉沉、身如熏黄色黯，终不如阳黄之明如橘子色。治法，小便利者，术附汤；小便不利、大便反快者，五苓散。

铁樵按：论文气，本条亦误。惟既云寒湿，当有寒证，余曾用术、附、茵陈治阴黄，凡十余剂而愈。所谓阴黄，其人舌润、口淡、有汗、形寒、黄色颇淡，全无热象，殆即经所谓寒湿欤？

伤寒七八日，身黄如橘子色，小便不利，腹微满者，茵陈蒿汤主之。

《玉函》"腹"上有"少"字。《千金方》"身"上有"内实瘀热结"五字，"微"下有"胀"字。

钱云：此言阳明发黄之色状，与阴黄如烟熏之不同也。伤寒至七八日，邪气入里已深，身黄如橘子色者，湿热之邪在胃，独伤阳分，故发阳黄也。小便不利，则水湿内蓄，邪食壅滞，而腹微满也。以湿热实于胃，故以茵陈蒿汤主之。

伤寒身黄，发热，栀子柏皮汤主之。

"热"下，成本有"者"字。

成云：伤寒身黄，胃有瘀热，须当下去之；此以发热其热未实，与栀子柏皮汤解之。

汪云：武林陈氏曰：发热、身黄者，乃黄证中之发热，而非麻黄、桂枝证之发热也。热既郁而为黄，虽表而非纯乎表证，但当清其郁以退其黄，则发热自愈。

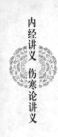

《鉴》云：伤寒身黄、发热者，设有无汗之表，宜用麻黄连轺赤小豆汗之可也；若有成实之里，宜用茵陈蒿汤下之亦可也；今外无可汗之表证，内无可下之里证，故惟宜以栀子柏皮汤清之也。

栀子柏皮汤方

肥栀子十五个，擘。成本无"肥"字，《玉函》同，作"十四枚"　甘草一两，炙　黄柏二两

上三味，以水四升，煮取一升半，去滓，分温再服。

"一升半"，《千金翼》作"二升"。

钱云：栀子苦寒，泻三焦火，除胃热、时疾、黄病，通小便，治心烦、懊侬、郁热、结气。柏皮苦寒，治五藏肠胃中结热黄疸，故用之以泻热邪。又恐苦寒伤胃，故以甘草和胃保脾，而为调剂之妙也。

丹云：按《金鉴》云：此方之甘草，当是茵陈蒿，必传写之误也。此说大谬，不可从焉。

伤寒瘀热在里，身必黄，麻黄连轺赤小豆汤主之。

"必"下，成本有"发"字。《千金》并《翼》，"轺"作"翘"。

钱云：瘀，留蓄壅滞也，言伤寒郁热与胃中之湿气互结，湿蒸如淖泽中之淤泥，水土黏泞而不分也。经云：湿热相交，民多病瘅。盖以湿热胶固壅积于胃，故曰郁热在里，身必发黄也。麻黄连轺赤小豆汤，治表，利小便，解瘀热，故以此主之。

林云：此证虽曰在里，必因邪气在表之时有失解散，今虽发黄，犹宜兼汗解以治之。

麻黄连轺赤小豆汤方

麻黄二两，去节　连轺二两。连翘根，是。《千金》并《翼》"轺"作"翘"，程、柯同　杏仁四十个，去皮、尖　赤小豆一升　大枣十二枚，擘　生梓白皮切，一升　生姜二两，切　甘草二两，炙。成本作"一两"

右八味，以潦水一斗，先煮麻黄，再沸，去上沫，内诸药，煮取三升，去滓，分温三服，半日服尽。

"右"字，成本作"以上"二字。"再沸"，《玉函》作"一二沸"。成本脱"去滓"二字。"潦"，《千金》作"劳"，盖此"涝"字之讹。

钱云：麻黄汤，麻黄、桂枝、杏仁、甘草也，皆开鬼门而泄汗，汗泄则肌肉腠理之郁热、湿邪皆去。减桂枝而不用者，恐助瘀热也。赤小豆除湿散热，下水肿而利小便。梓白皮性苦寒，能散温热之邪，其治黄无所考据。连翘根，陶弘景云：方药不用，人无识者。王好古云：能下热气，故仲景治伤寒瘀热用之。

李时珍云：潦水，乃雨水所积，韩退之诗云"潢潦无根源，朝灌夕已除"，盖谓其无根而易涸，故成氏谓其味薄，不助湿气而利热也。

方云："轺"，《本草》作"翘"。翘本鸟尾，以草子折开，其间片片相比如翘，得名。轺本使者小车乘马者，无义，疑误。已上四条，疑《太阳中篇》错简，当移。

《伤寒类方》曰：连轺即连翘根，气味相近，今人不采，即以连翘代可也。

丹云：按《内台方议》曰"潦水，又曰甘澜水"，误也。《医学正传》曰："潦水，又名无根水，山谷中无人迹去处，新上科臼中之水也。"取其性不动摇，而有土气内存，乃与时饮有少异，当改。

辨少阳病脉证并治

少阳之为病，口苦、咽干、目眩也。

成本无"为"字。

成云：足少阳胆经也。《内经》曰：有病口苦者，名曰胆瘅。《甲乙经》曰：胆者，中精之府，五藏取决于胆，咽为之使。少阳之脉起于目锐眦，少阳受邪，故口苦、咽干、目眩。

《鉴》云：口苦者，热蒸胆气上溢也；咽干者，热耗其津液也；目眩者，热熏眼发黑也。此揭中风、伤寒邪传少阳之总纲。凡篇中称少阳中风、伤寒者，即具此证之谓也。

柯云：太阳主表，头项强痛为提纲；阳明主里，胃家实为提纲；少阳居半表半里之位，仲景特揭口苦、咽干、目眩为提纲。盖口、咽、目三者，不可谓之表，又不可谓之里，是表之入里、里之出表处，所谓半表半里也。苦、干、眩者，人所不知，惟病人独知，诊家所以不可无问法。

程云：少阳在六经中典开阖之枢机，出则阳，入则阴，凡客邪侵到其界，里气辄从而中起，故云半表半里之邪。半表者，指经中所到之风寒而言，所云往来寒热、胸胁苦满等是也；半里者，指胆府而言，所云口苦、咽干、目眩是也。表为寒，里为热，寒热互拒，所以有和解一法。观其首条所揭口苦、咽干、目眩之证，终篇总不一露，要知终篇无一条不具有此条之证也。有此条之证，而兼一二表证，小柴胡汤方可用；无此条之证，而只据往来寒热等，及或有之证，用及小柴胡，府热未具，而里预气被寒侵，是为开门揖盗矣。余目击世人之以小柴胡汤杀人者不少，非其认证不真，盖亦得半而止耳。入里不解则成骨蒸痨疟，入阴渐深则为厥逆亡阳。

少阳中风，两耳无所闻，目赤，胸中满而烦者，不可吐下，吐下则悸而惊。

《鉴》云：少阳，即首条口苦、咽干、目眩之谓也。中风，谓此少阳病是从中风之邪传来也。少阳之脉起目锐眦，从后耳入耳中；其支者，会缺盆，下胸中，循胁。表邪传其经，故耳聋、目赤、胸中满而烦也。然此少阳半表半里之胸满而烦，太阳证具之邪陷胸满而烦者比，故不可吐下。若吐下，则虚其中，神志虚怯，则悸而惊也。

汪云：《补亡论》庞安时云：可小柴胡汤。吐下悸而惊者，郭白云云：当服柴胡加龙骨牡蛎汤。

伤寒，脉弦细，头痛、发热者，属少阳。少阳不可发汗，发汗则谵语，此属胃，胃和则愈；胃不和，烦而悸。

原注：一云"躁烦"。"躁烦"上，成本、《玉函》有"则"字。

《鉴》云：脉弦细，少阳之脉也。上条不言脉，此言之者，补言之也。头痛、发热、无汗，伤寒之证也。又兼口苦、咽干、目眩少阳之证，故曰属少阳也。盖少阳之病已属半里，故不可发汗；若发汗则益伤其津而助其热，必发谵语，既发谵语，则是转属胃矣。若其人津液素充，胃能自和，则或可愈；否则津干热结，胃不能和，不但谵语，且更烦而悸矣。

汪云：凡头痛、发热，俱为在表，惟此头痛、发热为少阳者，何也？以其脉弦细，故知邪入少阳之界也。

钱云：以小承气汤和胃，令大便微溏，胃和则愈也。胃不和者，以阳气虚损之胃，邪气陷入，而胃虚邪实，所以烦闷而筑筑然悸动，此少阳误汗之变证也，可不慎哉？

丹云：按不可发汗，盖此属柴胡桂枝汤证。程氏云：烦而悸，当是小建中汤。汪氏云：和胃之药。成注云：与调胃承气汤。愚以须用大柴胡汤，未知的当否？

《伤寒选录》曰：少阳，小柴胡加姜、桂；阳明，调胃承气汤。

本太阳病不解，转入少阳者，胁下硬满，干呕不能食，往来寒热，尚未吐下，脉沉紧者，与小柴胡汤。若已吐、下、发汗、温针，谵语，柴胡汤证罢，此为坏病，知犯何逆，以法治之。

"若已吐下"以下，原本别为二条，今据《玉函》及《千金翼》合为一条。喻本、张本、柯本、钱本、魏本并以两条合为一条。《玉函》《千金翼》无"本"字，"食"下有"饮"字。《巢源》无"谵语"二字。

《鉴》云：脉沉紧，当是脉沉弦。若是沉紧，是寒实在胸，当吐之诊也；惟脉沉弦，始与上文之义相属，故可与小柴胡汤。

沈云：太阳不解而传少阳，当与小柴胡和解，乃为定法，反以吐、下、发汗、温针，以犯少阳之戒，而邪热陷入阳明，故发谵语，已为坏证。要知谵语乃阳明受病，即当知犯阳明之逆而治之；若无谵语，而见他经坏证，须凭证、凭脉，另以活法治之也。

程云：此条云"知犯何逆，以法治之"，桂枝坏病条亦云"观其脉证，知犯何逆，随证治之"，只此一"观"字、一"知"字，已是仲景见病知源地位。

三阳合病，脉浮大，上关上，但欲眠睡，目合则汗。

"眠睡"，《玉函》《千金翼》作"寐"一字。吴本与《阳明篇》第四十一条"三阳合病，腹满身重云云，白虎汤"条合为一条。

钱云：关上者，指关脉而言也。仲景《辨脉篇》中称尺脉曰尺中，关脉曰关上，寸脉曰寸口。

程云：大为阳明主脉，太阳以其脉合，故浮大；上关上，从关部连上寸口也。少阳以其证合，故但欲眠睡，目合则汗。但欲眠为胆热，盗汗为半表里也，当是有汗则主白虎汤，无汗则主小柴胡汤也。

吴云：上关上，热势弥漫之象也。

《鉴》云：但欲眠睡，非少阴也，乃阳盛神昏之睡也。

汪氏云：常器之云：可柴胡桂枝汤。庞安时云：脉不言弦者，隐于浮大也。

丹云：按此说未知是否，姑附存于斯。

伤寒六七日，无大热，其人躁烦者，此为阳去入阴故也。

《玉函》无"故"字。

成云：表为阳，里为阴，邪在表则外有热，六七日邪气入里之时，外无大热，内有躁烦者，表邪传里也，故曰阳去入阴。

印云：无大热者，邪不在表矣；其人躁烦者，邪入于里阴矣。此为去表之阳，而入于里之阴也。

张云：邪气传里则躁烦，不传里则安静也。

方氏云：去，往也，言表邪往而入于里。

丹云：按此说未稳。又按：汪氏、《金鉴》以"阳去入阴"为"三阳传经之热邪入于三阴"之义，恐不然也。表邪入于里阴而躁烦者，盖此阳明胃家实而已。钱氏注与汪氏同。

伤寒三日，三阳为尽，三阴当受邪，其人反能食而不呕，此为三阴不受邪也。

汪云：伤寒三日者，即《素问》相传日数，上条言六七日，此止言三日，可见日数不可拘也。邪在少阳，原呕而不能食，今反能食而不呕，可征里气之和，而少阳之邪自解也。既里和而少阳邪解，则其不传三阴，断断可必，故云三阴不受邪也。（此注本武陵陈亮斯语。）

印云：以上二章，与《太阳篇》之第三章同义。

伤寒三日，少阳脉小者，欲已也。

《玉函》此条无。

成云：《内经》曰：大则邪至，小则平。伤寒之日，邪传少阳，脉当弦紧，今脉小者，邪气微而欲已也。

丹云：按此语，《内经》中无所考。《脉要精微》云：大则病进。

少阳病欲解时，从寅至辰上。

成云：《内经》曰：阳中之少阳，通于春气。寅、卯、辰，少阳木王之时。

柯云：辰上者，卯之尽，辰之始也。

铁樵按：少阳病理解释详《太阳篇》小柴胡汤条下，兹不赘。

《伤寒论·太阳下篇》最后数条及《少阳篇》已不可信，犹之古碑近碑跌处，其石已烂，字迹模糊不可辨识。今之所有，补缀痕迹，恐为晋人貂续。六经病理，《太阳篇》中业已俱备，学者苟能洞明其理，自能隅反。《伤寒论》本文之不可信者，存而不论可也。

辨太阴病脉证并治

太阴之为病，腹满而吐，食不下，自利益甚，时腹自痛，若下之，必胸下结硬。

"结硬"，《玉函》作"痞坚"。《脉经》《千金翼》"不下"下有"下之"二字，无"自利"二字及"若下之必"四字。

程云：腹满而吐，食不下，则满为寒胀，吐与食不下总为寒格下。阳邪亦有下利，然乍微乍甚而痛随利减，今下利益甚，时腹自痛，则肠虚而寒益留中也。虽曰邪之在藏，实由胃中阳乏，以致阴邪用事，升降失职，故有此。下之则胸中结硬，不顺上文吐利来，直接上"太阴之为病"句，如后条设当行大黄芍药者，亦是也。曰胸下，阴邪结于阴分，异于结胸之在胸而且按痛矣。曰结硬，无阳以化气，则为坚阴，异于痞之濡而软矣。彼皆阳从上陷而阻留，此独阴从下逆而不归，寒热大别。

《鉴》云：吴人驹曰："自利益甚"四字当在"必胸下结硬"句之下。其说甚是。若在"吐食不下"句之下，则是已吐食不下而自利益甚矣，仲景复曰"若下之"，无所谓也。

黄仲理曰：宜理中汤。阴经少有用桂枝者，如此证若脉浮，即用桂枝汤微汗之；若恶寒不已者，非理中、四逆不可。

丹云：按"自利益甚"四字不允当，故姑从吴人驹之说，且《脉经》《千金翼》文有异同，可知此条固有差错也。

《伤寒蕴要》曰：凡自利者，不因攻下而自泻利，俗言"漏底伤寒"者也，大抵泻利、小便清白不涩、完谷不化，其色不变，有如惊溏；或吐利腥秽、小便澄澈清冷、口无燥渴，其脉多沉、或细、或迟、或微而无力；或身虽发热，手足逆冷；或恶寒、蜷卧，此皆属寒也。凡热证，则口中燥渴，小便或赤或黄、或涩而不利，且所下之物皆如垢腻之状，或黄或赤，所去皆热臭气，其脉多数、或浮、或滑、或弦、或大洪也；亦有邪热不杀谷，其物不消化者，但脉数而热、口燥渴、小便赤黄，以此别之矣。

太阴中风，四肢烦疼，阳微阴涩而长者，为欲愈。

锡云：太阴中风者，风邪直中于太阴也。

魏云：太阴病而类于太阳之中风，四肢烦疼，阳脉微而热发，阴脉涩而汗出，纯乎太阳中风矣；然腹自泻，有时痛，下利益甚，吐而不能食，是非太阳之中风宜表散也。

钱云：四肢烦疼者，言四肢疼而烦扰无措也，盖脾为太阴之藏，而主四肢故也。（脾病，四肢不得禀水谷气，见《素问·阳明脉解》。）阳微阴涩者，言轻取之而微，重取之而涩也。脉者，气血伏流之动处也。因邪入太阴，脾气不能散精，肺气不得流经，营阴不利于流行，故阴脉涩也。阳微阴涩，正四肢烦疼之病脉也。长脉者，阳脉也，以微涩两阴脉之中，而其脉来云皆长，为阴中见阳，长则阳将回，故为阴病欲愈也。

太阴病欲解时，从亥至丑上。

成云：脾为阴主，王于丑、亥、子。向王，故为解时。

柯云：经曰"夜半后而阴隆，为重阴"，又曰"合夜至鸡鸣，天之阴，阴中之阴也"，脾为阴中之至阴，故主亥、子、丑时。

太阴病，脉浮者，可发汗，宜桂枝汤。

汪云：夫曰太阴病，当见腹满等候，诊其脉不沉细而浮，则知太阳经风邪犹未解也，故宜桂枝汤以汗解之。

《鉴》云：即有吐利、不食、腹满时痛一二证，其脉不沉而浮，便可以桂枝发汗，先解其外，候外解已，再调其内可也。于此又可知论中身痛、腹满、下利，急先救里者，脉必不浮矣。

程云：条中有桂枝汤而无麻黄汤，桂枝汤建中之体，无碍于温也。

丹云：按舒氏云：此言太阴病，是必腹满而吐、腹痛自利矣，证属里阴，脉虽浮，亦不可发汗。即令外与太阳表证，当以理中为主，内加桂枝，两经合治，此一定之法也。今但太阴病，未见太阳外证，其据脉浮即用桂枝专治太阳，不顺太阴，大不合法，恐亦后人有错。此说有理。

自利不渴者属太阴，以其藏有寒故也，当温之，宜服四逆辈。

《玉函》《千金翼》无"服"字。"辈"，《脉经》作"汤"。

《鉴》云：凡自利而渴者，里有热，属阳也；若自利不渴，则为里有寒，属阴也。今自利不渴，知为太阴本藏有寒也，故当温之。四逆辈者，指四逆、理中、附子等汤而言也。

魏云：以其人脾藏之阳平素不足，寒湿凝滞，则斡运之令不行，所以胃肠水谷不分，而下泄益甚。"自利"二字乃未经误下、误汗、吐而成者，故知其藏本有寒也。

舒云：口渴一证，有为实热，亦有虚寒，若为热邪伤津而作渴者，必小便短、大便硬；若自利而渴者，乃为火衰不能熏腾津液，故口渴法主附子，助阳温经，正所谓釜底加薪，津液上腾而渴自止。若寒在太阴，于肾阳无干，故不作渴。

伤寒，脉浮而缓，手足自温者，系在太阴，太阴当发身黄；若小便自利者，不能发黄。至七八日，虽暴烦下利日十余行，必自止，以脾家实，腐秽当去故也。

> "以"一字，《玉函》作"所以然者"四字。"暴烦下利"，《千金翼》作"烦暴利"。

钱云：缓为脾之本脉也，手足温者，脾主四肢也，以手足而言自温，则知不发热矣。邪在太阴，所以手足自温，不至如少阴、厥阴之四肢厥冷，故曰系在太阴。然太阴湿土之邪郁蒸，当发身黄；若小便自利者，其湿热之气已从下泄，故不能发黄也。如此而至七八日，虽发暴烦，乃阳气流动、肠胃通行之征也，下利虽一日十余行，必下尽而自止；脾家之正气实，故肠胃中有形之秽腐去，秽腐去则脾家无形之湿热亦去故也。此条当与《阳明篇》中"伤寒脉浮而缓云云，至八九日大便硬者，此为转属阳明"条互看。

喻云：暴烦下利日十余行，其证又与少阴无别；而利尽秽腐当自止，则不似少阴之烦躁有加，下利漫无止期也。

汪云：成注云：下利，烦躁者死，此为先利而后烦，是正气脱而邪气扰也。兹则先烦后利，是脾家之正气实，故不受邪而与之争，因暴发烦热也。下利日十余行者，邪气随腐秽而去，利必自止，而病亦愈。

本太阳病，医反下之，因尔腹满时痛者，属太阴也，桂枝加芍药汤主之；大实痛者，桂枝加大黄汤主之。

> 《玉函》无"本"字。"尔"，《全书》、程本作"而"，《脉经》《千金翼》无"尔"字。《千金翼》作加"大黄汤主之"，无"桂枝"二字。"大实痛"以下，成氏及诸本为别条，非也。

钱云：本太阳中风，医不汗解，而反下之，致里虚邪陷，遂入太阴，因尔腹满时痛，故曰属太阴也。然终是太阳之邪未解，故仍以桂枝汤解之；加芍药者，因误下伤脾，故多用之以收敛阴气也。

汪云：如腹满痛甚者，其人胃家本实，虽因太阳病误下，热邪传入太阴，然太阴之邪已归阳明而入于府，此非里虚痛，乃里实痛也。成注云：大实、大满，自可下除之，故加大黄以下里实；其仍用桂枝汤者，以太阳之邪犹未尽故也。

程云："因而"二字宜玩，太阴为太阳累及耳，非传邪也。

《内台方议》曰：表邪未罢，若便下之，则虚其中，邪气反入里；若脉虚弱，因而腹满时痛者，乃脾虚也，不可再下，与桂枝加芍药汤以止其痛；若脉沉实，大实满痛，以手按之不止者，乃胃实也，宜再下，与桂枝汤以和表，加芍药、大黄以攻其里。

桂枝加芍药汤方

《玉函》"加"上有"倍"字。

桂枝三两，去皮　芍药六两　甘草二两，炙　大枣十二枚，擘　生姜二两，切

上五味，以水七升，煮取三升，去滓，温分三服。

本云桂枝汤，今加芍药。"温分"，《千金翼》作"分温"。

桂枝加大黄汤方

桂枝三两，去皮　大黄二两。《玉函》作"三两"，成本作"一两"　芍药六两　生姜三两，切　甘草二两，炙　大枣十二枚，擘

上六味，以水七升，煮取三升，去滓，温服一升，日三服。

柯云：腹满为太阴、阳明俱有之证，然位同而职异。太阴主出，太阴病则腐秽气凝不利，腹满而时痛；阳明主内，阳明病则腐秽燥结不行，故大实而痛，是知大实痛是阳明病，而非太阴病矣。仲景因表证未解，阳邪已陷入太阴，故倍芍药以益脾调中，而除腹满之时痛，此用阴和阳法也。若表邪未解，而阳邪陷入阳明，则加大黄以润胃通结，而除其大实之痛，此双解表里也。凡妄下必伤胃之气液，胃气虚则阳邪袭阴，故转属太阴；胃液涸则两阳相搏，故转属阳明。属太阴则腹满时痛而不实，阴道虚也；属阳明则腹满大实而痛，阳道实也。满而时痛，是下利之兆；大实而痛，是燥屎之征。故倍加芍药，小变建中之剂；少加大黄，微示调胃之方也。

汪云：按桂枝加大黄汤，仲景虽入太阴例，实则治太阳阳明之药也，与大柴胡汤治少阳阳明证义同。

钱云：考汉之一两，即宋之二钱七分也。以水七升而煮至三升，分作三次服之，止温服一升。按李时珍云：古之一升，今之二合半，约即今之一饭甑

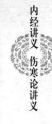

也。大黄不满一钱，亦可谓用之缓而下之微矣。

丹云：按方氏云：曰"桂枝加"，则以本方加也，而用芍药六两、水七升，不合数，皆后人之苟用者。此说非也。

《总病论》曰：小建中汤不用饴糖芍药为君，止痛复利邪故也。

《圣济总录》芍药汤，治产后血气攻心，腹痛，即桂枝加芍药汤，无生姜、大枣。

《圣惠方》赤芍药散，治小儿初生及一年内儿，多惊啼不休，或不得眠卧，时时肚胀，有似鬼神所为，即桂枝加大黄汤去姜枣，加白术、五味。

太阴为病，脉弱，其人续自便利，设当行大黄、芍药者，宜减之，以其人胃气弱，易动故也。

原注：下利者，先煎芍药三沸。成本无"下利云云"九字注文。

程云：前条之行大黄、芍药者，以其病为太阳误下之病，自有浮脉验之非太阴为病也；若太阳自家为病，则脉不浮而弱矣，纵有腹满大实痛等证，其来路自是不同。中气虚寒，必无阳结之虑，目前虽不便利，续自便利，只好静以俟之，大黄、芍药之宜行者减之，况其不宜行者乎？诚恐胃阳伤动，则洞泄不止，而心下痞硬之证成，虽复从事于温，所失良多矣。胃气弱，对脉弱言；易动，对续自便利言。太阴者，至阴也，全凭胃气鼓动为之生化，胃阳不衰，脾阴自无邪入，故从太阴为病，指出胃气弱来。

锡云：曰便利，其非大实痛可知也；曰设当行，其不当行可知也，总之，伤寒无分六经，一切皆以胃气为本。

印云：按本经，凡下后，皆去芍药，为苦泄也。

丹云：按锡驹云：续者，大便陆续而利出也。汪氏云：大便必接续自利而通，盖续者，谓虽今不便利而续必便利之义，非自利陆续频并之谓。程、汪为得。

铁樵按：太阴指腹言，故开卷第一节即言"太阴之为病，腹满"。所谓腹，其部位以脐为主，脐以下是少阴部位；又，所谓腹并非指腹膜，乃该肠胃而言。古人皆云太阴指脾，若泥定一"脾"字，便生出无数疑团，说来好听，终竟不能明了，而临诊时不免有模糊影响之弊矣。须知阳明与太阴只辨一个寒热、虚实，虚者从太阴治，实者从阳明治，热者从阳明治，寒者从太阴治，故二八二节"自利、不渴者，属太阴藏寒当温，宜四逆"，二八四节"大实痛者，加大黄"，最是显明，故喜多村谓"实则阳明，虚则太阴"。自利者，肠寒而利也；《阳明篇》之燥矢，肠热而燥也。《阳明篇》定义为胃家实，固是指胃；《太阴篇》第一语即曰腹满而吐，吐亦指胃也。故知阳明与太阴病位悉同，并无分别，所当辨者寒热、虚实而已。注家释二八二节，必定要说其人平素脾阳不足；释二八四节，必定要说热邪因误下传入太阴，然太阴之邪已归阳明而入于府云云，皆是凭空添无数缴绕，不可为训。现在西人谓伤寒是肠炎，亦可以为佐证。西法无所谓寒热，矢燥、谵语之阳明证是肠炎，腹满、自利之太阴证亦是肠炎，以彼从病灶定名，故云尔也。

或问：西医谓伤寒是肠炎，果病如其名乎？曰：病如其名。病灶果在肠乎？曰：然。然则无所谓六经。中法以六经为治，得毋与病之真相不吻合乎？答曰：此为一最有价值之问题，今人多不省，尽人皆云中法与西法不同，又不能言其所以不同之故。天下真理只有一个，病是一个病，何得有两个法？西法与中法既然不同，西法是即中法非，中法是即西法非。今就药效观之，西法治伤寒，结果不良，可谓西法非是；中法治伤寒，未能十全，而较西法为良，可谓中法比较近是。仲景法治伤寒未能十全，《温病条辨》法亦偶有一二愈者，是仲景固比较近是，而吴鞠通、王孟英辈亦有一二是处，此为近来中医界普通心理。其实如此说法去事实甚远，须知西法是，仲景法是，王孟英、吴鞠通辈非是。

仲景之六经，处处从病能着笔，彰彰事实，不容非议，安得不是？西法用生理学、医化学、诊断学各方面精密考察，然后断定，安得不是？若王孟英、吴鞠通辈，既未懂得《内经》，又未懂得《伤寒》，当时又无西法可供参考，而彼等好名心胜，本其想当然之见解，图幸遂其盗名欺世之私心，妄引《内经》，既毫无心得；推崇仲景，完全搔不着痒处。其技术之拙劣，情有可原；其用心之卑劣，是曰可杀。彼等安得有丝毫是处？

中西二种学说既属皆是，何以病位不同乎？应之曰：伤寒本是体温反射为病，其发热即是体温反射之故。体温所以起反射，其目的在驱逐外袭之寒，治法因势利导，去其目的，则反射之动作自止，故第一步当发汗。然单纯发汗则无用，必须视其副因。所谓副因，寒热、虚实是也，故有麻黄、桂枝、葛根芩连、青龙之辨。仲景之大本领，虽不全在此等处，而此数种方法却不可谓非

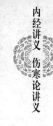

仲景之大本领，因用此法，则伤寒之病，至多一候，即截然而止，不复进行，嗣后种种危险病状皆不复见，实有曲突徙薪之功。西人不知此，见其壮热，以冰冰之，不效，亦未尝不用发汗药。如医学史所言，希柏克来时代尚温保法，所谓温保，即是发汗之意。然单纯发汗，不兼顾副因，仍是不效。晚近验得血中有杆菌，以杀菌药治之，仍复不效。于是谓伤寒病无特效药，而医师之治此病，惟注意饮食、清洁、空气等调护方面，可谓极其能事，病则听其自然进行。凡伤寒不经误治，无有不传阳明者，传阳明即是肠胃方面事矣。又，热病每多与食积为缘，故既见府证之后，下之即愈。西人复不知太阳症未罢不可下之理，诊得胃中有积，即与泻药，此为下之不当，下之太早，太早则传太阴，太阴亦肠胃方面事矣。积数十百次经验，什九病灶在肠，因定伤寒病为肠炎，此其定名原自不误，惟病之经过、传变不如仲景所言之详。又，西人所谓特效药，往往不离物质；仲景之治伤寒，则能利用体功反射之理以祛病毒，顺自然而不逆自然，此所以收效多而结果良佳。国人事事效法西洋，吾则谓有许多事西洋人亦当效法中国，治伤寒乃许多事中之一事也。

辨少阴病脉证并治

少阴之为病，脉微细，但欲寐也。

《鉴》云：少阴肾经，阴盛之藏也。少阳受邪则阳气微，故脉微细也。卫气行阳则寤，行阴则寐。少阴受邪则阴盛，而行阴者多，故但欲寐也。此少阴病之提纲，后凡称少阴病者，皆指此脉证而言也。

程云：前太阴，后厥阴，俱不出脉象，以少阴一经可以误之也。少阴病六七日前，多与人以不觉，但起病喜厚衣、近火，善瞌睡，凡后面亡阳发躁诸剧证，便伏于此处矣，最要提防。

丹云：按《太阳中篇》三十七条云：太阳病，十日以去，脉浮细而嗜卧者，外已解也。此当以脉浮沉而别阴阳也。

铁樵按：阴虚火王者，恒苦竟夜不得寐；阴盛阳衰者，无昼夜但欲寐。阴虚火王之不寐，并非精神有余不欲寐，乃五内燥扰不宁，虽疲甚而苦于不能成寐；阴盛阳衰之但欲寐，亦非如多血肥人头才着枕即鼾声雷动之谓，乃外感之寒胜，本身阳气微，神志若明若昧，呼之则精神略振，须臾又惝恍不清，此之谓但欲寐。病人少阴，无有不如此者，故《少阴篇》首节标此三字。然阳明证亦有迷睡，须不得误认，故又出"脉微细"三字。然仅据"脉微细，但欲寐"两语，即足以认识少阴证，则少阴证亦不为难识，天下宁有此容易事？果如此容易，医亦不足学矣。然则奈何？曰：仲景之意不如此也，盖谓少阴之见症可于"但欲寐"知之，然仅据此三字不足辨证，更须辨神辨色，与夫声音、热度、津液等等，凡见不足者，方是少阴；见有余者，则非少阴。有余、不足之辨别，最大而最要者在脉，故举脉以该其余。汉文简单，当然不能如鄙人著讲义之杂沓肤浅，故读古书贵在别有会心也。惟其如此，所以此处"脉微细"三字不必泥定，后文有"脉浮、脉紧、脉数、脉涩"，皆是少阴，非少阴证必须脉微细也。注家不明此意，先执定"脉微细"三字，嗣后凡遇各种脉与此条不合者，皆须曲为解释，真有著败絮行荆棘中之苦。

　　少阴病，欲吐不吐，心烦，但欲寐，五六日，自利而渴者，属少阴也。虚，故引水自救。若小便色白者，少阴病形悉具。小便白者，以下焦虚，有寒，不能制水，故令色白也。

　　"具"下"小便白"，《玉函》作"所以然"三字。"水"，《玉函》作"溲"。

　　程云：人身阴阳中分，下半身属阴，上半身属阳。阴盛于下，则阳扰于上，欲吐不吐、心烦，证尚模糊，以但欲寐征之，则知下焦寒而胸中之阳被壅。治之不急，延至五六日，下寒甚而闭藏彻矣。已下利，上热甚而津液亡矣，故渴。"虚，故引水自救"，非徒释"渴"字，指出一"虚"字来，明其别于三阳证之实邪作渴也。然则此证也，自利为本病，溺白正以征其寒，故不但烦与渴以寒断，即从烦渴而悉及少阴之热证，非戴阳即格阳，无不可以寒断而从温治。肾水欠温则不能纳气，气不归元，逆于膈上，故欲吐不吐；肾气动膈，故心烦也。

　　汪云：此与热邪之但欲寐不同，其寐必不昏浊，其呼吸必促而细也。常器之云：可四逆汤，又，甘草干姜汤。愚以五六日之前宜四逆汤加生姜二两，五六日后宜茯苓四逆汤。

　　魏云：引水自救，以理论之，虽渴，未必能多饮水，或多饮多尿、尿色

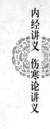

淡白，则少阴肾藏为真寒，附子汤主之。少阴肾藏为病，内素寒者十之六七，外寒乘人者十之三四，无内寒则不能召外寒，君子平日宁可不以命门之火为宝而用菖道乎？

舒云：《经络考》云：舌下有二隐窍，名曰廉泉，运动开张，津液涌出，然必藉肾中真阳为之熏腾，乃是以上供；若寒邪侵到少阴，则真阳受困，津液不得上潮，故口渴，与三阳经之邪热烁干津液者大相反也。

铁樵按：此节"自利而渴"句与首节"脉微细"句立于同等地位，乃平行的，非相属的，即"脉微细、但欲寐"属少阴，若不见脉微细，其人自利而渴、但欲寐，亦属少阴。此即吾所谓"但欲寐"之外见不足者，乃少阴也，故仲景自下注脚，以"虚"字释"渴"字，既云"虚"，非不足而何？小便白，疑"白"字当作"清"字解，魏荔桐释作尿色淡白，是清而不黄赤之谓。就经验上言，溲清是下焦无热，与经文"下焦虚寒"义合；若溲白如乳汁，反是热矣。舒氏说廉泉、肾阳等语，与拙说肾腺病连带唾腺，意颇相合，已散见以前各讲义中，兹不赘。

病人脉阴阳俱紧，反汗出者，亡阳也，此属少阴，法当咽痛而复吐利。

"亡"，《脉经》作"无"。

方云：阴阳俱紧，伤寒也，伤寒不当有汗，故谓汗为反出。

周云：按脉至阴阳俱紧，阴寒极矣，寒邪入里，岂能有汗？乃反汗出者，则是真阳素亏，无阳以固其外，遂致腠理疏泄，不发热而汗自出也。此属少阴，正用四逆急温之时，庶几真阳骤回，里证不作。否则阴邪上逆，则为咽痛，为吐；阴寒下泄，而复为利，种种危候，不一而足也。

魏云：利者，少阴本证；吐而咽痛，则孤阳飞越，欲自上脱也，可不急回其阳，镇奠其肾阴虚寒，以救欲亡之阳乎？真武、四逆、附子等汤，斟酌用之可也。

丹云：按"亡阳"之"亡"，程氏、魏氏为"出亡"之"亡"，以讥"无阳"之解。然《太阳上篇》桂枝二越婢一汤条有"无阳"字，此条"亡"字，《脉经》作"无"字，则必不"出亡"之义也。

柯云：上焦从火化而咽痛、呕吐，下焦从阴虚而下利不止也，宜八味肾气丸主之。

丹按：柯氏所论，于杂病往往有如此者，此条证决非肾气丸所主也。

铁樵按："亡"与"无"通，此条当作"亡阳"解，《脉经》不足据；后二九一条作"无阳"解，于义较妥。又，亡阳者，乃汗自出、遍身清润之谓，脉不当紧而常弱；今脉紧，紧即不当清润，故云"反"。亡阳亦是不足，详此条意义，并无"但欲寐"在内，盖谓脉紧而自汗，不得误认为太阳证，故云"此属少阴"，谓虽不"但欲寐"，亦属少阴也。审是，读者真不可死煞句下。少阴咽痛，喉头不红肿，痛如刀割者。是脉阴阳俱紧，反汗出者，法当咽痛，欲辨咽痛是否属少阴，只以脉紧、汗出为标准，不必问若何痛法。

论咽痛，不确当。云因腺病之故，亦许红肿，亦不必如刀割。

少阴病，咳而下利、谵语者，被火气劫故也，小便必难，以强责少阴汗也。

"以"，《玉函》作"为"。

锡云：此三节俱论少阴不可发汗。《平脉篇》云：肾气微，少精血，奔气促迫，上入胸膈。是咳者，少阴精血少，奔气上逆也；下利者，少阴肾气微，津液下注也。复以火劫其汗，则少阴精气妄泄，神气浮越，水不胜火，则发谵语，故曰"谵语者，被火气劫故也"。然不特谵语，小便必难，以强责少阴肾藏之精而为汗，竭其津液之源故也。

蒋宾候曰：少阴下利极多，何曾皆是被火？且被火未必下利，惟谵语乃是被火，经云"被火者，必谵语"，故咳而下利、谵语者，当分看为是。

程云：少阴病，咳而下利，真武中有此证。

方云：强责，谓过求也。

丹云：按汪引《补亡论》云：常器之用救逆汤、猪苓汤、五苓散以通小便。《金鉴》云：白虎、猪苓二汤，择而用之可耳。并误也。盖因喻氏热邪挟火力之解，而袭其弊耳，当是茯苓四逆证矣。

少阴病，脉细沉数，病为在里，不可发汗。

程云：何谓之里？少阴病，脉沉是也。毋论沉细、沉数，俱是藏阴受邪，与表阳是无相干，法当固密肾根为主。其不可发汗，从脉上断，非从证上断，

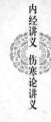

麻黄附子细辛汤不可恃为常法也。

薛慎庵曰：人知数为热，不知沉细中见数为寒甚，真阴寒证脉常有一息七八至者，尽概此一数字中，但按之无力而散耳，宜深察也。

丹云：案此条，方、喻诸家以热邪入里为解，乃与经旨乖矣。

少阴病，脉微，不可发汗，亡阳故也。阳已虚，尺脉弱涩者，复不可下之。

"亡"，《脉经》《千金翼》作"无"。钱云："亡"，音"无"。

钱云：微者，细小软弱，似有若无之称也。脉微则阳气大虚，卫阳衰弱，故不可发汗以更竭其阳，以汗虽阴液，为阳气所蒸而为汗，汗泄而阳气亦泄矣。今阳气已虚，故曰亡阳故也。若阳已虚，而其尺脉又弱涩者，如命门之真火衰微，肾家之津液不足，不惟不可发汗，复不可下之，又竭其阴精阳气也。此条本为少阴禁汗、禁下而设，故不言治，然温经补阳之附子汤之类，即其治也。

程云：拈出"尺脉弱涩"字，则少阴之有大承气汤证，其尺必强脉而滑，已伏见于此处矣。

汪云：《补亡论》并宜附子汤以补阳气、散阴邪、助营血也。

周云：不可汗，用四逆加人参汤；不可下者，用蜜煎导。

少阴病，脉紧，至七八日，自下利，脉暴微，手足反温，脉紧反去者，为欲解也，虽烦、下利，必自愈。

钱云：脉紧见于太阳，则发热、恶寒，而为寒邪在表；见于少阴，则无热、恶寒，而为寒邪在里。至七八日，则阴阳相持已久，而始下利，则阳气耐久，足以自守矣。虽至下利，而以绞索之紧，忽变而为轻细软弱之微，脉微则恐又为上文不可发汗之亡阳脉矣，为之如何？不知少阴病其脉自微，方可谓之无阳；若以寒邪极盛之紧脉，忽见暴微，则峭紧化而为微缓矣，乃寒邪弛缓之兆也。曰手足反温，则知脉紧、下利之时手足已寒；若寒邪不解，则手足不当温，便紧不当去。因脉本不微，而忽见暴微，故手足得温，脉紧得去，是以谓之"反"也。反温、反去，寒气已弛，故为欲解也。虽其人心烦，然烦属阳，而为暖气已回，故阴寒之利必自愈也。

少阴病，下利，若利自止，恶寒而踡卧，手足温者，可治。

柯本删"下利"二字。"踡"，方本作"倦"。

程云：少阴病下利，而利自止，则阴寒亦得下祛，而又不至于脱，虽有恶寒、踡卧不善之证，但使手足温者，阳气有挽回之机，虽前此失之于温，今尚可温而救失也。

钱云：大凡热者，偃卧而手足弛散，寒则踡卧而手足敛缩，下文恶寒、踡卧而手足逆冷者，即为真阳败绝而成不治矣。若手足温，则知阳气未败，尚能温暖四肢，故曰可治。

汪云：温经散寒，宜四逆汤主之。

《活人书》释音曰：踡，具员切，踡蹄不伸也。

少阴病，恶寒而踡，时自烦，欲去衣被者，可治。

《千金翼》作"不可治"。

钱云：但恶寒而不发热，为寒邪所中也；踡卧者，踡曲而卧，诸寒收引，恶寒之甚也。

程云：少阴病，不必尽下利也，只恶寒而踡，已知入藏深矣。烦而去衣被，阳势尚肯力争也，而得之时与欲，又非虚阳暴脱者比。虽前此失之于温，今尚可温而救失也。

喻云：后条云"不烦而躁者死"，对看便知。

丹云：按《总病论》《活人书》并云"宜大柴胡汤"，可疑。

少阴中风，脉阳微阴浮者，为欲愈。

钱云：太阳中风，阳浮而阴弱，盖以浮候、沉候分阴阳也；此所谓阳微阴浮者，是以寸口、尺中分阴阳也。若以浮沉二候分阴阳，则沉候岂有浮脉邪？此不辨自明也。夫少阴中风者，风邪中少阴之经也，脉法浮则为风，风为阳邪，中则伤卫，卫受风邪，则寸口阳脉当浮。今阳脉已微，则知风邪欲解，邪入少阴，唯恐尺部脉沉，邪气入里。今阳脉反浮，则邪不入里，故为欲愈也。

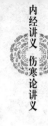

少阴病欲解时，从子至寅上。

"至"，《玉函》作"尽"，无"上"字。

汪云：阳生于子，子为一阳，丑为二阳，寅为三阳，少阴解于此者，阴得阳则解也。

喻云：各经皆解于所王之时，如少阴独解于阳生之时，阳进则阴退，阳长则阴消，正所谓阴得阳则解也。即是推之，而少阴所重在真阳，可不识乎？

伤寒论讲义第十九期

少阴病吐利，手足不逆冷，反发热者，不死，脉不至者（原注：至一作"足"），灸少阴七壮。

《脉经》《千金翼》"吐"上有"其人"二字。《千金翼》"至"作"足"。

程云：少阴病吐而且利，里阴胜矣，以胃阳不衰，故手足不逆冷。夫手足逆冷之发热，为肾阳外脱；手足不逆冷之发热，为卫阳外持。前不发热，今反发热，自非死候。人多以其脉之不至而委弃之，失仁人之心与术矣。不知脉之不至，由吐利而阴阳不相接续，非脉绝之比。灸少阴七壮，治从急也。嗣是而用药，自当从事于温。

魏云：灸其少阴本穴七壮者，就其经行之道路，扶其阳气使宣通，则吐利不止自止，脉不至亦必至矣。七壮必非一穴，凡少阴之经起止循行之处皆可灸也，仍须温中扶阳，又不待言。

汪云：常器之云：是少阴太溪二穴，在内踝后，跟骨动脉陷中。庞安常云：发热，谓其身发热也。经曰：肾之原出于太溪。药力尚缓，惟急灸其原以温其藏，犹可挽其危也。

丹云：按《活人书》亦云太溪穴。

铁樵按：此条当云"少阴病吐利，手足逆冷，脉不至者，灸少阴七壮。手足不逆冷，反发热者，不死。"注家循文敷衍，甚不妥当。盖手足不逆冷，体温能达四末，体温既能达四末，脉无不至者；其有体温能达四末，而脉不至者，阳明府证脉伏者有之，既非少阴，亦无可灸之理；且此下一条一身手足尽热为热在膀胱，断定便血，岂便血亦可灸乎？二九二及二九三条"手足温可

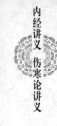

治"手足温，虽自利，不死"，皆不云灸。程注自"非死候"之下接"人多以其脉之不至，委而去之"，如此勉强自圆其说，恐彼执笔时左支右绌，不免汗出也。自余诸家所释，无一稍稍合理者，甚奇。

少阴病八九日，一身手足尽热者，以热在膀胱，必便血也。

钱云：大凡寒邪入少阴，必恶寒、逆冷，故以反发热者为阳回阴解而不死，此因邪气入少阴至八九日之久，一身手足尽热者，盖以足少阴肾邪传归足太阳膀胱也。肾与膀胱，一表一里，乃藏邪传府，为自阴还阳。以太阳主表，故一身手足尽热也；热邪在膀胱，迫血妄行，故必便血也。"必便血"三字，前注家俱谓必出一阴之窍，方、喻并同。恐热邪虽在膀胱，而血未必从小便出也。

丹云：按汪引常器之云：可桃仁承气汤、芍药地黄汤。愚以还宜芍药地黄汤。柯氏云：轻则猪苓汤，重则黄连阿胶汤。盖柯说为的对矣。

铁樵按："以热在膀胱，必便血"句当存疑，因手足尽热，何以热在膀胱？其理不可晓，且于经验上亦未值此种病，此两者俱无，便无从强释。钱氏谓"虽热邪在膀胱，恐血未必从小便出"，是钱氏亦未曾见此种病也。

少阴病，但厥，无汗而强发之，必动其血，未知从何道出，或从口鼻，或从目出者，是名下厥上竭，为难治。

成本无"者"字。

锡云：此论少阴生阳衰于下，而真阴竭于上也。少阴病，但厥，无汗者，阳气微也。夫汗虽血液，皆由阳气之熏蒸宣发而出也。今少阴生阳衰微，不能蒸发，故无汗；强发之，不能作汗，反动其经隧之血，从空窍而出也。然未知从何道之窍而出。少阴之脉，循喉咙，挟舌本，系目系，故或从口鼻，或从目出。阳气厥于下，而阴血竭于上，少阴阴阳气血俱伤矣，故为难治。

程云：难治者，下厥非温不可，而上竭则不能用温，故为逆中之逆耳。

丹云：按汪氏云：按此条，仲景但云难治，其非必死之证明矣。《补亡论》常器之云：可芍药地黄汤。成氏、方氏、喻氏、魏氏、《金鉴》并以此条证为热厥，盖袭常氏之谬耳。

又云：按喻氏云：后人随文续去，总置不讲，不知下厥者，阴气厥于下也；上竭者，阴血竭于上也。盖气与血两相维附，气不得血则败而无统，血不得气则凝而不流，故阴火动而阴气不得不上奔，阴气上奔而阴血不得不从之上溢而竭矣；血既上溢，其随血之气散于胸中，不得复反于本位，则下厥矣。阴既逆于下，势必龙雷之火应之，血不尽竭不止也，仲景所以断为难治者，非直不治也。稍为大辟其局，则以健脾中之阳气为第一义。健脾之阳，一举有三善：一者，脾中之阳气旺，而龙雷之火潜伏也；一者，脾中之阳气旺，而胸中窒塞为太空，不留纤翳也；一者，脾中之阳气旺，而饮食运化精微，复生其竭之血也。（出《医门法律》。）以此推之，下厥上竭，唯景岳六味回阳饮，滋阴回阳两全，以为合剂矣。

铁樵按：荣与卫皆行躯体表层，平时赖以润泽肌肤是荣，热时疏泄体温而出汗，汗亦是此荣。血稀薄则荣多，血干厚则荣少。古人谓"夺血为汗"，又云"阴液不能作汗"，皆指荣言。厥谓手足逆冷、头脑昏瞀，乃血不能养神经，因有此病症。厥且无汗，可知血干荣少，此时犹强责其汗，惟有血管破裂，故动血可必。口鼻与目皆黏膜最薄之处，弦急而绝，其绝处必其纤维较脆弱处，今强责少阴汗，其出血之处自当在口鼻与目。如此误治，有死而已，不止难治。"未知从何道出"句疑衍，"难治"似当作"不治"解。

少阴病，恶寒，身蜷而利，手足逆冷者，不治。

钱云：前恶寒而蜷，因有烦而欲去衣被之证，为阳气犹在，故为可治；又，下利自止，恶寒而蜷，以手足温者亦为阳气未败，而亦曰可治；此条恶寒、身蜷而利，且手足逆冷，则四肢之阳气已败，故不温，又无烦与欲去衣被之阳气尚存，况下利又不能止，是为阳气已竭，故为不治。虽有附子汤及四逆、白通等法，恐亦不能挽回既绝之阳矣。

舒云：按，此证尚未至汗出息高，犹可为治，急投四逆汤加人参，或者不死。

少阴病，吐利，躁烦，四逆者死。

喻云：上吐下利，因至烦躁，则阴阳扰乱而竭绝可虞；更加四肢逆冷，是中州之土先败，上下交征，中气立断，故主死也。使早用温中之法，宁至此乎？

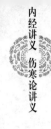

张云：此条与吴茱萸汤一条不殊，何彼可治而此不可治耶？必是已用温中诸汤不愈，转加躁烦，死故主耳。

《总病论》曰：与吴茱萸汤，宜细审其死生也。

舒氏云：按此条与后吴茱萸汤证无异，彼证未言死，此证胡为乎不主吴茱萸汤，而断之曰死，是何理也？于中疑有缺文。

少阴病，下利止而头眩，时时自冒者死。

钱云：前条利自止而手足温，则为可治。此则下利止而头眩，头眩者，头目眩晕也；且时时自冒，冒者，蒙冒昏晕也。虚阳上冒于巅顶，则阳已离根而上脱；下利无因而自止，则阴寒凝闭而下竭。于此可见阳回之利止则可治，阳脱之利止则必死矣，正所谓"有阳气则生，无阳气则死"也。然非曰死证，则头眩、自冒之外，或更有恶寒、四逆等证及可死之脉，未可知也，但未备言之耳。

少阴病，四逆、恶寒而身踡，脉不至，不烦而躁者死。

原注：一作"吐利而躁逆者死"。

钱云：恶寒、身踡而利、手足逆冷者，固为不治，此条但不利耳。上文吐利、烦躁、四逆者死，此虽不吐利，而已不见阳烦，但见阴躁，则有阴无阳矣，其为死证无疑，况又脉不至乎？前已有脉不至者，固反发热，故云不死；又有脉不出者，虽里寒而犹有外热，身反不恶寒而面赤，其阳气未绝，故有通脉四逆汤之治；此则皆现阴极无阳之证，且不烦而躁，并虚阳上逆之烦亦不可得矣，宁有不死者乎？

铁樵按：以上四条死证皆是事实，虽用药甚当，亦终必死。烦，如畏光恶声；躁，为手足无措。"不烦"，无热；"而躁"，无阴液。

少阴病六七日，息高者死。

程云：夫肺主气而肾为生气之源，盖呼吸之门也，关系人之生死者最巨。息高者，生气已绝于下而不复纳，故游息仅呼于上而无所吸也。死虽成于六七日之后，而机自兆于六七日之前，既值少阴受病，何不预为固护，预为提防，迄今真阳涣散，走而莫追，谁任杀人之咎？

铁樵按：此条是由肾传肺，息高是由肾传肺之候。

少阴病，脉微细沉，但欲卧，汗出，不烦，自欲吐，至五六日自利，复烦躁，不得卧寐者，死。

程云：今时论治者，不至于恶寒、蜷卧、四肢逆冷等证叠见，则不敢温，不知证已到此，温之何及？况诸证有至死不一见者，则盍于本论中之要旨一一申详之？少阴病，脉必沉而微细，论中首揭此，盖已示人以可温之脉矣；少阴病但欲卧，论中又已示人以可温之证矣；汗出，在阳经不可温，在少阴宜急温，论中又切示人以亡阳之故矣，况复有不烦、自欲吐，阴邪上逆之证乎？则真武、四逆，诚不啻三年之艾矣。乃不知预绸缪，延缓致五六日，前欲吐，今且利矣；前不烦，今烦且躁矣；前欲卧，今不得卧矣，阳虚扰乱，阴盛转加，焉有不死者乎？（原文烦冗，今采《金鉴》所改。）

柯云：六经中独少阴历言死证，他经无死证，甚者但曰难治耳，知少阴病是生死关。

丹云：按他经亦有死证，但不如此经之多端也。

铁樵按：自利、烦躁，是肾绝。

少阴病，始得之，反发热，脉沉者，麻黄细辛附子汤主之。

《千金翼》"脉"下更有"反"字。成本、《玉函》作"麻黄附子细辛汤"。

钱云：此言少阴之表证也。曰始得之者，言少阴初感之邪也。始得之而即称少阴病，则知非阳经传邪，亦非直入中藏，乃本经之自感。始得之而发热，在阳经则常事耳，然脉沉则已属阴寒。篇首云：无热而恶寒者，发于阴也。发于阴而又发热，是不当发之热，故云反也。察其发热，则寒邪在表；诊其脉沉，则阴寒在里。表者，足太阳膀胱也；里者，足少阴肾也。肾与膀胱，一表一里，而为一合，表里兼治。

程云：脉沉者，由其人肾经素寒，虽表中阳邪，而里阳不能协应，故沉而不能浮也。

周云：少阴与太阳相为表里，故言少阴表证，即太阳也。

麻黄细辛附子汤方

麻黄二两，去节　细辛二两　附子一枚，炮，去皮，破八片

上三味，以水一斗，先煮麻黄，减二升，去上沫，内诸药，煮取三升，去滓，温服一升，日三服。

《千金翼》"一斗"作"二斗"，"二升"作"一升"。成本脱"诸"字。

钱云：麻黄发太阳之汗，以解其在表之寒邪；以附子温少阴之里，以补其命门之真阳；又以细辛之气温味辛，专走少阴者，以助其辛温发散。三者合用，补散兼施，虽发微汗，无损于阳气矣，故为温经散寒之神剂云。

《伤寒琐言》曰：赵嗣真曰：仲景《太阳篇》云："病发热、头痛，脉反沉，身体疼痛，当救其里，宜四逆汤。"《少阴篇》云："少阴病，始得之，反发热、脉沉者，麻黄附子细辛汤。"均是发热、脉沉，以其头痛，故属太阳。阳证，脉当浮，而反不能浮者，以里久虚寒，正气衰微，又身体疼痛，故宜救里，使正气内强，逼邪外出，而干姜、附子亦能出汗而散。假令里不虚寒而脉浮，则正属太阳麻黄证矣。均是脉沉、发热，以无头痛，故名少阴病。阴病当无热，今反热，寒邪在表，未全传里，但皮肤郁闭为热，故用麻黄、细辛以发表热，附子以温少阴之经。假使寒邪入里，外必无热，而见吐利、厥逆等证，而正属少阴四逆汤症矣。由此观之，表邪浮浅，发热之反犹轻；正气衰微，脉沉之反为重。此四逆汤不为不重于麻黄附子细辛矣，又可见熟附配麻黄，发中有补；生附配干姜，补中有发，仲景之旨微矣。

《十便良方》：《指迷方》附子细辛汤，头痛者谓痛连脑户，或但头额与眉相引，如之风所吹，如水所湿，遇风寒则极，常欲得热物熨，此由风寒客于足太阳经，随经入脑，搏于正气，其脉微弦而紧，谓之风冷头痛，于本方加川芎、生姜。

《医贯》曰：有头痛连脑者，此系少阴伤寒，宜本方，不可不知。

《医经会解》曰：若少阴证脉沉欲寐，始得之发热、肢厥、无汗，为表病里和，当用正方，缓以汗之；若见二便闭涩，或泻赤水，谓之有表复有里，宜去麻黄，名附子细辛汤，仍随各脏见证加药。房欲后伤寒者，多患前证。

《张氏医通》曰：暴哑声不出，咽痛异常，卒然而起，或欲咳而不能咳，或无痰，或清痰上溢，脉多弦紧或数疾无伦，此大寒犯肾也。麻黄附子细辛汤

温之，并以蜜制附子噙之，慎不可轻用寒凉之剂。

又云：脚气冷痹恶风者，非术、附、麻黄并用必不能开，麻黄附子细辛汤加桂枝、白术。

铁樵按：以上文为例，则知用麻黄之证，为荣气未竭，可以急救之候。此证江浙绝少，两湖常见。古人以南北为言，其说非是。鄙意以为是水土有厚薄之故，即所谓海洋国与大陆国之辨，以浙江与湖南一比较，则有显然不可诬者。杭、嘉、湖、宁、绍、台各区域，河岸与水平相去不过数尺；而湖南衡阳、湘潭间，湘江两岸高数十丈，地层土色历历可辨。此与疾病、用药断非无关系者。本方麻黄、细辛各二两，照王朴庄所考定者，每古量一两当今量七分六厘，是麻黄、细辛各得钱半，此断非江浙人所能任者；而在湖南实不足为异，方中用麻黄三钱、细辛钱半，乃习见不鲜之事。故今之儒医，读古书，用经方，往往用药奇重，以《伤寒论》之药量施之江浙人之病者，皆妄也。《伤寒大白》不知此故，谓"仲景方只能用之北方"，欲将长沙移至黄河以北，几何不令人齿冷？而水土厚薄之故，卒鲜有注意者。鄙意麻黄附子细辛汤、麻黄附子甘草汤，在两湖确有此等病，在江浙可谓竟无此等病，所以然之故，土厚固然，水亦不同。湘、沅、襄、河及长江上游，其水均从万山中来，挟有阴寒之气，湖北竹山、谷城等处山居之人多患喉瘿，湖南非辣椒、苦瓜不足以燥脾胃，四川医生用药动以两计，皆因此故。吾侪但精研病理，心知其故，自能因物付物，因方为珪，遇圆成璧。执中无权，造为曲说，拘墟之见，不足与言医也。

此当与二八八条参看，不可发汗是指麻、桂二方，此用细辛与单纯太阳不同，用附所以守内也。

少阴病，得之二三日，麻黄附子甘草汤微发汗。以二三日无里证，故微发汗也。

《玉函》《全书》"证"上有"里"字，方本以下并同，盖原文系于遗脱，当补入焉。

周云：按此条当与前条合看，补出"无里证"三字，知前条原无吐利、躁渴里证也；前条已有"反发热"三字，而此条专言"无里证"，知此条亦有发热表证也。少阴证见，当用附子；太阳热见，可用麻黄。已为寒法，但易细辛以甘草，其义安在？只因得之二三日，津液渐耗，比始得者不同，故去细辛

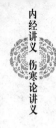

之辛散，益以甘草之甘和，相机施治，分毫不爽耳。

程云：既云"微发汗"矣，仍用"以"字、"故"字推原之，足见郑重之意。

柯云：要知此条是微恶寒、微发热，故微发汗也。

《鉴》云：此二证皆未曰无汗，非仲景略之也，以阴不得有汗，不须言也。

麻黄附子甘草汤方

麻黄二两，去节　甘草二两，炙　附子一枚，炮，去皮，破八片

上三味，以水七升，先煮麻黄一两沸，去上沫，内诸药，煮取三升，去滓，温服一升，日三服。

《玉函》《千金翼》"三升"作"二升半"，"一升"作"八合"。

周云：但言无里证，则有反发热之表在可知矣。易细辛以甘草者，因二三日其势缓，故甘草亦取其缓也。设兼见呕、利一二里证，专主救里，在太阳已然，况少阴乎？

铁樵按：以二三日无里症，故微发汗，本文意义自明，惟江浙不常见此种，循绎经文措词，是集惯用附子处所之事，当然非可漫然效颦。

少阴病，得之二三日以上，心中烦，不得卧，黄连阿胶汤主之。

《千金翼》"卧"下有"者"字，《外台》同。

成云：《脉经》曰：风伤阳，寒伤阴。少阴受病，则得之于寒，二三日以上，寒极变热之时，热烦于内，心中烦，不得卧也，与黄连阿胶汤扶阴散热。

程云：二三日邪在少阴，四五日已转属阳明，故无呕、利、厥逆诸证，而心烦不得卧者，是阳明之热内扰少阴，故不欲寐也，当以解热滋阴为主治也。

周云：气并于阴则寐，故少阴多寐，今反不得卧，明是热邪入里劫阴，故使心烦，遂不卧也。二三日以上，该以后之日而言之也。

舒云：外邪挟火而动者，心烦、不眠、肌肤煠燥、神气衰减、小便短而咽中干，法主黄连阿胶汤，分解其热，润泽其枯。此条挈证未全，疑有缺文。

黄连阿胶汤方

黄连四两　黄芩二两。成本、《玉函》《千金翼》《外台》作"一两"　芍药二两　鸡子黄三枚　阿胶三两。一云"三挺"。《千金翼》作"三挺"，《外台》作"三片"

上九味，以水六升，先煮三物，取二升，去滓，内胶，烊尽，小冷，内鸡子黄，搅令相得，温服七合，日三服。

"水六升"，成本、《玉函》作"五升"。

柯云：此少阴之泻心汤也。凡泻心必藉连芩而导引，有阴阳之别。病在阳，胃中不和而心下痞硬者，虚则加参甘补之，实则加大黄下之；病在少阴，而心中烦、不得卧者，既不得用参甘以助阳，亦不得用大黄以伤胃也，故用芩连以直折心火，用阿胶以补肾阴，鸡子黄佐芩连于泻心中补心血，芍药佐阿胶于补阴中敛阴气，斯则心肾交合，水升火降，是以扶阴泻汤之方而变为滋阳和阳之剂也。

吴云：此汤本治少阴温热之证，以其阳邪暴虐，伤犯真阴，故二三日以上便见心烦、不得卧，所以始病之际即用芩连大寒之药，兼芍药、阿胶、鸡子黄以滋养阴血也。然伤寒六七日后，热传少阴，伤其阴血者，亦可取用。与阳明府实用承气汤法，虽虚实补泻悬殊，而祛热救阴之意则一耳。

《肘后方》：时气差后，虚烦不得眠，眼中痛疼，懊恼，黄连四两、芍药二两、黄芩一两、阿胶三小挺，水六升，煮取三升，分三服，亦可内鸡子黄二枚。

少阴病，得之一二日，口中和，其背恶寒者，当灸之，附子汤主之。

《脉经》无"附子汤主之"五字。

魏云："少阴病"三字中，该脉沉细而微之诊，见但欲寐之证，却不发热，而单背恶寒，此少阴里证之确据也。

成云：少阴客热则口燥舌干而渴，口中和者，不苦不燥，是无热也。背为阳，背寒恶者，阳气弱，阴气胜也。经曰：无热恶寒者，发于阴也。灸之，助阳消阴；与附子汤，温经散寒。

王云：背恶寒者，阴寒气盛，此条是也；又或阳气内陷，有背恶寒者，经所谓"伤寒无大热，口燥渴、心烦、背微恶寒，白虎加人参汤主之"是也。一为阴寒气盛，一为阳气内陷，当于口中润燥辨之。

汪氏云：《补亡论》常器之云：当灸膈俞、关元穴、背俞第三行。按：第三行者，当是膈关，非膈俞也。《图经》云：膈关二穴，在第七椎下，两旁相去各三寸陷中，正坐取之，足太阳气脉所发，专治背恶寒、脊强、俛仰难，可灸五壮。盖少阴中寒必由太阳而入，故宜灸其穴也。又，关元一穴，在腹部中行，脐下三寸，足三阴、任脉之会，灸之者，是温其里以助其元气也。

钱氏云：灸之，谓灸少阴之脉穴，如涌泉、然谷、太溪、复溜、阴谷等井荣俞经合，即"三部九候论"之所谓下部地，足少阴也。

王注云：谓肾脉，在足内踝后，跟骨上陷中，太溪之分，动脉应手者是也。灸之者，所以温少阴之经也。

附子汤方

附子二枚，炮，去皮，破八片。成本、方本诸本脱"炮"字，只志聪、锡驹本有"炮"字　茯苓　三两　人参二两　白术四两　芍药三两

上五味，以水八升，煮取三升，去滓，温服一升，日三服。

柯云：此大温大补之方，乃正治伤热之药，为少阴固本御邪第一之剂也。与真武汤似同而实异，倍术、附，去姜，加参，是温补以壮元阳；真武汤还是温散而利胃水也。

汪云：武陵陈氏曰：四逆诸方皆有附子，于此独名附子汤，其义重在附子，他方皆附子一枚，此方两枚，可见也。附子之用不多，则其力岂能兼散表里之寒哉？邪之所凑，其气必虚，参、术、茯苓皆甘温益气，以补卫气之虚。辛热与温补相合，则气可益而邪可散矣。既用附子之辛烈，而又用芍药者，以敛阴气，使卫中之邪不遽全进于阴耳。《千金方》附子汤，治湿痹、缓风，身体疼痛如欲折，肉如锥刺刀割，于本方加桂心、甘草。

丹云：按此据下条证转用者。

少阴病，身体痛、手足寒、骨节痛、脉沉者，附子汤主之。

《玉函》注："沉"，一作"微"。

钱云：身体骨节痛，乃太阳寒伤营之表证也。然在太阳则脉紧，而无手足寒之证，故有麻黄汤发汗之治；此以脉沉而手足寒，则知寒邪过盛，阳气不流，营阴滞涩，故身体骨节皆痛耳；且四肢为诸阳之本，阳虚不能充实于四肢，所以手足寒。此皆沉脉之见证也，故以附子汤主之，以温补其虚寒也。即此推之，《太阳篇》之发汗病不解，虚故也，以芍药甘草附子汤；及发汗后身疼痛、脉沉迟者，桂枝加芍药生姜人参新加汤主之者，皆汗多亡阳，阴盛阳虚之证，即此义也。

少阴病，下利便脓血者，桃花汤主之。

方本"利"作"痢'，注云：古"利"无"疒"。"疒"，后人所加。

成云：少阳病下利便脓血者，协热也；少阴病下利便脓血者，下焦不约而里寒也。与桃花汤，固下散寒。

汪云：此条乃少阴中寒，即成下利之证。下利便脓血，协热者多；今言少阴病下利，必脉微细、但欲寐而复下利也，下利日久，至便脓血，乃里寒而滑脱也。

钱云：见少阴证而下利，为阴寒之邪在里，湿滞下焦，大肠受伤，故皮坼血滞，变为脓血，滑利下脱，故以温中固脱之桃花汤主之。

丹云：按此条证，喻氏、柯氏、魏氏、周氏、《金鉴》并为传经热邪之所致，大乖经旨，钱氏辨之详矣，见下条注。柯氏以症治疏略，删去。

桃花汤方

赤石脂一斤，一半全用，一半筛末　干姜二两　粳米一升

上三味，以水七升，煮米令热，去滓，温服七合，内赤石脂末方寸匕，日三服。若一服愈，余勿服。

《金鉴》《千金翼》"温"下无"服"字。《千金翼》"去"上有"汤成"二字。

成云：涩可去脱，赤石脂之涩，以固肠胃；辛以散之，干姜之辛，以散里寒；粳米之甘，以补正气。

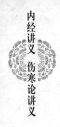

印云：石脂色如桃花，故名桃花汤。或曰即桃花石。

吴云：服时又必加末方寸匕，留滞以沾肠胃也。

丹云：按：柯氏云：名桃花者，春和之义，非徒以色言耳。王子接云：桃花汤非名其色也，肾藏阳虚用之，一若寒谷有阳和之致，故名。二说并凿矣。

《金匮要略》：下利便脓血者，桃花汤主之。

《医方集解》昂按：此症，成氏以为寒，而吴鹤皋、王肯堂皆以为热，窃谓便脓血者固多属热，然岂无下焦虚寒，肠胃不固而亦便脓血者乎？若以此为传经热邪，仲景当用寒剂以彻其热，而反用石脂固涩之药，使热闭于内而不得泄，岂非关门养盗，自贻伊戚也耶？观仲景之治协热利，如甘草泻心、生姜泻心、白头翁等汤，皆用芩、连、黄柏；而治下焦虚寒下利者，用赤石脂禹余粮汤，比类以观，斯可见矣。此症乃因虚以见寒，非大寒者，故不必用热药，惟用甘辛温之剂以镇固之耳。《本草》言石脂性温，能益气、调中、固下，未闻寒能损胃也。

《肘后方》疗伤寒若下脓血者，赤石脂汤方：赤石脂二两，碎、干姜二两，切、附子一两，炮，破。上三味，以水五升，煮取三升，去滓，温分三服。脐下痛者，加当归一两、芍药二两，用水六升。

《千金方》桃花圆，治下冷、脐下搅痛，干姜、赤石脂各十两。上二味，蜜丸如豌豆，服十丸，日三服，加至二十丸。

《和剂局方》桃花圆，治肠胃虚弱，冷气乘之，脐腹搅痛，下利纯白，或冷热相搏，赤白相搏，肠滑不禁，日夜无度。方同上，只面和为丸为异。

《千金翼》干姜丸，主胃中冷，不能食或食已不消方：干姜十两、赤石脂六两。上捣筛为末，炼蜜为丸如梧子，服十丸，日三。

《外台秘要》崔氏疗伤寒后赤白滞下无数，阮氏桃花汤方：赤石脂八两，冷多白滞者，加四两；粳米一升；干姜四两，冷多白滞者加四两，切。上三味，以水一斗，煮米熟汤成，去滓，服一升，不差，复作。热多则带赤，冷多则带白。

铁樵按：桃花汤之用在兜塞，兜塞云者，谓滑脱之利，肛门不能自禁者，此汤可以兜塞。准此推论，桃花汤乃治久利，非治暴利。暴利无滑脱者，便脓血，即后世所谓痢疾。如注家所言，似乎少阴便脓血是伤寒中有此一种病候，与痢疾为两件事者，其说最是误人。钱说谓大肠受伤，皮坼血滞，更与肠穿孔无别。成注"阳证便脓血为协热，阴证便脓血为里寒，与桃花汤固下散寒"云云，亦尚与实际未能吻合。后之学者，读此等注释，总不能胸中了了，言下无疑。今就吾经验所得，径直爽快说，俾后人有所遵循。旧说当用快刀切乱麻手段，扫而空之，庶几省却无数纠葛。然犹存旧说而不废者，恐吾万一自以为是，有谬误而不自知，不废旧说，所以资比较，明是非。著书体例，自古如此也。拙说如下。

肠风便血，其血有厚，有薄，有鲜红，有带紫，亦有枯黑如焦炭者，凡此等皆属肠壁出血。但虽属肠壁出血，并非壁膜破裂，乃肠壁上患外疡如鼠乳状物，其中通血管，其顶有孔，血满则放射如注，血竭则暂时闭塞，故患此者恒数月或数十日一发。此疮以地位所在而异其病名，在肛门者曰外痔，在直肠者曰内痔，在大小肠者曰肠风，其血皆不胶黏。痢疾之为病，乃肠壁之油膜随粪而下，其原因为气不能举；气不能举，大肠、直肠皆肥肿，肛门则窒。努力迫之使下，初起粪与油膜中黏液并下，既而粪反不下，专下黏液，故肠部疠痛而里急后重，所下色白如涕者，油膜分泌之黏液也；其有红白并下者，微丝血管中渗出之血与黏液混合也。无论红白，皆胶黏如涕，即《伤寒论》所谓脓血也。此病初起，属有余，属热，属阳，白头翁最效。川连、黄蘗所以解热，亦所以燥湿；秦皮所以止痛，白头翁因气下坠，举之使上升也。继而正气渐衰，则为不足，为虚，为阴寒证，为滑脱，桃花汤最效。赤石脂固涩，使不滑脱；干姜祛寒，即所以止泻；粳米所以存谷气也。于此有一事当知者，滑脱之证，就今日经验言之，多胶黏黄液，色透明如玻璃，虽桃花汤可救，然既辨明为真确之阴证，当与附子并服，否则不效；又当注意其血色、呼吸、目光、脉象种种无败象者，方可救十之七八，否则不治；即无败象，既见滑脱，即是败证，亦难十全，此则与仲景所言不同。又，滑脱虽略差，若见黑粪，其中有星星血点者，即是肠穿孔，例在不救；其有非胶黏之鲜血并下者，尤其是肠穿孔确证，虽其他现象甚好，亦死。此则为桃花汤后一步事，为《伤寒论》所未言者，皆初学所不可不知者也。

少阴病，二三日至四五日，腹痛、小便不利、下利不止、便脓血者，桃花汤主之。

《全书》"痛"作"满"。"止"下,《玉函》有"而"字。

成云:二三日以至四五日,寒邪入里深也。腹痛者,里寒也。小便不利者,水谷不别也。下利不止,便脓血者,腹胃虚弱,下焦不固也。与桃花汤,固肠止利也。

钱云:二三日至四五日,阴邪在里,气滞肠间,故腹痛也;下焦无火,气化不行,故小便不利;且下利不止,则小便随大便而频去,不得潴蓄于膀胱,而小便不得分利也;下利不止,气虚不固,而大肠滑脱也;便脓血者,邪在下焦,气滞不流,而大肠伤损也。此属阴寒虚利,故以涩滑固脱、温中补虚之桃花汤主之。

汪云:少阴里寒,便脓血,所下之物其色必黯而不鲜,乃肾受寒湿之邪,水谷之津液为其凝泣,酝酿于肠胃之中,而为脓血,非若火性急速而色鲜明,盖冰伏已久,其色黯黑,其气不臭,其人必脉微细、神气静而腹不甚痛,喜就温暖,欲得手按之,腹痛即止,斯为少阴寒利之征。

丹云:按钱氏云:腹痛、小便不利、下利不止、便脓血者,痢疾也。自成氏以来,凡注皆为里寒,惟《尚论》为少阴热邪,若果热邪填塞胃中,如何可用干姜之辛热以散之?似属背理。恐指为寒邪者,未为大误;指为热邪者,反贻误后人不少矣。若以干姜为误,其误当责之立法之仲景乎。但观痢证有用大黄、黄连而愈者,有用干姜、肉果、人参、附子而愈者,皆非明证邪?此论可谓能得经旨矣。《千金》诸书所用,亦皆不过治寒以热之意尔。况《名医别录》赤石脂酸辛、大温、无毒,治肠澼下利赤白,亦复一证矣。

少阴病,下利便脓血者,可刺。

钱云:邪入少阴而下利,则下焦壅滞而不流行,气血腐化而为脓血,故可刺之以泄其邪,通行其脉络,则其病可已。不曰刺何经穴者,盖刺少阴之井荣俞经合也,其所以不言者,以良工必知之熟矣,故不必赘也。

张云:先下利日久而后便脓血,则从桃花汤;若不先下利而下利便脓血,则可刺经穴;若刺经穴不愈,则当用事白头翁汤;设更咽干、心烦、不得眠,则又须黄连阿胶汤为合法也。

汪云:《补亡论》常器之云:可刺幽门、交信。

丹云:此条证,与"少阴病八九日,一身手足尽热者,以热在膀胱,必便血也"正相同，乃是热迫血分而便脓血者。钱注为是，方氏则为里寒膀胱证，汪氏则亦改"刺"字作"灸"字，并误矣。

少阴病，吐利，手足逆冷，烦躁欲死者，吴茱萸汤主之。

"利"下，《玉函》有"而"字。"逆"，成本作"厥"，诸本同，惟志聪、《金鉴》作"逆"。

钱云：吐利，阴证之本证也。或但吐，或但利者，犹可；若寒邪伤胃，上逆而吐，下攻而利，乃至手足厥冷，盖四肢皆禀气于胃而为诸阳之本，阴邪纵肆，胃阳衰败而不守，阴阳不相顺接而厥逆。阳受阴迫而烦，阴盛格阳而躁，且烦躁甚而至于欲死，故用吴茱萸之辛苦温热，以泄其厥气之逆，而温中散寒。盖茱萸气辛味辣，性热而臭臊，气味皆厚，为厥阴之专药；然温中解寒，又为三阴并用之药。更以甘和补气之人参，以补吐利虚损之胃气；又宣之以辛散止呕之生姜，合之以甘缓益脾之大枣，为阴经急救之方也。

喻云：吐利、厥冷，而至于烦躁欲死，肾中之阴气上逆，将成危候，故用吴茱萸以下其逆气，而用人参、姜枣以厚土，则阴气不复上干矣。

丹云：吴茱萸汤之用有三，阳明食谷欲呕用之，少阴吐利用之，厥阴干呕、吐涎沫者亦用之，要皆以呕吐、逆气为主，与四逆汤之吐利、厥逆自异。

铁樵按：吴茱萸乃肝胃药，故阳明、厥阴皆用之。吴茱萸之功效专能止呕，其止呕之理，由能使胃气上逆者下降，肝气怫郁者条达。至论其真相，当纯粹是医化学作用。肝郁则失职，胆汁分泌少；郁逆能复常，则胆汁分泌多，胃得胆汁，则消化良而气不上逆，故呕止。本条之四逆、烦躁、吐利，只是一"寒"字，寒在中脘，上吐者下必利，中权失职故也。然此是脾胃病，因寒而躁是阴躁，阴躁却是少阴。

少阴病，下利、咽痛、胸满、心烦，猪肤汤主之。

"烦"下，成本有"者"字。

程云：下利虽是阴邪，咽痛实为急候，况兼胸满、心烦，谁不曰急则治标哉？然究其由来，实是阴中阳乏，液从下溜，而不能上蒸，故有此，只宜猪肤汤润以滋其土，而苦寒在所禁也。虽是润剂，却加白粉，少阴经所重者趺阳也。

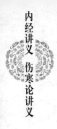

丹云：此条证，成氏以降诸家并以为阳经传入之热邪，特柯氏与程氏同义，若果为热邪，则宜用苦寒清热之品，明是不过阴证治标之药耳。

猪肤汤方

猪肤一斤

上一味，以水一斗，煮取五升，去滓，加白蜜一升、白粉五合，熬香，和令相得，温分六服。

成本、《玉函》脱"令"字。

周云：猪肤，王以为猪皮，吴以为燖猪时刮下黑肤，二说不同。考《礼运疏》云：革，肤内厚皮也；肤，革外厚皮也。由斯以言，则吴说为是，洵是浅肤之义。（丹云：此说出于《本草纲目》，引汪机《会编》。）

钱云：猪肤一味，方中尚未注明。如吴绶谓：燖猪时刮下黑肤也。方有执谓：既谓肤，当以燖猪时所起之皮外毛根之薄肤为是。王好古以为猪皮。

《尚论》云：若以为燖猪皮外毛根薄肤，则签劣无力，且与熬香之说不符，但以外皮去其内层之肥白为是。若果以燖猪时毛根薄肤，则薄过于纸，且与垢腻同下，熬之有何香味？以意度之，必是毛根深入之皮，尚可称肤。试观刮去毛根薄肤，毛断处毛根尚存皮内，所谓皮之去内层，极为允当。盖以猪为北方之水畜，肤近毛根，取其色黑而走肾温肾。

吴云：猪肤，但当取厚皮，汤泡去肥白油，刮取皮上一层白腻者为是。

徐云：白粉，白末粉。

舒云：取猪皮一斤，内去油，外去毛，刮净白者。

丹云：猪肤，诸说纷纷，未知孰是。《活人指掌》：猪肤，诸家所论不同，庞安时云"去膜"，如此论之，即猪膊膏也，肤上安得有膜？或有用猪皮者。兼《本草》中不载猪肤，但云"燖猪汤，解诸毒"，疑可用衊猪皮上黑肤也。所以言肤者，肤肌之义。《礼·内则》"糜肤鱼醢"，注：肤，切肉也。贾疏不太明，亦他书无所考。《外台》深师贴喉膏、《集验》乌扇膏，并用猪膏脂治喉痛，则姑用皮上白腻者，于理为是，当博考。

《活人指掌》：英粉，白粉，即米粉也。

丹云：钱氏以白粉为粟米粉，非也。

张氏《医通》：徐君育素禀阴虚多火，且有脾约便血证，十月间患冬温，发热、咽痛，里医用麻仁、杏仁、半夏、枳、橘之属，遂喘逆倚息，不得卧，声飒如哑，头面赤热，手足逆冷，右手寸关虚大微数。此热伤手太阴气分也，与葳蕤、甘草等药不应，为制猪肤汤一瓯，令隔汤顿热，不时挑服，三日声清，终剂而痛如失。

《本经逢原》：猪肤者，皮上白膏是也，取其咸寒入肾，用以调阴散热，故仲景治少阴病下利、咽痛、胸满、心烦，有猪肤汤。予尝用之，其效最捷。

铁樵按：此条实所未达。心烦、下利亦是寒证，心烦、下利而咽痛，则上下气乱也，阳衰于下，阴涸于上，故咽痛，与猩红热咽痛迥然不同，用附、桂必效。猪肤性味如何，既未达，亦未用过，不敢妄说。各注互歧，皆臆说。《医通》一案又非少阴咽痛，皆不可为训，不如阙疑。

少阴病二三日，咽痛者，可与甘草汤；不差，与桔梗汤。

成本、《玉函》"差"下有"者"字。

程云：若咽痛而不兼下利，则自无胸满、心烦之证，虽不由于肾寒上逆，然只热客少阴之标，而无关藏本；若寒则犯本不可用也，只宜甘草缓之；不差者，经气阻而不通也，加桔梗以开之。

喻嘉言曰：此在二三日，他证未具，故用之；若五六日，则少阴之下利、呕逆诸证蜂起，此法并未可用矣。

甘草汤方

甘草二两

上一味，以水三升，煮取一升半，去滓，温服七合，日二服。

"二服"，《外台》作"三服"。

桔梗汤方

桔梗一两　甘草二两。《外台》作"三两"

上二味，以水三升，煮取一升，去滓，温分再服。

"温分"，成本、《玉函》《千金翼》作"分温"。

汪云：经中客热，故咽痛。用甘草汤者，甘以发其热，缓其痛也。服汤后不差者，与桔梗汤，即于甘草汤内加桔梗，以开提其邪，邪散则少阴之气自和矣。

钱云：桔梗乃苦桔梗，非甜桔梗也。

徐云：甘草一味单行，最能和阴而清冲任之热。每见生便痈者，骤煎四两，顿服，立愈，则其能清少阴客热可知，所以为咽痛专方也。

锡云：聂乾庵曰：后人以甘桔通治咽喉诸病，本诸于此。

志聪云：按本论汤方，甘草俱炙，炙则助脾王而守中；惟此生用，生则和经脉而流通。学者不可以其近而忽之也。

丹云：单味甘草汤，功用颇多。《玉函经》治小儿撮口发噤，用生甘草二钱半，水一盏，煎六分，温服，令吐痰涎，后以乳汁点儿口中。《千金方》甘草汤，治肺痿，涎唾多，心中温温液液者；又，凡服汤呕逆不入腹者，先以甘草三两，水三升，煮取二升，服之得吐，但服之不吐益佳，消息定，然后服余汤即流利，更不吐也。此类不遑枚举也。

《金匮要略》：咳而胸满、振寒、脉数、咽干、不渴，时出浊唾腥臭，久久吐脓如米粥者，为肺痈，桔梗汤主之。（即本方。）

《肘后方》：喉痹，传用神效方：桔梗、甘草，炙，各一两。上二味，切，以水一升，煮取服即消，有脓即出。

《圣惠方》治喉痹肿痛，饮食不下，宜服此方：桔梗一两，去芦头、甘草一两，生用。上件药都锉，以水二大盏，煎至一大盏，去滓，分为二服，服后有脓出，即消。

《和剂局方》如圣汤，治风热毒气上攻咽喉，咽痛喉痹，肿塞妨闷，及肺痈咳嗽、咯唾脓血、胸满振寒、咽干不渴、时出浊沫、气息腥臭，久久吐脓，状如米粥；又治伤寒咽痛。（即本方）

《圣济总录》散毒汤，治喉痹肿塞，用桔梗、甘草各二两；又桔梗汤，治咽喉生疮疼痛，于本方加枳实，微炒，各一两、竹叶十片。

《小儿方诀》甘咽散，治涎热、咽喉不利，甘草，炒，二两、桔梗一两，米泔浸一宿，焙干用。上为末，每服大二钱，水一盏，入阿胶半片，炮过，煎至五分，食后温服。

《三因方》荆芥汤，治风热肺壅，咽喉肿痛、语声不出、喉中如有物，哽咽之则痛甚，于桔梗汤内加荆芥穗，《济生》名三神汤。

《直指》保安炙甘草方，痈疽、漏疮通用，神妙。粉草，以山泉溪涧长流水一小碗，徐蘸水，慢火炙，水尽为度，秤一两。上锉为末，用醇酒三碗，煎二碗，空心随意温服，最活血消毒。又，诸痈疽、大便秘方，甘草，生，一两。上锉碎，井水浓煎，入酒调服，能疏导恶物。

又，乳痈初肿方，甘草，生，二钱；炙，二钱。为末，分两次，新水煎服，即令人吮乳。

又，生姜甘桔汤，治痈疽诸发，毒气上冲，咽喉、胸膈窒塞不利，于本方内加生姜。

《御药院方》甘草汤，治胸中结气，咽喉不利，下一切气，于本方加杏仁二两。

《经验秘方》治喉咽郁结，声音不闻，大名安提举神效方，于桔梗汤内加诃子，各等分，生熟亦各半，为细末，食后沸汤调服，又名铁咽子如圣汤。

《施圆端效方》橘甘汤，治咽喉噎塞堵闭，咳咯脓或血，于桔梗汤内加橘皮、半夏、生姜，水煎服。

《备预百要方》喉闭，饮食不通，欲死方。（即桔梗汤。）兼治马喉咽。（马项长，故凡痹在项内不见处，深肿连吻，壮热吐气数者是也。）

《医垒元戎》仲景甘桔汤例，仁宗御名如圣汤，治少阴咽痛，炙甘草一两、桔梗三两，上粗末，水煎，加生姜煎亦可。一法，加诃子皮二钱，煎，去渣，饮清，名诃子散，治失音无声；如咳逆上气者，加陈皮；如涎嗽者，加知母、贝母；如酒毒者，加葛根；如少气者，加人参、麦门冬；如唾脓血者，加紫菀；如疫毒肿者，加黍粘子、大黄；如咳、渴者，加五味子；如呕者，加生姜、半夏；如目赤者，加栀子、大黄；如胸膈不利者，加枳壳；如不得眠者，加栀子；如心胸痞者，加枳实；如肤痛者，加黄芪；如面目肿者，加茯苓；如咽痛者，加黍粘子、竹茹；如肺痿者，加阿胶，能续气；如发狂者，加防风、荆芥；如声不出者，加半夏。

《薛氏医案》：武进汪用之，饮食起居失宜，咳嗽吐痰，用化痰发散之药，时仲夏，脉洪数而无力、胸满面赤、吐痰腥臭、汗出不止。余曰：水泛为痰之证，而用前剂，是谓重亡津液，得非肺痈乎？不信，仍服前药。翌日果吐脓，脉数，左寸、右寸为甚。始信，用桔梗汤一剂，脉数顿止，再剂全止，面色顿

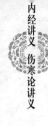

白，仍以忧惶。余曰：此证面白、脉涩，不治自愈。又用前药一剂，佐以六味丸治之而愈。

铁樵按：既是少阴咽痛，当有少阴见证，如云冠以"少阴病"三字，即有踡卧、但欲寐、脉微细诸见症在，则甘草、桔梗恐无济于事，疑原文有脱漏。就学理言之，咽痛而属之少阴者，以少阴之经行经咽喉之故。足少阴，直者，属肾，贯肝膈，入肺，循喉头，挟舌本；手少阴，支者，从心系上喉，系瞳子。肾病属寒，心病属热，故凡病见阴虚而热诸证，象咽痛而目眒者，知其为手少阴咽痛；见阳虚而寒诸证，象咽痛而舌强者，知其为足少阴咽痛。寒当温，热当凉，如此方头头是道。今原文咽痛之外，仅有"少阴病"三字，教人何所遵循？各注无一不模棱，无语非曲说，此亦可见自古无有能通下半部《伤寒》者。准以上文，脉阴阳俱紧，反汗出恶寒者，亡阳也，法当咽痛而复吐利，属寒症，当四逆、通脉等；若少阴虚症，腺病者，是喉蛾，当补；若太阳、阳明合病，是风热，当麻杏石甘。流行性猩红热亦当麻杏石甘，兼透发，使温毒有出路，桔梗只是副药，不可据以为法。

少阴病，咽中伤，生疮，不能言语，声不出者，苦酒汤主之。

钱云：前人以一咽疮，而有治法三等之不同，遂至议论纷出。不知其一条，咽痛，少阴之邪气轻微，故但以甘、梗和之而已；其一条，因经邪未解，痛在咽中，痰热锁闭，故以半夏开豁，桂枝解散；此条则咽已生疮，语言不能，声音不出，邪已深入，阴火已炽，咽已损伤，不必治表，和之无益，故用苦酒汤，以半夏豁其咽之不利，鸡子白以润咽滑窍，且能清气除伏热，皆用开豁、润利、收敛、下降而已。因终是阴经伏热，虽阴火上逆，决不敢以寒凉用事也。

汪云：或问：仲景言咽痛，咽以咽物，于喉何与，而云语声不出邪？余答云：喉与咽相附，仲景言少阴病热，咽痛，而喉咙即在其中。

苦酒汤方

半夏洗，破如枣核，十四枚。《玉函》、成本"核"下有"大"字。《神巧万全方》：七个，洗，切，破作十四片　鸡子一枚，去黄，内上苦酒著鸡子壳中。《玉函》无

"上"字，"著"作"于"。《千金翼》"上"下有"好"字

上二味，内半夏著苦酒中，以鸡子壳置刀环中，安火上，令三沸，去滓，少少含咽之，不差，更作三剂。

《玉函》无"著"字。成本、《玉函》"环"作"钚"。"少少"，《玉函》作"细"字。《玉函》无"三剂"二字。《千金翼》"剂"下有"愈"字。《全书》"剂"下有"服之"二字。"置刀环中"，《圣济总录》作"放剪刀环中"。

钱云：半夏开上焦痰热之结邪，卵白清气治伏热，苦酒味酸，使阴中热淫之气敛降。今之优人，每遇声哑，即以鸡子白同啖之，声音即出，亦此方之遗意也。

《鉴》云：半夏涤涎，蛋清敛疮，苦酒消肿，则咽清而声出也。

丹云：《活人书》：苦酒，米醋是也。盖原于《本草》陶注。王氏云：按苦酒，《本草》注曰醯，而成氏复云"苦酒之酸"，余则以为名义俱乖，安知酒之味苦者不可以已咽痛耶？考《本草》，醋也，醯也，若酒也，并为一物，陶云以有苦味，俗呼苦酒。不知王氏何据，有此说？

又按：王氏云："上苦酒"，"上"字无着落矣，宜校正之。不知"上"是"上好"之谓，《千金翼》作"上好苦酒"，可见耳。

《外台秘要》《古今录验》鸡子汤，疗喉痹方，半夏末方寸匕。上一味，开鸡子头，去中黄白，盛醇苦酒，令小满，内半夏末著中，搅令和。鸡子著刀子环稳，炭上令沸，药成置杯中，及暖稍咽之，但肿即减。《肘后》文仲同，此与仲景苦酒汤同。半夏不可作末，剉之可也。

《圣惠方》治咽喉中如有物，咽唾不得，宜服此方：半夏一七枚，破如棋子大，汤洗七遍去滑。上以鸡子一枚，打破其头，出黄白，内半夏，并入醋于壳中，令满，微火煎，去半夏，候冷饮之，即愈。

《圣济总录》治狗咽鸡子法，半夏一钱，末，姜汁搜为饼子，焙干，研细，鸡子一枚。上二味，先开鸡子头，去黄，又盛苦酒一半，入半夏末壳中，搅令匀，安鸡子，坐于煻灰火中，慢煎沸熟，取出，后稍冷，就壳，分温三服。

铁樵按：咽中生疮，声不出，自形能言之，参以新生理，确是少阴病。因扁桃腺、肾腺相通，声之出由于声带，声带所以能发声，必借扁桃腺分泌液汁润之之故，润之则响，失润则枯。观方用鸡子、半夏，亦是润之之意，可以

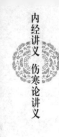

知之。观于患湿病者，往往涎多而口反渴，肌肤湿疮浸淫，筋脉反见劲强，则知腺体失职，便一身之燥湿不能互化。今喉疮、音哑是必声带虽枯，痰涎反盛，亦一燥湿不能互化之局，故既用鸡子润其燥，复用半夏化其痰。诸家释半夏，未能搔着痒处。至于用苦酒，亦自有说。观于肺虚咳嗽之用五味子，即可知苦酒酸敛，大有妙用。此病上海甚少，吾于七八年前两次用此方，皆效，惜当时未留底稿，详细病情今已忘之，不敢妄言以取罪戾，故特详言其理，此中曲折，断非读死书者所能了解也。

少阴病，咽中痛，半夏散及汤主之。

《外台》"咽中"作"咽喉"。

《鉴》云：少阴病咽痛者，谓或左或右一处痛也；咽中痛者，谓咽中皆痛也，较之咽痛而有甚焉，甚则涎缠于咽中，故主以半夏散，散风邪以逐涎也。

半夏散及汤方

半夏洗 桂枝去皮 甘草炙

右三味，等分，分别捣筛，已合治之，白饮和服方寸匕，日三服。若不能散服者，以水一升，煎七沸，内散两方寸匕，更煮三沸，下火，令小冷，少少咽之。半夏有毒，不当散服。

"右"，成本作"已上"两字，《玉函》作"一二"二字，《全书》作"一两"二字。"更煮"，《玉函》、成本作"更煎"。《玉函》、成本无"半夏有毒，不当散服"八字。

钱云：咽中痛则阳邪较重，故以半夏之辛滑以利咽喉而开其黏饮，仍用桂枝以解卫分之风邪，又以甘草和之。

《活人书》曰：半夏桂枝甘草汤治伏气之病，谓非时有暴寒中人，伏气于少阴经，始不觉病，旬月乃发，脉便微弱，法先咽痛，似伤寒，非咽痛之病，次必下利，始用半夏桂枝甘草汤主之，次四逆散主之。此病只在二日便差，古方谓之肾伤寒也。即本方作汤，入生姜四片，煎服。

铁樵按：此亦腺体失职，因而多痰，仅用半夏治痰，并非甚重要之方法，不过有可用此方之一证耳。观方中用桂枝、甘草，并无少阴药，意不必少阴症，但喉间多痰涎者亦可用之。

少阴病，下利，白通汤主之。

钱云：下利已多，皆属寒在少阴，下焦清阳不升，胃中阳气不守之病，而未有用白通汤者。此条但云"下利"而用白通汤者，以上有"少阴病"三字，则知有脉微细、但欲寐、手足厥之少阴证。观下文下利、脉微，方与白通汤，则知之矣。利不止而厥逆无脉，又加猪胆、人尿，则尤知非平常下利矣。盖白通汤即四逆汤，而以葱易甘草。甘草所以缓阴之逆气，和姜附而调护中州；葱则辛滑行气，可以通行阳气，而解散寒邪。二者相较，一缓一速，故其治亦颇有缓急之殊也。

丹云：柯氏以此条症治疏略，删去。

白通汤方

葱白四茎 干姜一两 附子一枚，生，去皮，破八片
成本、《玉函》"生"下有"用"字。

上三味，以水三升，煮取一升，去滓，分温再服。

方云：用葱白而曰"白通"者，通其阳则阴自消也。《肘后方》白通汤，疗伤寒泄利不已，口渴不得下食，虚而烦方，即本方，用葱白十四茎、干姜半两，更有甘草半两，炙。方后云：渴、微呕、心下停水者，一方加犀角半两，大良。

少阴病，下利，脉微者，与白通汤；利不止，厥逆，无脉，干呕烦者，白通加猪胆汁汤主之。服汤，脉暴出者死，微续者生。

印云：少阴病下利，阴寒在下也；脉微，邪在下而生阳气微也，故当用白通汤，接在表在上之阳以下济。如利不止，阴气泄而欲下脱矣；干呕而烦，阳无所附，而欲上脱矣；厥逆、无脉，阴阳之气不相交接矣。是当用白通汤以通阳，加水蓄之胆引阴中之阳气以上升，取人尿之能行故道，导阳气以下接，阴阳和而阳气复矣。

方云：暴出，烛欲尽而焱烈也；微续，真阳回而渐复也。

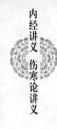

《伤寒类方》曰：暴出乃药力所迫，药力尽则气乃绝；微续乃正气自复，故可生也。前云其脉即出者愈，此云暴出者死，盖暴出与即出不同。暴出，一时出尽；即出，言服药后，少顷即徐徐微续也。须善会之。

白通加猪胆汁汤方

葱白四茎　干姜一两　附子一枚，生，去皮，破八片。"生"下宗印及锡驹有"用"字，是　人尿五合　猪胆汁一合

右五味，以水三升，煮取一升，去滓，内胆汁、人尿，和令相得，分温再服。若无胆，亦可用。

成本"右"作"已上"二字，"五味"作"三味"，并非也。

志云：始焉下利，继则利不止；始焉脉微，继则厥逆、无脉，更兼干呕、心烦者，乃阴阳水火并竭，不相交济，故以白通加猪胆汁汤。夫猪乃水畜，胆具精汁，可以滋少阴而济其烦呕；人尿乃入胃之饮，水精四布，五经并行，可以资中土而和其厥逆，中土相济则烦呕自除。

汪云：按方后云"若无胆，亦可用"，则知所重在人尿，方当名"白通加人尿汤"始妥。

铁樵按：白通汤与白通加猪胆汁汤皆与厥阴相通，说详《厥阴篇》。人尿、猪胆汁为物不同，其用则同，皆取其降也。胃之所以能消化，赖有胆汁输入。人之所以异于禽兽者，在知识，不在躯体。若论躯体，同是血肉，相去甚微，故猪胆入药可以降胃气。然则不但猪胆，鸡与牛之胆，似亦在可用之列。人尿之理，详《杂病栏·吐血讲义》中。

心房力量能及远，则微续；范围窄，则暴出。微丝血管中血已死，则暴出，此种爪下必紫。

少阴病，二三日不已，至四五日，腹痛，小便不利，四肢沉重疼痛，自下利者，此为有水气。其人或咳，或小便利，或下利，或呕者，真武汤主之。

"自下利"，《玉函》作"而利"，"利"下无"者"字，"小便利"作"小便自利"。《千金》及《翼》"真武汤"作"玄武汤"。

《鉴》云：论中心下有水气，发热、有汗、烦渴引饮、小便不利者，属太阳中风，五苓散证也；发热、无汗、干呕、不渴、小便不利者，属太阳伤寒，小青龙汤证。今少阴病二三日不已，至四五日，腹痛、下利，阴寒深矣。设小便利，是纯寒而无水，乃附子汤证也；今小便不利，或咳，或呕，此为阴寒兼有水气之证。故水寒之气外攻于表，则四肢沉重疼痛；内盛于里，则腹痛、自利也；水气停于上焦胸肺，则咳喘而不能卧；停于中焦胃府，则呕而或下利；停于下焦膀胱，则小便不利，而或少腹满。种种诸证，总不外乎阴寒之水，而不用五苓者，以非表热之饮也；不用小青龙者，以非表寒之饮也；故惟主以真武汤，温寒以制水也。

汪云：或下利者，谓前自下利系二三日之证，此必是前未尝下利，指四五日后始下利者而言。

真武汤方

茯苓三两　芍药三两　白术二两。《外台》作"三两"　生姜三两，切附子一枚，炮，去皮，破八片

上五味，以水八升，煮取三升，去滓，温服七合，日三服。若咳者，加五味子半升、细辛一两、干姜一两；若小便利者，去茯苓；若下利者，去芍药，加干姜二两；若呕者，去附子，加生姜，足前为半斤。

《外台》"五味"下有"切"字。成本"细辛"下无"一两"二字，"干姜"下有"各"字。《千金翼》"半斤"下有"利不止，便脓血者，宜桃花汤"十一字。

张云：此方本治少阴病水饮内结，所以首推术附，兼茯苓、生姜之运脾渗水为务，此人所易明也；至用芍药之微旨，非圣人不能。盖此证虽曰少阴本病，而实缘水饮内结，所以腹痛、自利、四肢疼重，而小便反不利也。若极虚极寒，则小便必清白无禁矣，安有反不利之理哉？则知其人不但真阳不足，真阴亦已素亏，若不用芍药固护其阴，岂能胜附子之雄烈乎？即如附子汤、桂枝加附子汤、芍药甘草附子汤，皆芍药与附子并用，其温经护营之法，与保阴回阳不殊。后世用药，获仲景心法者，几人哉？

程云：白通、通脉、真武皆为少阴下利而设，白通、四逆、附子皆生用，

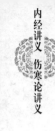

惟真武一证熟用者，盖附子生用则温经散寒，炮熟则温中去饮。白通诸汤以通阳为重，真武汤以益阳为先，故用药有轻重之殊。干姜能佐生附以温经，生姜能资熟附以散饮也。

钱云：加减法为后世俗医所增，察其文理纰缪，恶其紫之乱朱，故逐一指摘其误，使学者有所别识云。（今以文繁，不录于斯。汪氏、武陵陈氏亦云加减法系后人所附，而非仲景原文矣。）

王氏《易简方》：此药不惟阴证伤寒可服，若虚劳人、憎寒、壮热、咳嗽、下利，皆宜服之，因易名固阳汤，增损一如前法。今人每见寒热，多用地黄、当归、鹿茸辈补益精血，殊不知此等药味多甘，却欲恋膈，若脾胃大段充实，服之方能滋养，然犹恐因时致伤胃气。胃为仓廪之官，受纳水谷之所，五藏皆取气于胃，所谓精气、血气，皆由肾气而生。若用地黄等药，未见其生血，谷气已先有所损矣。孙兆谓"补肾不如补脾"，正谓是也。故莫若以固阳汤调其寒热，不致伤脾，饮食不减则气血自生矣。

《直指方》治少阴肾证，水饮与里寒合而作嗽，腹痛下利，于本方加干姜、细辛、五味子，凡年高、气弱、久嗽通用，仍间服养正丹。

《医史》朱右撰《撄宁生传》云：宋可兴姜，暑月身冷、自汗、口干、烦躁，欲卧泥水中，伯仁诊其脉，浮而数，沉之豁然虚散，曰："《素问》云：脉至而从，按之不鼓，诸阳皆然。此为阴盛隔阳，得之饮食生冷、坐风露。"煎真武汤冷饮之，一进汗止，再进烦躁去，三进平复如初。余子元病恶寒、战栗，持捉不定，两手皆冷汗浸淫，虽厚衣炽火不能解，伯仁即与真武汤，凡用附子六枚。一日，病者忽出，人怪之，病者曰：吾不恶寒，即无事矣。或以问伯仁，伯仁曰：其脉两手皆沉微，余无表里证，此体虚受寒，亡阳之极也。初皮表气隧为寒邪壅遏，阳不得仰而然也，是故血隧热壅须用硝黄，气隧寒壅须用桂附，阴阳之用不同者，无形、有形之异也。

铁樵按：真武证为习见之病，真武汤亦习用之药，证之实验，"或小便利"句必误，盖真武逐水，断无小便自利而可用此方之理。但观《玉函》亦作"小便自利"则知讹误已久，后人无有敢持异议者，吾非敢冒不韪而武断，特根据病能、药效以纠正之，圣人复起，不能夺也。凡真武证，小便频数、短赤，得汤则变为清长，经多次经验，皆如此故也。通常以小便短赤为热，何得予姜附？则有他种当用姜附之证据之故，舌苔亦然。是则活法在人，详言之，累牍不能尽，且犯复。读者苟能汇通全部讲义，自能领会。又，用芍药亦不如张氏之说，凡复方皆有刚柔交互作用。舒驰远不知此理，疑桂枝汤中不当有芍药，正与张氏一般见识，注中"真阴亦素亏"句最不妥当。《内经》阳破阴消本是连串说下，原无阳虚阴不虚之理，但真阴若素亏，便成阴虚而热之局，岂但不是真武证，并且不能服附子，所以然之故，阳回阴不能副也。若详细言之，亦累牍不能尽，且未必说得明白，全在读者自己领会，所谓能与人规矩，不能使人巧。

少阴病，下利清谷，里寒外热，手足厥逆、脉微欲绝、身反不恶寒，其人面色赤，或腹痛，或干呕，或咽痛，或利止脉不出者，通脉四逆汤主之。

成本、《玉函》"色赤"作"赤色"。"止"下，《玉函》有"而"字。

成云： 下利清谷、手足厥逆、脉微欲绝为里寒，身热、不恶寒、面色赤为外热，此阴甚于内，格阳于外，不相通也，与通脉四逆汤散阴通阳。

汪云： 武陵陈氏云：里寒外热者，寒甚于里，有阴无阳，而无根失守之火浮离于外也。与通脉四逆汤，以温里散寒。

林云： 格，拒格也，亦曰隔阳，阴阳隔离也；又曰戴阳，浮于上，如戴也。夫真寒入里，阴气未有不盛者，然其剧不过阳愈微、阴愈盛耳。

通脉四逆汤方

甘草二两，炙。《全书》作"三两" 附子大者一枚，生用，去皮，破八片 干姜三两。强人可四两。

上三味，以水三升，煮取一升二合，去滓，分温再服，其脉即出者愈。面色赤者，加葱九茎；腹中痛者，去葱，加芍药二两；呕者，加生姜二两；咽痛者，去芍药，加桔梗一两；利止，脉不出者，去桔梗，加人参二两。病皆与方相应者，乃服之。

《千金翼》"葱"下有"白"字。《玉函》作"桔梗二两"。《全书》作"人参一两"。成本、《玉函》无"病皆"以下十字。《玉函》无"去葱""去芍药""去桔梗"

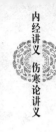

八字。《千金翼》"乃服"间有"加减"二字。

汪氏云：去葱、去芍药、去桔梗，此系衍文。

汪云：武陵陈氏云：通脉四逆即四逆汤也，其异于四逆者，附子云"大"，甘草、干姜之分两加重，然有何大异而加通脉以别之？曰四逆汤者，治四肢逆也。论曰"阴阳之气不相顺接，便为厥逆"者，阳气虚也，故以四逆益真阳，使其气相顺接而厥逆愈矣。至于里寒之甚者，不独气不相顺接，并脉亦不相顺接，其证更剧，故用四逆汤而制大其剂，如是则能通脉矣。同一药耳，加重则其治不同，命名亦别，方亦灵，怪矣哉！

钱云：加减法，揣其词义浅陋，料非仲景本意，何也？原文中已先具诸或有之证，然后出方立治，则一通脉四逆汤，其证皆可该矣，岂庸续用加减邪？况其立意庸恶陋劣，要皆出于鄙俗之辈，未敢竟削，姑存之以备识者之鉴云。

汪氏云：据《条辨》云：通脉者，加葱之谓。其言甚合制方之意，况上证云"脉微欲绝"云云，其人面赤色，其文一直贯上，则葱宜加入方中，不当附于方后，虽通脉之力不全在葱，实赖葱为引而效始神。方中无葱者，乃传写之漏，不得名通脉也。

钱氏云：以四逆汤而倍加干姜，其助阳之力或较胜，然既增"通脉"二字，当自不同，恐是已加葱白以通阳气，有白通之义，故有是名。疑是久远差讹，或编次之失，致原方中脱落，未可知也。

丹云：二氏之说，未知果是否，姑附存于斯。

铁樵按：加葱说是。

少阴病，四逆，其人或咳，或悸，或小便不利，或腹中痛，或泄利下重者，四逆散主之。

锡云：凡少阴病四逆，俱属阳气虚寒，然亦有阳气内郁，不得外达而四逆者，又宜四逆散主之。枳实，胃家之宣品，所以宣通胃络，芍药疏泄经络之血脉，甘草调中，柴胡启达阳气于外行，阳气通而四肢温矣。

魏士千曰：泄利下重者，里急后重也，其非下利清谷明矣。

《鉴》云：四逆，虽阴盛不能外温，然亦有阳为阴郁，不得宣达而令四肢逆冷者。但四逆而无诸寒热证，是既无可温之寒，又无可下之热，惟宜疏畅其阳，故用四逆散主之。

钱云：少阴病者，即前所谓脉微细、但欲寐之少阴病也。成氏云：四逆，四支不温也。其说似与厥冷有异。然论中或云厥，或云厥逆，或四逆，或云厥冷，或云手足寒，或云手足厥寒，皆指手足厥冷而言也。

丹云：成氏、周氏、魏氏并以此条证为传经邪气之热厥，钱氏指摘其非，是矣。

四逆散方

甘草炙 枳实破，水渍，炙干 柴胡 芍药

上四味，各十分，捣筛，白饮和服方寸匕，日三服。咳者，加五味子、干姜各五分；并得下利，悸者，加桂枝五分；小便不利者，加茯苓五分；腹中痛者，加附子一枚，炮令坼；泄利下重者，先以水五升，煮薤白三升，煮取三升，去滓，以散三方寸匕内汤中，煮取一升半，分温再服。

丹云：此方虽云治少阴，实阳明、少阴药也。

柯云：加味俱用五分，而附子一枚、薤白三升，何多寡不同若是？不能不疑于叔和编集之误耳。

钱云：详推后加减法，凡原文中每具诸或有之证者皆有之，如小柴胡汤、小青龙汤、真武汤、通脉四逆汤、四逆散皆是也。愚窃揆之以理，恐未必皆出于仲景。

程云：四逆散一证，寒热未经详定，姑依小柴胡例从事和解，然黄芩已经革去，而使人知少阴之有火，诚人身之至实，而不可须臾失也。

《医学入门》：祝仲宁，号橘泉，四明人，治周身百节痛，及胸腹胀满、目闭、肢厥、爪甲青黑。医以伤寒治之，七日，昏沉，弗效。公曰：此得之怒火与痰相搏。与四逆散加芩连，泻三焦火而愈。

丹云：此案本出《程皇墩文集·橘泉翁传》，但不著四逆散之名，云：与柴胡、枳壳、芍药、芩、连，泻三焦火，明日而省，久之愈。

铁樵按：王朴庄注《伤寒》，于本条下引东晋崔行功用此方治伤寒甚效，众医效之，一时枳实为之增价云云。伤寒确有与此方相需甚殷之症，惟本条原

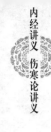

文无有"少阴病，四逆"五字，此外皆或然证，与方不相涉；方中四味均与少阴无涉，是讹误，不辨自明。

此方之效，只有一味柴胡，疑挈症中当有"呕吐"字；既以"四逆"命名，当有附子。

少阴病，下利六七日，咳而呕、渴、心烦不得眠者，猪苓汤主之。

《千金翼》"下利"作"不利"。

锡云：少阴病，阴尽出阳之期也。

《鉴》云：凡少阴下利清谷、咳、呕、不渴，属寒饮也；今少阴病六七日，下黏秽、咳而呕、渴、烦不得眠，是少阴热饮为病也。饮热相搏，上攻则咳，中攻则呕，下攻则利，热耗津液故渴，热扰于心故烦不得眠，宜猪苓汤利水滋燥，饮热之证皆可愈矣。

汪云：此方乃治阳明病热渴引饮、小便不利之剂，此条病亦借用之，何也？盖阳明病发热、渴欲饮水、小便不利者，乃水热相结而不行；兹者少阴病下利、咳而呕、渴、心烦不得眠者，亦水热搏结而不行也，病名虽异，而病源则同，故仲景同用猪苓汤主之，不过是清热利水，兼润燥滋阴之义。

丹云：此条视之黄连阿胶汤证，乃有咳、呕、渴及小便不利，而大便下利之诸证，所以不同也。

又按：前条云：少阴病，欲吐不吐，心烦、但欲寐，五六日，自利而渴者，属少阴也。虚故引水自救，若小便色白者，少阴病形悉具小便白者，以下焦虚有寒，不能制水，故令色白也。可知此条下利、呕、渴、心烦同证，而有不得眠及不白之异，乃是寒热分别处。

少阴病，得之二三日，口燥咽干者，急下之，宜大承气汤。

钱云：此条得病才二三日，即口燥咽干而成急下之证者，乃少阴之变，非少阴之常也。然但口燥咽干未必即是急下之证，亦必有胃实之证、实热之脉，其见证虽少阴，而有邪气复归阳明，即所谓"阳明中土，万物所归，无所复转"，为胃家实之证据，方可急下而用大承气汤也。其所以急下之者，恐入阴之证，阳气渐亡，胃府败腐，必至厥、躁、呃逆，变证蜂起，则无及矣，故不得不急也。

舒云：少阴挟火之证，复转阳明，而口燥咽干之外，必更有阳明胃实证据兼见，否则大承气汤不可用也。

少阴病，自利清水，色纯青，心下必痛，口干燥者，可下之，宜大承气汤。

原注：一法用大柴胡。"自利"，《玉函》《脉经》作"下利"。"可"字，成本、《玉函》作"急"，是也。"宜"下，《脉经》有"大柴胡汤"四字，"宜"作"属"，"大承气"下有"证"字。

钱云：此亦少阴之变例也。自利，寒邪在里也；自利清水，即所谓清水完谷，此则并无完谷，而止利清水，其色且纯青矣。清水固属寒邪，而青则又寒色也，故属少阴。成氏及方注皆以为在色，误矣。若证止如此，其为四逆汤证无疑，不谓胃中清水，虽自利而去其谷食之渣滓，热邪尚留于胃，所以心下按之必痛；且口中干燥，则知邪气虽入少阴，而阳明实热尚在，非但少阴证也。其热邪炽盛，迫胁胃中之津液下奔，下焦寒甚，故皆清水而色纯青也。阳气暴迫，上则胃中之津液，下则肾家之真阴，皆可立尽，故当急下之也。

《名医类案》曰：孙兆治东华门窦太郎，患伤寒，经十余日，口燥舌干而渴，心中疼，自利清水。众医皆相守但调理耳，汗下皆所不敢。窦氏亲故相谓曰：伤寒邪气害人性命甚速，安可以不次之疾，投不明之医乎？召孙至，曰：明日即已不可下，今日正当下。遂投小承气汤，大便通，得睡，明日平复。众人皆曰：此证因何下之而愈？孙曰：读书不精，徒有书尔。口燥舌干而渴，岂非少阴证耶？少阴证固不可下，岂不闻少阴一证，自利清水，心下痛，下之而愈？仲景之书，明有此说也。众皆钦服。

少阴病六七日，腹胀，不大便者，急下之，宜大承气汤。

"胀"字，《玉函》《脉经》《千金》及《翼》作"满"。

钱云：少阴病而至六七日，邪入已深，然少阴每多自利，而反腹胀、不大便者，此少阴之邪复还阳明也。所谓"阳明中土，万物所归，无所复传"之地，故当急下，与《阳明篇》腹满痛者急下之无异也。以阴经之邪，而能复归阳明之腑者，即《灵枢·邪气藏府病形篇》所谓"邪入于阴经，与藏气实，邪

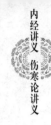

气入而不能容，故还之于府，中阳则溜于经，中阴则溜于府"之义也。然必验其舌，察其脉，有不得不下之势，方以大承气下之耳。

舒云：少阴复转阳明之证，不大便者，然必兼见舌苔干燥、恶热、饮冷，方为实证。

铁樵按：自三二五至此三条，均不可为训。冠以少阴阴症，而用大承气，病是少阴，药是阳明，注家虽疑之，不敢非之，曲为之说。本文又极简单，无可依据，乃依据注家之曲说，于是矛盾百出，而少阴病乃不可识矣。例如动者为阳证，静者为阴证，病至极危急之时，口不能言，脉不可见，如拙著《药盦医案》中吴小姐医案，大承气证也。当时详细诊察，仅凭一"动"字用药，我因动而辨为阳证，故毅然用承气而不疑。假使病人静而不动，用承气祸不旋踵，将认此种病为少阴证乎？假使认此种病为少阴，不能不断言其定名之误，因有"动为阳症"一语为前提之故。

又，注家皆言，每条冠以"少阴证"三字，便有"但欲寐，脉沉细"在内，今欲用大承气，于此等见证，则何以自解于阳明府证？如云少阴亦有大实证，则何以自解于篇首提纲？又如《药盦医案》中嘉兴刘小姐医案，病二十余日，不能言，不能动，初与附子一钱，热增高至百零五度零六，脉数而乱，不能言动如故；继予附子三钱，热退至百零一度；其后半个月不更衣，以半硫丸下之而愈。所凭者，亦只一"静"字，其后之温下已是溜府之局，假使用大承气，则何堪设想矣？

故鄙意少阴病而云"急下之，宜大承气"，简直不通之论。仲景于阳明证用大承气，先之以调胃，继之以小承气，转矢气者可下，否则不可下；矢燥者可下，先硬后溏者不可下，有许多审慎之表示。今于少阴证仅云"急下之，宜大承气"，毋乃太简乎？故仅仅以阳明府证为比例，于辞气间求之，已可知此三条之不可为训。五谷不熟，不如荑稗。读《伤寒论》而盲从注家之言，可以杀人如草，反不如向《验方新编》《汤头歌诀》中讨生活者。

此条按语甚有价值。

少阴病，脉沉者，急温之，宜四逆汤。

汪云：少阴病，本脉微细，但欲寐，今者轻取之微脉不见，重取之细脉几亡，伏匿而于至沉，此寒邪深中于里，殆将入藏，温之不容以不急也，少迟则恶寒、身蜷、吐利、躁烦、不得卧寐、手足逆冷、脉不至等死证立至矣，四逆汤之用，其可缓乎？

成云：既吐且利，小便复利，而大汗出，下利清谷，内寒外热，脉微欲绝者，不云急温；此少阴病，脉沉，而云急温者，彼虽寒甚，然而证已形见于外，治之则有成法，此初头脉沉，未有形证，不知邪气所之，将发何病，是急与四逆汤温之。

少阴病，饮食入口则吐，心中温温欲吐，复不能吐，始得之，手足寒，脉弦迟者，此胸中实，不可下也，当吐之；若膈上有寒饮，干呕者，不可吐也，当温之，宜四逆汤。

"心中温温"，《玉函》作"心下温温"，《千金》作"心中愠愠"。"当"，《玉函》、成本作"急"，非也。

《鉴》云：饮食入口即吐，且心中温温欲吐，复不能吐，恶心不已，非少阴寒虚吐也，乃胸实吐也，故始得之，脉弦迟。弦者，饮也；迟者，寒也。而手足寒者，乃胸中阳气为寒饮所阻，不能通于四肢也。寒实在胸，当因而越之，故不可下也。若膈上寒饮，但干呕有声而无物出，此为少阴寒虚之饮，非胸中寒实之饮也，故不可吐，惟急温之，宜四逆汤，或理中汤加丁香、吴茱萸亦可也。

程云："温温"字与下文"寒饮"字对，"欲吐复不能吐"与下文"干呕"字对，干空也。饮食入口即吐，业已吐讫矣，仍复温温欲吐，复不能吐，此非关后入之饮食，吐之未尽，而胸中另有物，为之格拒也。胸中实者，寒物窒塞于胸中，则阳气不得宣越，所以脉弦迟而非微细者比，手足寒而非四逆者比，但从吐治，一吐而得通。若膈上有寒饮，干呕者，虚寒从下上，而阻留其饮于胸中，究非胸中之病也，直从四逆汤急温其下矣。

柯云：当吐之，宜瓜蒂散。

铁樵按：食入即吐，手足寒，其人王部必青，其为日必浅，此证于小孩常遇之，大都一吐即愈。所谓"胸中实，不可下"，即《幼科讲义》中热向内攻之谓，惟其热向内攻，故手指尖微厥，而胸中格拒，妄与攻下，即内陷矣。《幼科讲义》中苦口戒用回春丹、抱龙丸诸药，即以此故，故曰"胸中实，不可下"也。本论谓胸中寒，口中和，热向内攻者，其舌必见热象；若膈上有寒

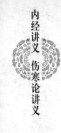

饮而干呕，其舌必润。

　　少阴病，下利，脉微涩，呕而汗出，必数更衣，反少者，当温其上，灸之。

　　原注：《脉经》云：灸厥阴，可五十壮。

　　钱云：阳气衰少则脉微，寒邪在经则脉涩，阴邪下走则利，上逆则呕也。肾藏之真阳衰微，不能升越而为卫气，卫气不密，故汗出也。必数更衣，反少者，即里急后重之谓也，乃下焦阳虚，清阳不能升举，少阴寒甚，阴气内迫，而下攻也。阳气陷入阴中，阴阳两相牵掣，致阴邪欲下走而不得，故数更衣。阳气虽不得上行，犹能提吸，而使之反少也。当温其上，前注皆谓灸顶上之百会穴，以升其阳。或曰：仲景无明文，未可强解。以意测之，非必巅顶然后谓之上也。盖胃在肾之上，当以补暖升阳之药温其胃，且灸之，则清阳升而浊阴降，水谷分消而下自止利矣。灸之者，少阴之脉穴，或更灸胃之三脘也，即前所谓"当灸之，附子汤主之"之法。

　　舒云：此证阳虚气坠，阴弱津衰，故数更衣而出弓反少也。更衣者，古人如厕大便，必更衣。出弓者，矢去也。曾医一妇人，腹中急痛、恶寒、厥逆、呕而下利，脉见微涩，予以四逆汤投之，无效。其夫告曰：昨夜依然，作泄无度，然多空坐，醭胀异常。尤可奇者，前阴醭出一物，大如柚子，想是尿脬，老妇尚可生乎？予即商之仲远，仲远踌躇，曰：是证不可温其下以逼迫其阴，当用灸法，温其上以升其阳，而病自愈。予然其言，而依其法，用生姜一片贴头顶百会穴上，灸艾火三壮，其脬即收，仍服四逆汤加芪、术，一剂而愈。

　　丹云："温其上，灸之"，义未详。方氏云：上，谓顶百会是也。汪氏云：百会，治小儿脱肛久不差，此证亦灸之者，升举其阳也。喻氏、程氏、柯氏、《金鉴》皆从方说为解，特志聪、锡驹并云"温其上，助上焦之阳"，与钱所援"或曰"之说略同，汪氏又引常器之云"灸太冲"，郭白云云"灸太溪"，《脉经》云"灸厥阴俞"，俱误也。

　　铁樵按：既云"当温其上"，又云"灸之"，则其病为下陷无疑。所谓"数更衣，反少"者，当是后重。凡阳邪亲上，阴邪亲下，观肝阳上燔者，头眩目赤，热全在上，而气上冲；则知阴邪固结者，寒全在下，而气下坠。灸其上，举陷之意，则谓是百会穴，当未为大误。此病现在上海未曾经见，舒氏医案甚好，可供参证。反复综观各条及经验，凡后重皆不可温，此条主温其上，是当证之事实。

伤寒论讲义第二十期

辨厥阴病脉证并治

厥阴之为病，消渴，气上撞心，心中疼热，饥而不欲食，食则吐蛔，下之利不止。

《玉函》"食则"上有"甚者"二字，"利不止"作"不肯止"，《脉经》《千金翼》并同，无"食则"之"食"。

程云：厥阴者，两阴交尽，阴之极也，极则逆，逆固厥，其病多自下而上。所以厥阴受寒，则雷龙之火逆而上奔，撞心而动心火，心火受触则上焦俱扰，是以消渴而心烦疼，胃虚而不能食也。食则吐蛔，则胃中自冷可知，以此句结前证，见为厥阴自病之寒，非传热也；且以见乌梅丸为厥阴之主方，不但治蛔宜之。盖肝脉中行通心肺上巅，故无自见之证，见之中上二焦，其厥、利、发热，则厥阴之本证。胃虚藏寒，下之则上热未除，下寒益甚，故利不止。

钱云：邪入厥阴，则阴邪自下，迫阳于上，故气上撞心，心中疼热而消渴也。消渴者，饮水多而渴不止也。阴中之阳受迫而在上，故消渴而胃觉饥，然终是阴邪，所以不欲食。客热尚不杀谷，况阴邪乎？即使强食，阴邪不能腐化，温热郁蒸，顷刻化而为蛔，随热气之上逆，故吐蛔也。若不知而以苦寒误下之，则胃阳败绝，真阳下脱，故利不知也。

舒云：按此条，阴阳杂错之证也。消渴者，膈有热也；厥阴邪气上逆，故上撞；心疼热者，热甚也；心中疼热，阳热在上也；饥而不欲食者，阴寒在胃也；强与之食，亦不能纳，食必与蛔俱出，故食则吐蛔也。此证上热下寒，若因上热误下之，则上热未必即去，而下寒必更加甚，故利不止也。

张云：张卿子曰：尝见厥阴消渴数证，舌尽红赤，厥冷、脉微、渴甚，服白虎、黄连等汤皆不效。盖厥阴消渴皆是寒热错杂之邪，非纯阳亢热之证，岂白虎、黄连等药所能治乎？

《鉴》云：此条总言厥阴为病之大纲也。厥阴者，为阴尽阳生之藏，与少阳为表里者也，邪至其经，从阴化寒，从阳化热，故其为病阴阳错杂，寒热混淆也。

杨氏《活人总括》云：张氏有言：厥阴为病，消渴、气上冲心、饥不欲食，食即吐蛔。吐蛔既出于胃冷，设有消渴之证，何哉？盖热在上焦，而中焦、下焦虚寒无热耳。设或大便硬结，是亦蕴毒使然，又不可指为燥粪，但用生料理中汤，加大黄，入蜜以利之，白术、干姜所以辅大黄也。（按：《六书》加味理中饮，本于此说，考当。）

铁樵按：谓厥阴病是寒热错杂之证，自是不误，因厥阴主方是乌梅丸，乌梅丸之药味寒热并用者也。然本篇可疑处较他篇为多，可取法处较他篇为少。愚有心得，与经文绝不类，颇以离经叛道为嫌，然治病则奇效，其方法均从《千金》《内经》得来，是虽与《伤寒论》不同，于中医学未为魔道。窃疑《伤寒论·厥阴篇》原文散失者多，已全非仲景书真面目，故用以治病十九无效，而厥阴之真意义遂无人得知，病人之患厥阴证者有死而已。吾既有所得，若复秘之，于心未安；且吾之得此，亦有缘法，非徒勤求古训，假使不公布，不知更须几何年方能明白，则吾罪大矣。兹仍照前例，逐节加按语。未能完全之处，限于能力，若有机缘，他日再呈成之。

详本节"心中疼热，饥而不欲食"是病在胃，"下之，利不止"是病在肠，肠胃病不属之阳明，不属之太阴者，以其病之兼风化也。《伤寒论》之六经，太阳兼寒化，阳明兼燥化，太阴兼湿化，少阳兼火化，少阴兼热化，厥阴兼风化。寒化，故恶寒；燥化，故渴、不恶寒、但恶热；湿化，故腹满；火化，故口苦咽干；少阴之热化是虚热，故多从治；厥阴之风化是内风，非外风，故阴阳不相顺接。饥而不能食，利而不得止，皆阴阳不相顺接故也。若何

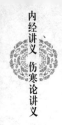

是阴阳不相顺接，说在下文。

厥阴中风，脉微浮为欲愈，不浮为未愈。

《玉函》《千金翼》"脉"上有"其"字。

《鉴》云：厥阴中风，该伤寒而言也。脉微，厥阴脉也；浮，表阳脉也。厥阴之病，既得阳浮之脉，是其邪已远于表，故为欲愈也。不浮则沉，沉，里阴脉也，是其邪仍在于里，故为未愈也。

锡云：王良能曰：阳病得阴脉者死。不浮，未必即是阴脉，故止未愈。不曰沉，而曰不浮，下字极活。

张云：按仲景三阴皆有中风，然但言欲愈之脉，而未及于证治者，以风为阳邪，阴经之中得风气流动，反为欲愈之机。

铁樵按："中风"二字是术语，与《太阳篇》"中风"二字同一意义，盖发热而有汗之谓也。厥阴中风，犹言厥阴证发热有汗。脉微浮，为病有向外之机转，是不相顺接者，有变为顺接之倾向，故为欲愈；反是，为不欲愈。

厥阴病欲解时，从丑至卯上。

《玉函》《千金翼》作"从丑尽卯"。

锡云：少阳王于寅、卯。从丑至卯，阴尽而阳生也。厥阴病解于此时者，中见少阳之化也。徐旭升曰：三阳解时在三阳王时而解，三阴解时亦从三阳王时而解，伤寒以生阳为主也。

厥阴病，渴欲饮水者，少少与之，愈。

《玉函》《千金翼》"愈"上有"即"字。喻本、程本、钱本、魏本并无"渴"字。

程云：厥阴之见上热，由阴极于下而阳阻于上，阴阳不相顺接使然，非少阴水来克火，亡阳于外者比。寒凉不可犯下焦，而不济上焦，欲饮水者，少少与之，使阳神得以下通，而复不犯及中下二焦，亦阴阳交接之一法也。

丹云：成氏以降，以渴欲饮水为阳回气暖欲解之佳兆，殊不知消渴乃厥阴中之一证，特柯氏注云"水能生木，能制火，故厥阴消渴最宜之"，是也。盖曰愈者，非厥阴病愈之义，仅是渴之一证得水而愈也。汪氏引武陵陈氏，辨篇首消渴，与此条之消渴不同，竟不免牵强耳。

诸四逆厥者，不可下之，虚家亦然。

锡云：诸病而凡四逆厥者，俱属阴寒之证，故不可下。然不特厥逆为不可下，即凡属虚家而不厥逆者，亦不可也。

张均卫曰：虚家伤寒未必尽皆厥逆，恐止知厥逆为不可下，而不知虚家虽不厥逆亦不可下，故并及之。

汪云：仲景于后条虽云"热厥者，应下之"，然方其逆厥之时，下之一法不轻试也。"诸"字是该下文诸厥之条而言。虚家亦然者，言人于未病之前，气血本虚也。

丹云：《玉函》从此条以下至篇末，别为一篇，题曰"辨厥利呕哕病形证治第十"。

伤寒先厥，后发热而利者，必自止，见厥复利。

成云：阴气胜则厥逆而利，阳气复则发热，利必自止，见厥则阴气远胜而复利也。

张云：伤寒先厥，后发热而利，言伤寒表证罢，先见厥、利而后发热，非阴证始病便见厥、利也。先厥后发热，而利必自止，乃厥阴之常候；下文见厥复利，乃预为防变之辞。设厥、利止，而热不已，反见咽痛、喉痹，或便脓血，又为阳热有余之证矣。

铁樵按：张注是也。冠以"伤寒"字，是言厥阴症从传变来。先厥后发热而利，是因厥而利，非因热而利。厥而利，当观热之先后，假使热在后，虽利必自止也。与三三二条合观，则知厥为病进，热为病退。厥则热在里，其脉沉，甚则至于伏，故云热深厥深；热则病向外，其脉浮，故云浮为欲愈，不浮为未愈。

伤寒始发热六日，厥反九日而利。凡厥、利者，当不能食，今反能食者，恐为除中（原注：一云"消中"），食以索饼，不发热者，知胃气尚在，必愈；恐暴热来出而复去也，后日脉之，其热续在者，期之旦日夜半愈。所以然者，本发热六日，厥反九日，复发热三日，并前六日亦为九日，与厥相应，故期之旦日夜半愈。后三日脉之而脉数，其热不罢者，此为热气有余，必发痈脓也。

"食以索饼"，《千金翼》作"食之黍饼"。"后日脉之"，成本、《玉函》作"后三日脉之"。《玉函》无"所以然"以下三十八字。

钱云：自"始发热"至"夜半愈"，是上半截原文；"所以然者"至"必发痈脓"止，乃仲景自为注脚也。但"厥反九日而利"句下，疑脱"复发然三日，利止"七字，不然，如何下文有"恐暴热来出而复去"二句？且"所以然"句下云"发热六日，厥反九日，复发热三日，并前六日亦为九日"，是明明说出，其为脱落无疑矣。然何以知其为"复发热、利止"乎？上条云"先厥后发热，利必自止"，况自"食以索饼"后并不言利，是以知其复发热而利止也。言始初邪入厥阴而发热者六日，热后厥者九日，是发热止六日，而厥反九日，厥多于热者三日矣，故寒邪在里而下利也，厥后复发热三日，利必自止。大凡厥冷、下利者，因寒邪伤胃，脾不能散精以达于四肢，四肢不能禀气于胃而厥。厥则中气已寒，当不能食，今反能食者，似乎胃气已回，但恐为下文之除中，则胃阳欲绝，中气将除，胃中垂绝之虚阳复焰，暂开而将必复闭，未可知也。姑且食以索饼，索饼者，疑即今之条子面及馓子之类，取其易化也。食后不停滞而发热，则知已能消谷，胃气无损而尚在，其病为必愈也。何也？恐其后发之暴热暂来，出而复去故也。食后三日脉之，而厥后之热续在者，即期之明日夜半愈，所以然者，以其本发热六日，厥反九日，计后三日续发之热又三日，并前六日亦为九日，与厥相应，为阴阳相均，胜复之气当和，故期之旦日夜半，阴极阳回之候，其病当愈，所谓"厥阴欲解时，自丑至卯上"也。所谓"后三日脉之，其热续在"，为阴阳相当而愈，则其热当止矣；若脉仍数，而其热不罢者，此为热气有余，阳邪太过，随其蕴蓄之处必发痈脓也。

汪云：即来复骤去者，此胃中真气得食而尽泄于外，即名除中，而必死矣。

魏云：食索饼以试之，若发热者，何以知其胃气亡？则此热乃暴来出而复去之热也，即如脉暴出者，知其必死之义也。阴已盛极于内，孤阳外走，出而离阴，忽得暴热，此顷刻而不救之证也。凡仲景言日，皆约略之辞，如此九日之说，亦未可拘，总以热与厥较其平均耳。如热七八日亦可，热五六日、厥五六日俱可，不过较量其阴阳盛衰，非定谓必热九日、厥九日方可验准也。

柯云：发痈肿，是阳邪外溢于形身，俗所云伤寒留毒者是也。

丹云：《金鉴》云："不发热"之"不"字，当是"若"字，若是"不"字，即是除中，何以下接"恐暴热来出而复去"之文也？盖二"恐"字皆疑为除中而下之，若是发热，则不可更言"恐暴热来出而复去"也。此说不可从。

丹又云：方云"索"当作"素"，谓以素常所食之饼饵饲之，一说"无肉曰素"。志聪云：索饼，麦饼也。此说非也。刘熙《释名》云：饼，并也，溲面使合并也。蒸饼、汤饼、蝎饼、髓饼、金饼、索饼之属，皆随形而名之。《缃素离记》云：凡以面为食具，皆谓之饼。《清来集》之《俏湖樵书》云：今俗以麦面之线索而长者曰面，其圆块而匾者曰饼，考之古人，则皆谓饼也。汉张仲景《伤寒论》云"食以索饼"，饼而云"索"，乃面耳。此汉人以面为饼之一证也。知是钱氏为条子面者，确有依据也。

铁樵按：此条文字冗长，而语气不相续。钱氏补"复发热三日，利止"七字，亦仅就文字上推测，似乎有此七字较顺，然可疑处正多。"食以索饼"句，简直无此情理，胃气尚在与否，不能假色脉以断之，乃乞灵于索饼之试验，尤无理之甚者。"恐暴热"句与上文不相接，谓是提笔，属之下文，亦复不类。此外不可解处尚多，犹之读模糊之碑帖，字迹且不明了，无论意义。然若对于字句之支离灭裂不求其解，第就大段求其神理，却有可以领会之处。仲景之意，盖谓厥与热日数恒相当，若厥多于热则病危，若热多于厥则作痈脓。凡厥且利者，例不能食，若能食者为除中，"食以索饼"句固误，证以此下一条"不发热"句亦误。盖胃中寒为除中原因，但当问胃寒与否，与发热无干也。以上所述为本节意义之可知者，至于厥与热何故相当，自有其理，下文详之。

伤寒脉迟六七日，而反与黄芩汤彻其热，脉迟为寒，今与黄芩汤复除其热，腹中应冷，当不能食，今反能食，此名除中，必死。

"今与"，《玉函》作"而与"。"此名"，《玉函》《千金翼》作"此为"。钱曰："彻"读为"撤"。

汪云：脉迟为寒，不待智者而后知也，六七日反与黄芩汤者，必其病初起便发厥而利，至六七日阳气回复，乃乍发热而利未止之时，粗工不知，但见其发热、下利，误认以为太少合病，因与黄芩汤彻其热。彻，即除也。又，脉迟云云者，是申明除其热之误也。

成云：除，去也；中，胃气也。言邪气太甚，除去胃气，胃欲引食自救，故暴能食也。

柯云：除中，则中空无阳，反见善食之状，俗云食禄将尽者是也。

程云：对上文看，则食入必发热可知矣，必见下利、厥逆、发躁等证而死。上条脉数，此条脉迟，是题中二眼目。

丹云：《金鉴》云："伤寒脉迟六七日"之下当有"厥而下利"四字，若无此四字，则非除中证矣；有此四字，始与下文"反与黄芩汤"之义相属。此说颇有理。然而汪氏太明备，不必补"厥而下利"四字，而义自通矣。

伤寒，先厥后发热，下利必自止，而反汗出、咽中痛者，其喉为痹，发热无汗，而利必自止；若不止，必便脓血。便脓血者，其喉不痹。

汪云：先厥后发热，下利必自止，阳回变热，热邪太过，而反汗出、咽中痛者，此热伤上焦气分也。其喉为痹，痹者，闭也，此以解咽中痛甚，其喉必闭而不通，以厥阴经循喉咙之后，上入颃颡故也。又，热邪太过，无汗而利不止，便脓血者，此热伤下焦血分也。热邪泄于下，则不干于上，故云其喉不痹。或问：中寒之邪，缘何变热？余答云：元气有余之人，寒邪不能深入，才著肌表即便发热，此伤寒也；元气不足之人，寒邪直中阴经，不能发热，此中寒也。寒中厥阴，为阴之极，阴极则阳生，故发热。然亦当视其人之元气何如，若发热则自愈者，元气虽不足，不至太虚，故得愈也，元气大虚之人，不能发热，但厥而至于死者，此真阳脱也。有发热而仍厥者，此阳气虽复而不及，全赖热药以扶之也。有发热而至于喉痹、便脓血，如上证者，此阳气虽复而太过，其力不能胜邪热，全赖凉药以平之也。余疑此条证，或于发厥之时，过服热药而至此。学者临证，宜细辨之。

丹云：汪云：常器之曰："喉痹可桔梗汤，便脓血可桃花汤。"然桃花汤内有干姜，过于辛热，不可用也。如黄芩汤，可借用之。张云：便脓血者，白头翁汤。未知何是。

铁樵按：厥阴与少阳同，皆自下而上，第一节气上撞心，即是此节喉痹之理。便脓血，气下陷，下陷即不上冲，故喉不痹。试就本节一为推敲病之形能，可以证明喉头扁桃腺与汗腺有关系之说；厥而下利，可以证明神经与肠有关系之说，厥阴为肝经，乃涉及神经系之病也。

伤寒一二日至四五日，厥者必发热，前热者后必厥，厥深者热亦深，厥微者热亦微。厥应下之，而反发汗者，必口伤烂赤。

"四五日"下，成本、《玉函》有"而"字。

程云：伤寒，毋论一二日至四五日，而见厥者，必从发热得之，热在前，厥在后，此为热厥。不但此也，他证发热时不复厥，发厥时不复热，盖阴阳互为胜复也。唯此证孤阳操其胜势，厥自厥，热仍热，厥深则发热亦深，厥微则发热亦微，而发热中兼夹烦渴、不下利之里证，总由阳陷于内，菀其阴于外，而不相接也。须用破阳行阴之法，下其热，而使阴气得伸，逆者顺矣。不知此而反发汗，是徒从一二日及发热起见，认为表寒故也。不知热得辛温而助其升散，厥与热两不除，而早口伤烂赤矣。

喻云：前云"诸四逆厥者，不可下矣"，此云"厥应下之"者，其辨甚微，盖先四逆而后厥，与先发热而后厥者，其来迥异，故彼云不可下，此云应下之也。以其热深厥深，当用苦寒之药清解其在里之热，即名为下，如下利、谵语，但用小承气汤止耳，从未闻有峻下之法也。若不用苦寒，反用辛甘发汗，宁不引热势上攻？口伤烂赤与喉痹互意。

丹云：喻注云"先四逆而后厥"，则似以四逆与厥分为二证。钱氏于四逆散注，辨厥、四逆同一义，极是，当参考。

丹又云：汪云：此条系《阳明篇》错简。此说非也。此证固是阳明胃家实，然以其厥者与阴之厥相似，故揭于此篇，与下白虎汤条同意。

铁樵按："厥"字不止一种意义，指尖凉谓之微厥，则厥之甚者自然是四逆，四逆当温者，与厥阴之四逆不同，可别之为少阴之四逆与厥阴之四逆。

少阴之四逆，亡阳为之主因，其脉必沉微而弱，其肤腠必有冷汗，何以故？因阴争于内，阳扰于外，构成阳破阴消之局，四末离中央较远，体温不能输送至于其地，故手冷过肘，脚冷过膝。此种病若就生理可见者言之，是心房弛张无力，血行不能及远，故爪下恒见紫色。西医认此为心房衰弱，其治法用强心剂，然结果多不良，因能识生理之浅层，未能识生理之深层也。

《内经》以阴阳为说，曰"阳者，卫外；阴者，内守而起亟"，此究有若何之意义乎？综观经文所言，如云"大块无所凭，大气举之"，云"藏德不止，故不下"，云"阳破阴消，阴藏阳密"，此其所言实是爱力，故其论藏府之关系，曰"内外雌雄相输应"，可谓明明说出爱力生于热力，故四逆于外者，责其内之无热，而以姜附主治，此实能识生理之深层，故其效捷于影响。

至于厥阴之四肢冷，非里面无热之谓，乃热向内攻之谓。阳明症有指尖微厥者，其心下必温温欲吐，乃是热向内攻，已于《幼科讲义》中详言之矣。少阳症，寒热往来，当其寒时亦肢冷、爪下泛紫色，亦是热向内攻，少阳症之所以寒热往来，简单言之，邪正互相格拒，互为低昂之故。阳明、少阳、厥阴病各不同，若论厥逆，则同为热向内攻，就中少阳与厥阴最为相似，因同是邪正格拒，互为低昂也。惟其是邪正互为低昂，故先厥者必发热，前热者后必厥，厥深者热亦深，厥微者热亦微。假使厥不复热，成一往不返之局，则其人已死，不名为厥矣；生气未尽，照例不死，故见厥时，其后之发热可以预必。阳明与少阳异者，为其不寒热往来；少阳与厥阴异者，因有虚实之辨，所谓三阳皆实，三阴皆虚。少阴之四逆，脉微、多汗；厥阴之四逆，脉沉、不汗也。汗之而必口伤烂赤者，厥阴主肝，其专责是调节遍身之血，厥阴病则血无不病，本患荣枯血少，复强责其汗，则津液枯竭，腺体起异常变化，肝胆皆上逆，故病征独见于咽喉口舌。

惟云"厥当下之"，却有义疑。详"厥"字之意义，四逆谓之厥，猝然不省人事亦谓之厥，《内经》所谓"厥颠疾"，所谓"下厥上冒"皆属此种，凡如此之厥有可以攻下之理；若热向内攻之厥，无可以攻下之理，何以故？厥之所以能复，因正气能抗病，热深厥深者，病气胜而正气负也；厥止发热者，病气负而正气伸也。惟其是正气得伸，故先厥后发热，日数相应者，知其病之将愈。既如此，则扶正达邪之不暇，奈何下之？下之，比之下井投石，正虚邪陷矣。若云是"下厥上冒"之厥，亦非仅仅攻下可以济事者，且与热深厥深是两种病，岂得混为一谈。此条文气确是《伤寒论》原文，且言病理处均极正当明白，惟此"下"字不可解，亦不可为训。今之婴儿发热、手足微厥，经儿科用攻下致内陷不救者，习见不鲜。即使此条真为仲景原文，亦当存疑。

厥，当下之，甚确。始吾治脑症有不愈者，往往由急性变成慢性，竟无办法。后用治脑之药外，加用瓜蒂散，病儿大便畅下，其病霍然。然后悟厥之原因由于积者，非下不可，徒治脑是头痛医头。（壬申九月，铁注。）

伤寒病，厥五日，热亦五日，设六日当复厥，不厥者自愈。厥终不过五日，以热五日，故知自愈。

《鉴》云：伤寒邪传厥阴，阴阳错杂为病。若阳交于阴，是阴中有阳，则不厥冷；阴交于阳，是阳中有阴，则不发热；惟阴盛不交于阳，阴自为阴，则厥冷也；阳亢交于阴，阳自为阳，则发热也。盖厥、热相胜则逆，逆则病进；厥、热相平则顺，顺则病愈。今厥与热日相等，气自平，故知阴阳和，而病自愈也。

喻云："厥终不过五日"以下三句，即上句注脚。

程云：云"自愈者"，见厥热已平，其他些少之别证，举不足言矣。

魏云：厥、热各五日，皆设以为验之辞，俱不可以日拘，如算法设为问答以明其数，使人得较量其亏盈也。厥之本于肝，忽发热、发厥，亦犹少阳往来寒热之义也。阳经病本于府，病浅在表；阴经病本于藏，病深在里，此所以为时之久暂不同也。观于疟证之一日、间日、三日，发之迟速不同，则少阳之往来寒热，厥阴之忽热、忽厥，皆肝经藏之本然也。

铁樵按：似当作"热终不过五日，以厥五日，故知自愈"，因此条之主意只在说明热与厥相当，热之日数如其厥之日数。

凡厥者，阴阳气不相顺接便为厥。厥者，手足逆冷者是也。

成本、《玉函》"冷者"之"者"无。

魏云：凡厥者，其问为寒为热不一，总由肝脏受病，而筋脉隧道同受其患，非阴盛而阳衰，阳为寒邪所陷，则阳盛而阴衰，阴为热邪所阻，二气之正必不相顺接交通，寒可致厥，热亦可致厥也。言"凡厥者"，见人遇厥，当详谛其热因、寒因，而不可概论混施也。夫厥之为病何状？手足逆冷，是为厥也。在阴经诸证，原以手足温冷分寒热；今凡厥俱为手足逆冷，则是俱为寒，而非热矣。不知大寒似热、大热似寒在少阴已然，至厥阴之厥证，阴阳凡不顺接皆厥也，又岂可概言寒邪，反混施也？此仲景就厥阴病中厥之一证，令人详分寒热，便于立法以出治也。

铁樵按：阴阳不相顺接，是古人从病能体会而得，自今日言之，直是神经变硬之渐。惟其是神经变硬，故泄泻无度，或便脓血，而其机之初见者，则在厥之见症。

伤寒脉微而厥，至七八日肤冷，其人躁无暂安时者，此为藏厥，非蛔厥也。蛔厥者，其人当吐蛔。令病者静，而复时烦者，此为藏寒，蛔上入其膈，故烦，须臾复止。得食而呕，又烦者，蛔闻食臭出，其人当自吐蛔。蛔厥者，乌梅丸主之。又主久利。

"非蛔厥也"，成本作"非为蛔厥也"，王肯堂校本、《千金翼》作"死"一字。"令病者"，《玉函》作"今病者"。成本、《玉函》"时烦"下无"者"字，"上入"下无"其"字。"又主久利"四字，《玉函》无，《千金翼》为细注。

《鉴》云：伤寒脉微而厥，厥阴脉证也。至七八日不回，手足厥冷，而更通身肤冷，躁无暂安之时者，此为厥阴阳虚阴盛之藏厥，非阴阳错杂之蛔厥也。若蛔厥者，其人当吐蛔。今病者静，而复时烦，不似藏厥之躁无暂安时，知蛔上膈之上也，故其烦须臾复止也。得食而吐，又烦者，是蛔闻食臭而出，故又烦也。得食，蛔动而呕，蛔因呕吐而出，故曰"其人当自吐蛔也"。蛔厥主以乌梅丸，又主久利者，以此药性味酸苦、辛温、寒热并用，能解阴阳错杂、寒热混淆之邪也。

喻云：脉微而厥，则阳气衰微可知，然定其为藏厥、蛔厥也，惟肤冷而躁无暂安时，乃为藏厥，用四逆汤及灸法，其厥不回者死。

柯云：藏厥、蛔厥，细辨在烦躁，藏寒则躁而不烦，内热则烦而不躁，其人静而时烦，与躁而无暂安者迥殊矣。此与"气上撞心，心中疼热，饥不能食，食即吐厥"者，互文以见意也。看厥阴诸证，与本方相符；"下之利不止"，与"又主久利"句合，则乌梅丸为厥阴主方，非只为蛔厥之剂矣。

魏云："此为藏寒"，此"藏"字即指胃，《内经》十二藏，并府以言藏也。其蛔因胃虚寒，浮游于上，故有易吐之势。

丹云：《金鉴》云："此为藏寒"之"此"字当是"非"字，若是"此"字，即是藏厥，与辨蛔厥之义不属。此说误矣。盖此证膈热胃寒，蛔避寒就温，故上入其膈也；若果非藏寒，则乌梅丸中宜不用附子、干姜、桂枝、蜀椒之辛热。柯氏亦误作"非藏寒"，抑何不思之甚也。《总病论》：藏厥，宜四逆汤辈，极冷服之。

乌梅丸方

乌梅三百枚。成本"枚"作"个"　细辛六两　干姜十两　黄连十六两。成本作"一斤"，《千金》作"十两"　当归四两　附子六两，炮，去皮。方、周、魏、吴并作"六枚"。成本此与桂枝并脱"去皮"字　蜀椒四两，去汗　桂枝去皮，六两　人参六两　黄柏六两。《千金》云：一方用麦柏

上十味，异捣筛，合治之。以苦酒渍乌梅一宿，去核，蒸之五斗米下，饭熟捣成泥，和药令相得，内白中，与蜜杵二千下，丸如梧桐子大。先食饮服十丸，日三服，稍加至二十丸。禁生冷、滑物、臭食等。

成本"丸"字并作"员"。"渍"，志聪、锡驹作"浸"。《千金》"五斗米"作"五升米"，"泥"作"埋"，"和药"作"盘中搅"三字。"饭熟"下，《玉函》有"取"字，"臭食"作"食臭"。

吴云：此方主胃气虚，而寒热错杂之邪积于胸中，所以蛔不安而时时上攻，故仍用寒热错杂之味治之。方中乌梅之酸以安胃，蜀椒之辛以泄滞，连、柏之苦以降气，盖蛔闻酸则定，见辛则伏，遇苦则降，其他参、归以补气血之虚寒，姜、附以温胃中之寒饮，若无饮则不呕逆，蛔亦不上矣；辛、桂以祛陷内之寒邪，若无寒邪，虽有寒饮，亦不致呕逆；若不呕逆，则胃气纵虚，亦不致蛔厥。

程云：名曰安蛔，实是安胃，故并主久利。见阴阳不相顺接，厥而下利之证，皆可以此方括之也。《内台方议》云：蛔厥者，乃多死也，其人阳气虚微，正元衰败，则饮食之物不化精，反化而为蛔虫也。蛔为阴虫，故知阳微而阴胜，阴胜则四肢多厥也。若病者时烦时静，得食而呕，或口常吐苦水，时又吐蛔者，乃蛔证也。又，腹痛，脉反浮大者，亦蛔证也。有此，当急治，不治杀人。故用乌梅为君，其味酸能胜蛔；以川椒、细辛为臣，辛以杀虫；以干姜、桂枝、附子为佐，以胜寒气而温其中；以黄连、黄柏之苦以安蛔，以人参、当归之甘而补缓其中，各为使。且此蛔虫为患，为难比寸白等，剧用下杀之剂，故得胜利之方也。《千金方》治冷痢久下，乌梅圆，即本方。

伤寒热少微厥，指（原注：一作"稍"。）头寒，嘿嘿不欲食，烦躁数日，小便利、色白者，此热除也，欲得食，其病为愈；若厥而呕，胸胁烦满者，其后必便血。

成本、《玉函》"微厥"作"厥微"。《千金翼》"指头"作"稍头"。

程云：热既少厥微，而仅指头寒，虽属热厥之轻者，然热与厥并现，实与厥微热亦微者同为热厥之例，故阴阳胜复难以揣摩，但以嘿嘿不欲食、烦躁定为阳胜；不欲食似属寒，以烦躁知其热。小便利、色白、欲得食，定为阴复。盖阴阳不甚在热厥上显出者，如此证，热虽少，而厥则不仅指头寒，且不但嘿嘿不欲食，而加之呕，不但烦躁，而加之胸胁满，则自是厥深热亦深之证也。微阴当不能自复，必须下之，而以破阳行阴为事矣。苟不知此，而议救于便血之后，不已晚乎？此条下半截曰"小便利、色白"，则上半截"小便短、色赤"可知，是题中二眼目；"嘿嘿不欲食""欲得食"，是二眼目，"胸胁满、烦躁"与"热除"是二眼目，"热"字包有烦躁等证，非专指发热之热也。

汪云：《补亡论》郭白云云：热不除而便血，可犀角地黄汤。

柯云：此少阳半表半里证，微者小柴胡和之，深者大柴胡下之。

丹云：以上二说，恐与经旨畔矣。

铁樵按：此节是热微厥微，程注当，柯、喻二说亦当，并不与经旨相畔。小便色白即是色清，并非白如米泔。厥阴是肝经，胸胁是肝经之部位，厥、呕、烦、满是肝热之病证。便血当是尿血，以对于小便利、色白说，盖病退则小便利、色白，病进则尿血也。

病者手足厥冷，言我不结胸，小腹满，按之痛者，此冷结在膀胱关元也。

《鉴》云：病者手足厥冷，言我不结胸，是谓大腹不满，而惟小腹满，按之痛也。论有小腹满痛，按之小便自利者，是血结膀胱证；小便不利者，是水结膀胱证；手足热，小便赤涩者，是热结膀胱证；此则手足冷，小便数而白，知是冷结膀胱证也。

程云：发厥，虽不结胸，而小腹满，实作痛结，则似乎可下，然下焦之结多冷，不比上焦之结多热也。况手足冷，上焦不结，惟结膀胱关元之处，故曰冷结也。

钱云：关元者，任脉穴也。在脐下三寸，亦穴之在小腹者，总指小腹满痛而言，故谓冷结在膀胱关元也。

柯云：当知结胸证有热厥者。

汪云：《补亡论》庞安时云：宜灸关元穴。据《图经》云：关元一穴，系腹部中行，在脐下三寸，足三阴任脉之会，治脐下疗痛，灸之良，可百壮。愚以灸关元，而膀胱之冷结自解矣。

丹云：《总病论》删"言我不结胸"五字，似是。《伤寒蕴要》云：小腹，下焦所治，当膀胱上口，主分别清浊。或用真武汤。

铁樵按："冷结膀胱"句，"冷"字有疑义，当是"热"字。冷为虚，热为实；实者拒按，虚则不拒按。且就病能言之，亦是热结，惟其热结，所以手足厥冷；若寒在小腹，痛而不拒按，且下利矣。膀胱关元，泛指地位，言其是三阴任脉之会。有血结者，其病是癥瘕慢性，吾曾值此症，治以温药，兼用柴胡、鳖甲而愈。则冷结云者，实是血结。《金鉴》、程氏之说，皆可商矣。

伤寒发热四日，厥反三日，复热四日，厥少热多者，其病当愈。四日至七日，热不除者，必便脓血。

《玉函》无两"者"字，"便"作"清"。成本无上"者"字，"热不除者"下有"其后"二字。

《鉴》云：伤寒邪在厥阴，阳邪则发热，阴邪则厥寒，阴阳错杂，互相胜复，故或厥或热也。伤寒发热四日，厥亦四日，是相胜也。今厥反三日，复热四日，是热多厥少，阳胜阴退，故其病当愈也。当愈不愈，热仍不止，则热郁于阴，其后必便脓血也。

汪云：《补亡论》常器之云"可桃花汤"，误矣。愚以仲景黄芩汤可借用之。

丹云：未知是否。

铁樵按：先厥后热，病向外达，故厥、热日数相当，其病自愈；若热过当，则便脓血矣。便脓血即是痢，是转属病，当白头翁汤；黄芩汤非其治，无效；桃花汤可治藏厥之利，不能治热陷下利。丹氏亦未能根本解决，故有黄芩汤之说。

伤寒厥四日，热反三日，复厥五日，其病为进。寒多热少，阳气退，故为进也。

喻本、程本、魏本、《金鉴》并接前条为一条。

方云：此反上条而言。进，加重也。

程云：厥阴、少阳，一藏一府，少阳在三阳为尽，阳尽则阴生，故有寒热之往来；厥阴在三阴为尽，阴尽则阳生，故有厥、热之胜复。凡遇此证，不必论其来自三阳、起自三阴，只论厥与热之多少。热多厥少，知为阳胜，阳胜，病当愈；厥多热少，知为阴胜，阴胜，病日进。热在后而不退，则为阳过胜，过胜而阴不能复，遂有便血诸热证；厥在后而不退，则为阴过胜，过胜而阳不能复，遂有亡阳诸死证。所以调停二者，治法须合乎阴阳进退之机，阳胜宜下，阴胜宜温。若不图之于早，坐令阴竭阳亡，其死必矣。

汪云：《补亡论》常器之云：可四逆汤。待其热退寒进，厥不复热者，始可用之。

铁樵按："阳胜宜下，阴胜宜温"两语，似是而非。"待其热退寒进，厥不复热时，始可用四逆汤"，真是梦话。因不知热厥与藏厥之理，故有此等谬说。

伤寒六七日，脉微，手足厥冷，烦躁，灸厥阴，厥不还者死。

"脉"上，《玉函》《千金翼》有"其"字。"微"，《千金翼》作"数"。

《鉴》云：此详申厥阴藏厥之重证也。伤寒六七日，脉微、手足厥冷、烦躁者，是厥阴阴邪之重病也，若不图之于早，为阴消阳长之计，必至于阴气寖寖而盛，厥冷日深，烦躁日甚，虽用茱萸、附子、四逆等汤，恐缓不及事，惟当灸厥阴以通其阳。如手足厥冷，过时不还，是阳已亡也，故死。

程云：脉微、厥冷而烦躁，是即前条中所引藏厥之证，六七日前无是也。

汪云：烦躁者，阳虚而争，乃藏中之真阳欲脱，而神气为之浮越，故作烦躁。常器之云：可灸太冲穴。以太冲二穴为足厥阴脉之所注，穴在足大指下后二寸或一寸半陷中，可灸三壮。武陵陈氏云：灸厥阴，如关元、气海之类。

宗印云：此当灸厥阴之荥穴、会穴，行间、章门是也。关元、百会亦可。

丹云：今验气海、关元为得矣。

铁樵按：此条是藏厥症，兼见少阴亡阳证，必有汗，脉微不当躁。脉微而躁，是阴躁，其里无热，故知当阳亡于外而有汗。此下一条亦藏厥。"脉微不当躁"两句，似尚中肯。

伤寒发热，下利，厥逆，躁不得卧者，死。

喻云：厥证，但发热则不死，以发热则邪出于表，而里证自除，下利自止也。若反下利、厥逆、烦躁有加，则其发热又为阳气外散之候，阴阳两绝，亦主死也。

伤寒发热，下利至甚，厥不止者死。

《玉函》无此条。

成云：《金匮要略》曰：六府气绝于外者，手足寒；五藏气绝于内者，利下不禁。伤寒发热，于邪气独甚，下利至甚，厥不止，为府藏气绝，故死。

钱云：发热则阳气已回，利当自止，而反下利至甚，厥冷不止者，是阴气盛极于里，逼阳外出，乃虚阳浮越于外之热，非阳回之发热，故必死矣。

铁樵按：此条是纯厥阴证，神经变硬，胃肠全无固摄力，故洞泄无度，厥不复还。

伤寒六七日不利，便发热而利，其人汗出不止者死，有阴无阳故也。

《玉函》"不利"作"不便利"，"便"字作"忽"。

魏云：伤寒六七日不下利，此必阳微之证于他端也，而人不反觉，遂延误其扶阳之方，其人忽而发热，利行、汗出且不止，则孤阳为盛阴所逼，自内而出亡于外为汗、为热，自上而随阴下泄为利，顷刻之间，阳不守其宅，阴自独于里，有阴无阳而死。倘早为图，维何致噬脐莫追乎？

锡云：王元成曰：厥阴病发热，不死。此三节，发热亦死者，首节在躁不得卧，次节在厥不止，三节在汗出不止。

铁樵按：汗出不止，利不止，皆是神经变硬，所谓阴阳不相顺接，利在肠，汗在汗腺。

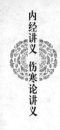

伤寒五六日，不结胸，腹濡，脉虚，复厥者，不可下。此亡血，下之死。

成本、《玉函》"亡"上有"为"字。《千金翼》作"不可下之，下之亡血，死"。

程云：诸四逆厥之不可下者，已条而析之矣，更得言夫虚家亦然之故。伤寒五六日，外无阳证，内无胸腹证，脉虚复厥，则"虚寒"二字人人知之，谁复下者？误在肝虚则躁，而有闭证，寒能涩血故也，故曰"此为亡血，下之死"。

方云："亡"与"无"通，钱本改原文作"无血"。

《金鉴》云："结胸"二字，当是"大便"二字。不结胸、腹濡、脉虚、复厥，皆无可下之理，而曰"不可下"，何所谓邪？

丹云：以上数说不可从，程注觉允当矣。

铁樵按：此条亦文字不顺，病理不合。热厥之证，无可下之理，前已详辩之。此处忽著一"不可下"，似乎有意掩着，盖此处云"不可下"，若曰其他厥逆固当下也。岂知仲景所谓不可下，必庸手认为可下，而其病实不可下者，方以"不可下"戒之；若尽人知为不可下，则不须多此告诫也。故腹濡、脉虚而议下，无此理；腹濡、脉虚之下，赘"不可下"，尤无此理；且仅云腹濡、脉虚，亦岂是亡血之证？疑此等处皆彼江南诸师秘仲景书者为之，非原文也。

此按可商。厥阴因食积致厥者，有可下之理，肝脏为病与血亦有密切关系。惟本篇本文各节都未能充分明了，存此按亦无妨。

发热而厥，七日下利者，为难治。

"发"上，《玉函》《千金翼》有"伤寒"二字。

钱云：厥多而寒盛于里，复至下利，则腔腹之内，脏腑经络，纯是阴邪，全无阳气，虽真武、四逆、白通等温经复阳之法，恐亦未能挽回阳气，故曰难治。

志云：上文五节言热、言厥、言下利，或病五六日，或病六七日；此节乃通承上文死证之意而言，发热而厥，至七日而犹然下利者，病虽未死，亦为难治。上文言死证之已见，此言未死之先机。

伤寒脉促，手足厥逆，可灸之。

原注："促"一作"纵"。成本、《玉函》"逆"下有"者"字。

喻云：伤寒脉促，则阳气蹢躅可知，更加手足厥逆，其阳气必为阴所格拒而不能返，故宜灸以通其阳也。

丹云：汪引常器之云"灸太冲穴"，未知是否。

伤寒脉滑而厥者，里有热，白虎汤主之。

成本、《玉函》"热"下有"也"字。

钱云：滑者，动数流利之象，无沉细微涩之形，故为阳脉，乃伤寒郁热之邪在里，阻绝阳气不得畅达于四肢而厥，所谓厥深热亦深也。

《鉴》云：伤寒脉微细，身无热，小便清白而厥者，是寒虚厥也，当温之；脉乍紧，身无热，胸满而烦，厥者，是寒实厥也，当吐之；脉实，大小便闭，腹满硬痛而厥者，热实厥也，当下之；今脉滑而厥，滑为阳脉，里热可知，是热厥也，然内无腹满痛、不大便之证，是虽有热而里未实，不可下而可清，故以白虎汤主之。

印云：此章因厥故，复列于《厥阴篇》中，亦非厥阴之本病也。

《活人书》云：热厥者，初中病必身热、头痛外，别有阳证，至二三日乃经四五日方发厥。其热厥者，厥至半日，却身热，盖热气深则方能发厥，须在二三日后也；若微厥即发热者，热微故也。其脉虽沉伏，按之而滑，为里有热。其人或畏热，或饮水，或扬手掷足，烦躁不得眠，大便秘，小便赤，外证多昏愦者，知其热厥，白虎汤。又有下证悉具，而见四逆者，是失下后，血气不通，四肢便厥，医人不识，却疑是阴厥，复进热药，祸如反掌。大抵热厥，须脉沉伏而滑、头上有汗，其手虽冷，时复指爪温，须便用承气汤下之，不可拘忌也。

铁樵按：脉微而厥为里寒，脉滑而厥为里热，故三六五条主灸，此主白虎。

手足厥寒，脉细欲绝者，当归四逆汤主之。

《玉函》《千金翼》作"脉为之细绝"，无"者"字。

钱云：四肢为诸阳之本，邪入阴经，致手足厥而寒冷，则真阳衰弱可知。

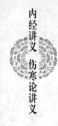

其脉微细欲绝者，《素问·脉要精微论》云"脉者，血之府也"，盖气非血不附，血非气不行，阳气既已虚衰，阴血自不能充实，当以四逆汤温复其真阳，而加当归以荣养其阴血，故以当归四逆汤主之。

当归四逆汤方

当归三两　桂枝三两，去皮　芍药三两　细辛三两。《玉函》作"一两"　甘草二两，炙　通草二两　大枣二十五枚，擘。一法"十二枚"。"枚"，成本作"个"

上七味，以水八升，煮取三升，去滓，温服一升，日三服。

钱云：手足厥寒，即四逆也，故当用四逆汤；而脉细欲绝，乃阳衰而血脉伏也，故加当归，是以名之曰当归四逆汤也。不谓方名虽曰四逆，而方中并无姜、附子，不知何以挽回阳气？是以不能无疑也。恐是历年久远，散失遗亡，讹舛于后人之手，未可知也。从来注《伤寒》家皆委曲顺解，曾不省察其理，亦何异于成氏之随文顺释乎？

柯云：此条证为在里，当是四逆本方加当归，如茯苓四逆之例，若反用桂枝汤攻表，误矣。既名四逆汤，岂得无姜、附子？

若其人内有久寒者，宜当归四逆加吴茱萸生姜汤。

钱云：此承上文言，手足厥寒、脉细欲绝，固当以当归四逆治之矣；若其人平素内有久寒者，而又为客寒所中，其涸阴沍寒，难于解散，故更加吴茱萸之性燥苦热，及生姜之辛热以泄之，而又以清酒扶助其阳气，流通其血脉也。

当归四逆加吴茱萸生姜汤方

当归三两　芍药二两，炙。《玉函》作"三两"　通草二两。《玉函》作"三两"　桂枝三两，去皮　细辛三两　生姜半斤，切。《千金翼》作"八两"。方、周、钱、《鉴》作"三两"　茱萸二斤。《玉函》《千金翼》作"吴茱萸二两"。方、周、钱、《鉴》作"半斤"　大枣二十五枚，擘

上九味，以水六升、清酒六升和，煮取五升，去滓，温分五

服。

原注：一方水、酒各四升。《玉函》《千金翼》并用水、酒各四升。

柯云：此本是四逆，与吴茱萸相合，偶而合方也。吴茱萸配附子，生姜佐干姜，久寒始去。

《严氏济生方》：通脉四逆汤，治霍乱多寒，肉冷脉绝者。（即本方加附子。）

大汗出，热不去，内拘急，四肢疼，又下利厥逆而恶寒者，四逆汤主之。

《千金翼》无"内"字，"又"作"若"。

《鉴》云：通身大汗出，热当去矣，热仍不去，而无他证，则为邪未尽而不解也。今大汗出、热不去，而更见拘急、肢疼，且下利、厥逆而恶寒，是阳亡于表，寒盛于里也。故主四逆汤，温经以胜寒，回阳而敛汗也。

汪云：内拘急，此寒气深入于里，寒主收引，当是腹以内拘急。

丹云：方氏云：内拘急，四肢疼者，亡津液而骨气不利也。乃以内拘急为手足拘急，然"内"字不妥帖。

大汗，若大下利而厥冷者，四逆汤主之。

《玉函》《千金翼》"汗"下有"出"字。

钱云：上条大汗出而热不去，此条大汗出而不言热，是无热矣。或曰：上文下利、厥逆而恶寒，且多内拘急、四肢疼之证；此条亦大下利、厥冷而不恶寒，其不言热，乃阳气犹未飞越于外，得毋较前为稍轻乎？曰：无热则阳气更微，大下利则阴邪更盛，故亦以四逆汤主之。

丹云：《玉函经》此下有两条，曰："表热里寒者，脉虽沉而迟，手足微厥，下利清谷，此里寒也。所以阴证亦有发热者，此表热也。"曰："表寒里热者，脉必滑，身厥，舌干也。所以少阴恶寒而踡，此表寒也；时时自烦，不欲厚衣，此里热也。"

病人手足厥冷，脉乍紧者，邪结在胸中，心下满而烦，饥不能食者，病在胸中，当须吐之，宜瓜蒂散。

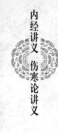

《辨可吐篇》"乍紧"作"乍结"。成本、《玉函》"心下"作"心中"。

印云：曰"病人"者，非厥阴之为病，而亦非外受之寒邪也，以手足厥冷，故列于《厥阴篇》中。

《鉴》云：病人手足厥冷，若脉微而细，是寒虚也，寒虚者可温、可补；今脉乍紧劲，是寒实也，寒实者宜温、宜吐也。时烦吐蚘，饥不能食，是病在胸中也。寒饮实邪壅塞胸中，则胸中阳气为邪所遏，不能外达四肢，是以手足厥冷，胸满而烦，饥不能食也，当吐之，宜瓜蒂散涌其在上之邪，则满可消而厥可回矣。

伤寒厥而心下悸，宜先治水，当服茯苓甘草汤，却治其厥。不尔，水渍入胃，必作利也。

成本、《玉函》"悸"下有"者"字。"服"，《玉函》作"与"。

钱云：《金匮》云："水停心下，甚者则悸。"《太阳篇》中有"饮水多者，心下必悸"，此二语虽皆仲景本文，然此条并不言饮水，盖以伤寒见厥，则阴寒在里，里寒则胃气不行，水液不布，必停蓄于心下，阻绝气道，所以筑筑然而悸动，故宜先治其水，当服茯苓甘草汤以渗利之，然后却与治厥之药。不尔，则水液既不流行，必渐渍入胃，寒厥之邪在里，胃阳不守，必下走而作利也。

《鉴》云：《伤寒·太阳篇》"汗出表未和，小便不利"，此条"伤寒表未解，厥而心下悸"，二证皆用茯苓甘草汤者，盖因二者见证虽不同，而里无热，表未和，停水则同也，故一用之谐和荣卫以利水，一用之解表通阳以利水，无不可也。此证虽不曰"小便不利"，而小便不利之意自在。若小便利，则水不停，而厥、悸属阴寒矣，岂宜发表利水耶？

汪云：郭雍云：以四逆汤治厥。

《金鉴》云："厥而心下悸者"之下，当有"以饮水多"四字，若无此四字乃阴盛之悸，非停水之悸矣，何以即知是水，而曰宜先治水耶？

丹云：此说近是。汪氏、周氏以此条证为热厥兼水，误矣。

伤寒六七日，大下后，寸脉沉而迟，手足厥逆，下部脉不至，喉咽不利，唾脓血，泄利不止者，为难治，麻黄升麻汤主之。

《玉函》无"而"字，"喉咽"作"咽喉"，成本同。《千金翼》无"寸"字。

柯云：寸脉沉迟，气口脉平矣；下部脉不至，根本已绝矣。六府气绝于外者，手足寒；五脏气绝于内者，利下不禁；喉咽不利，水谷之道绝矣。汁液不化而成脓血，下濡而上逆，此为下厥上竭，阴阳离决之候，生气将绝于内也。麻黄升麻汤，其方味数多而分两轻，重汗散而畏温补，乃后世粗工之伎，必非仲景方也。此证此脉，急用参附以回阳，尚恐不救，以治阳实之品治亡阳之证，是操戈下石矣，敢望其汗出而愈哉？绝汗出而死，是为可必。仍附其方，以俟识者。

麻黄升麻汤方

麻黄二两半，去节　升麻一两一分　当归一两一分。《玉函》升麻、当归各一两六铢，《千金翼》同　知母十八铢　黄芩十八铢　萎蕤十八铢。一作"菖蒲"　芍药六铢　天门冬六铢，去心。《玉函》《千金翼》作"麦门冬"　桂枝六铢　茯苓六铢甘草六铢，炙　石膏六铢，碎，绵裹　白术六铢　干姜六铢

上十四味，以水一斗，先煮麻黄一两沸，去上沫，内诸药，煮取三升，去滓，分温三服，相去如炊三斗米顷，令尽，汗出愈。

丹云：此条，证、方不对，注家皆以为阴阳错杂之证，回护调停，为之诠释，而柯氏断然为非仲景真方，可谓千古卓见矣。兹不敢繁引诸说云。

又按：《外台》引《小品》载本方，方后云：此张仲景《伤寒论》方。

《伤寒选录》云：此药之大者，若瘟毒、瘴利，表里不分，毒邪沉炽，或咳，或脓，或血者，宜前药。

伤寒四五日，腹中痛，若转气下趣少腹者，此欲自利也。

"此"，《玉函》作"为"。"趣"，《正脉》本作"趋"，诸本同，唯方本作"趣"。

钱云：伤寒四五日，邪气入里，传阴之时也。腹中痛，寒邪入里，胃寒而太阴脾土病也。转气下趋少腹者，言寒邪盛而胃阳不守，水谷不别，声响下奔，故为欲作自利也。

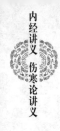

周云：愚案腹中痛，又何以知是虚寒？若火痛，必自下逆攻而上；若热痛，必胸结烦满而实。故下气转趋，知为寒欲利无疑也。

伤寒本自寒下，医复吐下之，寒格，更逆吐下，若食入口即吐，干姜黄芩黄连人参汤主之。

"复吐下之"，《玉函》《千金翼》《全书》作"复吐之"。《玉函》无"若"字，"即吐"作"即出者"。《千金翼》"寒格"上有"而"字。

王云：按"本自寒下"，恐是"本自吐下"，玩"复"字可见。盖胃寒则吐，下寒则利，胃寒者不宜吐，医反吐之，则伤胃气，遂成寒格。下文文气不贯，当有阙文。

《金鉴》云：经论中并无寒下之病，亦无寒下之文，玩本条下文，"寒格，更逆吐下"，可知"寒下"之"下"字当是"格"字，文义始属。注家皆释胃寒下利，不但文义不属，且与芩连之药不合。

丹云：柯本删"更逆吐下"四字。要之，此条必有误脱。

干姜黄芩黄连人参汤方

干姜、黄芩、黄连、人参各三两

上四味，以水六升，煮取二升，去滓，分温再服。

柯云：伤寒吐下后，食入口即吐，此寒邪格热于上焦也。虽不硬痞，而病本于心，故用泻心之半，调其寒热，以至和平。去生姜、半夏者，心下无水气也；不用甘草、大枣者，呕不宜甘也。

《鉴》云：朝食暮吐，脾寒格也；食入即吐，胃热格也。寒格当以理中汤，温其太阴，加丁香降其寒逆可也；热格当用干姜、人参安胃，黄连、黄芩降胃火也。

丹云：《金匮》：食已即吐者，大黄甘草汤主之。《金鉴》注文与此条意同。《保幼大全》四味人参汤，治伤寒脉迟，胃冷呕吐。（即本方。）

下利，有微热而渴，脉弱者，令自愈。

"令"，成本作"今"，《玉函》无。

程云：下利，脉绝者死，脉实者亦死，必何如而脉与证合也？缘厥阴下利为阴寒胜，微热而渴则阳热复也，脉弱知邪已退而经气虚耳，故令自愈。

钱云：脉弱者，方见其里气本然之虚，无热气太过作痈脓、便脓血及喉痹、口伤烂赤之变，故可不治，令其自愈也。若或治之，或反见偏胜耳。

丹云：汪氏、魏氏、周氏以此条证为传经热利，误矣。《溯洄集》云：六经病篇，必非叔和所能赞辞也，但厥阴经中下利、呕哕诸条，却是叔和因其有厥逆而附，遂并无厥逆而同类者亦附子耳。

下利，脉数，有微热汗出，令自愈。设复紧，为未解。

原注：一云：设脉浮复紧。《千金翼》"有"作"若"。"令"，成本作"今"，《玉函》《千金翼》作"者"。

成云：下利，阴病也；脉数，阳脉也，阴病见阴脉者生。微热、汗出，阳气得通也，利必自愈。诸紧为寒，设复脉紧，阴气犹胜，故云未解。

下利，手足厥冷，无脉者，灸之不温，若脉不还，反微喘者死。

《玉函》"若"作"而"。

钱云：阴寒下利而手足厥冷，至于无脉，是真阳已竭，已成死证，故虽灸之亦不温也。若脉不还，反见微喘，乃阳气已绝，其未尽之虚阳随呼吸而上脱，其气有出无入，故似喘非喘而死矣。

汪云：喘非灸所致，阳气不因灸复，则绝证以次第而至。《尚论篇》云"孤阳随火气上逆而脱"，误矣。此条，仲景不言当灸何穴，常器之云"当灸关元、气海二穴"。

少阴负趺阳者，为顺也。

原本及《千金翼》、志聪本、锡驹本接前条。今据成本及《玉函》分为别条。

钱云："少阴负趺阳"句疑有脱字，不然，何至词不达义邪？前注皆以少阴为水，趺阳为土，恐土不能制水，得以泛溢而为呕吐、下利，予其权于土，土强则水有制，而平成可几。按：此喻注，盖本成注。方意亦同。愚恐犹未合于至理。夫少阴，肾也，水中有火，先天之阳也；趺阳，胃脉也，火生之土，后天之阳也。此承上文"下利"而言，凡少阴证中诸阳虚阴盛之证，而至于下

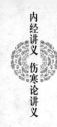

利及利清谷之证，皆由寒邪太盛，非惟少阴命门真火衰微，且火不能生土，中焦胃脘之阳不守，故亦败泄而为下利。少阴脉虽微细欲绝，而为阴寒所胜，则为少阴之真阳负矣。若跌阳脉尚无亏损，则是先天之阳虽为寒邪之所郁伏，而后天胃脘之阳尚在，为真阳犹未磨灭，所谓"有胃气者生"，故为顺也。若跌阳亦负，则为无胃气而死矣。

丹云：此条未妥帖，钱注稍觉稳当。柯氏删之，盖有所见也。

铁樵按：《阳明篇》"互相克贼，名曰负也"，是钱注所本从。柯氏删去，亦未尝不可。究竟不甚可解。又，《厥阴篇》与前文多有犯复痕迹，本条之外，如"烦躁、下利"各条，与《太阳篇》中藏结证亦近似，皆不无错简讹脱在内。

下利，寸脉反浮数，尺中自涩者，必清脓血。

成云：下利者，脉当沉而迟，反浮数者，里有热也；涩为无血，尺中自涩者，肠胃血散也，随利下必便脓血。"清"与"圊"通，《脉经》曰：清者，厕也。（按：《脉经》引《四时经》注。）

汪云：热利而得数脉，非反也，得浮脉则为反矣。兹者寸反浮数，此在里之邪热不少敛也；尺中涩者，阴虚也。阳邪乘阴分之虚，则其血必瘀，而为脓血。常器之云"宜桃花汤"，误矣。愚意云：宜以仲景黄芩汤代之。

丹云：柯氏以此条属白头翁汤部，似是；王云黄连阿胶汤，亦得。

下利清谷，不可攻表，汗出必胀满。

"表"上，《玉函》有"其"字。

成云：下利者，脾胃虚也。胃为津液之主，发汗亡津液，则胃气愈虚，必胀满。

程云：下利清谷，此为里虚，反攻其表，则汗出而阳从外泄，浊阴得内填，胀满所由来也。汗剂所以发，邪阳之在表也，表若无邪，必拔及里阳而外泄，遂生内寒。

汪云：郭白云云：宜通脉四逆汤。

铁樵按：程注说生内寒之理甚精。里阳外泄，遂生内寒，形能妙悟。自汗不止而胀满者，同此理。

下利，脉沉弦者，下重也；脉大者，为未止；脉微弱数者，为欲自止，虽发热，不死。

"也"字，《玉函》无，《千金翼》作"其"。

汪云：此辨热利之脉也。脉沉弦者，沉主里，弦主急，故为里急后重，如滞下之证也；脉大者，邪热甚也，经云"大则病进"，故为利未止也；脉微弱数者，此阳邪之热已退，真阴之气将复，故为利自止也。下利一候，大忌发热，兹者脉微弱而带数，所存邪气有限，故虽发热，不至死耳。

《鉴》云：由此可知滞下脉大、身热者必死也。

舒云：按厥阴下利，法当分辨阴阳，确有所据，对证用药，无不立应。但言脉者，玄渺难凭，吾不敢从。

下利，脉沉而迟，其人面少赤、身有微热、下利清谷者，必郁冒、汗出而解，病人必微厥。所以然者，其面戴阳，下虚故也。

汪云：下利，脉沉而迟，里寒也。所下者清谷，里寒甚也。面少赤、身微热，下焦虚寒，无根失守之火浮于上越于表也。以少赤、微热之故，其人阳气虽虚，犹能与阴寒相争，必作郁冒、汗出而解。郁冒者，头目之际，郁然昏冒，乃真阳之气能胜寒邪，里阳回而表和顺，故能解也。病人必微厥者，此指未汗出、郁冒之时而言。面戴阳，系下虚，此申言面少赤之故，下虚即下焦元气虚。按：仲景虽云汗出而解，然于未解之时，当用何药？郭白云云："不解，宜通脉四逆汤。"

张云：太阳、阳明并病，面色缘缘正赤者，为阳气怫郁，宜解其表。此下利，脉沉迟，而面见少赤，身见微热，乃阴寒格阳于外，则外微热；格阳于上，则面少赤。仲景以为下虚者，谓下无其阳，而反在外、在上，故云虚也。虚阳至于外越上出，危候已彰，或其人阳尚有根，或用温药以胜阴助阳，阳得复反而与阴争，差可恃以无恐。盖阳返，虽阴不能格，然阴尚盛，亦未肯降，必郁冒少顷，然后阳胜而阴出为汗。邪从外解，自不下利矣。

《伤寒绪论》云：戴阳者，面赤如微酣之状。阴证冷极，发躁、面赤、脉沉细，为浮火上冲，水极似火也。凡下元虚惫之人，阳浮于上，与在表之邪相合，则为戴阳。阳已戴于头面，而不知者更行发散，则孤阳飞越，危殆立至矣。大抵阳邪在表之怫郁，必面合赤色，而手足自温；若阴证，虚阳上泛而戴阳，面虽赤，足胫必冷，不可但见面赤便以为热也。

下利，脉数而渴者，今自愈。设不差，必清脓血，以有热故也。

《玉函》《千金翼》"脉"下有"反"字。"今"，《全书》作"令"，魏本、程本同。

周云：下利，脉数而渴，邪虽未尽，而数为热征，则亦阳气自复之候，而无利久入阴之虞，亦可自愈。而不愈者，必热势向盛，此不但利不止，而必至圊脓血耳。以此推之，则其脉必数而有力者也。

汪云：此条，仲景无治法，《补亡论》常器之云"可黄芩汤"，王云"黄连汤"。

《金匮直解》云：脉数而渴，则寒邪去而利当止。经曰：若脉数不解，而下不止，必挟热而便脓血。此有热陷于下焦，使血流腐而为脓也。

下利后，脉绝，手足厥冷，晬时脉还，手足温者生，脉不还者死。

《玉函》"脉"上有"其"字，无"冷"字，"生"下无"脉"字，"不还"下有"不温"二字，《千金》同。

成云：晬时，周时也。

钱云：寒邪下利而六脉已绝，手足厥冷，万无更生之理，而仲景犹云周时脉还、手足温者生，何也？夫利有新久，若久利脉绝而至手足厥冷，则阳气以渐而虚，直至水穷山尽，阳气磨灭殆尽，脉气方绝，岂有复还之时；惟暴注下泄，忽得之骤利而厥冷、脉绝者，则真阳未至陡绝，一时为暴寒所中，致厥、利、脉伏，真阳未至陡绝，故阳气尚有还期。此条乃寒中厥阴，非久利也，故云"晬时脉还，手足温者生"。若脉不见还，是孤阳已绝而死也。

柯云：此不呕、不烦，不须反佐，而服白通，外灸少阴及丹田、气海，或可救于万一。

伤寒下利，日十余行，脉反实者死。

《千金翼》"脉"上有"其人"二字。

成云：下利者，里虚也，脉当微弱，反实者，病胜藏也，故死。《难经》

曰：脉不应病，病不应脉，是为死病。

钱云：所谓实者，乃阴寒下利，真阳已败，中气已伤，胃阳绝而真藏脉现也。

印云：以上十章，论下利有表里、阴阳、寒热、气血、邪正、虚实，而为审辨之法，故不立方。

丹云：汪氏以此条证为热利之死证，恐不然也。

下利清谷，里寒外热，汗出而厥者，通脉四逆汤主之。

锡云：夫谷入于胃，借中土之气变化而黄，以成糟粕，犹"奉心化赤而为血"之义也。若寒伤厥、少二阴，则阴寒气甚，谷虽入胃，不能变化其精微、蒸津液而泌糟粕，清浊不分，完谷而出，故下利清谷也。在少阴，则下利清谷，里寒外热，手足厥逆，脉微欲绝，身反不恶寒；在厥阴，则下利清谷，里寒外热，汗出而厥。俱宜通脉四逆汤，启生阳之气，而通心主之脉也。

汪云：下利清谷，为里寒也；外热，为身微厥，兼之汗出，此真阳之气外走而欲脱也。前条汗出为欲解，此条汗出而反厥，乃阳气大虚也。与通脉四逆汤，以温经固表，通内外阳气。

丹云：吴人驹云：有协热下利者，亦完谷不化，乃邪热不杀谷，其别在脉之阴阳虚实之不同。今验之，小儿此最多。

热利下重者，白头翁汤主之。

《鉴》云：热利下重，乃火郁湿蒸，秽气奔逼广肠，魄门重滞而难出，即《内经》所云"暴注下迫"者是也。

《金匮直解》云：热利下重，则热客于肠胃，非寒不足以除热，非苦不足以坚下焦，故加一"热"字，别已上之寒利。

白头翁汤方

白头翁二两。《金匮》《全书》、方、魏、钱、《鉴》并作"三两"　黄柏三两
黄连三两　秦皮三两

上四味，以水七升，煮取二升，去滓，温服一升，不愈，更服

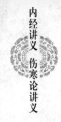

一升。

《鉴》云：白头翁，《神农本经》言其能逐血止腹痛，陶弘景谓其能止毒痢，故以治厥阴热痢；黄连苦寒，能清湿热，厚肠胃；黄柏泻下焦之火；秦皮亦属苦寒，治下痢、崩带，取其收涩也。

下利，腹胀满、身体疼痛者，先温其里，乃攻其表。温里宜四逆汤，攻表宜桂枝汤。

成本脱二"宜"字。

喻云：此与《太阳中篇》下利身疼用先里后表之法大同，彼因误下而致下利，此因下利而致腹胀，总以温里为急者，见晛日消之义也。身疼痛有里有表，必清便已调，其痛仍不减，方属于表。太阳条中已悉，故此不赘。

铁樵按：腹胀满而下利，当即是后重，后重主白头翁，是不可温；胀满、下利，亦非四逆；清谷，不后重，方是四逆。

下利，欲饮水者，以有热故也，白头翁汤主之。

"以"，《玉函》《千金翼》作"为"，无"故"字。

钱云：此又申上文热利之见证，以证其为果有热者，必若此治法也。夫渴与不渴，乃有热、无热之大分别也。里无热邪，口必不渴；设或口干，乃下焦无火，气液不得蒸腾，致口无津液耳，然虽渴，亦不能多饮。若胃果热燥，自当渴欲饮水，此必然之理也，宁有里无热邪而能饮水者乎？仲景恐人之不能辨也，故又设此条以晓之曰："下利，渴欲饮水者，以有热故也，白头翁汤主之。"

下利，谵语者，有燥屎也，宜小承气汤。

《千金翼》"利"下有"而"字，"者"作"为"，无"也"字。

《鉴》云：下利，里虚；谵语，里实。若脉滑大，证见里急，知其中心有宿食也。其下利之物，又必稠黏、臭秽，知热与宿食合而为之也。此可决其燥屎也，宜以小承气汤下之。于此推之，可知燥屎不在大便硬与不硬，而在里之急与不急、便之臭与不臭也。

汪云：下利者，肠胃之疾也；若谵语，则胃家实，与厥阴无与，乃肠中有燥屎不得下也。治宜小承气汤者，此半利半结，只须缓以攻之也。或问：既下利矣，则热气得以下泄，何由而致谵语、有燥屎也？答曰：此系阳明府实，大热之证，胃中糟粕为邪所壅留著于内，其未成硬者，或时得下；其已成硬者，终不得出，则燥屎为下利之根，燥屎不得出则邪热上乘于心，所以谵语。要之，此证须以手按脐腹，当必坚痛，方为有燥屎之征。

丹云：《少阴篇》云："少阴病，自利清水，色纯青，心下必痛，口干燥者，急下之，宜大承气汤。"《辨可下篇》云："下利，心下硬者，急下之，宜大承气汤。下利，脉迟而滑者，内实也，宜大承气汤。下利，不欲食者，有宿食故也，当下之，宜大承气汤。"并与此条证同。

下利后，更烦，按之心下濡者，为虚烦也，宜栀子豉汤。

方云：更烦，言本有烦，不为利除，而转甚也。

柯云：虚烦，对实热而言，是"空虚"之"虚"，不是"虚弱"之"虚"。

《鉴》云：林澜曰：此利后余热之证也。曰下利后而利止者，必非虚寒之烦，乃热遗于胸中也。按之心下濡，虽热而非实热，故用此以清其虚烦。

呕家有痈脓者，不可治呕，脓尽自愈。

《鉴》云：心烦而呕者，内热之呕也；渴而饮水呕者，停水之呕也；今呕而有脓者，此必内有痈脓，故曰不可治，但俟呕脓尽自愈也。盖痈脓腐秽欲去而呕，故不当治；若治其呕，反逆其机，热邪内壅，阻其出路，使无所泄，必致他变，故不可治呕，脓尽则热随脓去，而呕自止矣。郑重光曰：邪热上逆，结为内痈，肺胃之痈是也。

呕而脉弱，小便复利，身有微热，见厥者，难治，四逆汤主之。

成云：呕而脉弱，为邪气传里，呕则气上逆，而小便当不利，小便复利者，里虚也。身有微热，见厥者，阴胜阳也，为难治，与四逆汤温里助阳。

汪云：按诸条厥、利证皆大便利，此条以呕为主病，独小便利而见厥，前后不能关锁，用四逆汤，以附子散寒、下逆气、助命门之火，上以除呕，下

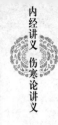

以止小便，外以回厥逆也。

干呕，吐涎沫，头痛者，吴茱萸汤主之。

"沫"下，《玉函》《千金翼》有"而复"二字，方本、喻本脱"头痛"字。

张云：凡用吴茱萸汤，有三证，一为阳明食谷欲呕；一为少阴吐利，手足厥冷，烦躁欲死；此则干呕，吐涎沫，头痛。经络、证候各殊，而治则一者，总之下焦浊阴之气，上乘于胸中清阳之界，真气反郁在下，不得安其本位，有时欲上不能，但冲动浊气，所以干呕、吐涎沫也。头痛者，厥阴之经与督脉会于巅也。食谷欲呕者，浊气在上也；吐、利者，清气在下也；手足厥冷者，阴寒内盛也；烦躁欲死者，虚阳扰乱也，故主吴茱萸汤。茱萸专主开豁胸中逆气，兼人参、姜枣以助胃中之清阳，共襄祛浊之功。由是清阳得以上升，而浊阴自必下降矣。

锡云：成氏云：呕者，有声者也；吐者，吐出其物也。故有干呕而无干吐，今干呕、吐涎沫者，涎沫随呕而吐出也。

钱云：涎沫者，黏饮白沫也。

丹云：柯氏云干呕、吐涎是二证，不是并见，可谓执拘矣。舒氏云：此条多一"干"字，既吐涎沫，何为干呕？当是呕吐涎沫，盖为阴邪协肝气上逆，则呕吐涎沫。此与柯说同。《金匮要略》：呕而胸满者，茱萸汤主之。

呕而发热者，小柴胡汤主之。

成云：经曰：呕而发热者，柴胡证具。

钱云：邪在厥阴，惟恐其厥逆、下利，若见呕而发热，是厥阴与少阳藏府相连，乃藏邪还府，自阴出阳，无阴邪变逆之患矣，故当从少阳法治之，而以小柴胡汤和解其半表半里之邪也。

伤寒大吐、大下之，极虚，复极汗者，其人外气怫郁，复与之水，以发其汗，因得哕，所以然者，胃中寒冷故也。

成本、《玉函》"极汗"下有"出"字，"其人"上有"以"字。

钱云：伤寒而大吐大下，则胃中阳气极虚矣。复极汗出者，非又汗之而极出也，因大吐大下之后，真阳已虚，卫外之阳不能固密，所以复极汗出，乃阳虚而汗出也。愚医尚未达其义，以其人外气怫郁，本是虚阳外越，疑是表邪未解，复与之暖水以发其汗，因而得哕，哕者，呃逆也。其所以哕者，盖因吐下后，阳气极虚，胃中寒冷，不能运行其水耳，水壅胃中，中气遏绝，气逆而作呃逆也。治法当拟用五苓散、理中汤，甚者四逆汤可耳。

宗印云：此章与《辨脉篇》之"医不知，而反饮冷水，令人汗出，水得寒气，冷必相搏，其人即饱"，大意相同。

程云：点出"胃中寒冷"字，是亦吴茱萸汤之治也。

汪云：理中汤亦可借用之。

《活人书》云：橘皮干姜汤、羌活附子散、半夏生姜汤、退阴散。

伤寒哕而腹满，视其前后，知何部不利，利之即愈。

《玉函》"视"作"问"。成本"即"作"则"。

锡云：伤寒至哕，非中土败绝，即胃中寒冷，然亦有里实不通，气不得下泄，反上逆而为哕者。《玉机真藏论》曰：脉盛、皮热、腹胀前后不通、闷瞀，此谓五实；身汗，得后利，则实者活。今哕而腹满，前后不利，五实中之二实也，实者泻之。前后，大小便也。视其前后二部之中何部不利，利之则气得通，下泄而不上逆，哕即愈矣。夫以至虚至寒之哕证，而亦有实者存焉；则凡系实热之证，而亦有虚者在焉。医者能审其寒热、虚实，而为之温凉、补泻于其间，则人无夭札之患矣。

汪云：常器之云：前部不利，猪苓汤；后部不利，调胃承气汤。愚以须小承气汤利之。

丹云：常氏原于《活人》，盖前部不利，五苓散、猪苓汤；后部不利，宜三承气选而用之。仲景不载主方，意在于此耶？

铁樵按：呃逆为病，旧说颇庞杂，大都用丁香、柿蒂不效，则改而他图，致温凉杂投，往往不救，其症结在病理不明，胸无主宰，故不免于尝试。然以病人供吾试验，医者能无内疚？况病理不明，虽试验不能有所发明，则将终身在试验之中矣。

兹就鄙人研求所得者言之，以资学者之探讨。此病共有三种：其一，因寒而呃；其二，因食而呃；其三，因燥而呃。致其所以呃之原理，西国人谓是横膈膜痉挛，其说当确。盖人之呼吸，肺叶弛张于上，横膈膜低昂于下，

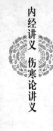

如鼓气之风箱然，故横膈膜痉挛则肺呼吸为之停止。然就形能言之，不但横膈膜能作痉挛，即食管亦能痉挛。

前述三者之外，更有两种呃逆，其一，小孩往往因大笑，冷空气骤入气管，猝然不得中和，则作呃逆；其二，健体因食物太骤，而咽食道暴闭，亦作呃逆。此两种与大病之呃逆不同，笑而呃者，冷气中和则愈；噎而呃者，食下则愈。故因笑而呃者，以物取嚏则愈；因噎而呃者，饮汤则愈，不若大病之呃，恒亘数昼夜不得息也。

至于大病之呃属寒者，即如本节所言之理由，胃中寒冷，精气虚竭，用丁香、柿蒂当效。不过丁香、柿蒂之外，当顾元气，其聚水者更当利水。其因食而呃者，如此下一节云"视其前后，何部不利，利之即愈"，是有属食积，亦有属腹水者矣。当温者属虚，当利者属实。古人以有声、无声辨虚实，是辨法之一种，却不完全，当合色脉、病因，为综合的考虑，方为得也。至于因燥而呃者，却饶有曲折，盖液体涸竭，肺叶与躯壳内壁相切处不利，体工起救济，则气聚于胸中，而横膈膜以下气少，横膈膜以上气多，欲中和而不得，斯痉挛作矣。凡如此者，其人恒仅能向一边侧卧，所以然之故，即因液少，肺叶相切处不利使然。

吾治章椿伯先生呃逆（太炎先生之兄），用犀角地黄，药入即止。杭州医界骇然，致开中医大会研究，亦未闻有何理由说出，惜乎医界中无一人肯下问者。一般医生皆以为古人无有用此药治此病者，遂群相诧怪，其实崇古太过，未从原理探讨，故不能知也。

伤寒后按

2. 太阳病，发热、汗出、恶风、脉缓者，名为中风。

4. 若发汗已，身灼热者，名曰风温。风温为病，脉阴阳俱浮，自汗出，身重多眠，鼻息必鼾，语言难出。若被下者，小便不利，直视失溲。若被火者，微发黄色，剧则为惊痫，时瘛疭若火熏之。一逆尚引日，再逆促命期。

13. 太阳中风，阳浮而阴弱，阳浮者热自发，阴弱者汗自出，啬啬恶寒，淅淅恶风，翕翕发热，鼻鸣干呕者，桂枝汤主之。

14. 太阳病，头痛、发热、汗出、恶风，桂枝汤主之。

15. 太阳病，项背强几几，反汗出、恶风者，桂枝加葛根汤主之。

22. 太阳病，发汗，遂漏不止，其人恶风、小便难、四肢微急，难以屈伸者，桂枝加附子汤主之。

附子是三阴证药，何以此处忽着此味？曰：因坏病也。发汗，热当退，今漏不止，是汗之不得当，不能去病，徒令增病，故云坏病。小便难，夺汗无溲也。四肢微急，难以屈伸，液体骤竭而动经也。阳亡于外则生内寒，故用附子，即十七节"知犯何逆，随症治之"也。

27. 服桂枝汤，大汗出，脉洪大者，与桂枝汤如前法。若形似疟，一日再发者，汗出必解，宜桂枝二麻黄一汤。

按：现在上海所见伤寒系风温，多如此之症，与葛根、荆、防即大汗，却汗出不解，再汗之则虚；予桂枝则衄、谵语、白痦，相继而作；既虚之后，

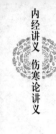

用钗斛、鲜生地、紫雪丹等，有可愈者。按此等病，最易误引本条，其实非是。当是本论之文太简。前此吾常疑伤寒、温病、湿温异治，故不能依据此条，乃近来所见，并非暑湿之症，亦复如此，细心考察，竟有多种。有停食在胃，寒热弛张，予以消导解肌，其积从胃入肠，渐渐向下，则寒热起伏之时间渐渐缩短，积尽，寒热清楚，此一种也。有因起病时值房室而然者，其小腹辄痛，余症皆属伤寒系风温，而热则如疟，此二种也。都不可汗，不可温，不可攻下，弗创其藏气，渐渐消导，兼用解肌，外治温其小腹，五六日可愈，否则必危。寻思热之所以弛张，当是涉及神经之故，所以其病阵发。神经属肝，实则从胆治，虚则从肝治；皆少阳、厥阴证也，是当遵本论"不可汗下"之训，而本条当在阙疑之列。凡有积，汗之则矢燥，而积未入肠，例不许攻下；病涉少阴，则更不可强责其汗；未成府症，更无可下之理。此不可汗下之理也。

31. 伤寒，脉浮、自汗出、小便数、心烦、微恶寒、脚挛急，反与桂枝汤，欲攻其表，此误也。得之便厥，咽中干、烦躁、吐逆者，作甘草干姜汤与之，以复其阳。若厥愈足温者，更作芍药甘草汤与之，其脚即伸。若胃气不和，谵语者，少与调胃承气汤。若重发汗，复加烧针者，四逆汤主之。

心烦、微恶寒、脚挛急，乃因汗出多，阳亡于外，攻表，虚虚之势太骤，故厥。审其为阳虚于外而生内寒，则当温里，故必见烦躁、吐逆而复咽痛，然后与以甘草干姜。云厥愈足温，即对上文"烦躁、吐逆、咽痛"说，盖烦躁、吐逆、咽痛时，手足皆厥也。厥回足温，中已有阳，脚之挛急，乃荣少耳，故宜芍药甘草。云"胃不和，谵语"，是无烦躁、吐利、咽痛诸症，其所以谵语者，因夺汗矢燥之故，当调胃承气。若重发汗，复加烧针，则其误已甚，亡阳证毕见，已在言外，故主四逆，《辑义》中按语可商。

35. 太阳病，桂枝症，医反下之，利遂不止，脉促者，表未解也；喘而汗出者，葛根黄芩黄连汤主之。

喘而不汗属肺，故主麻杏；喘而汗出属胃，故主本方。喘是肺家事，汗出而喘是热。伤寒之热属胃，因胃热，肺不得安而喘，须不是肺热。

40. 太阳中风，脉浮紧、发热、恶寒、身疼痛，不汗出而烦躁者，大青龙汤主之。若脉微弱、汗出、恶风者，不可服之，服之则厥逆，筋惕肉瞤，此为逆也。

筋惕肉瞤是神经系病，身疼与恶寒皆感觉神经；汗之有无，汗腺与分泌神经主之；四肢微急，难以屈伸，则关运动神经。本条与二十二条合看，可以悟病之形能，并明白麻、桂之药效。

50. 二阳并病。太阳初得病时，发其汗，汗先出不彻，因转属阳明，续自微汗出、不恶寒。若太阳病症不罢者，不可下，下之为逆，如此，可小发汗。设面色缘缘正赤者，阳气怫郁在表，当解之、熏之。若发汗不彻不足言，阳气怫郁不得越，当汗不汗，其人躁烦不知痛处，乍在腹中，乍在四肢，按之不可得，其人短气，但坐，以汗出不彻故也，更发汗则愈。何以知汗出不彻？以脉涩故知也。

汗出不彻，躁烦不知痛处而短气，现在却不经见，躁烦是阳明经病，短气当是喘之微者，属太阳，不是因虚而短气，故可汗。

51. 脉浮数者，法当汗出而愈，若下之，身重、心悸者，不可发汗，当自汗出乃解。所以然者，尺中脉微，此里虚，须表里实，津液自和，便自汗出愈。

"须表里实"两句，示人绝妙治法。有藏气内伤，败症悉见仅予老山霍斛，竟得庆甦者，即是表里得实之故。

52. 脉浮紧者，法当身疼痛，宜以汗解之。假令尺中迟者，不可发汗，何以知然？以荣气不足，血少故也。

53. 脉浮者，病在表，可发汗，宜麻黄汤。

54. 脉浮而数者，可发汗，宜麻黄汤。

55. 病常自汗出者，此为荣气和，荣气和者外不谐，以卫气不共荣气和谐故尔，以荣行脉中，卫行脉外，复发其汗，荣卫和则愈，宜桂枝汤。

此因桂枝刺激汗腺分泌神经之故，其余数节意义自明。

56. 病人藏无他病，时发热、自汗出而不愈者，此卫气不和也，先其时发汗则愈，宜桂枝汤。

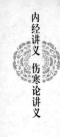

62. 下之后，复发汗，必振寒，脉微细，所以然者，内外俱虚故也。

63. 下之后，复发汗，昼日烦躁不得眠，夜而安静，不呕，不渴，无表证，脉沉微，身无大热者，干姜附子汤主之。

钱氏《伤寒溯源集》云：有阴逼阳浮，口燥面赤之渴，与水不能饮者，为真寒。诸家释"昼日烦躁不得眠"为虚阳外扰之假热，柯氏释"身无大热"为表阳将去，今所见者与此异，大都亡阳之证，昼日安静，入夜烦躁不得眠，盖阴胜无阳，入夜益甚。是当存疑。又，《卫生宝鉴》：身冷，脉沉数，烦躁，不饮水，名阴盛格阳，主姜附加参。可参考。

64. 发汗后，身疼痛，脉沉迟者，桂枝加芍药生姜各一两人参三两新加汤主之。

《辑义》按云：本方主实表。又云：脉但沉微不细，是未起反应。

今按：方中生姜、桂枝均含刺激性。是脉沉微，是虚，无弹力，此后一步是硬也。

65. 发汗后，不可更行桂枝汤，汗出而喘，无大热者，可与麻黄杏仁甘草石膏汤。

本条前按谓有汗无用麻黄理，疑当作"不汗而喘"，是则然矣。第一、二句亦复可疑，发汗后不可与桂枝，当有其故。今一串说下，似有阙文。

66. 发汗过多，其人叉手自冒心，心下悸，欲得按者，桂枝甘草汤主之。

所谓自冒，即神气不安详之谓，凡神情瑟瑟然、惊顾愕眙而多言者是也。自冒皆内部受创，药不对症，复悍而骤，则常见自冒或呃逆。近值两人，其一仅仅自冒，药后得愈；其一自冒、呃逆，且利不止，后者竟不救。当时未敢用姜附，因其入口苦，然脉则沉，用姜附、丁香是否能愈，固未敢断言，然总近理，为之耿耿不怡者数日。

67. 发汗后，其人脐下悸者，欲作奔豚，茯苓桂枝甘草大枣汤主之。

按：此亦阳虚生内寒，故魏氏云：阳既上浮，阴即下动。脐下为少阴部位，发汗可以致此变，故修园谓"太阳底面即少阴"。记得验方治奔豚用肉桂，即此理也。

68. 发汗后，腹胀满者，厚朴生姜半夏甘草人参汤主之。

前条是少阴，此条是太阴，相次比列，令人明了。此下苓桂术甘证，又此两条之类似证。

69. 伤寒若吐、若下后，心下逆满，气上冲胸，起则头眩，脉沉紧，发汗则动经，身为振振摇者，茯苓桂枝白术甘草汤主之。

心下悸，欲得按，桂枝甘草；脐下悸，欲作奔豚，苓桂枣甘；本心下逆满，气上冲胸，发汗动经，身振振摇，苓桂术甘；心下悸，身瞤动，振振欲擗地，真武。病症相似，方药相似；地位不同，药之变化随之；虚实不同，变化随之。欲得按是虚，故主甘草。脐下为肾之领域，病属肾府膀胱，故主茯苓。心下逆满，气上冲即是奔豚。盖将作奔豚，在脐下时是悸；既成奔豚，上逆至胸中时则为逆满。此逆满是客气，因发汗太多，液体奔集以为救济，故满。其来源自下而上，故云逆满。惟其是客气，故但治水。虚则攻泻宜斟酌，故不云泻心。振振摇是上下气压不匀之故，欲擗地是振振摇之甚者，其意义为欲得固着之物以自依傍。盖精气皆聚于上，其下虚甚，故苓、术、芍之外更加附子。观"振振摇""振振欲擗地"之文，旧本两条必相次而列，其后章节乱耳。苓桂术甘条不禁人用附，苓桂枣甘条不禁人用术，桂枝甘草条不禁人用苓，相次而列，示人以四个阶级、四种方法，消息微甚，俾色揣称，则病无遁情，箭不虚发。发汗过多，虚其太阳，即是少阴，故叉手自冒心并非太阳证，以后三节皆然，不过有微甚耳。旧说必逐节自为说，则本书精义全失，掣症文字只觉其简，而用药方法无可遵循，于是持《伤寒论》杀人矣。

70. 发汗后，病不解，反恶寒者，虚故也，芍药甘草附子汤主之。

71. 发汗，若下之，病仍不解，烦躁者，茯苓四逆汤主之。

72. 发汗后，恶寒者，虚故也；不恶寒，但热者，实也，当和胃气，予调胃承气汤主之。

73. 太阳病，发汗后，大汗出，胃中干，烦躁不得眠，欲得饮水者，少少与饮之，令胃气和则愈；若脉浮、小便不利、微热、消渴者，五苓散主之。

发汗后反恶寒，是一面出汗，一面恶寒，其阳已虚，故救以附子。恶寒、汗出之外加一烦躁；阳虚当静，阴竭则躁：此是阴躁，故救以四逆。汗后不恶寒，则阳不虚，恶热则阳盛而热，夺汗则矢燥，故主调胃。若恶热之外更加一烦躁，则知因汗多，胃中干而然，是阳躁，不是阴躁。阴躁，肾阴竭也。胃干是小事，重者白虎；虚者人参白虎，尚有表邪者桂枝白虎，轻者饮水即得，饮水亦是白虎，故云少少与饮之。消渴则饮水太多，溲不利则无去路，恐其成为水逆，故主五苓。如此读《伤寒》，有明白如话之乐。或问：阴躁当是肾无阳，何以云阴竭？且无阳故用附子补阳，若阴竭当用养阴药。曰：当云阴竭。病本是阳虚于外，阳亡则生内寒，然生内寒是第二步事。阳虚恶寒而见烦躁，是腺体所造之内分泌均化为汗藏气骤感枯涸，故躁烦；若吐利并作，则不止躁烦。阴阳本同出异名，今云阴竭救以姜附，是从治，并非姜附能救阴。姜附能回阳，表阳不外亡，斯内阴不涸竭。若救以阴药，表阳之亡自若，藏气逆而干呕，阴不但无补，亦不能受。由是可知姜附并不能直接救肾阴，其回阳亦非姜附能增加人身之阳，不过服此后反应是热反应，仍赖体工之自然力。是姜附能收拨乱反正之功，乃体工自然力为之。近人不知此理，用附子动辄一两、八钱，真伧父也。

74. 发汗已，脉浮数、烦渴者，五苓散主之。

75. 伤寒，汗出而渴者，五苓散主之；不渴者，茯苓甘草汤主之。

上两条说详《辑义》按。

78. 发汗后，饮水多必喘，以水灌之亦喘。

79. 发汗后，水药不得入口者为逆，若更发汗，必吐下不止。
此即吾前文所谓"不止躁烦"。

80. 发汗、吐、下后，虚烦不得眠，若剧者，必反复颠倒、懊恼，栀子豉汤主之；若少气者，栀子甘草豉汤主之；若呕者，栀子生姜豉汤主之。

81. 发汗，若下之，而烦躁、胸中窒者，栀子豉汤主之。

86. 太阳病，发汗，汗出不解，其人仍发热、心下悸、头眩、身瞤动，振振欲擗地者，真武汤主之。

87. 咽喉干燥者，不可发汗。

此条《辑义》中按语好。

88. 淋家不可发汗，发汗必便血。

按语亦好。

89. 疮家虽身疼痛。不可发汗，汗出则痉。

90. 衄家不可发汗，汗出必额上陷，脉急紧，直视不能眴。

以上数条按语都好，此条尤有价值，宜参看熟玩之。

91. 亡血家不可发汗，汗出则寒栗而振。

92. 汗家重发汗，必恍惚心乱，小便已阴疼，与禹余粮丸。

丸可疑，当阙。

93. 病人有寒，复发汗，胃中冷，必吐蛔。

发汗，轻则能使里热外散，重则阳亡而生内寒，故著"复"字。"必吐蛔"句，亦当阙疑。

94. 本发汗而复下之，此为逆也；若先发汗，治不为逆。本先下之，而反汗之为逆；若先下之，治不为逆。

当汗而下，则正虚邪陷；当下而汗，则夺液矢燥。

97. 太阳病，先下而不愈，因复发汗，以此表里俱虚，其人因致冒，冒家汗出自愈，所以然者，汗出表和故也。里未和，然后复下之。

98. 太阳病未解，脉阴阳俱停，必先振栗汗出而解；但阳脉微者，先汗出而解；但阴脉微者，下之而解，若欲下之，宜调胃承气汤。

《辑义》中此节下按语甚有价值。

99. 太阳病，发热，汗出者，此为荣弱卫强，故使汗出。欲救邪风者，宜桂枝汤。

此条下按语及函授学员陈幼勤来函均有价值可诵。

107. 凡柴胡汤病证而下之，若柴胡证不罢者，复与柴胡汤，必蒸蒸而振，却复发热汗出而解。

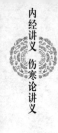

此条与下条大柴胡并列，当本是大柴胡证，不疏解少阳，故柴胡证仍在；因经下后，故战汗。

116. 太阳病二日，反躁，凡熨其背而大汗出，大热入胃，胃中水竭，躁烦，必发谵语；十余日，振栗、自下利者，此为欲解也。故其汗从腰以下不得汗，欲小便不得，反呕，欲失溲，足下恶风，大便硬，小便当数而反不数及不多，大便已，头卓然而痛，其人足心必热，谷气下流故也。

此条文气不贯，当然讹字极多。所可知者，太阳病若熨背为治，则大汗出而热入胃，胃中水竭，是本身之液体与外治之热力交换地位。"足下恶风"似与"足心必热"为对峙文字，其余都不可晓。此下一节与此节有互发处。

117. 太阳病中风，以火劫发汗，邪风被火热，血气流溢，失其常度，两阳相熏灼，其身发黄；阳盛则欲衄，阴虚小便难；阴阳俱虚竭。身体则枯燥，但头汗出，剂颈而还，腹满微喘，口干咽烂；久则谵语，甚者致哕、手足躁扰、捻衣摸床，小便利者，其人可治。

理由详按语。循释全节，恐竟无小便得利之理，如云末二语直接"其身发黄"，亦说不过去。上节是胃液与熨热互换地位，致胃干躁烦；此节是火热逼血妄行，致发黄。气血上壅而喘，气压不匀而哕，神经痉挛而谵语、捻衣。本论中无药可治，此种病唯大剂犀角地黄可救耳，故末二语甚可疑。此下一一八节"伤寒脉浮，医以火迫劫之，亡阳，必惊狂、卧起不安者，桂枝去芍药加蜀漆牡蛎龙骨救逆汤主之"，亦与此节为类似症，方亦未必能治。

119. 形作伤寒，其脉不弦紧而弱，弱者必渴，被火必谵语，弱者发热、脉浮，解之当汗出愈。

弱脉无必渴理，且非汗出可愈，讹误显然。

120. 太阳病以火熏之，不得汗，其人必躁，到经不解，必清血，名为火邪。

所以清血，因不得汗，火邪无出路，逼血妄行。而所以不得汗，因以火攻热，即下节所谓"实以虚治，上行衄血，下行圊血；不圊、不衄，则腰以下重而痹"，合数节观之则易解。

141. 太阳病，脉浮而动数，浮则为风，数则为热，动则为痛，数则为虚，头痛、发热、微盗汗出，而反恶寒者，表未解也。医反下之，动数变迟，膈内拒痛，胃中空虚，客气动膈，短气、躁烦、心中懊恼；阳气内陷，心下因硬，则为结胸，大陷胸汤主之。若不结胸，但头汗出，余处无汗，剂颈而还，小便不利，身必发黄。

凡云客气，皆本身体工救济之反应，不是外邪；若因外邪而痞满者，谓之胸中有邪气。故上句云胃中空虚，空虚而下之，内部骤被创，体工乃急起救济，其势暴，故胸骤窒；被创而痛，故短气；因是虚虚，故躁烦懊恼。并见重心变更，本在表而今在里，集表之体温返而救里，是为阳气内陷，此时气血、外邪咸奔凑于胸中，心下因硬。注家释"客气"为"外邪"，可商。

143. 伤寒十余日，热结在里，复往来寒热者，与大柴胡汤；但结胸，无大热者，此为水结在胸胁也；但头微汗出者，大陷胸汤主之。

头汗主陷胸，则头汗不是虚，陷胸治结胸，非虚证也。此种实证头汗，是府气不通。若见虚象气急，而但头汗出，便是少阴头汗，心肾受伤故也。故以蒸发为说，界限不清楚，令人茫无标准。云"阴不得有汗"，则非是，疑经文有讹误也。

144. 太阳病，重发汗而复下之，不大便五六日，舌上燥而渴，日晡所小有潮热，从心下至小腹硬满而痛，不可近者，大陷胸汤主之。

因发汗而知矢燥，因潮热而证知矢燥之确，复由硬满痛地位证知是大陷胸。

148. 病在阳，应以汗解之，反以冷水潠之，若灌之，其热被劫不得去，弥更益烦，肉上粟起，意欲得水，反不渴者，服文蛤散。若不差者，与五苓散。

肤粟，则汗腺失职，故不能汗，复不溲，故救以桂枝、茯苓。

150. 太阳与少阳并病，头项强痛，或眩冒，时如结胸，心下痞

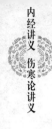

硬者，当刺大椎第一间、肺俞、肝俞，慎不可发汗，发汗则谵语、脉弦；五日，谵语不止，当刺期门。

眩冒、如结胸、心下痞硬皆少阳证，此种病所以不可发汗，因其与神经系关系太密，容易转属脑症。

155. 伤寒五六日，已发汗而复下之，胸胁满，微结、小便不利、渴而不呕、但头汗出、往来寒热、心烦者，此为未解也，柴胡桂枝干姜汤主之。

此上一条见证略同，为支节烦疼、微呕、心下支结，主柴胡桂枝。支结当即是胁满微结，故同主柴胡。头汗是因结胸之故，柴胡因结而用，不因头汗而用。

156. 伤寒五六日，头汗出、微恶寒、手足冷、心下满、口不欲食、大便硬、脉细者，此为阳微结，必有表，复有里也。脉沉亦在里也。汗出为阳微。假令纯阴结，不得复有外证，悉入在里。此为半在里、半在外也，脉虽沉紧，不得为少阴病。所以然者，阴不得有汗，今头汗出，故知非少阴也。可与小柴胡汤。设不了了者，得屎而解。

本条主意只在说明半在表、半在里，手足冷、微恶寒，只是热向内攻，里热外寒；心下满、不欲食、大便硬、脉沉紧，只是微结之症。唯其微结，所以头汗；亦正唯但头汗，所以表不得解，而有微恶寒之表证。此种脉沉，是因结而沉，不是因虚而沉，尤其不是虚而神经硬之沉紧。若是少阴症，其初一步当脉沉微，但欲寐而恶寒，若四逆亡阳，决不大便硬；若头汗如珠，汗出发润，是少阴末传之死证，与此迥殊。今此头汗只是因微结之故，别无虚象，不是阴证，故云是阳微结。最足令人迷惑者在"阴不得有汗，今头汗出，非少阴"三句，此三句是否仲景原文，不得而知，全段夹此数语，似乎文笔太拙劣。病理则照今兹所解者，已丝毫无疑义。此病得柴胡而大便，当是事实，以柴胡疏解少阳，往往表里并解故也。《辑义》中按语虽甚自负，其实未说得莹澈，当以此为准。

157. 伤寒五六日，呕而发热者，柴胡汤证具，而以他药下之，柴胡证仍在者，复与柴胡汤。此虽已下之，不为逆，必蒸蒸而振，却发热汗出而解。若心下满而硬者，此为结胸也，大陷胸汤主之；但满而不痛者，此为痞，柴胡不中与之，宜半夏泻心汤。

蒸蒸而振，发热汗出是战汗，假使不以他药下之，不必战汗。下之虽不为逆，毕竟非其治，故有此变相之解。热汗下之，何以不为逆？以柴胡证仍在，未陷故也。心下满硬，必但头汗出，泻心不用表药，只是客气。

159. 太阳中风，下利、呕逆，表解者乃可攻之。其人漐漐汗出，发作有时，头痛，心下痞、硬、满，引胁下痛，干呕、短气，汗出，不恶寒者，此表解里未和也，十枣汤主之。

漐漐汗出，发作有时，是可以攻里之证；汗出，不恶寒，是表解之证；下利、呕逆，是中焦窒塞，体工欲迫而去之，苦于未能，故呕且利。去其窒塞，是予体工自然救济以助力，故非下不可，特必表解，然后可以下之。如何是表解？里未和，因指出漐漐汗出与汗出、不恶寒。其头痛，心下痞、硬、满，引胁下痛，干呕、短气，是指出窒塞之地位在上中焦。大戟、芫花是利水之品，故注家以水与饮为说。此本与即药知病之例合，惟既漐漐汗出，则水从皮毛外渗，下利则水从肠部下行，且发作有时即是潮热，可以测知其中无水，此则甚可疑。今可知者，三物等分，用半钱匙，分量甚轻。甘遂质重，等分以铢两计，钱匙以体积计，则半钱匙中所容之甘遂尤较少。凡停积在胸脘间者，皆当以此为法，若在肠则不适用也。吾侪读《伤寒》，当明其理，师其意，全书之方都不可泥，不独十枣、陷胸不许孟浪尝试也。所谓停积在胸脘，皆当以此为法者，谓胸脘之攻药宜锐而少，十枣、陷胸是也；在肠部之攻药宜重而多，三承气是也，当于诸下证篇再详之。

160. 太阳病，医发汗，遂发热、恶寒，因复下之，心下痞，表里俱虚，阴阳气并竭，无阳则阴独，复加烧针，因胸烦、面色青黄、肤𥉉者，难治；今色微黄，手足温者，易愈。

《辑义》中注既未妥，按亦可商。太阳病，先发汗，后下之，次序并未颠倒，而病不愈者，必是分际不合。漐漐汗出，可以病不解；汗出不澈，可以病不解，皆所谓分际也。汗后发热、恶寒，便是未能恰如分际；而表不解，复下之而痞，即因表不解之故。云表里俱虚，则知是汗之过当，并非不及，下之又复过当，所以表里俱虚。虚其表，亡阳，则生内寒；被下而痞，是客气聚膈，

509

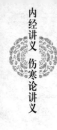

体工之能救济者只是客气，此时所呈之病状为阴证，故云无阳阴独。(注家以阴阳对待言之，要寻无阳阴独之症，遂愈说愈远。) 阴证有许多讲究，不是徒温可以济事者，若加烧针，耗其仅有之血液，热入则胸烦，热向里攻则面色阴青，血干而妄行，胆汁和入以为代偿，则青而黄；浅在神经先枯燥，故肤瞤。如此则藏气乱，故难治。末二语，用"今"字，不用"若"字，似当时有如此病案，因而推论其难治之症者。

162. 心下痞，而复恶寒、汗出者，附子泻心汤主之。

此条"心下痞，而复恶寒、汗出"为用附子之一例，可与一五六条"阳微结"对勘。

164. 伤寒汗出解之后，胃中不和，心下痞硬，干噫食臭，胁下有水气，腹中雷鸣下利者，生姜泻心汤主之。

何以知胁下有水气？曰：按之而响者是也，其余皆自觉证。施氏《续易简方》谓：生姜泻心汤宜食复。观挈症是胃虚热而肠寒，生姜协芩、连、参、草是治胃虚热，干姜是治肠寒。盖肠胃寒热失其平衡，不能互相协调，在上则干噫食臭，在下则雷鸣自利。扭转其寒热，使仍归协调，则诸恙自差，水气亦除，此自是一种形能。云食复，仅从"干噫食臭"着眼，不足为治病标准也。肠所以寒，即因汗解之故，然则竟不是食复。此下一节甘草泻心汤，症同，药同，仅生姜一味出入，假使不从形能着眼，即不可解。黄连汤亦然。

168. 伤寒发汗，若吐，若下，解后，心下痞硬，噫气不除者，旋覆代赭汤主之。

一六五条云："但以胃中虚，客气上逆，故使硬"。诸泻心症之痞，皆是此理，皆是客气，其病殆皆得之汗吐下过当，吐则虚其胃，汗则寒其肠，下则引客气上逆。泻心治痞，不离人参，为其虚也；不离姜，为其寒也；虚多加甘草，呕多加生姜，寒而汗出者加附子，痞不甚而肠实为甚者用大黄、黄连，皆本此意以为消息。本条云"心下痞硬"，疑仍有川连。其代赭石当是能使上逆之气下行，意不在镇压，故量独轻。《寓意草》治格食效者，当仍在理中，所谓肠胃不相协调，扭转其枢机也。否则，代赭二匙，与呕何与？

167. 伤寒吐下后，发汗、虚烦、脉甚微，八九日，心下痞硬、胁下痛、气上冲咽喉、眩冒、经脉动惕者，久而成痿。

汗吐下之流弊，已逐节说明，然汗甚而肠寒，吐甚而胃虚，下甚而气逆，皆直接流弊；若筋脉动惕，久且成痿，是间接流弊。准之"振振摇、振振欲擗地"，仲景之意，当是苓桂术甘与真武主治。

169．下后不可更行桂枝汤，若汗出而喘，无大热者，可与麻黄杏子甘草石膏汤。

此条与"汗后不可更行桂枝汤"同，亦误。无汗而喘，方是麻黄。

171．伤寒大下后，复发汗，心下痞、恶寒者，表未解也，不可攻痞，当先解表，表解乃可攻痞。解表宜桂枝汤，攻痞宜大黄黄连泻心汤。

本条病理可参观《辑义》按。

172．伤寒发热，汗出不解，心中痞硬，呕吐而下利者，大柴胡汤主之。

汗出殆与利相应，皆因痞之故，痞而呕是柴胡，痞呕而利是大柴胡。余详《辑义》按。

182．风湿相搏，骨节疼烦，掣痛不得屈伸，近之则痛剧，汗出短气，小便不利，恶风不欲去衣，或身微肿者，甘草附子汤主之。

似不当汗出，因汗出则湿有出路，不至痛且肿。然方用桂枝甘草，正所以治汗出、恶风者，或者剂颈而还之汗，故不去病。

185．问曰：病有太阳阳明，有正阳阳明，有少阳阳明，何谓也？答曰：太阳阳明者，脾约是也；正阳阳明者，胃家实是也；少阳阳明者，发汗、利小便已，胃中燥、烦、实，大便难是也。

发汗、利小便则胃肠燥，大便难，回肠间有燥矢，则手足漐漐汗出。小便本日三四行，今日再行，则知其矢不久自出。亡阳而生内寒，则自利而干呕，干姜附子温其里，则利止而汗敛。表解里未和者，但头汗出、胁下痛；呕者，但头汗出；烧针，迫血妄行，发黄者，汗齐颈而还，皆所谓形能，为解剖所不能见，亦即仲景大本领所在。又，三个阳明分法毕竟无理，脾约是本来液少，胃燥是发汗夺液，胃实是热结于里。脾约之为病，阴亏肝王者多有之，是当名少阳阳明；发汗、利小便，是太阳经府事，则当名太阳阳明。准此，原文其有伪误乎？

187. 问曰：何缘得阳明病？答曰：太阳病，若发汗，若下，若利小便，此亡津液，胃中干燥，因转属阳明，不更衣，内实，大便难者，此名阳明也。

188. 问曰：阳明病，外症云何？答曰：身热，汗自出，不恶寒，反恶热也。

胃家不实，不身热、自汗出而恶热也，是即所谓正阳阳明。

189. 问曰：病有得之一日不发热而恶寒者，何也？答曰：虽觉之一日，恶寒将自罢，即自汗出而恶热也。

191. 本太阳病，发其汗，汗先出不彻，因转属阳明也。

汗出不彻，转属阳明，与"发汗、利小便，胃中燥、烦、实，大硬难"是两条路。前者因汗出不彻，太阳之邪不解，由外内传化燥而为阳明；后者，太阳之邪已解，因汗出复利小便，致夺液矢燥，化燥转属有许多讲究，夺汗矢燥只是府证。

192. 伤寒发热、无汗，呕不能食，而反汗出濈濈然者，是转属阳明也。

此释转属之病状。

195. 伤寒转系阳明者，其人濈然微汗出也。

198. 阳明病，若中寒者，不能食，小便不利，手足濈然汗也者，此欲作固瘕，必大便初硬后溏，所以然者，以胃中冷，水谷不别故也。

濈然汗出是微汗，漐漐汗出则汗多。手足汗与肠部有特殊关系，大承气证云"手足漐漐汗出"，其矢已燥，与此是两个阶级，此条主意在阳明病不能食，虽手足汗出，不可攻。所以知其必先硬后溏者，以小便不利；所以小便不利，则因胃中寒，水谷不分。然则胃寒小便不利，胃热小便得利，是一条公例。

199. 阳明病，初欲食，小便反不利，大便自调，其人骨节疼，翕翕如有热状，奄然发狂，濈然汗出而解者，此水不胜谷气，与汗共并，脉紧则愈。

能食为胃气有权，小便当利，故云"反不利"。"水不胜谷气"两句详《辑义》新增眉评。末句当阙疑。

203. 阳明病，法多汗，反无汗，其身如虫行皮中状者，此以久虚故也。

阳明病无汗，常有之事，如虫行皮中却不经见，《辑义》按以内风为说，谓"虚"字不确，亦尚有理。

208. 阳明病，被火，额上微汗出，而小便不利者，必发黄。

209. 阳明病，脉浮而紧者，必潮热，发作有时；但浮者，必盗汗出。

以上两节，原理不甚可晓，所可知者，阳明热证，更用火攻，以热攻热，等于两阳相熏灼。凡以寒治寒、以热治热，照例不去病而益病。不得汗、不得溲者，无液可以为汗、为溲。且藏气乱，其额上微汗出者，汗出腰以下不得汗，汗出齐胸而还、齐颈而还，但头汗出，皆属热郁，而额上微汗为甚，仅此一处见汗，余处都已失职，虽热，不得疏泄，唯有熏灼而已。藏气既乱，液体枯竭，胆汁代偿，所以发黄。热皆亲上，故病在身半以上，此种出汗范围愈小，则其病愈剧。若少阴证，则因虚不能摄而涣汗，病在下，则见之于上，故亦头汗，甚则肌肤津而四逆，此与热郁之汗，与厥皆相反，出汗之范围愈大，病乃愈剧。若妄用大剂附子、硫黄，致汗出发润，则必兼喘且肿，藏器坏故也，是则其尤甚者。二零九节仅据脉为说，不甚可靠。

211. 阳明病，本自汗出，医更重发汗，病已瘥，尚微烦不了了者，此必大便硬故也。以亡津液，胃中干燥，故今大便硬。当问其小便日几行，若本小便日三四行，今日再行，故知大便不久出。今为小便数少，以津液当还入胃中，故知不久必大便也。

本文极清楚，病理已详前，兹不赘。

217. 阳明病，脉迟，虽汗出，不恶寒者，其身必重，短气、腹满而喘，有潮热者，此外欲解，可攻里也。手足濈然汗出者，此大便已硬也，大承气汤主之。若汗多、微发热、恶寒者，外未解也，其热不潮，未可与承气汤。若腹大满不通者，可与小承气汤，微和

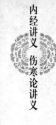

胃气，勿令至大泄下。

此脉迟与汗无关，与积有关；身重亦是积，不是湿；汗出、不恶寒，对下"恶寒"说，辨其为外解与否而已。

220．发汗多，若重发汗者，亡其阳，谵语、脉短者死，脉自和者不死。

脉短当是起落不宽，数甚之谓，因汗多夺液血干之故。若作"长短"之"短"解，不合理，亦未见过。凡脉微而乱者，气必急，心肺当常相协调，病则并病故也。大汗下后见此者，确是必死症。

222．阳明病，其人多汗，以津液外出，胃中燥，大便必硬，硬则谵语，小承气汤主之。若一服谵语止者，更莫复服。

225．阳明病，下血谵语者，此为热入血室，但头汗出者，刺期门，随其实而泻之，濈然汗出则愈。

血室并非藏器之名，既非子宫，亦非卵巢，乃指小腹、子宫之附属脉络，此与肝通。刺期门者，泻肝也。详"随其实而泻之"两语，热入血室，经络兴奋，是为实，血室实，肝亦实，故写肝为治。凡可写者，皆实症。虚为藏病，实为府病，然则刺期门是泻胆，所谓少阳病也。由此推之，"但头汗出"是少阳郁热之故，"濈然汗出"是对"但头汗出"说，少阳郁热得疏泄，则遍身汗出也。

226．汗出、谵语者，以有燥矢在胃中，此为风也，须下者，过经乃可下之。下之若早，语言必乱，以表虚里实故也。下之愈，宜大承气汤。

"风"字不伦，当是"实"字。

227．伤寒四五日，脉沉而喘满，沉为在里，而反发其汗，津液越出，大便为难，表虚里实，久则谵语。

此与上条相发。

228．三阳合病，腹满、身重，难以转侧，口不仁、面垢、谵语、遗尿，发汗则谵语，下之则额上生汗，手足逆冷，若自汗出者，白虎汤主之。

当从《玉函》，则"谵语"下有"甚"字，"发汗"至"逆冷"十六字，是说不可汗、不可下。"额上生汗""手足逆冷"乃下之太暴，骤起之反应，不当执此八字拟议治法。

231. 阳明病，汗出多而渴者，不可与猪苓汤，以汗多，胃中燥，猪苓汤复利其小便故也。

《太阳篇》中五苓散亦是阳明，云"渴者与五苓散"，渴则引饮，不消水，则聚水而悸，故非五苓表里分解不可。汗多则消水，故不可分复利。

235. 阳明病下之，其外有热，手足温，不结胸，心中懊憹，饥不能食，但头汗出者，栀子豉汤主之。

饥是热，不能食是客气，以故懊憹，虽不结胸，是将作痞，以故但头汗出。

237. 阳明病，不大便而呕，胁下硬满，舌上白苔者，可与小柴胡汤，上焦得通，津液得下，胃气因和，身濈然汗出而解。

"濈然汗出"对"但头汗出"说，本条无"但头汗"，省文也。云"上焦得通，津液得下，胃气因和"，可知上焦不通，津液不下，胃气不和，是"但头汗出"所以然之故。

239. 阳明病，自汗出，若发汗，小便自利者，此为津液内竭，虽硬，不可攻之，当须自欲大便，宜蜜煎导而通之。若土瓜根及大猪胆汁皆可为导。

240. 阳明病，脉迟，汗出多，微恶寒者，表未解也，可发汗，宜桂枝汤。

241. 阳明病，脉浮，无汗而喘者，发汗而愈，宜麻黄汤。

此是寒邪在肺。

242. 阳明病，发热、汗出者，此为热越，不能发黄也；但头汗出，身无汗，剂颈而还，小便不利，渴引水浆者，此为瘀热在里，身必发黄，茵陈蒿汤主之。

关键只在汗出剂颈而还，仍是上焦不通，津液不下，胃气不和，瘀热在里，胆汁代偿。

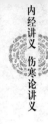
246. 病人烦热，汗出则解，又如疟状，日晡所发热者，属阳明也。脉实者，宜下之，脉浮虚者，宜发汗。下之与大承气汤，发汗宜桂枝汤。

按：桂枝发汗，实是止汗。潮热属实，下之乃解。脉浮虚，主桂枝，当有桂枝证，如汗出、形寒、舌润、口淡、热不清。

250. 太阳病，寸缓、关浮、尺弱，其人发热、汗出，复恶寒，不呕，但心下痞者，此以医下之也。若不下，其人复不恶寒而渴，此转属阳明也。小便数者，大便必硬，不更衣十日，无所苦也。渴欲饮水，少少与之，但以法救之，渴者宜五苓散。

此节似是而非处太多，语无重心，讹误必多，大旨亦无甚奥义，可姑置之。

251. 脉阳微而汗出少者，为自和也，汗出多者为太过。阳脉实，因发其汗，出多者亦为太过。太过者，为阳绝于里，亡津液，大便因硬也。

254. 太阳病三日，发汗不解，蒸蒸发热者，属胃也，调胃承气汤主之。

256. 太阳病，若吐、若下、若发汗后，微烦、小便数、大便因硬者，与小承气汤和之愈。

270. 伤寒，脉弦细、头痛、发热者，属少阳。少阳不可发汗，发汗则谵语。此属胃，胃和则愈。胃不和，烦而悸。

"此属胃"句似与上文不接，或有阙文。循释此条，仲景已明白告人肝胃相连。头痛因胃气上逆，逆则血菀于上，筋脉兴奋，脉当洪；涉及神经，当洪而弦。然伤寒惟涉及太阳者始无汗，若阳明则本多汗。少阳、阳明并病者，因含有神经性之故，其热阵发，与汗为颉颃，因常常出汗，头复剧痛，故脉弦而细。所谓属少阳者，必口苦、咽干、胁痛、呕逆，热有起伏，汗出作阵，如此是太阳已罢，不可汗也。举"头痛、发热、脉弦细"，则一切少阳证皆该括，可以不必条举。太阳已罢，不可发汗，云"胃和则愈"，明不可下也。肝、胆、胃气皆逆，血菀于上，外邪传里，阳明应之，因而发热；少阳应之，因而阵热阵汗，此所谓少阳、阳明合病之局，此时其积不在肠而在胃。第一道消化未竟，照例胃下口不许通过，如其下之，惟有宣告此路不通，而呕逆益甚；肝胆应之，胁痛益甚。种种上逆之症，皆因药而加重，不烦且悸何待？前此一条耳无闻不可吐下，后此一条吐下为坏病，苟通余此说，其含义可以澈底明了，洞若观火。

272. 三阳合病，脉浮大，上关上，但欲眠睡，目合则汗。

目合则汗是盗汗，固然是热，亦是虚，入之《少阳篇》不可解。注家拟小柴胡，尤不妥。当本论中甘麦大枣是其治也。《少阳篇》有盗汗、耳聋两证，均是大虚之候，不是少阳。初学无经验，往往根据本论以为是仲景之言，误事不小，是当更正。根据事实以正古书，执柯伐柯，其则不远。不顾事实，抬出仲景以为高压，无有是处。

279. 太阴病，脉浮者，可发汗，宜桂枝汤。

此发汗仍是因太阳未罢而汗，必须有太阳症，不得仅据脉浮。须知不当汗而汗，能生内寒，在上则呕逆，在下则泄泻，为太阴所忌也。

286. 病人脉阴阳俱紧，反汗出者，亡阳也，此属少阴，法当咽痛而复吐利。

辨是否少阴咽痛，以脉紧、汗出为准。脉紧、汗出为阴阳不相顺接，吐利为内寒，汗出为亡阳，是厥、少并见之症。少阴病兼见厥阴症，本是通例，如此而咽痛，当用四逆汤，且须生附子，与阳明咽痛之当用石膏者恰相反。

288. 少阴病，脉细沉数，病为在里，不可发汗。

289. 少阴病，脉微，不可发汗，亡阳故也；阳已虚，尺脉弱涩者，复不可下之。

在里则发汗无益，虚则汗、下都非。少阴本易亡阳，汗法在所当禁，是当以证为准，里有里证，虚有虚证，仅凭脉则疑似之间易误会。

304. 少阴病，脉微细沉，但欲卧，汗出，不烦，自欲吐，至五六日，自利，复烦躁不得卧寐者死。

初起但欲寐，不烦，是有阴无阳，欲吐是阴盛，汗出是阳亡，自利是阴扰于内，复烦躁是阴阳并竭，此时当然不得卧寐，且不得卧寐之外必兼见直视自冒。

306. 少阴病，得之二三日，麻黄附子甘草汤微发汗，以二三日无里症，故微发汗也。

此节可谓无理，疑有讹脱。

329. 少阴病下利，脉微涩，呕而汗出，必数更衣，反少者，当温其上，灸之。

呕而汗出，必数更衣，仍是吐利亡阳。反少者，注家释为后重，循释文气，恐亦有讹脱。

356. 伤寒六七日，不利，便发热而利，其人汗出不止者死，有阴无阳故也。

是亦汗与利相应，此种当以涣汗、自汗当之。心房肥大症亦有汗出不止者，亦是死证，其理同也。

357. 大汗出，热不去，内拘急，四肢疼，又下利、厥逆而恶寒者，四逆汤主之。

358. 大汗，若大下利而厥冷者，四逆汤主之。

以上两条只是一条，是亡阳之甚者。

365. 下利，脉数，有微热，汗出令自愈；设复紧，为未解。

此即胜负顺逆之说。

369. 下利清谷，不可攻表，汗出必胀满。

371. 下利，脉沉而迟，其人面少赤，身有微热，下利清谷者，必郁冒汗出而解，病人必微厥，所以然者，其面戴阳，下虚故也。

"必郁冒"句似接不上，当有治法乃可下。虚而戴阳、郁冒，容有其事；汗出而解，不可必也。

375. 下利清谷，里寒外热，汗出而厥者，通脉四逆汤主之。

与上列三七一条合看，尚有些意味，然总不可必，须有待于实验。

403. 伤寒，大吐大下之，极虚，复极汗者，其人外气怫郁，复与之水以发其汗，因得哕，所以然者，胃中寒冷故也。

观文气，外气怫郁是闭汗，与水则发之太骤，故哕，有寒热关系，亦有物理关系。所谓物理关系，气压不中和也。